妇产科诊疗常规

魏丽惠　主　编

北京医师协会　组织编写

中国医药科技出版社

《临床医疗护理常规》
编委会

《妇产科诊疗常规》
编委会

序 言

我非常高兴地向各位推荐北京医师协会亲力亲为与北京地区35个医学专科的专家们具有历史意义合作的一个象征——北京市《临床医疗护理常规》正式出版。其宗旨仍然是致力于全市医疗质量与患者安全的持续性改进和提高。

提高质量的医疗服务，需要有效的领导，这种领导支持来自于医疗机构的许多方面，包括治理层领导们、临床与管理部门的负责人，以及其他处于领导职位的人的支持；质量与安全更扎根于每位医务人员和其他工作人员的日常工作生活中，当医生与护士评估患者的需要并提供医疗服务的时候，本书的内容毫无疑问有助于帮助他们理解和如何做到切实改进质量，以帮助患者并降低风险。同样，管理者、辅助人员，以及其他人员通过北京市《临床医疗护理常规》的学习并应用于日常工作中，也有助于提高工作效率，改善资源利用率，从而达到质量持续改进与医疗安全的目的。

我们热切地展望未来，与我们的医学同道们一起合作，在朝着医疗护理质量持续改进的历程中互相学习，为首都乃至中国的医药卫生体制改革和促进人民的健康，不失时机地做出我们的努力！

金大鹏
2012年4月

编写说明

10年前，北京医师协会受北京市卫生局委托，组织北京地区几十家医院的数百名医学专家、学科带头人及中青年业务骨干，以现代医学理论为指导，参考国内外相关版本，结合临床实践经验，编写了北京市《临床医疗护理常规》，并于2002年正式出版。

10年来，《临床医疗护理常规》对规范各级各类医院的医疗质量，规范医护人员在医疗护理实践中的诊疗行为，保障患者的健康产生了重要的作用。但是随着医疗卫生改革的深化和临床医学的发展、临床学科的细化，北京市《临床医疗护理常规》已经不能充分体现北京地区的医疗水平。

北京医师协会根据卫生部有关专业分类的规定，组织本协会内34个专科的专家委员会对北京市《临床医疗护理常规》进行修编。在编写过程中，力求体现北京地区的医疗水平，尽量保持原来的体例和风格，经反复修改定稿。

尚需说明：

1. 北京市《临床医疗护理常规》修编是根据卫生部颁布的18个普通专科和16个亚专科分类，加上临床护理专业。18个普通专科是：内科、外科、妇产科、儿科、急诊科、神经内科、皮肤科、眼科、耳鼻咽喉科、精神科、小儿外科、康复医学科、麻醉科、医学检验科、临床病理科、口腔科、全科医学科、医学影像科。16个亚专科是：心血管内科、呼吸内科、消化内科、内分泌科、血液内科、肾脏内科、感染科、风湿免疫科、普通外科、骨科、心血管外科、胸外科、泌尿外科、整形外科、烧伤科、神经外科。

2. 北京市《临床医疗护理常规》的本次修编有较大幅度的调整，由2002版的11个分册调整为现行版的35个分册。其中由于外科与普通外科、儿科与小儿外科相通颇多故各自合并为一个分册，医学影像科以放射科、超声科和放射治疗三个分册分别论述。

3. 为进一步完善我市医师定期考核工作，保证医师定期考核取得实效，2012年，北京市卫生局将根据专科医师发展情况试点开展按专科进行业务水平测试的考核方式。修编后的北京市《临床医疗护理常规》旨在积极配合专科医师制度的建设，各专科分册独立程度高、专科性强，为各专科医师应知应会的基本知识和技能。

《临床医疗护理常规》将成为在各专科领域内执业的临床医师"定期考核"业务水平测试的内容。

4. 北京市《临床医疗护理常规》的修编出版仍然是一项基础性的工作，目的在于为各级医护人员在诊疗护理工作中提供应参照的基本程序和方法，有利于临床路径工作的开展，并不妨碍促进医学进展的学术探讨和技术改选。

5. 本次修编仍不含中医专业。

北京医师协会
2012年3月

Preface

前　言

　　2002 年北京市临床医疗护理常规《妇产科与计划生育诊疗常规》分册问世，几年来推动和提高了临床妇产科医师的诊治水平。随着临床医学的快速发展，广大群众对医疗卫生服务的需求不断增加，临床妇产科医师需要不断进行知识更新，一些医疗技术常规也需要进行修订。北京医师协会组织全市有关妇产科专家在原妇产科诊疗常规的基础上进行了修编。为适应当前临床的需要，在本版《妇产科诊疗常规》中除了在妇科、产科、计划生育方面更新了部分内容外，还增加了生殖内分泌及人工辅助生育技术的内容。

　　为了适应各级医院以及各级医师应用，在 2012 年版的《妇产科诊疗常规》编写过程中，注重实用性和可操作性，尽可能将诊断标准及治疗原则进行简明扼要的介绍。

　　由于时间仓促和学科不断进展，难免有不足之处，敬请在应用中指正。

编　者
2012 年 6 月

Contents

目　录

第二篇　产科诊疗常规　/　171

第三篇　计划生育诊疗常规　/　333

第四篇　辅助生殖技术诊疗常规　/　367

第一篇
妇科疾病诊疗常规

第一章 女性生殖系统炎症

第一节 外阴炎

一、非特异性外阴炎

各种病原体侵犯外阴均可引起外阴炎，以非特异性外阴炎多见。

【诊断标准】

1. 临床表现

（1）病史 糖尿病、尿瘘、粪瘘，阴道灌洗史等。

（2）症状 外阴部瘙痒、疼痛及灼热感，阴道分泌物增多。

（3）妇科检查 急性炎症时小阴唇内外侧红肿，可呈片状湿疹，严重时可见脓疱形成或浅小溃疡。慢性炎症时外阴皮肤粗糙增厚，可出现皲裂以及腹股沟淋巴结肿大。

2. 辅助检查

需除外特异性外阴炎。

（1）阴道分泌物生理盐水悬液检查滴虫、真菌，除外特异性阴道炎引起的外阴炎。

（2）阴道分泌物检查清洁度、pH（一般清洁度多为Ⅲ度，pH > 4.5）；宫颈分泌物检查衣原体、淋病奈瑟菌。必要时行阴道分泌物细菌培养及药物敏感试验。

（3）外阴部溃疡必要时做活体组织病理检查及梅毒血清学检查。

（4）检查尿糖及血糖。

【治疗原则】

1. 一般治疗

（1）保持外阴干燥，避免搔抓。

（2）0.02%高锰酸钾溶液坐浴，每日 2~3 次；或 3%~5%硼酸水坐浴，每日 1~2 次。

2. 药物治疗

应针对病原体选择抗生素治疗。

二、尿道旁腺炎

尿道旁腺开口位于尿道口后壁两侧，当尿道发生感染时，致病菌可潜伏于尿道旁腺而致尿道旁腺炎。致病菌主要为淋球菌、葡萄球菌、大肠埃希菌和链球菌等。

【诊断标准】

1. 临床表现

（1）病史 有尿道炎病史。

（2）症状　尿频、尿急、尿痛及排尿后尿道灼热感和疼痛。

（3）妇科检查　尿道口后壁两侧腺管开口处充血、水肿，用手指按压有脓性分泌物溢出。

2. 辅助检查

（1）在腺管开口处取脓性分泌物做涂片及细菌培养，如涂片及培养有淋球菌或其他致病菌生长即可明确诊断。

（2）中段尿镜检尿液中有较多的白细胞，表示存在泌尿系感染。

【治疗原则】

（1）抗生素治疗，如为淋病奈瑟菌感染按淋病奈瑟菌性尿道炎治疗，可用第三代头孢类药物。如对头孢类药物过敏可应用大观霉素 2g，一次肌内注射。性伴同时治疗。其他细菌感染时可按细菌培养及药敏试验结果给药。

（2）治疗结束后需继续随访，在感染部位再取分泌物做涂片及细菌培养，以观察疗效。

三、前庭大腺炎、前庭大腺脓肿、前庭大腺囊肿

前庭大腺炎多发生于生育年龄妇女、婴幼儿。急性炎症期因腺管口肿胀或渗出物凝聚而阻塞，脓液不能外流积存而形成脓肿，称前庭大腺脓肿。慢性期脓液逐渐吸收而成为清晰透明黏液，称为前庭大腺囊肿。主要病原为淋球菌及其他细菌。

（一）**急性前庭大腺炎及前庭大腺脓肿**

【诊断标准】

1. 临床表现

（1）症状　一侧外阴局部疼痛、肿胀，当脓肿形成时疼痛加剧。

（2）妇科检查　大阴唇下 1/3 处有硬块，表面红肿，压痛明显。当脓肿形成，可有波动感，当脓肿增大，表皮可自行破溃。

2. 辅助检查

前庭大腺开口处或破溃处取脓液做涂片及细菌培养。

【治疗原则】

1. 急性前庭大腺炎

（1）卧床休息，保持局部清洁。

（2）局部用。

（3）针对病原应用抗生素。

2. 前庭大腺脓肿

当脓肿局限，边界清晰，有波动感时应及时切开引流。脓液引流后放置引流条，24 小时后取出，0.02% 高锰酸钾溶液坐浴。

（二）**前庭大腺囊肿**

【诊断标准】

1. 病史

有前庭大腺急性炎症史或有淋病史。

2. 临床表现

（1）症状　外阴部坠胀感，性交不适。

（2）妇科检查　在一侧大阴唇后部下方有囊性包块，常向大阴唇外侧突出，无触痛，边界清楚。

3. 辅助检查

诊断困难时，可做局部穿刺，抽得的黏液送细菌培养和做药物敏感试验。

【治疗原则】

囊肿较小且无症状可随访。囊肿较大或反复急性发作宜行囊肿造口术，术后仍可保持腺体功能。

四、外阴溃疡

外阴溃疡可因外阴炎症（特异性外阴炎、单纯疱疹病毒感染、外阴结核、梅毒、软下疳等）、白塞病、外阴癌等引起。

【诊断标准】

1. 临床表现

（1）非特异性外阴炎搔抓后，局部疼痛，可伴低热、乏力等，溃疡周围有明显炎症。

（2）疱疹病毒感染，起病急，疱疹破后形成溃疡，可伴或不伴发热、腹股沟淋巴结肿大及全身不适。溃疡基底灰黄色，多伴疼痛，明显充血水肿，可自愈，但常复发。

（3）白塞病发展中的一个阶段可为急性外阴溃疡，与眼、口腔病变先后出现，可分为坏疽、下疳粟粒型。

（4）梅毒、软下疳见性病。

（5）外阴结核及外阴癌可表现为慢性溃疡。

2. 辅助检查

（1）分泌物做细菌培养、血清学检测。

（2）久治不愈者应做活组织检查，除外结核与癌。

【治疗原则】

（1）保持外阴干燥、清洁，避免摩擦搔抓。

（2）0.02%高锰酸钾坐浴。

（3）非特异性外阴炎引起的溃疡局部用抗生素软膏。白塞病需注意改善全身情况，急性期可用皮质类固醇激素缓解症状。局部用复方新霉素软膏，1%～2%硝酸银软膏。其他原因引起的溃疡按不同的病因采取不同的治疗。

第二节　阴道炎

一、滴虫性阴道炎

滴虫性阴道炎是由阴道毛滴虫感染引起的生殖道炎症。主要经性接触直接传播，也可间接传播。

【诊断标准】

1. 临床表现

（1）阴道分泌物增多，多呈泡沫状、黄绿色。

（2）外阴瘙痒、灼热感。

（3）部分患者有尿频等症状。

（4）少数女性表现轻微，甚至没有症状。

（5）妇科检查 体检可见外阴阴道黏膜充血，阴道分泌物多呈泡沫状、黄绿色。

2. 辅助检查

下列方法任何一项阳性即可确诊：

（1）悬滴法 在阴道分泌物中找到阴道毛滴虫，但其敏感性仅为 60% ~ 70%，且需要立即湿片检查以获得最佳效果。

（2）培养法 最为敏感及特异的诊断方法，准确率达 98%。对于临床可疑而悬滴法结果阴性的女性，可做滴虫培养。

【治疗原则】

1. 治疗方案

主要是硝基咪唑类药物。滴虫性阴道炎经常合并其他部位的滴虫感染，故不推荐局部用药。

（1）推荐方案 全身用药——甲硝唑 2g，单次口服；或替硝唑 2g，单次口服。

（2）替代方案 全身用药——甲硝唑，400mg，口服，2 次/天，共 7 天。

对于不能耐受口服药物或不适宜全身用药者，可选择阴道局部用药，但疗效低于口服用药。

（3）注意事项 患者服用甲硝唑 24 小时内或在服用替硝唑 72 小时内应禁酒。

2. 性伴的治疗

对性伴应同时治疗，并告知患者及性伴治愈前应避免无保护性交。

3. 随访

治疗后无临床症状者不需随访。

二、外阴阴道假丝酵母菌病

外阴阴道假丝酵母菌病（VVC）主要由假丝酵母菌感染引起的阴道炎症。VVC 分为：单纯性 VVC 和复杂性 VVC。单纯性 VVC 是指正常非孕宿主发生的散发由白色念珠菌所致的轻度 VVC。复杂性 VVC 包括：复发性 VVC、重度 VVC、妊娠期 VVC、非白念珠菌所致的 VVC 或宿主为未控制的糖尿病、免疫低下者。重度 VVC 是指临床症状严重，外阴或阴道皮肤黏膜有破损，按 VVC 评分标准（表 1 - 1），评分 ≥7 分为重度 VVC。复发性外阴阴道假丝酵母菌病（RVVC）是指一年内有症状性 VVC 发作 ≥4 次。

表 1-1　VVC 的评分标准

评分项目	0	1	2	3
瘙痒	无	偶有发作，可被忽略	能引起重视	持续发作，坐立不安
疼痛	无	轻	中	重
充血、水肿	无	<1/3 阴道充血	1/3～2/3 阴道壁充血	>2/3 阴道壁充血
抓痕、皲裂、糜烂	无			有
分泌物量	无	较正常稍多	量多，无溢出	量多，有溢出

【诊断标准】

1. 临床表现

（1）外阴痒，可伴外阴、阴道烧灼感。

（2）白带增多，呈白色豆渣样或凝乳样。

（3）妇科检查　外阴局部充血、肿胀，小阴唇内侧及阴道黏膜表面有白色片状薄膜或凝乳状物覆盖。

2. 辅助检查

（1）悬滴法　10% KOH 镜检，菌丝阳性率 70%～80%。生理盐水法阳性率低，不推荐。

（2）涂片法　革兰染色法镜检，菌丝阳性率 70%～80%。

（3）培养法　RVVC 或有症状但多次显微镜检查阴性者，应采用培养法，同时进行药物敏感试验。

【治疗原则】

1. 基本原则

（1）积极去除 VVC 的诱因。

（2）规范化应用抗真菌药物，首次发作或首次就诊是规范化治疗的关键时期。

（3）性伴无需常规治疗；RVVC 患者的性伴应同时检查，必要时给予治疗。

（4）不常规进行阴道冲洗。

（5）VVC 急性期间避免性生活或性交时使用安全套。

（6）同时治疗其他性传播疾病。

（7）强调治疗的个体化。

（8）长期口服抗真菌药物要注意监测肝、肾功能及其他相关不良反应。

2. 抗真菌治疗

（1）治疗方法包括阴道用药和口服用药两种。

（2）治疗方案：

1）单纯性 VVC　下列方案任选一种，具体方案如下。

①阴道用药：

咪康唑软胶囊 1200mg，单次用药。

咪康唑栓/软胶囊 400mg，每晚 1 次，共 3 日。

咪康唑栓 200mg，每晚 1 次，共 7 日。

克霉唑栓/片 500mg，单次用药。

克霉唑栓 100mg，每晚 1 次，共 7 日。

制霉菌素泡腾片 10 万 U，每晚 1 次，共 14 日。

制霉菌素片 50 万 U，每晚 1 次，共 14 日。

②口服用药：氟康唑，150mg，顿服，共 1 次。

2）重度 VVC　应在治疗单纯性 VVC 方案基础上，延长疗程。症状严重者，局部应用低浓度糖皮质激素软膏或唑类霜剂。氟康唑：150mg，顿服，第 1、4 天应用。其他可以选择的药物还有伊曲康唑等，但在治疗重度 VVC 时，建议 5~7 天的疗程。

3）妊娠期 VVC　早孕期权衡利弊慎用药物。选择对胎儿无害的唑类阴道用药，而不选用口服抗真菌药物治疗。具体方案同单纯性 VVC，但长疗程方案疗效会优于短疗程方案。

4）复发性 VVC　治疗原则包括强化治疗和巩固治疗。根据培养和药物敏感试验选择药物。在强化治疗达到真菌学治愈后，给予巩固治疗半年。下述方案仅供参考。

①强化治疗　治疗至真菌学转阴。具体方案如下。

口服用药，氟康唑 150mg，顿服，第 1，4，7 天应用。

阴道用药，咪康唑栓/软胶囊 400mg，每晚 1 次，共 6 日。咪康唑栓 1200mg，第 1、4、7 天应用。克霉唑栓/片 500mg，第 1、4、7 天应用。克霉唑栓 100mg，每晚 1 次，7~14 日。

②巩固治疗　目前国内、外没有较为成熟的方案，建议对每月规律性发作一次者，可在每次发作前预防用药一次，连续 6 个月。对无规律发作者，可采用每周用药一次，预防发作，连续 6 个月。对于长期应用抗真菌药物者，应监测肝肾功能。

3. 随访

症状持续存在或 2 个月内再发作者应进行随访。对 RVVC 在治疗结束后 7~14 天、1 个月、3 个月和 6 个月各随访一次，3 个月以及 6 个月时建议同时进行真菌培养。

三、细菌性阴道病

细菌性阴道病（BV）是以阴道乳杆菌减少或消失，相关微生物增多为特征的临床症候群。与 BV 发病相关的微生物包括：阴道加德纳菌、普雷沃菌属、动弯杆菌、拟杆菌、消化链球菌、阴道阿托普菌和人型支原体等。

【诊断标准】

大约半数 BV 患者无临床症状，有症状者可表现为白带增多伴腥臭味，体检见外阴阴道黏膜无明显充血等炎性反应，阴道分泌物均质稀薄。

BV 主要根据临床诊断（Amsel 标准），下列 4 项临床特征中至少 3 项阳性可诊断为 BV：①线索细胞阳性；②氨试验阳性；③阴道 pH 大于 4.5；④阴道均质稀薄分泌物。其中线索细胞阳性是必备条件。

有条件者可采用阴道涂片 Nugent 评分诊断。

【治疗原则】

1. 治疗指征

有症状患者、妇科和产科手术前患者、无症状孕妇。

2. 具体方案

（1）首选方案　甲硝唑 400mg，口服，每日 2 次，共 7 天；或甲硝唑阴道栓（片）200mg，每日 1 次，共 5～7 天；或 2% 氯洁霉素膏（5g），阴道上药，每晚 1 次，共 7 天。

（2）替换方案　氯洁霉素 300mg，口服，每日 2 次，共 7 天。

（3）可选用恢复阴道正常菌群的微生态制剂。

3. 性伴的治疗

无需常规治疗性伴。

4. 随访

治疗后若症状消失，无需随访。对妊娠合并 BV 需要随访治疗效果。

四、幼女性阴道炎

幼女性阴道炎常与外阴炎并存，多见于 1～5 岁幼女。常见病原体有葡萄球菌、链球菌、大肠埃希菌、变形杆菌等。可因外阴不洁或直接接触污物引起，也可由阴道异物所致。

【诊断标准】

1. 病史

有接触污物史或有阴道异物史。

2. 临床表现

（1）患儿因外阴痒痛而哭闹不安，常用手抓外阴。

（2）妇科检查：

①外阴红肿，前庭黏膜充血，有脓性分泌物自阴道口流出。有时可见小阴唇相互粘连，严重者甚至可致阴道闭锁。

②用小指作肛指或用鼻镜、宫腔镜、B 超检查，注意有无阴道异物，如有血性分泌物时应排除生殖道恶性肿瘤。任何阴道排出物都应送病理检查。

3. 辅助检查

（1）取分泌物找滴虫、真菌、蛲虫卵。

（2）分泌物涂片染色找致病菌。

（3）必要时取分泌物做细菌、衣原体、淋病奈瑟菌等培养，并做药敏试验。

【治疗原则】

（1）去除病因，如有阴道异物应取出。保持外阴清洁、干燥。

（2）0.5%～1% 乳酸溶液通过小号导尿管冲洗阴道或清洗外阴，局部敷以红霉素软膏。

（3）久治不愈或反复发作者，可在外敷软膏内加入少量己烯雌酚（0.05mg 以下）。

（4）根据致病菌及药敏试验，选用敏感抗生素口服或肌内注射。

五、老年性阴道炎

老年性阴道炎是由于卵巢功能衰退，雌激素水平降低，阴道黏膜抵抗力减弱，致病菌易于侵入而引起的阴道炎。

【诊断标准】

1. 病史

月经史、绝经时间、卵巢手术史、有关疾病史或盆腔放射治疗史。

2. 临床表现

（1）白带增多，多为黄水状，感染严重时白带可呈脓性或脓血性，有臭味。

（2）外阴瘙痒、灼热感，可伴盆腔腹胀不适。

（3）妇科检查阴道黏膜皱襞消失，上皮菲薄，黏膜充血，表面有散在小出血点或点斑状出血。

3. 辅助检查

（1）阴道涂片底层细胞多，清洁度差。

（2）取阴道分泌物查滴虫及真菌。

【治疗原则】

1. 全身用药

可考虑激素替代治疗。

2. 局部用药

（1）1% 乳酸溶液或 0.5% 醋酸溶液或 3% 硼酸液清洗外阴，每日 1 次。

（2）针对致病微生物治疗。

3. 治疗注意点

（1）有血性白带或少量不规则阴道流血的患者，应除外子宫恶性肿瘤。

（2）若行激素治疗，应除外生殖器肿瘤，治疗期间应严密监测，定期复查。

第三节　黏液脓性宫颈炎

黏液脓性宫颈炎是常见的女性下生殖道感染。最常见的原因是淋病奈瑟菌及沙眼衣原体感染，其他病原体为链球菌、葡萄球菌、病毒等。

【诊断标准】

1. 临床表现

（1）大部分患者无典型症状。有症状者主要表现为阴道分泌物增多，呈黏液脓性，此外，可出现经间期出血、性交后出血等症状。

（2）妇科检查见宫颈充血、水肿、黏膜外翻，有黏液脓性分泌物附着甚至从宫颈管流出，易伴接触性出血。

2. 体征

出现如下两个特征性体征之一，且显微镜检查阴道分泌物白细胞增多，即可做出宫颈炎症的初步诊断。宫颈炎症诊断后，需进一步做衣原体及淋病奈瑟菌的检测。

（1）两个特征性体征　①于宫颈管或宫颈管棉拭子标本上，肉眼见到脓性或黏液脓性分泌物。②用棉拭子擦拭宫颈管时，容易诱发宫颈管内出血。

（2）白细胞检测　可检测宫颈管分泌物或阴道分泌物中的白细胞，后者需排除引起白细胞增高的阴道炎症。宫颈管脓性分泌物涂片做革兰染色，中性粒细胞＞30/Hp或阴道分泌物湿片检查白细胞＞10/Hp。

（3）病原体检测　应做衣原体及淋病奈瑟菌的检测，以及有无细菌性阴道病及滴虫性阴道炎。可以同时做宫颈管分泌物的细菌培养，包括需氧菌及厌氧菌。

【治疗原则】

1. 治疗策略

主要为抗生素药物治疗。对于获得病原体者，针对病原体选择抗生素。对病原体不明的患者可采用广谱经验性抗生素治疗，抗菌谱应覆盖需氧菌、厌氧菌、衣原体［和（或）淋病奈瑟菌］、支原体等。

2. 用药方案

（1）淋病奈瑟菌性宫颈炎详见"性传播疾病"。
（2）沙眼衣原体性宫颈炎详见"性传播疾病"。
（3）对于合并细菌性阴道病者，同时治疗细菌性阴道病。

3. 随访

治疗后症状持续存在者，应随诊。对持续性宫颈炎症，需了解有无再次感染性传播疾病，性伙伴是否已进行治疗，阴道菌群失调是否持续存在。

第四节　盆腔炎性疾病

盆腔炎性疾病（PID）包括子宫内膜炎、子宫肌炎、输卵管炎、输卵管卵巢炎、输卵管-卵巢脓肿、盆腔结缔组织炎及盆腔腹膜炎。几乎所有的盆腔炎都由上行感染所致，最重要的病原体为沙眼衣原体和（或）淋病奈瑟菌。引起盆腔炎的其他病原体还有需氧及兼性厌氧菌等。

以往所说的慢性盆腔炎现多被视为盆腔炎性疾病的后遗症。

【诊断标准】

PID 的临床表现各异，因此其诊断通常依据临床症状、体征和实验室检查。在性活跃女性及其他患性传播感染危险患者，如满足最低诊断标准又无其他病因，应开始 PID 经验治疗。

1. 最低诊断标准

子宫压痛或附件压痛或宫颈举痛。

2. 支持 PID 诊断的附加条件

（1）口腔温度≥38.3℃。
（2）宫颈或阴道黏液脓性分泌物。
（3）阴道分泌物显微镜检查有大量白细胞。
（4）红细胞沉降率加快。
（5）C 反应蛋白水平升高。
（6）实验室检查证实有宫颈淋病奈瑟菌或沙眼衣原体感染。
如有条件应积极寻找致病微生物。

3. PID 的最特异诊断标准

（1）子宫内膜活检显示有子宫内膜炎的病理组织学证据。

（2）经阴道超声检查或磁共振显像技术显示输卵管管壁增厚、管腔积液，可伴有盆腔游离液体或输卵管卵巢包块。

（3）腹腔镜检查结果符合 PID 表现。

【治疗原则】

1. 原则

以抗生素抗感染治疗为主，必要时行手术治疗。根据经验选择广谱抗生素覆盖可能的病原体，包括淋病奈瑟菌、沙眼衣原体、支原体、厌氧菌和需氧菌等。

2. 具体方案

（1）静脉给药：

①静脉给药 A 方案　头孢替坦 2g，静脉滴注，1 次/12 小时；或头孢西丁 2g，静脉滴注，1 次/6 小时。加用：多西环素 100mg，口服，1 次/12 小时（或米诺环素 100mg，口服，1 次/12 小时）；或阿奇霉素 0.5g，静脉滴注或口服，1 次/日。

注意：

ⓐ其他二代或三代头孢菌素（如头孢唑肟、头孢噻肟和头孢曲松）也可能对 PID 有效并有可能代替头孢替坦和头孢西丁，而后两者的抗厌氧菌效果更强。

ⓑ对输卵管卵巢脓肿的患者，通常在多西环素（或米诺环素或阿奇霉素）的基础上加用氯林可霉素或甲硝唑，从而更有效地对抗厌氧菌。

ⓒ临床症状改善后继续静脉给药至少 24 小时，然后转为口服药物治疗，共持续 14 天。

②静脉给药 B 方案　克林霉素 900mg，静脉滴注，1 次/8 小时。加用：庆大霉素负荷剂量（2mg/kg），静脉滴注或肌内注射，维持剂量（1.5mg/kg），1 次/8 小时；也可采用每日 1 次给药。

注意：

ⓐ临床症状改善后继续静脉给药至少 24 小时，继续口服克林霉素 450mg，每天 1 次，共 14 天。

ⓑ对输卵管卵巢脓肿的患者，应用多西环素（或米诺环素或阿奇霉素）加甲硝唑或多西环素（或米诺环素或阿奇霉素）加氯洁霉素比单纯应用多西环素（或米诺环素或阿奇霉素）对治疗厌氧菌感染更优越。

ⓒ注意两药的不良反应。

③静脉给药替代方案：

ⓐ氧氟沙星 400mg，静脉滴注，1 次/12 小时，加用甲硝唑 500mg，静脉滴注，1 次/8 小时；或左氧氟沙星 500mg，静脉滴注，1 次/日，加用甲硝唑 500mg，静脉滴注，1 次/8 小时；或莫西沙星 400mg，静脉滴注，1 次/日。

ⓑ氨苄西林/舒巴坦 3g，静脉滴注，1 次/6 小时，

加用：多西环素 100mg，口服，1 次/12 小时，或米诺环素 100mg，口服，1 次/12 小时；或阿奇霉素 0.5g，静脉滴注或口服，1 次/日。

（2）非静脉药物治疗：

①非静脉药物治疗 A 方案　氧氟沙星 400mg，口服，2 次/日，加用甲硝唑 500mg，口服，2 次/日，共 14 天；或左氧氟沙星 500mg，口服，1 次/日，加用甲硝唑 500mg，口服，2 次/日，共 14 天；或莫西沙星 400mg，口服，1 次/日，共 14 天。

②非静脉给药治疗 B 方案　头孢曲松 250mg，肌内注射，单次给药；或头孢西丁 2g，肌内注射，加丙磺舒 1g，口服，均单次给药；或其他三代头孢类药物，例如头孢唑肟、头孢噻肟等非静脉给药。加用：多西环素 100mg，口服，1 次/12 小时；或米诺环素 100mg，口服，1 次/12 小时；或阿奇霉素 0.5g，口服，1 次/日，共 14 天。可加用：甲硝唑 500mg，口服，2 次/日，共 14 天。

③非静脉药物治疗替代方案　阿莫西林/克拉维酸加用多西环素可以获得短期的临床效果，但胃肠道副作用可能会影响该方案的依从性。

（3）手术治疗：

指征

①药物治疗无效　输卵管卵巢脓肿或盆腔脓肿经药物治疗 48～72 小时，体温持续不降，患者中毒症状加重或包块增大者。

②脓肿持续存在　经药物治疗病情有好转，继续控制炎症数日（2～3 周），包块仍未消失但已局限化。

③脓肿破裂　突然腹痛加剧，寒战、高热、恶心、呕吐、腹胀，检查腹部拒按或有中毒性休克表现，应怀疑脓肿破裂。

手术可根据情况选择经腹手术或腹腔镜手术。手术范围应根据病变范围、患者年龄、一般状态等全面考虑。原则以切除病灶为主。年轻妇女应尽量保留卵巢功能，以采用保守性手术为主；年龄大、双侧附件受累或附件脓肿屡次发作者，行全子宫及双附件切除术；对极度衰弱危重患者的手术范围需按具体情况决定。若盆腔脓肿位置低、突向阴道后穹窿时，可经阴道切开排脓，同时注入抗生素。

3. 随访

建议对于沙眼衣原体和淋病奈瑟菌感染的 PID 患者，还应在治疗结束后 4～6 周时重新筛查上述病原体。

4. 性伴的治疗

对 PID 患者出现症状前 60 日内接触过的性伴进行检查和治疗。在女性 PID 患者治疗期间应避免无保护屏障（避孕套）的性交。

5. 预防

沙眼衣原体感染筛查和高危妇女的治疗能有效降低 PID 的发病率。对高危妇女的宫颈分泌物筛查可以预防大部分PID的发生。

第五节　女性生殖器结核

女性生殖器结核好发于 20～40 岁妇女，常继发于肺结核、肠结核或腹膜结核。盆腔结核中以输卵管结核为最多见，占 85%～95%。子宫内膜结核常由输卵管结核蔓延而来。宫颈结核很少见，常由子宫内膜结核蔓延，或经淋巴或血循环传播。卵巢结核可由血行传播或输卵管结核蔓延而来。

【诊断标准】

1. 症状和体征

（1）结核中毒症状如疲劳、乏力、低热、盗汗、食欲欠佳及白带增多等症状。

（2）下腹疼痛。

（3）不孕。

（4）月经不调、发病初期月经量过多，以后月经稀少或闭经、痛经。

（5）妇科检查见两侧输卵管增厚成索条状或与卵巢粘连成块，表面不平或有硬结节（钙化或干酪样坏死），或盆腔界限不清之肿物，有时还伴腹水。

2. 辅助检查

（1）子宫输卵管碘油造影有以下特征：

①子宫腔变形、狭窄或畸形，边缘呈锯齿状或有龛影。

②输卵管多发性狭窄，呈念珠状，或管腔细小而僵直。

③输卵管峡部阻塞呈牛角形或中段阻塞，碘油进入输卵管间质（说明有溃疡或瘘管形成）。

④碘油逆行进入淋巴管、血管、静脉丛。

⑤盆腔中多处钙化点。

（2）子宫内膜病理检查或宫颈活检 子宫内膜病理检查或宫颈活检是诊断子宫内膜结核最可靠的依据。于经前1周或月经来潮12小时内做诊刮。当可能为急性感染时，应在诊刮前、后肌内注射链霉素0.75g，每日1次同时口服异烟肼及利福平，直至获得病理报告结果。可疑宫颈结核时，应做宫颈活检。

①腹腔镜检查 若同时可疑腹腔内有结核感染时应慎用。

②胸部X线片 必要时做消化道或泌尿系统X线检查，以便发现原发灶。

（3）鉴别诊断 应与慢性盆腔炎、子宫内膜异位症、卵巢肿瘤、宫颈癌相鉴别。

【治疗原则】

（1）急性期至少应休息3个月。

（2）抗结核药物的选择原则：

①临床表现为活动期时，常需两三种抗结核药物联合应用，如链霉素＋异烟肼，治疗半年到1年，以后停链霉素改为对氨基水杨酸和异烟肼合用4~6个月，然后再单用异烟肼半年，总疗程2年左右。病情严重时也可用3种药物联合治疗。

②生殖器结核已稳定者，可口服异烟肼1年。

③如果对第一线药物产生耐药，或因不良反应不能继续用药时，则可选用利福平或乙胺丁醇。目前常用异烟肼、利福平、乙胺丁醇联用1年的方法。

（3）用药剂量 考虑到目前结核杆菌的耐药问题，建议在应用联合方案中考虑新药的使用，如氟喹诺酮等。

（4）孕妇用药 按孕妇用药等级，乙氨丁醇属B，异烟肼属C，利福平属C，而链霉素属D。考虑到早孕期未治疗结核对孕妇及胎儿危害大于药物危害时，应考虑药物治疗。

（5）手术治疗指征：

①盆腔包块，经药物治疗后有缩小，但不能完全消退者。

②抗结核治疗无效或治疗后又有反复发作者。

③子宫内膜抗结核药物治疗无效者。

④久治不愈的结核性瘘管患者。

⑤术前、术后抗结核治疗　为避免手术时感染扩散及减轻粘连有利于手术，术前应用抗结核药物1~2个月，术后根据结核活动情况，病灶是否切净，继续用药6~12个月，以期彻底治愈。

⑥手术以全子宫及双附件切除为宜，年轻妇女尽量保留卵巢功能，但手术不易彻底，有观点认为应做卵巢切除，术后应用HRT治疗。

第六节　女性性传播性疾病

一、淋病

淋病是由淋病奈瑟菌感染所致。淋病奈瑟菌为革兰阴性双球菌，侵犯柱状上皮及移行上皮导致泌尿生殖系统化脓性感染。

【诊断标准】

1. 临床表现

（1）有无保护性交或性伴有淋病感染史。

（2）潜伏期一般为3~7日，发病初期女性常无明显症状。

（3）首先出现的症状有尿频、尿急、尿痛、排尿困难、黄色脓性白带等。

（4）妇科检查　尿道口充血、流脓。大阴唇后部前庭大腺部位扪及硬块，局部红肿、触痛，轻挤压即可挤出少许脓液。宫颈感染后，宫口见脓性分泌物，宫颈充血、糜烂，与一般宫颈炎的体征相似。

2. 辅助检查

（1）播散性淋病时，外周血白细胞及中性粒细胞增多。

（2）分泌物涂片检查　长无菌棉签插入尿道口内和宫颈管内旋转两圈，并停留半分钟，取出棉签做涂片，染色后在多核白细胞内找到6对以上肾形革兰阴性双球菌。急性感染时在多核白细胞内、外都可见革兰阴性双球菌。

（3）有条件可行分泌物培养，即取宫颈管或阴道分泌物做淋病奈瑟菌培养。

【治疗原则】

1. 下生殖道淋病（包括宫颈内膜或直肠淋病奈瑟菌感染）的治疗

（1）首选治疗（选择以下方案之一）　鉴于耐青霉素淋病奈瑟菌日益增多，现青霉素已不作首选。

①头孢三嗪250mg，肌内注射，共1次。

②环丙沙星500mg，口服，共1次。

③氧氟沙星400mg，口服，共1次。

④头孢克肟400mg，口服，共1次。

（2）备选治疗　用于不能应用头孢三嗪的患者，选择以下方案之一。

①大观霉素 2g，肌内注射，共 1 次。

②诺氟沙星 800mg，口服，共 1 次。鉴于亚洲地区淋球菌对喹诺酮类药物多耐药，故尽量不选用。

以上几种方案治疗同时均应用抗沙眼衣原体治疗，如：

①强力霉素 100mg，口服，每日 2 次，连用 7 日。或

②阿奇霉素 1g，顿服。

（3）注意事项：

①治疗淋病，多考虑有效的单次剂量治疗。

②对所有淋病患者，均应做有关梅毒及 HIV 血清学试验。

③对所有淋病患者的性伴均应进行检查，并选用针对淋病奈瑟菌和沙眼衣原体两种病原体的药物进行治疗。

④如有 IUD 影响疗效时可取出。

2. 成人播散性淋病奈瑟菌感染

（1）首选治疗（选择以下方案之一）：

①头孢三嗪 1g，肌内注射或静脉注射，每 24 小时 1 次。

②头孢唑肟 1g，静脉注射，每 8 小时 1 次。

③头孢噻肟 1g，静脉注射，每 8 小时 1 次。

以上三种方案治疗同时均需抗沙眼衣原体治疗，同上。

（2）注意事项：

①对 β - 内酰胺类抗生素过敏的患者，改用壮观霉素 2g，肌内注射，每 12 小时一次。

②建议住院治疗，特别是对服从治疗不可靠、诊断未肯定、有化脓性关节积液或其他并发症的患者。同时检查是否合并有心内膜炎或脑膜炎。

③鉴于 40% 以上患者合并沙眼衣原体感染，故应同时抗沙眼衣原体治疗。

④确实无并发症患者，在所有症状消退 24~48 小时后，可以出院，并继以口服疗法，以完成疗程（抗菌治疗总时间为 1 周），可采用：头孢呋肟酯 500mg，口服，每日 2 次。或阿莫西林（羟氨苄青霉素）500mg，口服，每日 3 次。加棒酸 250mg，口服，每日 3 次。或环丙沙星 500mg，口服，每日 2 次。

⑤淋病奈瑟菌所致脑膜炎和心内膜炎，需应用对致病菌株敏感的有效药物，大剂量静脉给药进行治疗。如头孢三嗪 1~2g，静脉滴注，每 12 小时 1 次。治疗必须在专家指导下进行。大多数学者认为淋病奈瑟菌性脑膜炎的疗程为 10~14 日，而治疗淋病奈瑟菌性心内膜炎，则疗程至少 4 周。

3. 妊娠合并单纯泌尿系、宫颈内膜或直肠淋病奈瑟菌感染

（1）对 STI 高危孕妇首次围产期检查时，均应做宫颈淋病奈瑟菌涂片及培养；并同时做沙眼衣原体、梅毒与 HIV 检测。即便治疗后应在妊娠末期再做淋病奈瑟菌、沙眼衣原体、梅毒检测试验。

（2）首选头孢三嗪治疗，对 β - 内酰胺类药物过敏者，用大观霉素。

（3）孕妇禁用四环素族（如强力霉素等）和喹诺酮类（如氧氟沙星等）。

（4）同时治疗沙眼衣原体感染，选择红霉素或阿莫西林进行治疗，如不耐受可选用阿奇霉素 1g，顿服。

（5）治疗结束后 7 日，采集宫颈和直肠标本进行淋病奈瑟菌培养。

（6）未治疗淋病非剖宫产指征。可在产时、产后立即治疗。

4. 新生儿淋病奈瑟菌感染

患淋病经或未经治疗母亲的婴儿，为高危感染对象，需要常规进行检查和治疗。局部 1% $AgNO_3$ 或 0.5% 红霉素眼药膏或 1% 四环素眼药膏可预防新生儿眼炎，但不能治疗其他部位感染，故提倡全身用药。

（1）首选治疗　头孢三嗪 25～50mg/kg（勿超过 125mg），单次静脉滴注或肌内注射。

（2）注意事项：

①应予使用生理盐水或眼用缓冲溶液冲洗双眼。

②单独局部应用抗生素治疗无效。

③父母双方，均应检查和治疗。

④凡治疗效果不能令人满意的患者，均应考虑本病同时并存沙眼衣原体感染。

5. 较大儿童淋病奈瑟菌感染

（1）单纯尿道、外阴阴道或直肠淋病奈瑟菌感染：

①首选治疗　头孢三嗪 125mg，单次静脉注射或肌内注射。

②备选治疗（适用于不能应用头孢三嗪的患者）大观霉素 40mg/kg（最大量 2g），单次肌内注射。

（2）淋病并发症的处理。

1）体重 <45kg：

①菌血症和关节炎　头孢三嗪 50mg/kg（最大量 1g），静脉注射，每日 1 次，连用 7 日。

②脑膜炎　头孢三嗪 50mg/kg（最大量 2g），静脉注射，每日 1 次，连用 10～14 日。

2）体重 ≥45kg：

①应接受成人的治疗剂量。

②对直肠炎和咽炎，应使用头孢三嗪。

③对 β－内酰胺类药物过敏的儿童，应予使用大观霉素。

④应检测患儿是否存在梅毒和沙眼衣原体重叠感染。

⑤不用喹诺酮类药治疗。

⑥对年龄达 8 岁或更大的患童，应给予强力霉素 100mg，口服，每日 2 次，连用 7 日，以增加抗衣原体感染的作用。

二、尖锐湿疣

尖锐湿疣是女性性传播性疾病之一，由人乳头状瘤病毒引起，通过破损的皮肤、黏膜而致。主要为性接触传染。

【诊断标准】

1. 临床表现

（1）潜伏期 1~8 个月，平均 3 个月。

（2）早期时无明显症状。

（3）病灶主要发生在大、小阴唇，处女膜、宫颈、阴道、会阴部、肛门等。

（4）病灶表现为软性、粉红色或灰白色疣状丘疹，表面凹凸不平，继续增生形成乳头状、菜花样和鸡冠样增生物，甚至融合成大团块。

（5）局部瘙痒，破溃后有渗出液，并伴继发感染。

（6）妊娠期患病，疣体迅速增大，分娩后病灶即明显萎缩。

2. 辅助检查

常规不需要辅助检查。

（1）阴道脱落细胞涂片巴氏染色后见挖空细胞、角化不良细胞。

（2）阴道镜检查见泡状、山峰状、结节状指样隆起、白色斑块等。

（3）PCR 检测 HPV－DNA。

（4）病理检查 必要时行病变活检，应注意与假性湿疣鉴别。

【治疗原则】

患者及性伴应同时治疗。外阴、宫颈的尖锐湿疣，基本属良性病变，因此治疗的目的为美观及防止性传播，治疗手段以不给患者带来危害为原则。

1. 局部药物治疗

（1）5% 氟尿嘧啶软膏，每日搽局部 1~2 次。

（2）3% 酞丁胺霜，每日搽局部 2 次。

（3）20% 足叶草酯酊，每周局部涂 1~2 次，注意保护周围皮肤黏膜，涂药后 2~4 小时洗去药液。本药有致畸作用，孕妇忌用。

（4）30%~50% 三氯醋酸，每周局部涂 1~2 次，涂后用生理盐水棉签洗净药液。

2. 物理治疗

（1）电灼 用高频电针或电刀烧灼，适用于较小的宫颈或阴道疣块。

（2）冷冻 液氮治疗 1~3 次，治愈率达 90%。适用于较平坦的湿疣。

（3）激光 常用 CO_2 激光，一次即可治愈，治愈率达 95%。适用于表浅性尖锐湿疣。

3. 手术治疗

较大的带蒂疣块可考虑手术治疗。为防止复发，术后需配合其他治疗。

4. 免疫治疗

少数顽固病例，若上述各方法效果不明显，可用以下方法治疗。

（1）α－干扰素，外用，每次 1 粒，隔日 1 次，共 6~10 次。

（2）干扰素－α2b 500 万 IU 疣灶局部注射。

（3）干扰素－α2a 300 万 IU，皮下注射，每周 3 次，共 4 周。

5. 注意事项

（1）避免无保护性交。

（2）治疗结束后，每月随访 1 次。

（3）治疗后复发或重复感染者，应积极治疗，并追查其配偶或性伴。

三、生殖器疱疹

生殖器疱疹是由单纯疱疹病毒引起的一种女性生殖道性病。约 90% 的患者是由疱疹病毒Ⅱ型引起，10% 由Ⅰ型引起。其传染途径是：与生殖器疱疹患者有性接触（包括口唇接触）。

【诊断标准】

1. 病史

曾有不洁性交史，患者曾有疱疹感染史或为带病毒者，或性伴有疱疹或其感染史。

2. 临床表现

（1）原发性生殖器疱疹　①局部瘙痒、灼热、疼痛等。②外阴、大小阴唇、阴道黏膜、宫颈等处出现大小不等的水疱，破溃后形成表浅溃疡、疼痛，病损融合成大片，明显压痛。③在发病前后，患者有头痛、低热、寒战、腹痛、恶心、腹股沟淋巴结肿大等。④病损可累及口、唇、咽喉、尿道、膀胱甚至直肠等黏膜。⑤症状一般持续 6 ~ 7 天逐渐缓解，病损 3 ~ 6 周完全消除。

（2）复发性生殖器疱疹　原发感染疱疹消退后，约半数患者在 1 ~ 4 个月复发，症状较初发时为轻，水疱较小，溃疡较少，愈合时间短，一般 7 ~ 10 日消退，亦可无病灶，但排毒。

（3）孕妇感染后，胎儿同时感染者，其中复发性疱疹的围产期传播率低。①孕早期生殖器疱疹经胎盘传播率低，主要是妊娠末期尤其是分娩期生殖器仍有疱疹病灶，或虽无病灶但有排毒者，胎儿经产道传染率高，如感染可导致新生儿疱疹病毒感染。②孕后期出现病毒血症或播散性疱疹病毒感染，除口、眼、皮肤黏膜疱疹外，可并发脑炎、肝脾肿大，致死胎或致残。

（4）病损部位混合感染合并葡萄球菌、真菌、链球菌等。疱疹病毒也可侵入骶前感觉神经鞘内，引起腰骶部神经炎、横贯性脊髓炎导致患者背部、会阴部及下肢放射性疼痛。

3. 辅助检查

实验室检测帮助不大，主要靠患者典型病史及临床表现必要时可采用以下方法确诊，但一般实验室均不能做。

（1）脱落细胞学检查　于病损基底部取材做涂片，巴氏染色；查嗜酸性包涵体，阳性率为 38% ~ 50%。

（2）病毒培养　水疱期病毒培养阳性率可达 80%。

（3）酶联吸附试验或放射免疫测定检测病毒抗原。

（4）核酸杂交技术检测病毒类型等。

（5）电镜检查病毒类型等。

【治疗原则】

1. 一般治疗

（1）保持病损部位清洁及疱疹壁完整、干燥，每日用生理盐水清洗 2～3 次，用卫生巾吸干水分。

（2）合并细菌感染时，应用敏感抗生素对症治疗。

（3）局部疼痛者可用 5% 盐酸利多卡因软膏或口服止痛片或用疱疹净软膏涂抹或溶液湿敷。

（4）3%～5% 阿昔洛韦软膏或溶液，每 3～4 小时涂 1 次。

2. 抗病毒治疗

（1）严重患者，口服阿昔洛韦片每次 200mg，每日 5 次，连服 7～10 日。

（2）复发患者的治疗，可选用以下方案之一：

①阿昔洛韦　400mg，每日 3 次，连服 5 日，或 200mg，每日 5 次，连服 5 日。

②伐昔洛韦　300mg，每日 2 次，连服 5 日。

③复发 ≥6 次/年，阿昔洛韦　400mg，每日 2 次，连服 6 月；或伐昔洛韦 300mg，每日 2 次，连服 1 年。

3. 注意事项

（1）避免不洁性交。

（2）避免与疱疹病毒患者或带病毒者有性接触，避孕套不能完全防止病毒传播。

（3）复发性患者在前驱症状期口服阿昔洛韦，可能对患者有部分或完全性的保护作用。

（4）孕妇患疱疹病毒感染，早期需区别原发及复发，因早期胎儿感染率低，晚期如生殖器有病灶应行剖宫产。但如破膜时间达 4 小时以上者，不必行剖宫产。对生殖器无病灶者，产程中也要尽量避免有创性操作，如人工破膜、胎头皮电极或取血、胎头负压吸引及产钳等。

四、梅毒

梅毒是由梅毒螺旋体引起的性传播性疾病。

【诊断标准】

1. 病史

有不洁性交史、梅毒感染史、配偶感染史及生母患梅毒等。

2. 临床表现

（1）一期梅毒　①妇女一旦被感染，潜伏期为 6～8 周。②初起时见患处有单个结节称硬下疳，无痛、不痒，伴局部淋巴结肿大。③一侧或双侧肿大腹股沟淋巴结，常为数个，大小不等、质硬、不粘连、不融合、无痛感，可自行消退。④妇科检查　于大、小阴唇，阴阜、阴道口、阴道、宫颈、会阴等处见硬下疳，为无痛性红色炎性丘疱疹，圆形，直径 0.5～1cm，边缘整齐，表面色红或暗红，略隆起，表面破损，渗出液结成黄色或灰色痂，如生橡胶样硬，无压痛。如不予治疗，在 3～8 周内硬下疳即自然消失。

（2）二期梅毒 ①初次感染后 7~10 周或硬下疳出现后 3 周出现流感样综合征（60%~90%）及全身淋巴结肿大（50%~85%）。②皮肤及黏膜病灶 表现为斑疹、丘疹、鳞屑性皮疹、脓疱疹等。常呈对称性，掌跖易见暗红斑及脱屑性斑丘疹；外阴及肛周多见湿丘疹及扁平湿疣。口腔见黏膜斑。③浅表淋巴结肿大。④病损在 2~6 周自然消失。进入早期潜伏梅毒期，常无明显症状及体征，也可反复发作出现二期梅毒的症状、体征。

（3）三期梅毒（或晚期梅毒） ①结节性梅毒疹 呈结节状、暗红色、稍隆起、浸润性、坚硬结节。结节消退留有萎缩性瘢痕。②树胶肿 呈单发、不对称皮下硬结，逐渐增大，中心坏死，形成深溃疡，分泌黏稠脓液，状如树胶。③黏膜梅毒 表现为黏膜白斑、树胶肿、穿孔等。④骨梅毒 形成骨膜炎。⑤内脏梅毒 形成肝、心血管及神经系统等内脏梅毒。

（4）潜伏梅毒（隐性梅毒） 1 年内为早期潜伏梅毒，超过 1 年即为晚期潜伏梅毒。潜伏梅毒无临床症状和体征，仅梅毒血清学检查阳性。

（5）妊娠合并梅毒 孕妇发现活动性或潜伏性梅毒称为妊娠合并梅毒。

（6）胎传梅毒（先天梅毒） ①早期先天梅毒（2 岁以内） 与成人二期梅毒相似。皮损表现为红斑、丘疹、糜烂、水疱、大疱等。可表现为梅毒性鼻炎和喉炎、骨软骨炎、淋巴结肿大、肝脾肿大、贫血等。②晚期先天梅毒（2 岁以上） 与成人三期梅毒相似。其特征为间质性角膜炎、赫秦生齿、神经性耳聋等，也可表现皮肤黏膜树胶肿及骨膜炎。

3. 实验室检查

（1）暗视野显微镜检查 刮取皮损组织液或淋巴结穿刺液滴在玻片上，盖上载玻片暗视野显微镜检查，见梅毒螺旋体，即可明确诊断。一期、二期、胎传梅毒时均可找到梅毒螺旋体。

（2）梅毒血清学试验如感染不足 2~3 周，非梅毒螺旋体抗原试验呈阴性，4 周复查呈阳性。二期、三期、胎传梅毒妊娠合并梅毒患者梅毒血清学检查为阳性。

（3）脑积液检查神经梅毒时脑积液白细胞 $>5 \times 10^6/L$、蛋白质 $>50mg/L$，性病研究实验室试验（VDRL）阳性。

（4）组织病理检查取病损送病理检查即可明确诊断。

【治疗原则】

（1）梅毒的治疗原则包括及时、及早规范化的足量治疗，并应在治疗后进行足够长时间的追踪观察。

（2）对在前 3 个月内接触过有传染性梅毒患者的性伴进行检查、确诊及治疗，早期梅毒患者在治疗期间禁止性生活。

（3）早期梅毒患者在治疗后 1 年内每 3 个月复查 1 次，此后每半年复查 1 次，共连续随诊 2~3 年。随诊期间不应妊娠。如发现 RPR 滴度上升或复发应及时增加剂量治疗。晚期梅毒患者在治疗后应延长随诊时间，神经梅毒患者和心脏梅毒患者常常需要终生随访。

（4）抗梅毒药物治疗 首选青霉素。对无青霉素过敏患者，应用青霉素系各期梅毒的首选疗法。应用的制剂、剂量和疗程随梅毒的病期而有所不同。

【药物治疗】

1. 一期、二期梅毒以及病程不到 1 年的潜伏梅毒患者

（1）首选治疗 苄星青霉素 240 万 U，单次肌内注射。

（2）青霉素过敏者，可选用：①强力霉素 100mg，口服，每日 2 次，连用 14 日。②四环素 500mg，口服，每日 4 次，连用 14 日。③红霉素 500mg，口服，每日 4 次，连用 14 日。

2. 晚期梅毒、病程超过 1 年或病程不明者

（1）首选治疗 苄星青霉素 240 万 U，肌内注射，每周 1 次，连用 3 周（共 720 万 U）。

（2）青霉素过敏者 ①强力霉素 100mg，口服，每日 2 次，连用 14 日。②四环素 500mg，口服，每日 4 次，连用 28 日。③红霉素 500mg，口服，每日 4 次，连用 28 日。

3. 神经梅毒患者

任何病期的梅毒，均可引起中枢神经系统病变。神经系统损害的临床迹象（如视觉、听觉症状及颅神经瘫痪）可通过脑脊液（CSF）检查而确诊。

（1）首选治疗 水剂结晶青霉素总量 1800 万 ~ 2400 万 U/d，分 200 万 ~ 400 万 U，静脉注射，每 4 小时 1 次，连用 10 ~ 14 日。

（2）替换治疗 水剂普鲁卡因青霉素 240 万 U，肌内注射，每日 1 次，加丙磺舒 500mg，口服，每日 4 次，两药合用，连用 10 ~ 14 日。

4. 妊娠期梅毒

梅毒患者妊娠后可能发生以下情况：

（1）在孕前 6 ~ 12 个月感染而未经治疗的梅毒，常引起晚期流产或死胎。

（2）虽经治疗但不彻底或治疗后血清 RPR 未转阴性者妊娠后可出现 LBW、早产儿及先天梅毒新生儿。

（3）当潜伏晚期患者妊娠时，新生儿可能外表正常，血清学试验阴性，表现为潜伏期先天性梅毒，在儿童后期或成人早期发现临床症状及血清学阳性。

（4）梅毒感染治疗 5 年后就可能生出健康新生儿，治疗年数愈长，生出健康新生儿机会愈多。所有孕妇，均应做梅毒血清学筛选，最好于早孕期首次产前检查时进行。对梅毒高危孕妇，在妊娠末 3 个月时应再次筛查，并于临产时重复 1 次。

（5）妊娠任何阶段，凡青霉素不过敏的孕妇，均应首选青霉素治疗，对不同梅毒期的剂量与疗程，与非妊娠患者相同。

（6）青霉素过敏孕妇应采取脱敏后青霉素治疗。孕妇忌用红霉素、四环素和强力霉素，因其不能防治胎儿先天梅毒，故不用作妊娠期梅毒的治疗。头孢类药物对先天梅毒的防治效果尚不确切，故亦不用于妊娠期梅毒的治疗。

（7）妊娠期接受治疗的梅毒患者因 J－H 反应及（或）早产、胎儿窘迫危险增加，故需住院。治疗前给予地塞米松，治疗过程如果发现有任何胎动异常或宫缩现象，应及时处理。

（8）已接受梅毒治疗的孕妇 每个月应做一次定量非梅毒螺旋体性血清学试验，如持续升高 3 个月，或滴度增加 4 倍，或再现一期、二期病灶，应给予复治。产后随诊复查同非妊娠患者。

5. 先天性梅毒

先天性梅毒（胎传梅毒）主要是母亲早期梅毒，通过胎盘传染胎儿。

（1）非梅毒螺旋体性血清学阳性母亲（经血清螺旋体抗原试验证实）所生的婴儿，若母亲符合下列情况，则其婴儿应进行有关梅毒的检测估价。

①患梅毒而未经治疗者。

②产前开始进行梅毒治疗不到1个月者。

③妊娠期曾应用红霉素、青霉素或其他抗生素进行梅毒治疗者。

④经抗梅毒治疗后，非梅毒螺旋体性抗体滴度未获预期降低者。

⑤缺乏充分抗梅毒治疗证据者。

⑥已进行治疗，但在妊娠期疗程与剂量不足或不明，随诊复查的血清学检测不清者。在母亲的血清学情况未查清以前，婴儿不应让其出院。

（2）符合上述条件婴儿，有关临床和实验室的检测评估应包括：①全面体检，脐血（必要时取婴儿静脉血检查）血清学检查将抗体滴度与母血比较，血常规、血小板、肝功能等，查找先天性梅毒的迹象。②非梅毒螺旋体性抗体滴度检测。③脑脊液检查，包括细胞计数、蛋白分析及 VDRL 试验。④长骨 X 线检查。⑤临床需要进行的其他检查（如胸部 X 线检查）。⑥行 FTA－ABS 试验或 TPHA 试验。

（3）婴儿若具有下列情况则应予以治疗：①任何活动性梅毒表现（体检或 X 线检查）。②脑脊液性病研究试验（CSF－RPR 试验）阳性。③不论脑脊液的血清学检查结果如何，而呈现脑脊液检查异常（如白细胞计数 $> 5 \times 10^6/L$，或蛋白 $> 500g/L$）者。④非梅毒螺旋体性血清抗体滴度较其母亲的滴度增高 4 倍及以上。⑤经 FTA－ABS 试验或 TPHA 试验检测为阳性者。⑥即使有关检测均属正常，若其母亲的梅毒未经治疗，或者经治疗后有复发或再感染依据者。

（4）首选治疗方案如下：①水剂结晶青霉素 10 万~15 万 U/（kg·d），以静脉注射，5 万 U/kg，每日 2 次×7 天，以后每日 3 次×3 天。②或水剂普鲁卡因青霉素肌内注射，5 万 U/kg，每日 1 次，连用 10 日。

（5）注意事项：

①若治疗曾中断 1 日以上，则整个疗程必须重新从头开始。

②所有显症梅毒患儿，均应进行眼科检查。

③凡需做检测评估的婴儿，经评估后未发现任何需进行治疗指标（见上述）者，则属于先天性梅毒低危对象。若不能确保密切随诊复查，则婴儿应予苄星青霉素 5 万 U/kg，单次肌内注射治疗。

④血清阳性未加治疗的婴儿，于生后 1、2、3、6 和 12 个月时进行严密追踪复查。未获感染者，则非梅毒螺旋抗体滴度从 3 个月龄应逐渐下降，至半岁时应消失。若发现其滴度保持稳定或增高，则应对患婴重新检测评估，并彻底治疗。此外，未获感染者，梅毒螺旋体抗体可能存在长达 1 年之久，若超过 1 年仍然存在，则该婴儿应按先天性梅毒治疗。

⑤必须随诊已予治疗的婴儿，亦应注意观察非梅毒螺旋体抗体滴度逐步下降情况；该抗体滴度至 6 个月龄时应已消失。不选用梅毒螺旋体试验监测，因该试验可终身阳性。已经证实脑脊液细胞数增高的婴儿，应每 6 个月复查 1 次，直至脑脊液细胞计数

正常为止。如果 2 年后细胞计数仍不正常，或每次复查无下降趋势者，则该婴儿应予复治，亦应 6 个月检查 1 次，若脑脊液性病研究试验反应仍阳性，应予复治。

⑥新生儿期以后，凡发现有梅毒的患儿，均应做脑脊液检查，以排除先天性梅毒。凡考虑有先天性梅毒或病变已累及神经系统者，应采用水剂结晶青霉素 5 万 U/kg，静脉注射，每 4～6 小时一次，连用 10～14 日。年龄较大的儿童，经肯定为获得性梅毒且神经系统检查正常者，可应用苄星青霉素 5 万 U/kg，单剂（最大剂量 240 万 U）肌内注射治疗。有青霉素过敏史的儿童，应做皮肤试验，必要时进行脱敏。追踪复查应按前述要求进行。

五、沙眼衣原体感染

沙眼衣原体引起的女性生殖道感染是一种性传播性疾病。衣原体只感染黏膜柱状上皮及移形上皮，不向深层侵犯。本病以性传播为主。

【诊断标准】

1. 临床表现

（1）有不孕史及衣原体感染史。

（2）宫颈感染后，宫颈肥大、充血，并有黏液性白带。

（3）急性尿路感染可有尿频、尿痛、无菌尿等。

（4）前庭大腺红肿、压痛等。

（5）感染上行蔓延以致发生子宫内膜炎，伴持续性发热、月经过多、阴道不规则流血、下腹痛。

（6）急性输卵管炎的症状，不如淋病奈瑟菌及厌氧菌感染者明显。无发热，但持续时间较长。黏膜破坏可引起异位妊娠及不孕等。也可导致盆腔炎、盆腔炎块或脓肿等。

（7）新生儿经阴道分娩感染衣原体后可发生衣原体结膜炎及肺炎。

2. 辅助检查

（1）宫颈分泌物涂片　吉姆萨染色找包涵体。

（2）免疫学诊断　采用酶联免疫法单克隆抗体免疫荧光直接涂片法，检测宫颈上皮细胞内沙眼衣原体抗原，其敏感性及特异性均高。

（3）组织培养法　方法复杂，无法在临床应用。

【治疗原则】

（1）阿奇霉素 1g，单次口服。

（2）多西环素 100mg，每日 2 次，口服，共 7～10 日。

（3）红霉素 500mg，每日 4 次，口服，共 7 日。如不耐受，可半量口服，共 14 日。

（4）氧氟沙星 300mg，每日 2 次，口服，共 7 日。妊娠期禁用。

（5）性伴同时治疗。

第二章　外阴上皮内非瘤样病变

外阴上皮内非瘤样病变是指女性外阴皮肤和黏膜组织发生变性及色素改变的一组慢性疾病。由于病变时外阴、肛周皮肤及黏膜组织多呈白色、发生变性及色素改变的一组慢性疾病，表现为局部皮肤黏膜萎缩变薄、变白，常见皲裂及脱皮，伴有不同程度的组织变性，曾称为"外阴白色病变"或"慢性外阴营养不良"。1987 年国际外阴疾病研究协会与国际病理学家学会共同提出新的分类命名。

1. 外阴皮肤和黏膜上皮内非瘤样病变

（1）鳞状上皮增生。

（2）硬化性苔藓。

（3）其他皮肤病。

2. 上皮内瘤样病变（VIN）

（1）鳞状上皮内瘤变　①轻度不典型增生（VIN Ⅰ）。②中度不典型增生（VIN Ⅱ）。③重度不典型增生（VIN Ⅲ）。

（2）非上皮内瘤变　①佩吉特病（Paget' disease）。②非浸润性黑色素瘤。

3. 浸润癌

第一节　外阴鳞状上皮增生

外阴鳞状细胞增生，是以外阴瘙痒为主要症状，是病因不明的鳞状上皮细胞良性增生为主的外阴疾病。多见于 30～60 岁的妇女，是最常见的外阴白色病变。前瞻性研究结果显示其恶变率为 2%～5%。

【诊断标准】

1. 临床表现

（1）外阴瘙痒为主要症状，由于长期搔抓，局部皮肤受损。

（2）检查可见病变范围主要累及大阴唇、阴唇间沟、阴蒂、后联合，病变早期皮肤呈暗红或粉红，角化过渡处呈白色；晚期皮肤增厚成皮革样，粗糙、隆起，色素增加；反复抓痕处可有皲裂、溃疡。

（3）如溃疡反复不愈，应注意有无癌变，需及时取活检行病理学检查。

2. 病理学检查

取活检部位：在色素减退区，皲裂、溃疡以及隆起处取活检；活检前用 1% 甲苯胺蓝涂抹，干燥后用 1% 醋酸脱色后，在不脱色区取活检组织，最终依靠病理学检查确诊。

【治疗原则】

1. 一般处置

选用宽松透气内衣，以棉织物为佳。饮食宜清淡，忌烟酒及辛辣刺激食品。保持外阴清洁，忌用肥皂洗外阴及搔抓外阴。用药前可用温水坐浴，利于症状缓解，药物吸收。

2. 药物治疗

（1）药物止痒　外阴鳞状上皮增生治疗主要控制局部瘙痒，采用糖皮质激素软膏治疗。可用 0.025% 氟轻松软膏，0.1% 曲安奈德软膏每日涂抹 3～4 次。长期应用可使外阴萎缩，止痒后停药。

（2）止痒后用 1%～2% 氢化可的松软膏/霜剂涂抹。

（3）清热、解毒、燥湿类中药煎剂外阴浸洗，每日 1 次，2 周为一疗程。

3. 物理治疗

可用 CO_2 激光或氦氖激光治疗，或冷冻治疗。

4. 手术治疗

以下情况可考虑手术治疗：当可疑不典型增生或癌变；反复药物治疗及理疗均无效者。行单纯外阴切除。

<h2 style="text-align:center">第二节　外阴硬化性苔藓和硬化性苔藓
合并鳞状细胞增生</h2>

一、外阴硬化性苔藓

【诊断标准】

1. 病史

外阴硬化性苔藓可发生于任何年龄，但以 40 岁左右妇女多见，其次为幼女。主要症状为外阴瘙痒，较外阴鳞状上皮增生轻。晚期由于外阴萎缩，可出现性交困难。

2. 临床表现

检查可见外阴及肛周皮肤萎缩变薄，早期皮肤呈暗红或粉红，角化过度呈白色，局部皮肤呈珠黄色或与色素沉着点相间形成花斑样。以后皮肤黏膜变白变薄，易破裂，病变可累及肛周。阴唇、阴蒂萎缩，阴道口狭窄。幼女病变过度角化不似成年人明显。多数患者的病变在青春期可自行消失。

硬化性苔藓极少发生癌变。

【治疗原则】

1. 一般治疗

同"外阴鳞状上皮增生"。

2. 药物治疗

（1）丙酸睾酮局部涂抹，每日 3～4 次；也可加用 1% 或 2.5% 氢化可的松软膏混合涂抹。当用丙酸睾酮治疗中出现毛发增多、阴蒂增大等不良反应时可用 0.3% 黄体酮油涂抹。

（2）0.03% 氯倍他索软膏治疗半年：第 1 个月，每日 2 次；第 2～3 个月，每日 1

次；第 4~6 个月，每周 2 次。

（3）局部用药无效者，可用曲安奈德悬液皮下注射。

（4）幼女硬化性苔藓不宜采用丙酸睾酮软膏，主要对症治疗，应用 1% 氢化可的松软膏或 0.3% 黄体酮油涂抹局部。

（5）清热、解毒、燥湿类中药煎剂外阴浸洗，每日 1 次，2 周为一疗程。

3. 物理治疗

同"外阴鳞状上皮增生"。

4. 手术治疗

同"外阴鳞状上皮增生"。

二、硬化性苔藓合并鳞状细胞增生

硬化性苔藓合并鳞状细胞增生是指两种病变同时存在，可能在原有硬化性苔藓的基础上，由于长期瘙痒和搔抓导致局部出现鳞状细胞质增生，即以往所称的外阴混合性营养不良。约占白色病变的 20%。此种病变与单纯鳞状上皮增生相比，更易合并不典型增生，应特别重视病理检查。

三、其他外阴皮肤病

其他外阴色素减退疾病包括外阴白癜风、外阴白化病和继发性外阴色素减退疾病。

1. 外阴白癜风

皮肤光滑润泽，弹性正常，极少癌变，不需处理。

2. 外阴白化病

为遗传性疾病，可在全身或局部。患者无自觉症状，无癌变，不用处理。

3. 继发外阴色素减退

多发生于各种慢性病导致的外阴病变，如接触性皮炎、银屑病、念珠菌外阴炎、尖锐湿疣等。主要治疗原发病，通常在原发病治愈后，白色病变自然治愈。

第三章　早孕并发症

第一节　流　产

妊娠 28 周以前，胎儿未达 1000g 而妊娠终止者为流产。妊娠终止在 12 周以前为早期流产，终止在 12～28 周为晚期流产。流产又分为自然流产和人工流产，本节内容仅限于自然流产。自然流产的发生率占全部妊娠的 15% 左右，多数为早期流产。

一、先兆流产

【诊断标准】

1. 临床表现

（1）停经史，可伴有恶心、呕吐反应。

（2）下腹部隐痛或轻度阵痛。

（3）少量阴道出血。

（4）妇科检查可见阴道内少量血液，子宫颈口闭；胎膜未破，妊娠产物未排出；子宫增大符合或小于妊娠周数。

2. 辅助检查

（1）尿妊娠试验阳性，但阴性不能除外妊娠。

（2）超声显像妊娠 5 周可见孕囊，6～7 周见胎心搏动和胚芽。

【治疗原则】

1. 一般治疗

（1）对情绪紧张，过度焦虑者给予安慰和精神支持。

（2）避免劳累，禁止性生活，多卧床休息。

（3）镇静剂适用于情绪紧张者，应选用无致畸药物。

2. 激素治疗

（1）孕酮　黄体功能不足者，可给予黄体酮 10～20mg，每日 1 次，肌内注射。可同时应用维生素 E 10mg，每日 3 次。

（2）绒毛膜促性腺激素　每次 1000IU，每日 1 次，肌内注射；或每次 2000IU，隔日 1 次，肌内注射。

二、难免流产

指流产已不可避免。由先兆流产发展而来。

【诊断标准】

1. 临床表现

（1）停经史，往往先有先兆流产的症状。

（2）阴道出血增多。

（3）阵发性下腹痛。

（4）阴道流液。

（5）妇科检查　宫颈口扩张，在宫颈口或宫颈管内见妊娠物堵塞。子宫大小与妊娠周数相符或略小于妊娠周数。

2. 辅助检查

（1）尿妊娠试验阳性。

（2）超声显像　可见胚胎位置下移或见胚胎发育不良。

（3）细菌培养　疑有感染者，做宫腔或妊娠物的细菌、需氧和（或）厌氧菌培养。

【治疗原则】

1. 基本原则

（1）子宫小于妊娠12周时，做负压吸引或钳刮术。如子宫颈管口见妊娠物堵塞可先钳夹后刮宫。

（2）药物引产后妊娠物未排出但出血者，应行刮宫术。

2. 药物引产

适用于子宫大于12周以上者，催产素10U加入5%葡萄糖液500ml中，静脉滴注。注意观察和宫口开大情况，调整滴数。妊娠物排出后检查是否完全，若疑有残留应刮宫清除。

3. 其他治疗

按病情给予抗感染药物或加用子宫收缩剂。

三、不完全流产

不完全流产指妊娠物部分排出体外，部分残留在宫腔内。由难免流产发展而来。

【诊断标准】

1. 临床表现

（1）妊娠后出现阴道流血，量较多，甚至因流血过多而发生失血性休克。

（2）下腹部明显阵痛。

（3）有组织物自阴道内排出史。

（4）妇科检查　可见宫颈口扩张，或宫颈口见部分妊娠物或部分妊娠物已排出在阴道内，而部分仍留在宫腔内。一般子宫小于停经周数。

2. 辅助检查

超声了解宫腔内有无妊娠物，与完全流产鉴别。

【治疗原则】

（1）清除宫腔内残留物，吸宫术或钳刮术。

（2）补充液体或输血，根据失血情况决定。

（3）预防感染，出血时间较长时，用抗生素预防感染。

四、完全流产

【诊断标准】

1. 临床表现

（1）同"不完全流产"。

（2）阴道内排出妊娠物后下腹痛减轻，阴道出血减少。

（3）妇科检查　阴道少量出血，宫颈口闭或松弛，子宫明显小于孕周或接近正常大小。

2. 辅助检查

B超检查可确诊。

【治疗原则】

一般不需特殊处理，但必须观察，排除不全流产及出血情况，必要时用抗感染药物。

五、稽留流产（过期流产）

这是指胚胎或胎儿已死亡滞留在宫腔内尚未自然排出者。

【诊断标准】

1. 临床表现

（1）停经史　停经后可有早孕反应，但不久即消失。

（2）可有先兆或难免流产的症状，但往往无症状或仅有少量出血。

（3）已至中期妊娠，但孕妇未感腹部增大，亦无胎动或胎动消失。

（4）妇科检查　子宫颈口闭，子宫体积比孕周小，质地不软，未闻及胎心。

2. 辅助检查

（1）超声显像可见子宫腔内胚囊不规则，囊内反射波紊乱，无胎心搏动。

（2）尿妊娠试验阴性。

【治疗原则】

1. 刮宫

适用于子宫小于12周时，术时应用宫缩剂，慎防子宫出血和穿孔。一次不能刮净时，可5~7日后再次刮宫。必要时联合宫腔镜检查或超声引导下清宫。刮出物送病理学检查刮宫前可进行以下准备性治疗：

（1）戊酸雌二醇5mg，每日3次，口服，连用3日，作流产前准备。提高子宫肌对缩宫素的敏感性。

（2）血常规、血小板，出、凝血时间，血型、血纤维蛋白原和凝血酶原时间测定。必要时做凝血块观察试验。若凝血功能异常应酌情输新鲜血和纤维蛋白原及凝血因子等。

（3）术前给予抗感染药物。

2. 药物引产

子宫大于 12 周者，缩宫素 5 ~ 10U 加于 5% 葡萄糖液，静脉滴注，也可用前列腺素或利凡诺羊膜腔外注射等法进行引产。

六、习惯性流产

习惯性流产指妊娠 28 周之前连续发生 3 次或 3 次以上自然流产，也称为复发性流产。

【诊断标准】

1. 临床表现

（1）病史　连续 3 次或以上流产的病史，每次流产多发生于同一妊娠月份。长期有接触苯、铅、汞等毒物，酗酒和吸烟史。

（2）临床表现与流产相同。

（3）妇科检查　有时可见宫颈严重撕裂、生殖道畸形和子宫功能不全等。

2. 辅助检查

（1）染色体核型分析　不仅要包括夫妇双方，还要注意对每一例妊娠排出物标本的染色体核型进行分析。

（2）子宫解剖畸形　首先要采用无创的检查方法，主要是 B 超检查，在 B 超检查不能确定的情况下，可考虑做宫腔镜和子宫输卵管造影（HSG）。

（3）宫颈功能不全　孕 14 ~ 16 周测量宫颈长度，小于 25mm 者应怀疑宫颈功能不全。

（4）要注意黄体功能不全、PCOS、高泌乳素血症、甲状腺功能紊乱和糖尿病等因素。

（5）感染性疾病筛查　主要筛查巨细胞病毒、弓形虫和单纯疱疹病毒。

（6）检测夫妇双方免疫不合的有关抗体。

（7）精液分析。

【治疗原则】

（1）治疗内科疾病。

（2）医学助孕　染色体核型为 t（D/D）或 t（D/G）时不宜再生育者，其他核型异常应作遗传咨询。

（3）免疫因素　做针对性治疗。

（4）子宫病变　因双角子宫、子宫纵隔、肌瘤、宫颈内口关闭不全等病变而反复流产者，可在非孕期行手术治疗，术后至少避孕 3 个月以上。

（5）孕期处理　针对病因进行不同的保胎处理，持续到超过以往流产的孕月。有习惯性流产史者，基础体温上升后持续 18 日不下降，提示早孕，若尿妊娠试验阳性，可按先兆流产进行保胎。

（6）子宫颈内口关闭不全　于妊娠前做宫颈内口修补术。若已妊娠，最好于妊娠 14 ~ 16 周行宫颈内口环扎术，术后定期随诊，提前住院，待分娩发动前拆除缝线，若环扎术后有流产征象，治疗失败，应及时拆除缝线，以免造成宫颈撕裂。

第二节 妊娠剧吐

妊娠剧吐是指孕妇在妊娠早期出现的严重早孕反应，恶心、呕吐频繁，不能进食，影响身体健康，甚至威胁孕妇生命者。

【诊断标准】

1. 临床表现

（1）一般在停经 40 日前后出现严重早孕反应，恶心、呕吐等逐渐加重直至呕吐频繁，几乎持续不停，影响进食。呕吐物中有胆汁或咖啡渣样物。

（2）口干、尿少，重度时神疲力乏，卧床不起，言语无力，明显消瘦，皮肤黏膜干燥，眼球下陷。

（3）脉搏增速，体温轻度升高，血压下降。

（4）黄疸，意识模糊，昏睡。

（5）妇科检查　阴道和子宫颈着色，质软，子宫大小与孕周相符。

2. 辅助检查

（1）尿量少，尿比重升高，尿酮体阳性。

（2）血红细胞计数及血细胞比容、血红蛋白含量均上升。

（3）血钾、钠、氯和二氧化碳结合力下降。

（4）血尿素氮、尿酸、肌酐、丙氨酸氨基转移酶、胆红素和血酮体升高，必要时测 pH。

（5）眼底检查，偶可见视神经炎和视网膜出血。

（6）超声显像见胚胎影像。

（7）心电图检查心肌功能状况。

【治疗原则】

（1）住院治疗，了解思想情绪，解除顾虑和恐怖心理，给予精神支持。

（2）按患者意愿选择饮食，少食多餐为原则。无法进食者可禁食 1~3 日。

（3）按病情补充水、盐和热能。常用 5% 葡萄糖液、10% 葡萄糖液、生理盐水和复方碳酸氢钠液等，必要时增加钾、钠和氯。禁食时每日补液量 3000ml 左右，同时补充氯化钾、维生素 C 及维生素 B_6，肌内注射维生素 B_1。合并代谢性酸中毒时，应根据 CO_2 结合力，静脉补充碳酸氢钠溶液。每日尿量至少应在 1000ml 以上。

（4）补充复合维生素 B 和叶酸。

（5）适当应用止吐剂和镇静剂。

（6）积极治疗无效，且有下列情况时应考虑终止妊娠：持续黄疸、持续蛋白尿，多发性神经炎，体温持续 38℃ 以上且心率 110 次/分以上，出现精神症状。

附：Wernicke – Korsa Koff 综合征

Wernicke – Korsa Koff 综合征可发生于严重的妊娠剧吐，是维生素 B_1 缺乏引起的中枢神经系统疾病，主要表现有眼球震颤，视力障碍，步态和站立姿势受影响。严重危及孕妇生命，如不及时治疗，死亡率高达50%。

妊娠剧吐患者如出现精神迟钝、嗜睡、萎靡不振，应考虑本病。

该病的主要治疗措施有：①维生素 B_1 500mg 静脉滴注或肌内注射，神经症状缓解后维生素 B_1 50~100mg/d，至能定量饮食；②立即终止妊娠；③严格休息。

第四章 异位妊娠

第一节 输卵管妊娠

输卵管妊娠系指受精卵在输卵管内着床发育，是最常见的异位妊娠，约占异位妊娠的90%～95%。发病部位以壶腹部最多，约占75%～80%；其次为峡部，再次为伞部，间质部最少。

【诊断标准】

1. 病史

有盆腔炎、子宫内膜异位症、不孕史或以往有过输卵管妊娠史。

2. 临床表现

（1）停经　80%的患者主诉有停经史，除输卵管间质部妊娠停经时间较长外，大都有6～8周的停经史。有少数患者因有不规则阴道流血，误认为月经来潮而自诉无停经史。

（2）阴道流血　常表现为短暂停经后不规则阴道流血，量少，点滴状，一般不超过月经量，色暗红或深褐色，淋漓不净，并可有宫腔管型组织物排出。只有5%的患者表现为大量出血。

（3）腹痛　95%以上输卵管妊娠患者以腹痛为主诉就诊。早期时常表现为患侧下腹隐痛或酸胀感，当输卵管妊娠流产或破裂时，患者突感下腹一侧撕裂样疼痛，常伴恶心、呕吐。当血液局限于患部，主要为下腹痛；出血多时可引起全腹疼痛，血液刺激横膈，出现肩胛部放射痛。血液积聚在子宫直肠凹陷处时，出现肛门坠胀感。

（4）晕厥和休克　部分患者由于腹腔内急性出血及剧烈腹痛，入院时即处于休克状态，面色苍白、四肢厥冷、脉搏快而细弱、血压下降。休克程度取决于内出血速度及出血量，与阴道流血量不成比例。间质部妊娠一旦破裂，常因出血量多而发生严重休克。

（5）检查　①妇科检查　阴道后穹窿饱满，触痛，宫颈有举痛，子宫体稍大，子宫一侧或后方可触及包块，质如湿面团，边界不清楚，触痛明显。②腹部检查　有腹腔内出血时，腹部有明显压痛，反跳痛，患侧为重，可以有轻度肌紧张，出血多时叩诊有移动性浊音。

3. 辅助检查

（1）尿妊娠试验　如阳性，可辅助诊断，但阴性不能排除输卵管妊娠。

（2）血 β-HCG 测定　是早期诊断异位妊娠的常用手段，β-HCG 在停经3～4周时即可显示阳性。胚胎存活或滋养细胞尚有活力时 β-HCG 呈阳性，但异位妊娠时往往低于正常宫内妊娠。

（3）B型超声检查　已成为诊断输卵管妊娠的主要方法之一。输卵管妊娠的典型声像图如下：①子宫腔内不见妊娠囊，内膜增厚。②宫旁一侧见边界不清、回声不均的混合性包块，有时宫旁包块内可见妊娠囊、胚芽及原始心管搏动，是输卵管妊娠的直接证据。③直肠子宫陷凹处有积液。

文献报道超声检查输卵管妊娠的准确率为77%～92%。

（4）后穹窿穿刺或腹腔穿刺　疑有腹腔内出血者，可用18号长针自阴道后穹窿刺入子宫直肠陷凹，抽出暗红色不凝血为阳性结果。内出血量多，腹部有移动性浊音时，可做腹腔穿刺。若抽出的血液较红，放置10分钟内凝固，表明误入血管。当有血肿形成或粘连时，抽不出血液也不能除外异位妊娠的存在。

（5）腹腔镜检查　腹腔镜有创伤小，可在直视下检查，又可同时手术，术后恢复快的特点。适用于早期病例及诊断不明确的病例。但出血量多或严重休克时不宜做腹腔镜检查。

（6）子宫内膜病理检查　适用于阴道出血较多的患者，目的是排除宫内妊娠，病理切片中仅见蜕膜而无绒毛，或呈A-S反应；但如内膜为分泌反应或增生期并不能除外输卵管妊娠。

4. 鉴别诊断

应与流产、黄体破裂、急性输卵管炎、卵巢囊肿蒂扭转、卵巢异位囊肿破裂及急性阑尾炎相鉴别。

【治疗原则】

1. 手术治疗

（1）输卵管妊娠治疗原则以手术为主，一般确诊后即行手术，可根据患者的情况和医院的条件进行开腹手术或腹腔镜手术。

（2）手术方式一般采用输卵管切除术，适用于出血量多、休克患者。对有生育要求的年轻妇女可行保守性手术，保留输卵管及其功能。术后3～7天内应复查血 β-HCG，如血 β-HCG 下降不显著，应考虑加用 MTX 治疗。

（3）术后应在切除的输卵管或血液中查找绒毛，如未见，应于术后测定 β-HCG，可疑持续妊娠时，采用甲氨蝶呤（MTX）药物治疗，用法同保守治疗。

（4）自体输血　缺乏血源的情况下可采用自体血回输。

2. 药物治疗

一般认为符合下列条件者可采用药物治疗。

（1）盆腔包块最大直径 <3cm。

（2）输卵管妊娠未破裂。

（3）患者一般情况好，无明显内出血。

（4）血 β-HCG <2000IU/L。

（5）B 超检查未见胚胎原始心管搏动。

（6）肝、肾功能及血红细胞、白细胞、血小板计数正常。

（7）无 MTX 禁忌证。

3. 用药方法

（1）全身用药　常用甲氨蝶呤。

①单次给药　MTX 剂量为 $50mg/m^2$，肌内注射 1 次，可不加用四氢叶酸，成功率

达 87% 以上。

②分次给药 MTX 1mg/kg，肌内注射，每 1、3、5、7 天隔日 1 次。同时用四氢叶酸 0.1mg/kg，每 2、4、6、8 天隔日肌内注射一次。给药期间应测定血 β - HCG 及 B 超检查。

（2）局部用药 在 B 超引导下或经腹腔镜直视下将甲氨蝶呤直接注入孕囊或输卵管内。

4. 用药后随访

（1）单次或分次用药后 2 周内，宜每隔 3 日复查血 β - HCG 及 B 型超声检查。

（2）血 β - HCG 呈下降趋势并转阴性，症状缓解或消失，包块缩小为有效。

（3）若用药后第 7 日血 β - HCG 下降 > 15% ~ ≤25% 、B 型超声检查无变化，可考虑再次用药（方案同前）。此类患者约占 20%。

（4）血 β - HCG 下降 < 15%，症状不缓解或反而加重，或有内出血，应考虑手术治疗。

（5）用药后应每周复查血 β - HCG，直至 β - HCG 值达正常范围。

注意：

（1）手术应保留卵巢，除非卵巢有病变如肿瘤等必须切除者。同时需仔细检查对侧附件。

（2）治疗期间需密切观察一般情况，定期测体温、血压、脉搏、腹部体征及妇科阳性体征变化，B 超及尿 HCG 转阴状况，如效果不佳，β - HCG 持续上升，急性腹痛、输卵管破裂时，应及早手术。保守治疗 3 个月后可随访输卵管碘油造影，了解患侧输卵管情况。

第二节 卵巢妊娠

卵巢妊娠指受精卵在卵巢内着床和发育，发病率占异位妊娠的 0.36% ~ 2.74%。卵巢妊娠术前诊断困难，一般在术时才得到明确诊断。

【诊断标准】

1. 临床表现

（1）临床表现与输卵管妊娠极相似，常被诊断为输卵管妊娠或卵巢黄体破裂。常有宫内节育器避孕史、停经史或不伴早孕现象。

（2）腹痛常表现为下腹隐痛，破裂时往往有剧烈腹痛。

（3）破裂后若伴大量腹腔出血，可出现休克等征象，与输卵管妊娠破裂相同。

（4）检查：①妇科检查 宫体正常或稍大，子宫一侧或后方可触及块物，质囊性偏实，边界不清楚，触痛明显。②腹部检查 有腹腔内出血者，腹部有明显压痛，反跳痛，叩诊有移动性浊音。

2. 辅助检查

（1）尿妊娠试验阳性，但阴性不能除外妊娠。

（2）血 β - HCG 放射免疫测定灵敏度高，有助于卵巢妊娠早期诊断。

（3）超声诊断见子宫增大，宫腔空虚，宫旁有低回声区，如见妊娠囊位于卵巢更可确诊，如已破裂可见盆腔内有积液。

（4）后穹窿穿刺及腹腔穿刺适用于疑有腹腔内出血者，抽出不凝血为阳性。

（5）腹腔镜检查有助于早期诊断，已有腹腔内出血及休克者一般禁忌做腹腔镜检查。

（6）诊断性刮宫排除宫内妊娠，内膜病理应结合病情作出诊断。

3. 诊断

（1）双侧输卵管完整，并与卵巢分开。

（2）囊胚位于卵巢组织内。

（3）卵巢与囊胚必须以卵巢固有韧带与子宫相连。

（4）囊胚壁上有卵巢组织。

【治疗原则】

（1）疑卵巢妊娠者应立即收住院，密切观察病情变化。

（2）一经诊断就应手术治疗，可根据病灶范围、情况做卵巢楔形切除、卵巢切除或患侧附件切除。可行开腹手术也可行腹腔镜手术。

第三节　宫颈妊娠

宫颈妊娠系指受精卵在子宫颈管内着床和发育，是一种极为罕见的异位妊娠，多见于经产妇，是严重的病理妊娠情况，不但影响患者的健康，且可危及生命。

【诊断标准】

1. 临床表现

（1）停经史伴早孕反应。

（2）持续性阴道流血，量由少到多，也可为间歇性阴道大量出血以致休克。

（3）无急性腹痛。

（4）伴有感染者出现腹痛，体温升高。

（5）妇科检查　宫颈变软，呈紫蓝色，不成比例增大，宫颈可大于或等于子宫体的大小，宫颈外口部分扩张，边缘薄，内口紧闭。宫体可增大且硬度可正常。

2. 辅助诊断

（1）尿妊娠试验阳性。

（2）B超检查显示子宫增大但宫腔内未见妊娠囊，宫颈管增大，颈管内见妊娠囊。

3. 鉴别诊断

易误诊为流产，应注意宫颈特异性改变。

【治疗原则】

（1）可疑宫颈妊娠应即入院治疗。

（2）无出血时可用保守疗法　MTX为最常用药物，用法同输卵管妊娠保守治疗。

（3）刮宫加宫颈填塞　宫颈妊娠出血或药物治疗中出血，应在备血后做刮宫术清除妊娠产物，刮宫后可用纱条填塞宫颈止血。

（4）有条件者可选用宫腔镜下吸取胚胎组织，创面以电凝止血；子宫动脉栓塞。

（5）在患者出现失血性休克的紧急情况下，也可以切除子宫以挽救患者生命。

第四节　腹腔妊娠

　　腹腔妊娠是指妊娠位于输卵管、卵巢及阔韧带以外的腹腔内。分原发性及继发性两种，前者系指孕卵直接种植于腹膜、肠系膜、大网膜等处，极为少见。而后者大部分为输卵管妊娠流产或破裂后胚胎落入腹腔，部分绒毛组织继发植入盆腔腹膜或邻近脏器表面，继续发育。腹腔妊娠由于胎盘附着位置异常，血液供应不足，故胎儿不易存活至足月，围产儿病死率高达90%。

【诊断标准】

1. 病史

　　大多数患者病史中有输卵管妊娠流产或破裂的症状。即停经、腹痛及阴道流血。以后阴道出血停止，腹部逐渐增大。

2. 临床表现

　　（1）孕妇一般无特殊主诉。随着妊娠月份增多腹部逐渐增大，腹痛也日益加重。

　　（2）有时可有恶心呕吐、嗳气、便秘、腹痛等症状。

　　（3）患者自感此次妊娠和以往妊娠不同。自感胎动明显，由于胎动孕妇常感腹部极度不适。

　　（4）如胎儿死亡，妊娠征象消失，月经恢复来潮，腹部随着死胎缩小而相应缩小。

　　（5）体检　子宫轮廓不清，胎儿肢体甚易触及，胎位多异常以横位或臀位为多；胎心音异常清晰，胎盘杂音响亮；宫颈位置上移，子宫比妊娠月份小，偏于一侧，胎儿位于另一侧。

3. 辅助检查

　　（1）尿妊娠试验阳性。

　　（2）B型超声检查宫腔空虚，其旁有一囊性块物，内有胎儿。

　　（3）X线检查正位片显示胎儿位置较高，胎体贴近母体腹壁，肢体伸展，有时可见钙化石胎。侧位片如见胎儿骨骼与母体脊柱重叠，对诊断甚有帮助。

【治疗原则】

　　（1）一旦确诊后应立即手术，术前必须做好输血准备。

　　（2）胎盘剥离有困难时可仅取出胎儿，以肠线在靠近胎盘处结扎脐带，让胎盘留在腹腔内，经过一段时间后，多可逐渐吸收。

　　（3）如胎盘附着在输卵管、阔韧带和子宫、大网膜等处可连同附着脏器一并切除。

　　（4）术后应加用抗生素，控制感染，特别是胎盘未取出者。

第五节　剖宫产瘢痕部位妊娠

　　剖宫产瘢痕部位妊娠（cesarean scar pregnancy，CSP）是剖宫产术后的一种并发症。从20世纪50年代以来，剖宫产术一般均采用子宫下段术式，子宫下段切口瘢痕妊娠的位置相当于子宫峡部并位于子宫腔以外，严格地说是一种特殊部位的异位妊娠。

1978 年 Larsen 报道第 1 例剖宫产瘢痕部位妊娠，近年来随着我国剖宫产率的上升，发生率明显上升，目前发生率已达 1/1800～1/2216，已超过宫颈妊娠的发生率。

【诊断标准】

1. 病史

有剖宫产史，发生瘢痕部位妊娠的原因虽然尚未完全清楚，但显然与剖宫产切口愈合不良有关。发病相关因素有：多次剖宫产史；瘢痕部位愈合不良。

2. 临床表现

（1）有停经史，发病一般在 5～6 孕周。

（2）早期症状不明显，约 1/3 患者可无症状，少数在常规做 B 超检查时发现为 CSP。

（3）阴道流血大部分患者于停经后有少量阴道流血，亦有少数患者一开始即有大量阴道流血，部分阴道少量流血的患者尚伴有轻度至中度的下腹痛。

（4）少数 CSP 患者可能持续到妊娠中期，甚至妊娠晚期，妊娠中期以后的 CSP 可能突发剧烈腹痛及大量出血，预示子宫即将破裂或已经发生了子宫破裂。

3. 辅助检查

（1）尿妊娠试验阳性，因为子宫切口瘢痕妊娠血运较差。比宫内妊娠 HCG 量低，CSP 时 HCG 测定量一般在 100～10000U/L 间，这一特征有助于 CSP 的诊断。

（2）超声检查　阴道超声是对可疑病例首选的有效辅助检查方法。CSP 的超声诊断标准：宫腔内及宫颈管内未见孕囊，孕囊在子宫峡部前壁，孕囊与膀胱之间缺乏宫肌层或肌层有缺陷，孕囊与膀胱之间的距离 <5mm，最薄者仅 1～2mm 厚。

（3）磁共振成像（MRI）　MRI 具有无损伤、多平面成像，组织分辨率高等优点，能清晰显示孕囊在子宫峡部前壁着床，无完整肌层及内膜覆盖。但一般很少应用，仅仅用于超声检查不能准确诊断时。

（4）内镜诊断　宫腔镜与腹腔镜均可用于诊断，但目前大多数用于治疗，在 CSP 已确诊或高度怀疑 CSP 时，可以选择应用宫腔镜或腹腔镜进行诊断与治疗。

【治疗原则】

1. 药物治疗

MTX 治疗较为有效。MTX 治疗可分全身治疗与局部治疗。

（1）全身治疗　MTX 单次肌内注射，剂量为 $50mg/m^2$，若效果不明显，可于 1 周后再一次给药；MTX 与四氢叶酸交替使用，MTX 1mg/kg 于 1、3、5、7 天各肌内注射 1 次，四氢叶酸 0.1mg/kg 于 2、4、6、8 天各肌内注射 1 次。

（2）局部注射　在 B 超引导下可以局部孕囊注入 MTX 20～50mg/次。

（3）联合方法　全身与局部注射联合应用。治疗时以 HCG 测定来进行监测。

2. 子宫动脉栓塞

子宫动脉栓塞用于 CSP 发生大出血时，止血效果好。在 CSP 治疗上目前除用于止血外，对 CSP 治疗也有很重要的作用。子宫动脉栓塞联合 MTX 药物治疗是目前认为有效的方法。

3. 刮宫术

试图用刮宫术刮除孕囊的方法会导致子宫穿孔及大出血。因此，当确认 CSP 后切不可盲目行刮宫术。当 CSP 被误诊为早孕或流产不全进行人工流产或清宫，发生大出血时，应立即终止刮宫，用缩宫药物，仍出血不止可用纱条填塞，同时给予 MTX。如有条件可行子宫动脉栓塞，并同时用 MTX 等处理。

4. 宫腔镜下孕囊去除术

适用于孕囊向宫腔方面生长者，宫腔镜下去除孕囊后，可直视下电凝植入部位的出血点，防止去除孕囊后出血。

5. 腹腔镜手术

适用于孕囊向膀胱和腹腔方向生长者，腹腔镜下可切开 CSP 包块，取出孕囊组织，或局部切除，电凝止血并行缝合。

6. 经腹行瘢痕部位妊娠物切除或子宫切除术（包括次全切或全切）

中期或晚期 CSP 破裂，可根据具体情况行瘢痕切除术，或情况紧急时行子宫切除术。

【预后与预防】

1. 预后

CSP 保守治疗后，尚可再次妊娠。保守治疗后再次妊娠并得活婴者已有报道。值得注意的是，处理上应在妊娠 36 周左右行选择性剖宫产，以防子宫下段过分伸展而导致子宫破裂，除子宫破裂外，尚应注意的是胎盘粘连与植入。

2. 预防

首先要降低剖宫产率及人工流产率，其次是要重视剖宫产手术的技术，特别是切口缝合技术。

第五章　妇科急腹症

第一节　黄体破裂

本症指排卵后卵巢囊性黄体持续存在或增大，或黄体血肿含血量多破裂，而引起腹痛及腹腔内出血，严重者可发生出血性休克。应注意与异位妊娠相鉴别。

【诊断标准】

1. 病史

询问月经史，有无停经史及早孕反应，有无不规则阴道流血。黄体破裂常发生在月经后期，在基础体温上升的第 7～14 日左右。发病前常有性交、剧烈运动等诱因。

2. 临床表现

（1）症状　①腹痛　未破裂前常有下腹隐痛，一旦破裂，即出现剧烈腹痛。②内出血　出血少可无症状，出血多时面色苍白、出冷汗，甚至晕厥。③阴道出血　阴道可无出血，也有阴道出血如月经量者。

（2）体征　①一般情况　出血多时患者呈现贫血貌、脉搏增速、血压下降、四肢厥冷等休克表现。②腹部检查　下腹局限性压痛及反跳痛，内出血多者腹部移动性浊音阳性。③妇科检查　宫颈有举痛，后穹窿饱满有触痛，宫体正常大小，患侧可触及边界不清的块物，压痛明显。

3. 辅助检查

（1）血常规　白细胞计数正常或稍升高，血红蛋白下降。

（2）尿妊娠试验阴性，血 HCG 正常范围。但若是妊娠黄体破裂，HCG 可阳性。

（3）后穹窿穿刺抽出新鲜或陈旧血，可含小血块，抽出的血液不凝，内出血多时可行腹腔穿刺。

（4）B 超检查显示盆腔积血多少，有无肿块及其位置、大小、形状。

（5）诊断不清时腹腔镜检查或开腹探查，可见卵巢破裂有活动性出血。

【治疗原则】

1. 保守治疗

内出血少，血流动力学稳定者，可保守治疗。卧床休息，应用止血药物和抗感染药物，严密观察。

2. 手术治疗

（1）急腹痛、内出血症状明显或伴休克者，在积极抗休克的同时行剖腹手术。有条件者可行腹腔镜手术。

（2）手术行卵巢部分切除或修补术，切除组织送病理。

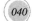

第二节 卵巢囊肿蒂扭转

卵巢囊肿蒂扭转常发生于蒂较长、活动度大、中等大小的不均质卵巢肿瘤，如卵巢成熟性畸胎瘤。患者体位发生改变，或妊娠期、产褥期子宫位置改变时，易发生扭转。

【诊断标准】

1. 病史

患者可有盆腔包块病史。

2. 临床表现

（1）症状　下腹疼痛，突然发生下腹下侧剧烈疼痛，阵发性，疼痛与体位变动有关。可伴有恶心、呕吐等胃肠道不适，疼痛发生一段时间后可伴有体温轻度升高。

（2）体征　①腹部检查　下腹压痛、反跳痛、肌紧张。②妇科检查　在子宫一侧扪及张力较大触痛性肿块，与子宫相连的蒂部有固定压痛点。

3. 辅助检查

（1）血常规检查可发现白细胞计数升高，但白细胞分类多正常。

（2）B超检查可提示盆腔肿块部位、大小和质地。

（3）必要时可以通过腹腔镜检查或剖腹探查确诊。

【治疗原则】

（1）一旦明确诊断，应立即剖腹探查，有条件者可行腹腔镜探查。

（2）术中切除患侧附件。个别情况下，肿瘤良性，扭转程度较轻，肿瘤表面尚未变色，卵巢尚未梗死，也可考虑剔除肿瘤，保留患侧卵巢。如疑有恶性病变应做冷冻切片病理检查，根据患者年龄、肿瘤性质等决定进一步手术方案。

第三节 卵巢囊肿破裂

卵巢囊肿破裂可分为自发性破裂和外伤性破裂两种。前者是由于肿瘤生长迅速而致包膜破裂，后者可因腹部受撞击、分娩时胎头压迫、腹腔穿刺、性交或妇科检查用力不当引起。

【诊断标准】

1. 病史

以往有卵巢囊肿、腹部撞击、腹腔穿刺等病史。

2. 临床表现

（1）症状　①突然发生下腹剧烈疼痛，阵发性加剧。腹痛常起于破裂一侧，继而蔓延至全腹。②可伴恶心、呕吐，有的可伴内出血症状。

（2）体征　①患者呈痛苦面容，体温升高，心率快，甚至出现休克表现。下腹压痛，腹肌紧张，移动性浊音阳性。②妇科检查　宫颈举痛，盆腔原有囊肿缩小、消失或轮廓不清，子宫和肿物有漂浮感。

3. 辅助检查

（1）B超检查显示盆腔肿块，并可见后陷凹有积液。

（2）后穹窿穿刺可抽出淡血性液体，抽出物可以有囊肿内容物的特征。

（3）诊断不明时可做开腹探查或腹腔镜检查。

【治疗原则】

（1）一旦明确诊断立即剖腹探查，有条件者可行腹腔镜手术。

（2）术中应尽量吸净囊液，并做细胞学检查，疑为恶性肿瘤应做快速切片检查。根据囊肿性质决定手术方案，可以剥除囊肿修复卵巢，也可行单侧附件切除术。手术中对盆腹腔进行充分冲洗。

第四节　子宫浆膜下肌瘤蒂扭转

子宫浆膜下肌瘤可发生蒂扭转而引起急腹症。

【诊断标准】

1. 病史

原有子宫肌瘤病史，并可有子宫肌瘤的其他症状。

2. 临床表现

（1）症状　突然发生下腹一侧持续性疼痛，甚至呈绞痛样，伴恶心、呕吐等症状。若发生坏死感染，则有腹膜刺激症状。

（2）体征　①腹部检查　下腹触及实质性肿块伴压痛。下腹压痛及反跳痛。②妇科检查　子宫旁实质性肿块，与子宫相连部分明显压痛，有的患者可伴子宫不规则增大。

3. 辅助检查

（1）B超检查提示浆膜下子宫肌瘤。

（2）诊断困难时可做腹腔镜检查，明确诊断。

【治疗原则】

（1）一经诊断，应立即手术，切除扭转之浆膜下肌瘤。

（2）妊娠合并浆膜下肌瘤蒂扭转者，术后应给予镇静剂及保胎治疗。

（3）有条件者可行腹腔镜手术。

第五节　子宫肌瘤红色变性

红色变性是子宫肌瘤的一种特殊形态的变性，多见于妊娠及产褥期，少数可发生于月经期、绝经后期。发生在妊娠期和产褥期者，症状较非孕期严重。

【诊断标准】

1. 病史

原有子宫肌瘤病史，并可有子宫肌瘤的其他症状。

2. 临床表现

（1）症状　突然发生的剧烈下腹疼痛，呈持续性，伴恶心、呕吐、高热、脉搏增快。

（2）体征：

①腹部检查　下腹相当于肌瘤部位有明显压痛及反跳痛。

②妇科检查　子宫呈不规则增大，肌瘤部位触痛明显。

3. 辅助检查

（1）白细胞计数升高。

（2）B超检查提示子宫肌瘤。

【治疗原则】

1. 妊娠期

（1）妊娠期子宫肌瘤红色变性多采取保守治疗。以适量采用抗生素预防感染，应用止血药防止进一步渗血和出血，以及镇静剂应用和休息为主。

（2）手术治疗　如保守治疗无效，临床症状加剧、高热不退、疼痛剧烈难以控制，或肌瘤嵌顿影响继续妊娠者，均应手术治疗。

①孕早期　原则上行人工流产术。

②孕中期　剖腹行肌瘤切除术，术后应用宫缩抑制剂。

③孕晚期　若估计胎儿已成熟，可行剖宫产术。

2. 非妊娠期

非妊娠期子宫肌瘤红色变性的处理原则基本同上。保守治疗症状不缓解者应及时手术，根据病情及患者对生育的要求，切除子宫或行肌瘤切除术。

第六节　残角子宫妊娠

残角子宫妊娠是指妊娠发生在残角子宫内，由于残角子宫肌层常发育不全，残角子宫妊娠常在孕4~5个月时自然破裂，发生急腹痛和内出血。少数继续妊娠者，以后发展为胎死宫内，妊娠至足月胎儿可存活者极少见。

【诊断标准】

1. 病史

有生殖道畸形史、停经史及早孕反应。

2. 临床表现

（1）症状　残角子宫妊娠发生破裂，则引起急腹痛及内出血，出血速度快，患者可迅速出现失血性休克，死亡率极高。

①阴道出血　停经后阴道流血，呈持续性或间断性不规则阴道流血。

②腹痛　常为下腹一侧隐痛，持续性或阵发性。当发生破裂时，则突然发作下腹一侧剧烈疼痛，继之延及全腹。

③内出血症状　有心跳加快、面色苍白、出冷汗等休克表现。

（2）体征：

①当残角子宫妊娠发生破裂时出现下腹压痛、反跳痛，腹部移动性浊音阳性。

②妇科检查　可发现宫颈举痛，子宫略饱满，子宫一侧扪及肿块，与子宫相连，压痛明显。

3. 辅助检查

（1）B 超　发现子宫畸形，腹盆腔有包块或游离液。

（2）HCG 测定　尿 HCG 阳性，及血 HCG 升高。

【治疗原则】

一旦明确诊断立即手术，切除残角子宫，同时切除同侧输卵管为宜。

第六章 外阴肿瘤

第一节 外阴良性肿瘤

外阴良性肿瘤有囊性及实性肿瘤。囊性肿瘤中有前庭大腺囊肿、尿道旁腺囊肿、表皮样囊肿、皮脂腺囊肿、中肾管囊肿、腹股沟管囊肿，临床均较少见，体积小，除伴发感染外，临床常无症状。实性肿瘤种类甚多，可来源于皮肤附件、结缔组织、平滑肌、血管等不同组织。

一、乳头状瘤

乳头状瘤发生于外阴皮肤或黏膜，多由慢性刺激或病毒感染导致上皮增生、表面覆以鳞状上皮，间质为纤维结缔组织。生长缓慢，恶变率为2% ~ 3%。

【诊断标准】

1. 临床表现

（1）症状 可见于任何年龄，但多见于老年，常与萎缩性病变并存。多无症状或伴瘙痒。

（2）体征 外阴或肛周可见单发或多发小而多的乳头状突起，呈菜花状或疣状，质略硬。

2. 辅助检查

局部活检可明确诊断。

【治疗原则】

以手术切除为主，术中可做冷冻切片检查，如为恶性，则按外阴恶性肿瘤处理。

二、色素痣

色素痣是皮肤色素细胞生长过度所致。其组织来源有表皮、间胚叶及神经组织。色素痣按生长的部位分为交界痣、内皮痣和复合痣。

【诊断标准】

（1）色素痣多无症状，如因受长期刺激或摩擦，局部可出现瘙痒、疼痛或伴炎症、出血等，或位于外阴，常为交界痣或混合痣。

（2）隆起或带毛的色素痣很少恶变，平坦周边活跃的痣恶变机会较大。

【治疗原则】

深部切除，其切除范围应超过痣边缘1cm。切线要垂直，具有一定的深度，达皮下筋膜上，不可切向痣中心，防止扩散，应避免切除不全、创伤性刺激、药物腐蚀。

三、汗腺瘤

汗腺瘤多起于外阴大汗腺，因汗腺管畸形，外阴汗腺阻塞扩大所致。

【诊断标准】

（1）一般无症状，或伴瘙痒，多发于 40 岁以上妇女，发于大小阴唇，多为单发，如皮下隆起结节，大小约为 1cm 左右，个别可达 4～5cm，色灰红，质硬。

（2）活体组织检查确诊。

（3）当肿物表皮出现下凹或破溃时，临床易于腺癌相混淆，应注意鉴别。

【治疗原则】

汗腺瘤一般为良性，可做局部切除，标本送病理检查。

四、纤维瘤

纤维瘤是纤维结缔组织及少量肌纤维增生所致。多为良性，恶性变者罕见。

【诊断标准】

1. 症状

多见于生育年龄妇女，一般无症状，偶因摩擦表面破溃。肿瘤过大可影响行动及性生活。

2. 体征

外阴可见单发，绿豆至樱桃大小，个别可如儿头大赘生物，质硬，有蒂，色泽近于皮肤，浅黄或深黄色，表皮有沟纹，粗糙多皱。肿瘤过大，发生水肿，黏液囊性变。

【治疗原则】

局部手术切除，标本送病理检查。

五、脂肪瘤

它是脂肪细胞增生所致，脂肪细胞分化成熟，间质内有纤维组织及血管。良性，发生率低。

【诊断标准】

（1）一般无症状，大阴唇或阴阜皮下基底较宽，呈半球形，肿物质地松软，偶见分叶。

（2）必要时活体组织检查确诊。

【治疗原则】

小者无症状不需治疗，大者可手术切除。

六、平滑肌瘤

它是肌细胞增生所致，生长缓慢，多为良性。

【诊断标准】

（1）可见于成年妇女，无症状，瘤体大时可有外阴下坠感，影响活动及性生活。

（2）体征　肿瘤多位于阴唇及阴唇系带的皮内或皮下。无蒂，甚广，呈孤立状，分叶或哑铃状，质韧，大小不一。

（3）外阴平滑肌瘤很少 >5cm，若直径 >5cm，有肉瘤变可能。

（4）活体组织检查可确诊。

【治疗原则】

（1）带蒂肌瘤或浅表肌瘤，局部切除即可。

（2）较深的肌瘤，应切开包膜，切除肌瘤。

（3）直径 >5cm 者，术中应行冷冻切片检查。

七、血管瘤

血管瘤属先天性，由无数毛细血管或海绵状血管构成。起源于中胚叶，可分为毛细血管瘤、海绵状瘤、老年性瘤及血管角质瘤四型。

【诊断标准】

（1）多见于新生儿，一般无症状，瘤体大伴外阴部肿胀感。

（2）体征　生长在大阴唇、阴阜，呈小红血管痣或点、红海绵状肿物，柔软，大小不一，直径数毫米至数厘米。压迫肿物，红色可退去，放松又可恢复原状。亦有在成年后血管瘤可停止生长或渐缩小。

（3）辅助检查　阴道镜下可见增生、扩张的血管。

【治疗原则】

（1）较小者可以冷冻、电灼、激光治疗。

（2）较大需行手术切除病灶，必要时可行植皮。因外阴血运丰富，术时出血多，术前充分准备，术中加强止血。

（3）预后　由于外阴血运丰富，常在手术后复发。

八、淋巴管瘤

淋巴管瘤由先天遗留的胚胎组织发展形成。分表浅局限性淋巴管瘤及深部性淋巴管瘤 2 种。

【诊断标准】

（1）一般无症状，于外阴皮下形成多发或成群的大小不等的小泡或疣状物。压之破裂淋巴液溢出。深部性淋巴管瘤的局部皮肤呈弥漫性肥厚突起。

（2）病理活检确诊。应注意与非霍奇金瘤或淋巴瘤鉴别。

【治疗原则】

小者激光、电灼、放射性核素等治疗；较大者手术切除，必要时植皮。

第二节　外阴上皮内瘤变

外阴上皮内瘤变（VIN）是外阴鳞状上皮癌的癌前病变，包括外阴上皮不典型增生及原位癌。非上皮内瘤变包括佩吉特病和非浸润性黑色素瘤。流行病学调查发现，部分 VIN 发生与 HPV 感染有关。外阴上皮内瘤变分为三级：VIN－Ⅰ级为轻度外阴上皮不典型增生（异型上皮占外阴上皮的下 1/3）；VIN－Ⅱ级为中度外阴上皮不典型增生（异型上皮占外阴上皮的下 2/3）；VIN－Ⅲ级为重度外阴上皮不典型增生（异型上皮占外阴上皮的下 2/3 以上，但未达全层）。VIN 不易发展为浸润癌。

【诊断标准】

1. 临床表现

（1）曾有外阴瘙痒、皮肤破损、溃疡等反复发作的病史。

（2）外阴瘙痒、皮肤破损、溃疡形成等。

（3）妇科检查　①外阴上皮不典型增生常见灰白色丘疹、斑点，单个或多个，分散或融合。有时见苔藓样或角化不全的斑块。黏膜病灶常为粉红色或红色斑点，有时见深棕色或赤褐色略高出表面的色素沉着。②外阴原位癌常为单一病灶，呈暗红色、斑片状，边界清晰但不规则，有时见斑块中间结痂，其下面有颗粒状渗血面，向周围缓慢扩散。中间不愈合。

2. 辅助检查

（1）甲苯胺蓝局部染色法　外阴表面涂以 1% 甲苯胺蓝液，3 分钟后用 1% 醋酸洗去外阴上被染的蓝色，若在外阴表面无溃疡部位仍保持蓝色，可能为角化不全或不典型增生，称为甲苯胺蓝染色阳性。

（2）外阴活组织检查　在外阴有可疑的部位做多点活组织检查，送病理检查即可确诊，在甲苯胺蓝染色阳性部位取材可以提高阳性率。

【治疗原则】

1. 药物治疗

对年轻、VIN－Ⅰ级、病灶较为局限、症状较轻者，可局部应用 1% 丙酸睾酮鱼肝油软膏、肤氢松软膏、2% 苯海拉明软膏，伴有局部炎症者可加用抗生素软膏。上述治疗疗效不佳者可用 5% 氟尿嘧啶软膏。

2. 物理治疗

电灼、激光、冷冻治疗均可选用。效果肯定，但是治疗后局部皮肤的坏死溃疡，愈合较慢。

3. 手术治疗

（1）手术的原则是既要尽量切除病灶，但又要尽量少毁损外阴，以免影响性功能。

（2）手术切除病灶　对 VIN－Ⅱ级和 VIN－Ⅲ级患者多采用外阴表浅上皮局部切除术，切缘超过病灶外 0.5～1cm 即可，注意保存外阴基本的解剖构型。

（3）阴蒂病灶的处理　年轻患者应尽量保留阴蒂。如病变累及小阴唇或阴蒂，则更多采用激光汽化或部分切除。如病变较广泛或为多灶性，可考虑行外阴皮肤切除术。这种方法切除了病变处的表皮层及真皮层，保留了皮下组织，尽量保留阴蒂，从而保留了外阴的外观和功能。应同时行游离皮瓣移植，皮瓣多取自大腿或臀部。

（4）外阴切除术　老年患者行外阴切除术。

第三节 外阴恶性肿瘤

一、外阴鳞状细胞癌

外阴鳞状细胞癌简称外阴鳞癌或外阴癌，占外阴恶性肿瘤的85%～95%。常见于绝经后妇女，近年来发病有年轻化趋势，小于40岁的患者占40%。

【诊断标准】

1. 病史

有外阴瘙痒、外阴白色病变、性病、外阴溃疡经久不愈等病史。

2. 临床表现

（1）外阴瘙痒、灼热感。

（2）初起时感外阴局部小结节、溃疡形成、排液增多，呈血性、脓性排液。

（3）病灶进一步发展则呈菜花样或较明显的溃疡、基底部坚硬，并有疼痛或压痛。

（4）妇科检查：

①外阴任何部位如大、小阴唇，阴蒂、会阴体等处见乳头状赘生物，或为溃疡型、浸润型病灶。

②若伴继发感染，局部可有味臭、血脓样分泌物。

③晚期患者有腹股沟淋巴结肿大，单侧或双侧，单个或多个，固定或活动，有时有破溃等。

④癌灶也可波及肛门、直肠、尿道、膀胱等。

3. 辅助检查

（1）细胞学防癌涂片检查　在癌灶处刮取材料做涂片，巴氏染色后检查找到癌细胞。

（2）阴道镜检查　观察外阴皮肤及病灶处有助于做定位活检。了解宫颈和阴道是否同时也有病变，如宫颈上皮内瘤变（CIN）或外阴上皮内瘤变（VIN）。

（3）氮激光固有荧光　诊断仪检查用其检查外阴局部，病灶呈紫红色。有助于作定位活检。

（4）影像学检查　做B超或CT或MRI等检查以了解盆、腹腔腹膜后淋巴结、病灶与周围器官、组织的关系等，以便为制订治疗方案提供依据。

（5）外阴病灶做多点活检、活组织送病理检查，即可明确诊断。活检组织应包括病灶、病灶周围的皮肤和部分皮下组织，如果病灶直径达2cm并且切取活检发现间质浸润深度达1mm时，则必须完整切除病灶（局部广泛切除），做连续切片以正确评估浸润深度。

（6）对晚期患者，可通过膀胱镜、直肠镜了解膀胱黏膜或直肠黏膜是否受累。

（7）对临床可疑转移淋巴结或其他可疑转移病灶必要时可行细针穿刺活检。

（8）肿瘤常规行宫颈及外阴病灶高HPV-DNA检测及梅毒抗体检测。

4. 临床分期

外阴癌的临床分期见表6-1。

表 6 – 1　外阴癌分期（FIGO，2009 年）

分期	临床特征
Ⅰ 期	肿瘤局限于外阴，淋巴结未转移
Ⅰ A 期	肿瘤局限于外阴或会阴，最大直径≤2cm，间质浸润≤1.0mm
Ⅰ B 期	肿瘤最大径线 >2cm 或局限于外阴或会阴，间质浸润 >1.0mm
Ⅱ 期	肿瘤侵犯下列任何部位：下 1/3 尿道、下 1/3 阴道、肛门，淋巴结无转移
Ⅲ 期	肿瘤有或（无）侵犯下列任何部位：下 1/3 尿道、下 1/3 阴道、肛门，有腹股沟 – 股淋巴结转移
Ⅲ A 期	①1 个淋巴结转移（≥5mm），或②1 ~ 2 个淋巴结转移（ <5mm）
Ⅲ B 期	①≥2 个淋巴结转移（≥5mm），或②≥3 个淋巴结转移（ <5mm）
Ⅲ C 期	阳性淋巴结伴囊外扩散
Ⅳ 期	肿瘤侵犯其他区域（上 2/3 尿道、上 2/3 阴道）或远处转移
Ⅳ A 期	①肿瘤侵犯以下任何部位：上尿道和（或）阴道黏膜、膀胱黏膜、直肠黏膜或固定在骨盆壁，或②腹股沟 – 股淋巴结出现固定或溃疡形成
Ⅳ B 期	任何部位（包括盆腔淋巴结）的远处转移

注：浸润深度指肿瘤从接近最表层乳头上皮 – 间质连接处至最深浸润点的距离。

【治疗原则】

外阴癌以手术治疗为主，辅以放射治疗及化学药物治疗。

1. 手术治疗

（1）Ⅰ 期　Ⅰ A 期行外阴局部广泛切除术，手术切缘距离肿瘤边缘 1cm，深度至少 1cm，需达皮下组织。如果局部切除标本显示有神经或血管侵犯，应该考虑更广泛的切除。通常不需要切除腹股沟淋巴结。Ⅰ B 期病灶位于一侧，行外阴广泛局部切除术及病灶同侧腹股沟淋巴结切除术；病灶位于中线则行广泛局部切除术及双侧腹股沟淋巴结切除术。

（2）Ⅱ 期　手术范围同 Ⅰ B 期，若有腹股沟淋巴结转移，术后应放疗（腹股沟与盆腔淋巴结区域），也可加用化疗。

（3）Ⅲ 期　同 Ⅱ 期，伴尿道前部切除与肛门皮肤切除。

（4）Ⅳ 期　外阴广泛切除、直肠下端和肛管切除、人工肛门形成术及双侧腹股沟、盆腔淋巴结切除术。病灶浸润尿道上端与膀胱黏膜，则行相应切除术。

2. 放射治疗

晚期病例无法手术或年老体弱或合并严重内科疾病不能耐受手术者可行放射治疗。一般不作为外阴癌的首选治疗，因为外阴组织对放射线耐受性差。但外阴巨大肿瘤或侵及尿道、肛门者，术前放化疗可以减小肿瘤体积、降低肿瘤细胞活性、增加手术切除率及保留尿道和肛门括约肌功能。少数由于心、肝、肾功能不全而不宜接受手术治疗的患者，或因肿瘤情况无法手术治疗的患者，可选择全量放疗。

3. 化学药物治疗

晚期或复发病例根据病情可加用或单用化学药物治疗。化疗在外阴癌治疗中的地位尚存在一定争议，其应用主要有以下几个方面：①作为手术前的新辅助治疗，缩小肿瘤以利于后续的治疗；②与放疗联合应用治疗无法手术的患者；③作为术后的补充治疗，可单独使用或与放疗联用；④用于复发患者的治疗。由于外阴癌发病率低，病例数少，化疗对外阴癌的作用尚缺乏高级别循证医学的证据。

（1）动脉化疗常见方案　①PAB 方案　顺铂、阿霉素、平阳霉素。②MF 方案　氮芥、氟尿嘧啶。

（2）静脉化疗　PAC 方案：由顺铂、阿霉素、环磷酰胺组成。

4. 随访

（1）定期随访。建议随访间隔如下：第 1 年，每 1～3 个月 1 次；第 2、3 年，每 3～6 个月 1 次；3 年后，每年 1 次。

（2）普及防癌知识，定期防癌普查。

（3）外阴慢性疾病如外阴白色病变、外阴炎等应及时彻底治疗，定期随访。可疑恶变者，及时取活体组织行病理学检查。

二、前庭大腺癌

发生在前庭大腺的恶性肿瘤可以是移行细胞癌或鳞状细胞癌，也可以是发生于导管或腺体本身的腺癌，囊腺癌、腺鳞癌亦有报道。

【诊断标准】

1. 临床表现

（1）早期无症状。通常在已经有较长病史的前庭大腺囊肿切除后才作出诊断。

（2）局部肿块呈暗红色，质硬，表面光整。

（3）肿瘤发展时，可延伸到大阴唇和阴道下部，固定，表面破溃。

（4）妇科检查在小阴唇内侧深部扪及硬结，肿物长大时可延伸到大阴唇和阴道下部，可推动或固定，表面溃烂，有脓血性分泌物。有时块物可侵犯会阴与肛提肌。

2. 辅助检查

（1）阴道分泌物细胞涂片，巴氏染色，癌细胞阳性或阴性检查。

（2）肿物取材做活组织检查　显微镜下多见分化好的黏液腺癌，在癌肿周围组织中见前庭大腺组织。

【治疗原则】

（1）根治性外阴切除术和双侧腹股沟淋巴切除术是前庭大腺癌的标准治疗方法。早期病灶可采用一侧外阴的根治性切除术和同侧腹股沟淋巴切除。

（2）晚期病例可行放射治疗。对于瘤体较大者，术后放疗可以减少局部复发。如果同侧腹股沟淋巴结阳性，双侧腹股沟和盆腔淋巴结区的放疗可以减少区域复发。

（3）复发及转移病例可行化学药物治疗。

三、外阴湿疹样癌

外阴湿疹样癌又称佩吉特（Paget）病，绝大多数是上皮内病变，属 VIN－Ⅲ，偶尔会表现为浸润性腺癌。该病主要发生于围绝经或绝经后妇女。上皮内癌含典型的、有空泡形成的 Paget 细胞。

【诊断标准】

1. 临床表现

（1）外阴瘙痒、烧灼感、慢性溃疡或外阴部肿块。

（2）病程长、发展慢，如合并腺癌，病情较重，易发生淋巴结及远处转移。

（3）妇科检查　病灶表面充血，结节状隆起，皮肤增厚或局部硬结，中心形成溃疡，底部发红，边界清晰，边缘卷曲呈侵蚀样。有时表面有脱屑，皮肤色素减退；一般病灶浸润比较表浅。病灶最多见于大阴唇，也见于小阴唇和阴蒂。

2. 辅助诊断

（1）局部活组织病理检查活检时取材应有足够的深度和宽度，如果组织取得太少，易造成漏诊和误诊。

（2）病理检查其特征是在上皮内有 Paget 细胞浸润。为大圆细胞，脑浆黑灰色，透亮或颗粒状，细胞核呈囊泡状，分裂相少。细胞内含黏多糖，用 PAS、黏蛋白卡红、品红醛等染色均为阳性，可与外阴上皮内癌的大细胞相鉴别。

【治疗原则】

1. 手术治疗

手术应根据病灶范围以及是否合并腺癌而决定其范围。

（1）上皮内 Paget 病需要进行表浅局部切除术，术后再出现症状或病灶明显时可再行手术切除。真性上皮内癌不伴腺癌者应做较广的局部切除，切除标本的边缘应冷冻切片，以明确手术范围是否足够。

（2）局部复发者病灶较局限者可再做局部切除。

（3）如果是潜在腺癌，对浸润部分必须行根治性局部切除术，切缘至少离开病灶边缘 1cm。如淋巴结阴性，预后较好。

2. 化学药物治疗

1% 氟尿嘧啶溶液或霜剂局部涂敷。

3. 物理治疗

CO_2 激光治疗局灶型病例有效。肿瘤侵犯或扩散到尿道或肛门，处理非常困难，可能需要激光治疗。

四、外阴黑色素瘤

外阴黑色素瘤发病居外阴恶性肿瘤的第 2 位，约占外阴恶性肿瘤的 2%～3%，多数由色素痣恶变所致，是一种恶性度极高，转移倾向较早而广泛的肿瘤。其转移途径除直接蔓延或淋巴系统转移外，也可血行扩散送至身各部，发展迅速，预后不佳。

【诊断标准】

1. 临床表现

发病年龄多在 50 岁以上，多有色素痣史。好发于阴唇尤以小阴唇及阴蒂。病灶常有色素沉着、稍隆起、结节或表面有溃疡，外阴瘙痒、出血、色素部位增大。

2. 辅助诊断

病理检查可确诊。采取较大范围的局部切除。

【治疗原则】

1. 外阴广泛切除及腹股沟淋巴结切除术

与其他外阴恶性肿瘤相同，手术倾向更为保守。与根治性局部切除手术比较，根治性外阴切除对改善外阴黑色素瘤的预后似乎作用不大。手术切缘应离开病变至少1cm。淋巴结切除术的意义还有争议，有研究表明选择性淋巴结切除对生存有益。

2. 免疫治疗

根治性手术后的辅助治疗应首选免疫治疗。可选用 α-干扰素（术后每天用2000万 U/ml，静脉注射；4 周后改为每天 1000 万 U/ml，皮下注射，3 次/周，共 48 周）等。

3. 放射治疗、化疗做姑息治疗

黑色素瘤对化疗不敏感，化疗一般用于晚期患者的姑息治疗。常用药物为达卡巴嗪，也可选用替莫唑胺、沙利度胺等。

第七章 阴道肿瘤

第一节 阴道良性肿瘤

阴道组织主要由鳞状上皮、结缔组织和平滑肌所组成。阴道良性肿瘤很少见，常见的有乳头状瘤、平滑肌瘤、纤维瘤、神经纤维瘤等。

【诊断标准】

1. 临床表现

（1）肿瘤小者无症状。

（2）肿瘤较大者出现阴道下坠、性交不适或性交困难及压迫症状如尿频及便秘。

（3）合并感染有阴道分泌物增多或阴道流血。

（4）妇科检查阴道壁上见大小不一，带或不带蒂，单个或多个肿瘤。

（5）若有阴道分娩史或阴道手术史而出现阴道后壁正中或侧后方的囊肿，体积较小、单发或多发要考虑包涵囊肿的可能性。

（6）阴道壁子宫内膜异位囊肿呈紫蓝色。

（7）阴道壁平滑肌瘤源于阴道壁内平滑肌组织，多见于阴道前壁，表现为黏膜下结节或多发性生长，质较韧，一般直径小于5cm。

（8）纤维瘤常单个生长于阴道前壁，质硬，常有蒂。

（9）乳头状瘤呈菜花状，表面乳白色，质脆。

（10）阴道囊肿若突出至阴道口，应与膀胱膨出相鉴别，前者排尿后不缩小，用手压迫囊肿观察有无尿液或脓液自尿道口流出，可排除尿道憩室或尿道旁腺脓肿。

2. 辅助检查

根据病理组织学检查可明确诊断。

（1）乳头状瘤　肿瘤表面为鳞状上皮，乳头向外生长，中心由结缔组织构成。

（2）纤维瘤　肿瘤切面白色或淡红色，主要成分为成纤维细胞和胶原纤维组织。

（3）平滑肌瘤　肿瘤为实性球形结节，表面光滑，与周围肌组织有明显界限。肌瘤由皱纹状排列的平滑肌纤维相互交叉而组成，呈漩涡状，掺有不等量的纤维结缔组织。细胞大小均匀，呈卵圆形或杆状，核染色较深。

（4）神经纤维瘤　肿瘤切面呈白色，半透明，镜检主要成分为神经鞘细胞和胶原纤维。

（5）阴道壁囊肿。

【治疗原则】

（1）随访观察肿瘤较小无症状可以随访观察。

（2）手术切除　①肿瘤较大症状明显者，可予手术切除。②肿瘤合并感染有破溃者，应先控制感染再手术切除。③阴道神经纤维瘤，易复发，手术切除后应定期随访。

（3）手术方式　肿瘤摘除术。手术中若囊肿较大时要注意剥离时不要损伤膀胱或直肠。如果囊肿剥除有困难，可先将囊肿切开排液，再仔细剥离。

第二节　阴道腺病

正常的阴道壁一般没有腺体组织存在。阴道腺病指阴道壁或表皮下结缔组织内出现腺体组织或增生的腺组织。

阴道腺病是指正常阴道黏膜表面的复层鳞状上皮细胞被柱状上皮所取代或在上皮下固有层内出现腺体为特征的疾病，一般见于青春期发育后的女性。

【诊断标准】

1. 临床表现

（1）一般无症状，多见于青春期女性。

（2）如病变范围广泛，可有阴道分泌物增多，血性分泌物，阴道灼热感，性交疼痛或接触性出血。

（3）妇科检查有多种表现：①腺病在阴道黏膜内，外表无异常。②见一个或多个囊性结构，大小不等，囊内有黏液。③在阴道穹窿或阴道前壁上1/3可见散在小结节，一般直径约0.5～5mm，呈粉红色斑点颗粒，夹红点的花斑状或糜烂状。④增生过多突出呈息肉状或阴道上段、穹窿部或宫颈阴道部有横嵴、皱嵴或鸡冠样突起等形成黏膜嵴，扪之呈硬粒感。⑤阴道壁可见天鹅绒样红斑区或局限性表浅糜烂，扪诊时无不平感，但可能手指有触血。

2. 辅助检查

（1）细胞学检查　细胞学检查直接在阴道壁病变部位做刮片，如发现有黏液柱状细胞或鳞化细胞即提示阴道腺病。

（2）阴道镜检查　阴道镜检查是诊断阴道腺病的可靠方法，于病灶处见有似宫颈口表面的转换区，见腺体开口，腺囊肿或柱状上皮岛，亦可能见到白色上皮，点状血管或镶嵌等图像。病变部位碘试验不着色，在阴道镜下选择活检部位，可提高诊断率，并可对患者随访观察，有助于早期发现癌前病变及癌变。

（3）活组织检查　活组织检查是阴道腺病的确诊依据。病灶多处组织检查见鳞状上皮内或是皮下结缔组织中出现腺上皮及腺体组织即可确诊。

【治疗原则】

1. 局部治疗

（1）对有多发性病灶者可用局部烧灼、激光治疗。凡症状明显，病变表浅而散在者可采用微波或激光治疗。

（2）保持阴道高度酸性，使阴道pH为4左右，用0.5%～1%醋酸溶液冲洗阴道，增加阴道酸度，以促进腺上皮鳞化。

2. 随访

无症状的阴道腺病患者，亦应定期随访，每年检查2次，做阴道细胞学及阴道镜检查，如有异常即做活检。

第三节 阴道上皮内瘤变

阴道上皮内瘤变（VAIN）是阴道癌的癌前病变，包括阴道鳞状上皮不典型增生和阴道鳞状上皮原位癌。病因未明，人乳头瘤病毒（HPV）感染可能为诱发 VAIN 的主要原因，此外 1% ~3% VAIN 同时合并有 CIN，提示 VAIN 可能由 CIN 扩展而来，抑或为其卫星病灶。

根据阴道鳞状上皮异常细胞侵犯上皮的程度，VAIN 可分为三级：Ⅰ级为阴道上皮轻度不典型增生，即细胞异形性局限于上皮下 1/3；Ⅱ级为阴道上皮中度不典型增生，即细胞异形性侵犯上皮下 2/3；Ⅲ级为阴道上皮重度不典型增生及原位癌，异常变化的细胞可达上皮全层，仅表面细胞成熟，上皮表面有一层扁平的细胞。阴道原位癌是指异常细胞已侵犯上皮全层。

【诊断标准】

1. 临床表现

（1）常无特异性的症状，主要表现为外阴瘙痒、皮肤破损、烧灼感及溃疡等。

（2）白带增多，偶尔性交后见血性白带或极少量阴道流血。

（3）妇科检查阴道壁未见异常或有炎症表现。

2. 辅助检查

（1）阴道脱落细胞涂片可疑阳性或阳性。

（2）阴道镜检查能识别孤立病灶，表现为白色上皮，镶嵌、点状、轻微粒状结构。对于涂片检查异常但无明显肉眼病变的患者，应该行阴道镜检查并且进行复方碘液试验。应特别注意阴道穹窿部位，超过 28% 的 VAIN 患者在该处发生癌症。

（3）HPV 检测　定量检测 HPV 有助于对指导诊治及估计预后。

（4）活组织标本送病理检查以明确诊断。应注意有无阴道癌同时存在。

【治疗原则】

应依据疾病的范围、部位和患者的一般状况实行个体化治疗。对阴道 HPV 感染或 VAIN – Ⅰ级的患者一般不需给予特殊治疗，此类病变多能自行消退。

1. 局部治疗

（1）CO_2 激光治疗　适用于病灶小（<1.5cm），阴道顶端病灶及广泛累及阴道穹窿的病灶。治疗时需注意局部组织破坏的深度，以及与尿道、膀胱和直肠的毗邻关系，防止瘘管形成。

（2）药物治疗　适用于病灶 >1.5cm 和多中心病灶。阴道内病灶涂布 5 – FU 或咪喹莫特软膏，每周 1 ~2 次，连续 5 ~6 次为一疗程。

2. 手术切除

根据病灶的部位、范围、子宫存在与否可以采取不同的手术范围，如局部病灶切除、部分阴道切除及全阴道切除术，年轻患者需行阴道重建术。冷刀手术切除特别适用于穹窿病变者。

3. 放射治疗

对年老、体弱、无性生活要求的 VAIN – Ⅲ级患者，可采用腔内放射治疗。

4. 综合治疗

CO_2 激光汽化及手术切除的综合治疗常用于 VAIN 合并 CIN 的病例，当病灶位于颈管内，可用 CO_2 激光汽化阴道及宫颈外口的病灶，然后行宫颈锥形切除或全子宫切除治疗颈管内的病灶。

第四节　阴道癌

原发性阴道癌少见，仅占女性生殖道恶性肿瘤的 1% ~ 2%。多见于绝经后或 60 岁以上的老年妇女，发生于年轻妇女者，其病因可能与宫颈病变有关，也即与人乳头状瘤病毒（HPV）有密切的关系。大部分由宫颈癌转移引起。阴道是妇科恶性肿瘤和全身其他部位恶性肿瘤如膀胱、尿道或尿道旁腺、乳腺或肺的常见转移部位。

【诊断标准】

1. 临床表现

（1）早期可无症状。

（2）不规则阴道流血特别是绝经后阴道流血，流血时间长短不一，量或多或少，多为接触性出血。

（3）阴道排液　当肿瘤表面坏死组织感染时阴道排液增多，排液可为水样，米汤样或混有血液。

（4）晚期时可出现压迫症状　当肿瘤压迫或侵犯膀胱及尿道，可引起尿频、尿急及血尿，压迫直肠可引起排便困难，里急后重，便血等。

（5）晚期癌由于长期出血，全身耗损可表现为消瘦、恶病质、严重贫血等。

（6）妇科检查　在阴道内看到或扪及肿瘤，外生型肿瘤向阴道内生长，呈菜花状或形成溃疡，触之易出血。结节型则向内生长，阴道黏膜仍光滑，看不见赘生物，此时需应用触诊，仔细扪摸才发现阴道黏膜变硬，无弹性。应仔细检查宫颈及外阴，以排除继发性阴道癌。

2. 辅助检查

（1）阴道细胞学检查　适用于阴道壁无明显新生物，但有异常表现，如充血、糜烂、弹性不好乃至僵硬者。

（2）阴道镜检查　有助于对可疑部位定位，可提高早期病变诊断率，注意阴道穹窿，因为部分 VAIN 患者可在该处发现隐蔽的癌灶。

（3）活组织检查　对阴道壁的明显新生物可在直视下行病理活检确诊，也可以借助于阴道镜定位下活检。

3. 诊断原则

原发性阴道癌发病率低，在确诊本病时应严格排除继发性癌，需遵循的诊断原则为：①肿瘤原发部位在阴道，除外来自女性生殖器官或生殖器官以外肿瘤转移至阴道的可能；②如肿瘤累及宫颈阴道部，子宫颈外口区域有肿瘤时，应归于宫颈癌；③肿物局限于尿道者，应诊断为尿道癌。

4. 临床分期

阴道癌的临床分期见表7-1。

表7-1 阴道癌临床分期（FIGO，1974年）

分期	临床特征
0 期	肿瘤局限于上皮层（上皮内瘤变Ⅲ级/原位癌）
Ⅰ 期	肿瘤局限于阴道壁
Ⅱ 期	肿瘤向阴道下组织扩展，但未达骨盆壁
Ⅲ 期	肿瘤扩展至骨盆壁
Ⅳ 期	肿瘤范围超出真骨盆腔，或侵犯膀胱或直肠黏膜，但黏膜泡状水肿不列入此期
Ⅳ A 期	肿瘤侵犯膀胱和（或）直肠黏膜和（或）超出真骨盆
Ⅳ B 期	肿瘤转移到远处器官

【治疗原则】

阴道癌的治疗强调个体化，根据患者的年龄、病变的分期和阴道受累部位确定治疗方案。

1. 放射治疗

放射治疗适用于Ⅰ～Ⅳ期所有的病例，是大多数患者首选的治疗方法。

（1）病灶表浅的Ⅰ期患者可单用腔内放疗。

（2）对大病灶及Ⅲ期患者，可以先行盆腔外照射50Gy，然后加腔内放疗，总剂量不少于70Gy。有条件者推荐用适形调强放疗。

（3）病灶累及阴道下1/3者，可用组织间插植放疗，并行腹股沟淋巴结区放疗或手术切除淋巴结。

（4）年轻患者在根治性放疗前可行腹腔镜下双侧卵巢移位，同时全面探查盆腹腔，切除肿大、可疑的淋巴结。

（5）手术治疗后，若病理提示手术切缘阳性、盆腔淋巴结或腹主动脉旁淋巴结阳性，或脉管内有癌栓者，应补充术后放疗，根据具体情况选择外照射和（或）腔内放疗。

2. 手术治疗

因为阴道癌病灶接近膀胱和直肠，手术的作用是有限的。手术适应证如下：

（1）对病灶位于阴道上段的Ⅰ期患者，可行根治性全子宫和阴道上段切除术，阴道切缘距病灶至少1cm，并行盆腔淋巴结切除术。如果以前已切除子宫，行根治性阴道上段切除术和盆腔淋巴结切除术。

（2）对病灶位于阴道下段的Ⅰ期患者，可行阴道大部切除术，应考虑行腹股沟淋巴结切除，必要时切除部分尿道和部分外阴，并行阴道中、下段成形术。

（3）如癌灶位于阴道中段或多中心发生者，可考虑行全子宫、全阴道切除及腹股沟和盆腔淋巴结清扫术，但手术创伤大，对这种病例临床上多选择放射治疗。

（4）对Ⅳ期患者，尤其是出现直肠阴道瘘或膀胱阴道瘘者可行前盆、后盆或全盆脏器去除术，以及盆腔和（或）腹股沟淋巴结清扫术。

3. 化疗

化疗为综合治疗的方法之一。按肿瘤类型选择用药，一般采用顺铂、阿霉素、氟尿嘧啶等做介入化疗。如阴道内较大癌灶可先行介入化疗，待肿瘤缩小后再行手术辅助放疗。

第五节　阴道肉瘤

阴道肉瘤很少见，常见的类型有胚胎横纹肌肉瘤（葡萄状肉瘤）、平滑肌肉瘤、阴道内胚窦瘤等。幼女患者80%为葡萄状肉瘤。阴道肉瘤恶性程度极高，其预后与肉瘤组织类型、侵犯范围、早期治疗、首次治疗彻底性等有关。

【诊断标准】

1. 病史

葡萄状肉瘤好发于幼女，2岁以内最多见。平滑肌肉瘤多见于40～60岁妇女。

2. 临床表现

（1）不规则阴道流血　婴幼儿无外伤史有少量阴道流血要警惕此病；成年妇女常表现为月经过多及不规则阴道流血；老年妇女则表现为绝经后阴道不规则出血或有臭味的脓性分泌物。

（2）阴道平滑肌肉瘤　患者主诉阴道块物伴阴道和直肠疼痛。阴道块物大小不一，直径约3～10cm，肿瘤充塞阴道或突向外阴。

（3）肿瘤充塞阴道时可影响性生活，下腹及阴道胀痛等。当肿瘤坏死溃疡时，阴道内可排出组织碎片。

（4）肿瘤侵犯膀胱、尿道可出现尿频、尿急及血尿等泌尿系统症状。

（5）妇科检查　婴幼儿必须在麻醉下行阴道检查，可见阴道内有葡萄样大小簇状物，表面光滑，淡红色，水肿样，似多个息肉样肿物。阴道平滑肌肉瘤为实性块物，质软，肿瘤继续扩展可充塞阴道，甚至向外突出至会阴部。

3. 辅助检查

取活组织病理检查即可明确诊断。

【治疗原则】

以手术为主的综合治疗。

（1）葡萄状肉瘤治疗原则以手术为主，一般主张行子宫根治术及阴道切除术及双侧腹股沟及盆腔淋巴结清除术，亦可行局部肿瘤切除术后加放射治疗。若肿瘤较大，也可以在术前给予放疗或化疗，放疗范围不宜扩大，因为放疗会严重影响骨盆的发育。化疗对阴道肉瘤疗效不肯定，可作为综合治疗措施之一，化疗药物用VAC方案（长春新碱、更生霉素、环磷酰胺）。

（2）阴道平滑肌肉瘤的治疗与其他生殖道平滑肌肉瘤相同，手术是首选的治疗，化疗作为辅助治疗。

第八章　子宫颈肿瘤

第一节　子宫颈良性肿瘤

子宫颈良性肿瘤较恶性肿瘤少见。其种类有：①鳞状上皮乳头状瘤　为宫颈阴道部分局限性鳞状上皮乳头状生长肿物；②乳头状纤维腺瘤　由腺上皮和纤维两种成分组成；③绒毛状腺瘤　来自宫颈管内膜腺体化生，有绒毛状和绒毛管状两种；④平滑肌瘤　来自宫颈间质内肌组织或血管壁肌组织；⑤腺肌瘤　由纤维结缔组织、平滑肌组织和腺体混合组成；⑥血管瘤　有毛细血管型和海绵状血管型。

【诊断标准】

1. 临床表现

（1）多无明显症状，多发生于生育年龄期的妇女，少数发生在绝经期或老年妇女。

（2）平滑肌瘤、腺肌瘤和血管瘤一旦出现症状，可表现为白带增多、月经量增多或不规则阴道流血。

（3）平滑肌瘤可压迫直肠以致出现里急后重，大便困难等。

（4）腺肌瘤患者可伴痛经。

（5）妇科检查：

①鳞状上皮乳头状瘤　宫颈上见小乳头状突起，直径很少见大于1cm，多为单发。

②乳头状纤维腺瘤　宫颈上见小的实性肿瘤。

③绒毛状腺瘤　宫颈上见指状乳头状生长。

④平滑肌瘤　宫颈上见实性肿块，表面光滑，肌瘤长在宫颈一侧者，可见宫颈不对称，宫颈管和外口失去正常轮廓，宫颈展平等。

⑤腺肌瘤　宫颈上见肿瘤，其直径有时可达5cm，有时见蒂挂于宫颈外口。

⑥血管瘤　宫颈上见致密肿块或有疏松、大小不一的紫红色肿块。

2. 辅助检查

病理检查即可明确诊断。

3. 鉴别诊断

（1）鳞状上皮乳头状瘤需与尖锐湿疣、鳞状细胞疣状癌相鉴别。

（2）乳头状纤维腺瘤、平滑肌瘤需与宫颈息肉、宫颈内膜息肉相鉴别。

（3）绒毛状腺瘤需与绒毛状腺癌相鉴别。

（4）腺肌瘤需与恶性中胚叶混合瘤、巨大宫颈息肉相鉴别。

【治疗原则】

宫颈良性肿瘤应行手术治疗，行局部肿瘤切除术，根部用电凝止血或缝扎止血。如肿瘤较大，切除后无法保留宫颈，可同时行全子宫切除术。

第二节　子宫颈上皮内瘤变

子宫颈上皮内瘤变（CIN）是子宫颈癌的癌前病变，为一组子宫颈病变，以往称子宫颈上皮不典型增生，根据不典型细胞在上皮内所占的范围和病变程度分为 3 级，包括子宫颈低度病变（CIN1）及子宫颈高度病变（CIN2 及 CIN3）。它反映了子宫颈癌发生发展中的连续病理过程。该病变具有不同的转归，它可以自然消退，亦可发展为子宫颈癌，后者一般需要 5~10 年的时间。

【诊断标准】

1. 临床表现

（1）多数病例无自觉症状。

（2）阴道出血或阴道分泌物增多。阴道出血可表现为性交后或妇科检查后接触性出血。非经期不规则阴道流血或绝经后阴道流血。

（3）妇科检查　子宫颈表面光滑或糜烂。

2. 辅助诊断

（1）子宫颈细胞学检查　对有性生活史的女性应行子宫颈细胞学筛查，宜采用液基细胞学方法，亦可采用传统的巴氏涂片，无论何种方法均宜采用 TBS 报告系统。取材部位应选择子宫颈鳞柱转化区和子宫颈管两处。

（2）高危型 HPV – DNA 检测　ASC – US分流和宫颈病变治疗后的随访检查，对 30 岁以上女性的，可用于子宫颈癌筛查。

（3）阴道镜检查　对肉眼观子宫颈无明显病灶，但子宫颈细胞学检查异常；或细胞学为 ASC – US 伴有高危型 HPV – DNA 检测阳性；或妇科检查怀疑子宫颈病变，应行阴道镜检查。

（4）子宫颈活检　应在阴道镜指导下取材。无条件时可采用 VIA 或 VILI 染色帮助取材。阴道镜检查未发现病变时，依据细胞学结果可在子宫颈鳞柱交界区多点取材。所取活组织应有一定深度，应包括上皮及间质组织。活检组织送病理学检查。

（5）宫颈管内膜刮取术　对细胞学异常或临床可疑而阴道镜检查阴性或不满意或镜下活检阴性、细胞学检查为腺细胞异常（AGC）或怀疑腺癌，应行宫颈管内膜刮取术（ECC）。从前后左右四壁刮取，送病理学检查。

3. 鉴别诊断

需与慢性宫颈炎、特异性宫颈炎及宫颈癌相鉴别。

【治疗原则】

1. CIN1

对于 CIN1 的患者，建议检测 HPV。阴道镜检查满意的 CIN1 不伴高危型阴道镜析检查满意的 HPV 感染者：6 个月~1 年复查细胞学和 HPV。阴道镜检查满意的 CIN1 伴高危型 HPV 感染者：可随访，也可应用免疫增强剂。3 个月后复查阴道镜如无异常，6 个月~1 年复查细胞学和 HPV。如果没有条件进行 HPV 检测，可行物理治疗（激光、冷冻等），但需随访。

2. CIN2

建议行高频电刀切除术（LEEP）。术后每 3 ~ 6 个月随访一次。如无条件行 LEEP 术者，可行冷冻、激光等治疗。但治疗前，要有组织学检查，明确除外癌变可能。一般不主张行冷刀锥切，如果选用冷刀锥切，锥切的高度不要超过 1.5 ~ 2cm，但锥切的面积要在病变边缘外 0.3 ~ 0.5cm。年老患者 CKC 宫颈萎缩、颈管有粘连者、不宜行物理治疗，可行子宫切除术。

3. CIN3

应行手术治疗。

（1）诊断性或治疗性宫颈锥形切除术　适用于年轻患者希望保留生育功能者。应注意切除宫颈需行 12 点连续切片病理检查宫颈有无浸润癌。

（2）全子宫切除术　适用于老年或无随访条件的患者。卵巢无病变者应予保留。

4. 随访

（1）物理治疗后需观察局部愈合情况，全部愈合后检查。

（2）随访过程中，若细胞学异常需进一步检查，以确定宫颈病变有无发展，并判定治疗方案。

（3）CIN3 子宫切除后，应定期行阴道断端细胞学检查，以防复发及癌变。

（4）治疗性宫颈锥切术后，必须密切随访，若有复发可疑，应进一步确诊和治疗。

第三节　宫颈癌

起源于子宫颈鳞状上皮或腺上皮细胞的恶性肿瘤，专指子宫颈浸润癌，包括微小浸润癌。其主要组织学类型为鳞状细胞癌（70% ~ 80%）、腺癌和腺鳞癌（15% ~ 20%），其余为透明细胞癌、神经内分泌癌、小细胞癌等少见特殊类型。

【诊断标准】

1. 病史

应详细询问病史，尤其是有无子宫颈细胞学结果异常或 CIN 治疗史。高危因素包括多个性伴侣、性传播性疾病史、长期应用免疫抑制药物或患有免疫抑制性疾病史、长期吸烟史、长期口服避孕药史和多年未行子宫颈癌筛查史等。

2. 临床表现

（1）早期时常无明显症状。

（2）阴道流血　常为接触性流血，多见于性生活或妇科检查以后，出血量可多可少，早期时流血量较少，晚期时可表现为多量出血，甚至大出血。年轻患者也有表现为经期延长、周期缩短、经量增多，绝经后患者表现阴道流血等。

（3）白带增多　呈白色或血性，稀薄似水样或米泔水样，有腥臭。晚期时伴继发感染，则呈脓性并有恶臭。

（4）继发性症状　晚期时根据病灶范围、累及脏器出现一系列继发性症状。

①癌灶侵犯盆腔结缔组织达骨盆壁压迫坐骨神经而出现骨盆疼痛、坐骨神经痛等。

②压迫或浸润输尿管、膀胱等出现尿频、尿急、血尿，甚至漏尿、输尿管梗阻、肾盂积水、尿毒症等。

③压迫或浸润直肠、肛门等出现肛门坠胀、里急后重、大便秘结、便血、粪瘘、肠梗阻等。

④下肢水肿、疼痛等。

⑤消瘦、贫血、发热、全身衰竭等。

（5）妇科检查：

①外阴检查　应观察有无新生物。

②阴道和子宫颈检查　应用窥阴器观察子宫颈及新生物大小、部位、形态，阴道穹窿和阴道壁是否受侵犯及浸润范围。CIN 和早期子宫颈癌可无明显病灶，子宫颈呈光滑或糜烂状。外生型可见宫颈息肉状或菜花状新生物，质脆易出血。内生型可见宫颈增粗、质硬、呈桶状。

③双合诊及三合诊检查　应先行双合诊检查阴道壁和子宫颈，注意病灶部位、大小、质地，有无接触性出血。然后检查子宫体，再检查子宫双侧附件和宫旁组织，注意有无增厚和质地。最后行三合诊检查，主要注意检查盆腔后部及盆壁情况，了解子宫颈主、骶韧带和宫旁组织厚度、弹性，有无结节形成，病灶是否已累及盆壁以及直肠壁、是否受到浸润等。

④全身检查　除常规检查外，应注意全身浅表淋巴结有无肿大。特别是腹股沟区和锁骨上淋巴结。应注意脊肋角肾脏区有无压痛或包块。

3. 辅助检查

（1）子宫颈细胞学检查　对有性生活史 3 年以上的女性应行子宫颈细胞学筛查，宜采用液基细胞学方法，亦可采用传统的巴氏涂片，无论何种方法均宜采用 TBS 报告系统。取材部位应选择子宫颈鳞柱转化区和子宫颈管两处。

（2）高危型 HPV – DNA 检测　对 30 岁以上女性的，可用于子宫颈癌筛查、ASC – US 分流和宫颈病变治疗后的随访检查。

（3）阴道镜检查　对肉眼观察子宫颈无明显病灶，但子宫颈细胞学检查异常；或细胞学为 ASC – US 伴有高危型 HPV – DNA 检测阳性；或妇科检查怀疑子宫颈病变，应行阴道镜检查。

（4）子宫颈活检　除肉眼可见的明显病灶可以直接取材外，其余可疑病变均应在阴道镜指导下取材。无条件时可采用 VIA 或 VILI 染色帮助取材。阴道镜检查未发现病变时，依据细胞学结果可在子宫颈鳞柱交界区多点取材。所取活组织应有一定深度，应包括上皮及间质组织。

（5）ECC　对细胞学异常或临床可疑而阴道镜检查阴性或不满意或镜下活检阴性、细胞学检查为 AGC 或怀疑腺癌，应行 ECC。从前后左右四壁刮取。

（6）子宫颈锥切术　对细胞学检查结果多次异常或细胞学结果 HSIL，但阴道镜检查阴性或不满意或镜下活检阴性或 ECC 阴性，活检组织病理学 CIN2、CIN3，可疑微小浸润癌、原位腺癌、ECC 可疑者均应行诊断性锥切术，可采用 LEEP 锥切或 CKC。

4. 临床分期（**FIGO，2009 年修订**）

子宫颈癌的临床分期见表 8-1。

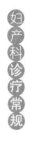
表 8-1　宫颈癌的临床分期（FIGO，2009 年）

分期	临床特征
Ⅰ 期	癌灶严格局限于子宫颈（扩展至宫体将被忽略）
Ⅰ A 期	镜下浸润癌，间质浸润深度≤5mm，水平扩散≤7mm
Ⅰ A1 期	间质浸润深度≤3mm，水平扩散≤7mm
Ⅰ A2 期	间质浸润深度 >3mm，且≤5mm，水平扩散≤7mm
Ⅰ B 期	肉眼可见病灶局限于宫颈，或临床前病灶 >Ⅰ A 期
Ⅰ B1 期	肉眼可见病灶最大径线≤4cm
Ⅰ B2 期	肉眼可见病灶最大径线 >4cm
Ⅱ 期	癌灶超过子宫颈，但未达骨盆壁或未达阴道下
Ⅱ A 期	无宫旁浸润
Ⅱ A1 期	肉眼可见病灶最大径线≤4cm
Ⅱ A2 期	肉眼可见病灶最大径线 >4cm
Ⅱ B 期	有宫旁浸润
Ⅲ 期	癌灶扩展到骨盆壁和（或）累及阴道下 1/3 和（或）引起肾盂积水或肾无功能者（除外其他原因）
Ⅲ A 期	癌累及阴道下 1/3，但未扩展到骨盆壁
Ⅲ B 期	癌扩展到骨盆壁和（或）引起肾盂积水或肾无功能
Ⅳ 期	癌播散超出真骨盆或（活检证实）侵犯膀胱或直肠黏膜，泡状水肿者不列入Ⅳ期
Ⅳ A 期	癌播散至邻近器官
Ⅳ B 期	癌播散至远处器官

【治疗原则】

1. 基本原则

手术与放疗都是治疗子宫颈癌的主要且有效的方法。两者的疗效几乎相同。

（1）手术适用于早期病例如Ⅰ期及ⅡA 期。

（2）放疗适用于各期宫颈癌病例。

（3）化疗是有效的辅助治疗，既可用于手术或放疗前后，也可以用于复发或转移的患者。

2. 手术治疗

手术范围应根据不同病情、病理类型、细胞学分级等决定。

（1）ⅠA1 期通常建议行筋膜外全子宫切除术。要求保留生育功能者，也可行锥切。

（2）Ⅰ A2 期可选择行子宫次广泛切除术加盆腔淋巴结切除术加（或不加）腹主动脉旁淋巴结活检。也可选择行盆腔放疗加近距离放疗（A 点剂量：70~80Gy）。

（3）Ⅰ A2 期或Ⅰ B1 期 <2cm 且希望保留生育功能的患者，推荐行宫颈广泛切除术加盆腔淋巴结切除术（加或不加）腹主动脉旁淋巴结活检。

（4）Ⅰ B 或Ⅱ A 期可行子宫广泛切除加盆腔淋巴结切除加腹主动脉旁淋巴结取样；或盆腔放疗联合近距离放疗。

3. 放射治疗

（1）早期以腔内照射为主、体外照射为辅。晚期则以体外照射为主，腔内照射为辅。

（2）腔内照射剂量　早期 A 点 5000cGy/5 周，宫腔 2500cGy，穹窿 2500cGy；晚期 A 点 40000cGy/4 周，宫腔 1750cGy，穹窿 2500cGy。

（3）体外照射　针对盆腔淋巴区域。早期两侧骨盆中部剂量 4000～4500cGy，晚期全盆腔照射 3000cGy 左右，以后小野照射至骨盆中部剂量 5000～5500cGy。

4. 化疗

适用于晚期或转移复发病例，可采用化疗为主的综合治疗。常用化疗方案有：

①鳞癌　顺铂 + 博来霉素 + 异环磷酰胺。

②腺癌　顺铂 + 吡喃阿霉素 + 异长春花碱。

③动脉插管化疗常用氟尿嘧啶（5－FU）、环磷酰胺（CTX）、氮芥（HN$_2$）、博来霉素（BLM）、顺铂（CDDP）、阿霉素（ADM）等。

5. 预防

（1）加强卫生宣教及防癌普查教育，已婚妇女每年应接受普查一次。

（2）积极治疗宫颈炎及阴道炎。

（3）积极治疗宫颈上皮内瘤变，并密切随访。

6. 随访

（1）每月随访一次，半年后每 3 个月随访一次，1 年后每半年随访一次，3 年后每年随访一次。

（2）随访内容　定期询问病史和体格检查，宫颈细胞学检查及阴道镜检查，有条件的可行 HPV 检测；血清学肿瘤标记物检查（SCC，CA125 等）；定期应做盆腔超声检查，每 3 个月 1 次；全身影像学检查，每 6 个月至 1 年 1 次。

（3）随访过程中如有复发或转移可疑者，应进一步检查以明确诊断，从而积极治疗。

第九章 子宫肿瘤

第一节 子宫肌瘤

子宫肌瘤是女性生殖器中最常见的一种良性肿瘤,多见于 30～50 岁妇女。以宫体部肌瘤多见,少数为宫颈肌瘤。以肌壁间肌瘤为最常见,其次为浆膜下肌瘤和黏膜下肌瘤。

【诊断标准】

1. 临床表现

(1) 症状出现与肌瘤生长部位、生长速度及肌瘤变性有关。

(2) 多数患者无症状,仅于妇科检查或 B 超检查时偶被发现。

(3) 阴道流血 为最常见症状,肌壁间肌瘤表现为月经量增多,经期延长;黏膜下肌瘤表现为不规则阴道流血、月经量过多,经期延长,但月经周期通常无明显变化;浆膜下肌瘤常无月经改变。

(4) 腹部包块 下腹触及实质性包块,不规则,质硬,特别是在清晨膀胱充盈时包块更为明显。

(5) 白带增多 肌壁间肌瘤可有白带增多,黏膜下肌瘤更为明显,当其感染坏死时,可产生多量脓血性排液,伴有臭味。

(6) 压迫症状 肌瘤增大时常可压迫周围邻近器官而产生压迫症状,尤多见于子宫下段及宫颈部肌瘤,以及子宫侧方肌瘤。压迫膀胱则产生尿频、尿急,甚至尿潴留;压迫直肠产生排便困难;压迫输尿管可引起肾盂积水和输尿管扩张。

(7) 腰酸、下腹坠胀、腹痛 一般患者无腹痛,常诉有下腹坠胀、腰背酸痛。浆膜下肌瘤蒂扭转时可出现急腹痛。肌瘤红色变性时,腹痛剧烈且伴发热。

(8) 其他症状 患者可伴不孕、继发性贫血等。

(9) 妇科检查 子宫不规则增大,质硬、表面呈多个球形或结节状隆起。若为黏膜下肌瘤,有时可见宫颈口或颈管内有球形实性肿物突出,表面暗红色,有时有溃疡、坏死。

2. 辅助检查

(1) 超声检查 B 型超声显像显示子宫增大,失去正常形态,肌瘤区出现圆形低回声区或近似漩涡状结构的不规则较强回声。B 超能较准确地显示肌瘤数目、大小及部位。经阴道彩色多普勒超声可以测量肌瘤血流信号及血流阻力指数,协助判定肌瘤状况。

(2) 宫腔镜检查 可直接窥视宫腔形态,多用于可疑黏膜下肌瘤,以及伴发不孕症者,术中可见突出在宫腔内的肌瘤,可明确诊断并指导治疗方案。

3. 鉴别诊断

子宫肌瘤需与以下疾病鉴别。

（1）妊娠子宫　有停经史、早孕反应，质软，B超见胎囊、胎心或胎儿。

（2）卵巢肿瘤　多无月经改变，妇科检查与子宫可分开，B超、CT/MRI以及腹腔镜检查可鉴别。

（3）子宫腺肌症和腺肌瘤　有继发痛经，进行性加重，子宫常为均匀增大，质硬，一般不超过妊娠2～3个月大小。

（4）盆腔炎性肿物　有盆腔炎病史，妇科检查肿物边界不清，消炎治疗后好转。

（5）子宫畸形　无月经改变，B超、CT/MRI等检查可协助诊断。

【治疗原则】

子宫肌瘤的处理，根据患者年龄、症状、肌瘤大小、有无变性、生育要求及全身情况全面考虑。

1. 随访观察

如肌瘤小或无症状，或近绝经期而症状不明显的患者，可3～6个月复查一次，暂不干预。

2. 药物治疗

有症状，但患者近绝经年龄，或肌瘤较大，手术前药物治疗缩小肌瘤，以及全身情况不能手术者，可选择下列药物治疗。

（1）雄激素　甲基睾丸素5～10mg，口服，每日2次，每月用药10～15日。

（2）促性腺激素释放激素类似物（GnRH-a）　常用为亮丙瑞林3.75mg，每4周肌内注射一次，用3～6个月。用药期间肌瘤明显缩小，症状改善，但停药后肌瘤又可逐渐增大。GnRH-a不宜长期持续使用，以免雌激素缺乏导致骨质疏松症。GnRH-a更适用于拟行肌瘤的术前准备，使手术时易于剥离肌瘤，并减少术中出血。

（3）米非司酮（息隐、Ru486）　米非司酮12.5～25mg，口服，每日1次，连续服3～6个月。不宜长期大量服米非司酮，以防抗糖皮质激素副作用。

（4）孕三烯酮片　孕三烯酮片2.5mg，口服，每周2次，连服3～6个月，用药期间需随访肝功能。

3. 手术治疗

（1）手术指征　①月经量过多，继发贫血；②有压迫症状；③肌瘤引起不孕症；④肌瘤生长迅速，可疑恶变。

（2）手术方式　①肌瘤切除术　年轻未婚或未生育，希望保留生育功能的患者，可行肌瘤切除术。根据肌瘤部位、大小及数量以及患者情况，可选择开腹、经阴道途径或腹腔镜下手术切除肌瘤。黏膜下肌瘤可在宫腔镜下行肌瘤切除术。②子宫切除术　凡肌瘤较大，症状明显，经药物治疗无效，不需保留生育功能，或疑有恶变者，可行子宫次全切除或子宫全切术。若决定行次全子宫切除术，术前应详细检查宫颈，除外宫颈癌或癌前病变；月经不规则者，术前应行分段刮宫，病理学检查，除外子宫内膜病变。双侧卵巢正常者应考虑保留。若患者已绝经，可考虑同时行双侧附件切除术，如患者不愿切除，也可保留。

4. 妊娠合并子宫肌瘤的处理

（1）孕期无症状者，定期产前检查，严密观察，不需特殊处理。

（2）妊娠 36 周后，根据肌瘤生长部位是否会发生产道梗阻及产妇和胎儿具体情况决定分娩方式。若肌瘤位于子宫下段，易发生产道阻塞，胎头高浮不能入盆者，应做选择性剖宫产。

（3）剖宫产时根据肌瘤大小、部位、患者情况决定是否同时切除肌瘤。

第二节　子宫内膜增生

国际妇科病理学会（ISGP，1998 年）将子宫内膜增生分为单纯型增生、复杂型增生和不典型增生。

（1）单纯型增生，为良性病变，可发展为复杂增生过长或子宫内膜不典型增生，其发展为子宫内膜癌的可能性较小。

（2）复杂型增生，为良性病变，有可能发展为子宫内膜不典增生或子宫内膜癌。

（3）不典型增生，为癌前病变，可发展为子宫内膜癌，根据腺体增生情况和核异型情况分为轻、中、重度不典型增生。

【诊断标准】

1. 病史

（1）年轻妇女可有多囊卵巢史，长期无排卵、不孕史。

（2）月经失调史。

（3）可有功能性卵巢肿瘤史。

2. 临床表现

（1）可以无症状，只是因其他疾病做诊断性刮宫时偶然发现。

（2）有症状者主要表现为月经异常，如周期延长或不规则，经期延长甚至呈不规则阴道流血，经量或多或少。

（3）老年妇女可表现为绝经后阴道流血。

（4）妇科检查　子宫无明显异常。

3. 辅助检查

（1）B 超检查　可显示子宫内膜增厚或宫腔内实质性占位。

（2）基础体温呈单相型。

（3）分段刮宫或子宫镜检查。

（4）宫腔内活体组织病理学检查为诊断依据。

【治疗原则】

1. 药物治疗

适于子宫内膜单纯型增生和复杂型增生患者，以及年轻未婚或已婚未生育、希望保留生育功能的子宫内膜不典型增生者。常用药物多为孕激素类。

（1）子宫内膜单纯型增生和复杂型增生患者　多选用炔诺酮片 5mg，或安宫黄体酮 20mg，口服，每日 1 次，连服 3 个月为一疗程。

（2）子宫内膜不典型增生要求保留生育功能者　多采用醋酸甲羟孕酮 250mg，或甲地孕酮 160mg，口服，每日 1 次，连服 3 个月为一疗程。

以上药物可选择使用。疗程结束后，待其撤药流血后严密观察，或行分段刮宫或宫腔镜检查，内膜组织送病理检查。逆转者，转入生殖内分泌指导其妊娠。

2. 手术治疗

药物治疗无效者以及无生育要求的子宫内膜不典型增生者，可行全子宫切除术。

第三节　子宫内膜癌

子宫内膜癌为女性生殖道常见的恶性肿瘤之一，近年来发病率有上升趋势。本病多发生于绝经后或更年期妇女，少数可发生在 40 岁以下年轻妇女。

【诊断标准】

1. 病史

（1）月经紊乱史，特别是子宫内膜增生过长史、不孕史，长期服用雌激素药物史等。

（2）合并肥胖、高血压病、糖尿病及不孕不育史，特别是合并有内分泌紊乱疾病如多囊卵巢综合征病史。

2. 临床表现

（1）阴道流血　绝经后阴道流血，围绝经期不规则阴道流血，40 岁以下妇女经期延长或月经紊乱。

（2）阴道异常排液　呈浆液性或血水样。

（3）肿瘤晚期时，因癌肿浸润周围组织或压迫神经而引起下腹及腰骶部疼痛。

（4）妇科检查　早期患者可无异常发现，稍晚期则子宫增大，有的可扪及转移结节或肿块。

3. 辅助检查

（1）细胞学检查　采用宫颈细胞学涂片；或宫颈管内膜刮取组织；或行子宫内膜细胞学检查，可能提高阳性率。

（2）B 超或经阴道多普勒超声检查　可了解子宫大小，宫腔内有无占位性病变、子宫内膜厚度、有无肌层浸润以及浸润深度等，以协助诊断。

（3）分段刮宫　分段刮宫是确诊本病的主要依据。先刮颈管，用探针探测宫腔，继之刮宫腔，刮出物分别装瓶固定送病理检查。若刮取的组织量多且呈豆渣样时，内膜癌可能性极大，应立即停止搔刮，以防子宫穿孔或癌灶扩散。

（4）宫腔镜检查　直视下明确宫腔内病变部位、范围，可疑部位做活组织检查，有助于发现较小的和早期病变，也有助于判定宫颈是否受侵。

（5）宫腔内活体组织病理学检查　宫腔内活体组织病理学检查是确诊本病的依据。

4. 临床分期

未手术者则采用 FIGO 1971 年临床分期（表 9-1），手术患者采用 2009 年 FIGO 新修订的子宫内膜癌的手术-病理分期（表 9-2）。

表 9-1　子宫内膜癌的临床分期（FIGO，1971 年）

分期	临床特征
Ⅰ 期	癌局限于宫体
Ⅰ A 期	宫腔长度 ≤8cm
Ⅰ B 期	宫腔长度 >8cm
Ⅱ 期	癌已侵犯宫颈
Ⅲ 期	癌扩散至子宫以外，但未超出真骨盆
Ⅳ 期	癌超出真骨盆或侵犯膀胱或直肠黏膜
Ⅳ A 期	癌侵犯附近器官，如直肠、膀胱
Ⅳ B 期	癌有远处转移

表 9-2　子宫内膜癌的手术-病理分期（FIGO，2009 年）

分期	临床特征
Ⅰ 期　癌瘤局限在子宫体	
Ⅰ A 期 G1，G2，G3	癌局限在子宫内膜或侵肌 ≤1/2
Ⅰ B 期 G1，G2，G3	侵犯肌层 >1/2
Ⅱ 期	癌瘤侵犯宫颈间质
Ⅲ 期	癌瘤侵犯子宫以外，但未超出盆腔
Ⅲ A 期 G1，G2，G3	癌瘤侵犯浆膜和（或）附件
Ⅲ B 期 G1，G2，G3	癌瘤侵犯阴道
Ⅲ C 期 G1，G2，G3	盆腔和（或）主动脉旁淋巴结转移
Ⅲ C1	盆腔淋巴结癌转移
Ⅲ C2	腹主动脉旁淋巴结癌转移
Ⅳ 期	癌瘤超出盆腔或远处转移
Ⅳ A 期 G1，G2，G3	癌侵犯膀胱和（或）直肠黏膜。
Ⅳ B 期 G1，G2，G3	远处转移，包括腹腔内和（或）腹股沟淋巴结转移

5. 鉴别诊断

（1）无排卵型功血　症状、体征与子宫内膜癌相似，子宫内膜病理学检查可确诊。

（2）老年性阴道炎　为血性白带，阴道壁充血，可见黏膜下出血点，B 超检查子宫内膜厚度及血流情况可鉴别。但有时与子宫内膜癌并存，应予以注意。

（3）子宫内膜炎、宫腔积脓　扩宫后可见脓液流出，B 超可协助诊断，应注意内膜癌继发感染、积脓。

（4）子宫黏膜下肌瘤或内膜息肉　分段做刮宫、宫腔镜检查，以及子宫内膜组织病理检查可鉴别。

【治疗原则】

根据有无侵肌、宫颈管有无累及、组织类型及分化程度、患者个体情况等高危因素决定治疗方案。可用手术、放疗、化疗及激素药物等综合治疗。

1. 手术治疗

为首选治疗方法。凡手术治疗者均应送腹腔冲洗液或腹水做细胞学检查。进入腹腔后，先注入 200ml 生理盐水冲洗盆、腹腔，然后吸出冲洗液找恶性细胞。继之再探查横膈、肝、脾、胃肠、大网膜、盆腔、腹腔及腹膜后淋巴结。

（1）Ⅰ A 期　高、中分化的子宫内膜样癌行筋膜外子宫切除及双侧附件切除术。若为Ⅰb 期，或低分化，或特殊组织类型（浆液乳头状癌、透明细胞癌），应同时行盆腔、腹主动脉旁淋巴结切除术。

（2）Ⅱ期　行改良的广泛子宫切除术及双侧附件切除和盆腔及腹主动脉旁淋巴结切除术。

（3）Ⅱ期以上　根据情况行肿瘤细胞减灭术，特殊组织类型患者应同时行大网膜切除术。

2. 放射治疗

（1）Ⅰ B、Ⅱ期患者，盆腔有转移灶，血管淋巴管间隙受侵，盆腔及腹主动脉旁淋巴结者，术后应补充放射治疗。

（2）不宜手术的Ⅰ期、Ⅱ期病例，可单行放射治疗。

3. 药物治疗

（1）激素治疗　不宜手术、放疗或治疗后复发等的晚期患者考虑首选激素治疗，另外年轻的Ⅰ A 期高、中分化患者，要求保留生育功能者，也可应用激素治疗。常用药物为：①孕激素　醋酸甲羟孕酮（MPA）250～500mg，或甲地孕酮（MA）160～320mg，口服，每日 1 次，连续 3 个月为一疗程；②GnRH－a 类药物　每月行 B 超检查，观察子宫内膜形态。

以上药物治疗，均需在停药后诊刮或宫腔镜下取子宫内膜病理检查，评估疗效。如子宫内膜转归正常，可助孕治疗；如子宫内膜尚未转归正常，再进行治疗一个疗程；如果病情进展或无效，则停止药物治疗，行手术治疗。

（2）化学药物治疗　Ⅰ期和Ⅱ期患者手术后病理检查有复发转移高危因素，如血管淋巴管间隙受侵、深肌层受侵、低分化以及特殊组织类型和晚期或复发患者，可进行化疗。方案有顺铂联合阿霉素，或泰素、阿霉素和顺铂联合方案。

第四节　子宫肉瘤

子宫肉瘤发病率低，占女性生殖道恶性肿瘤的 1%，占子宫恶性肿瘤的 3%～7%。子宫肉瘤多发生在 40～60 岁。子宫肉瘤虽少见，但组织成分繁杂。WHO 提出新的子宫肉瘤分类方法，分为子宫平滑肌肉瘤、子宫内膜间质肉瘤、未分化子宫膜肉瘤。子宫肉瘤缺乏特异性症状和体征，术前诊断较为困难，常需术中冷冻切片及术后石蜡病理检查才能明确诊断。子宫肉瘤恶性度高，由于早期诊断困难，易远处转移，术后复发率高，放疗和化疗不甚敏感，预后较差，5 年存活率为 30%～50%。

【诊断标准】

1. 分类

子宫肉瘤常见类型有以下 3 种，最常见的是子宫平滑肌肉瘤，其来源于子宫肌层或子宫血管的平滑肌细胞，可单独存在或与平滑肌瘤并存。其次是子宫内膜间质肉瘤（endometrial stromal sarcoma，ESS），来源于子宫内膜间质细胞。未分化子宫内膜肉瘤，来源于子宫内膜间质细胞，即原来的高度恶性子宫内膜间质肉瘤。其恶性度高。

根据大量循证医学资料，子宫恶性中胚叶混合瘤亦称恶性苗勒管混合瘤（malignant mullerian mixed tumor，MMMT）或癌肉瘤（carcinosarcoma），它来源于苗勒管衍生物中分化最差的子宫内膜间质组织，同时含有恶性的上皮成分，不再属于子宫肉瘤，而归为子宫内膜癌。

2. 临床表现

（1）发病年龄　子宫平滑肌肉瘤，可发生于任何年龄，一般为 43～56 岁。低度恶性子宫内膜间质肉瘤发病年龄较年轻，平均发病年龄为 34.5 岁，子宫恶性中胚叶混合瘤多发生于绝经后妇女，平均发病年龄 57 岁。

（2）症状　子宫肉瘤一般无特殊症状，可表现为类似子宫肌瘤或子宫内膜息肉的症状。

①阴道不规则流血　为最常见的症状（67%）。

②下腹疼痛、下坠等不适感（25%）。

③压迫症状　肿物较大时则压迫膀胱或直肠，出现尿急、尿频、尿潴留、便秘等症状。如压迫盆腔则影响下肢静脉和淋巴回流，出现下肢水肿等症状（22%）。

（3）体征：

①子宫平滑肌肉瘤可位于子宫黏膜下和肌层，可与子宫肌瘤同时存在。

②子宫内膜间质肉瘤可表现为宫颈口或阴道内发现软脆、易出血的息肉样肿物。

③未分化子宫内膜肉瘤多发生在子宫内膜，形如息肉，常充满宫腔，使子宫增大、变软，肿瘤可突出阴道内，常伴坏死。

3. 辅助检查

（1）阴道彩色多普勒超声检查　可初步鉴别诊断子宫肉瘤和子宫肌瘤，应注意低阻血流。

（2）诊断性刮宫　是早期诊断子宫肉瘤的方法之一，刮宫对子宫内膜间质肉瘤有较大诊断价值，对子宫平滑肌肉瘤的诊断价值有限。

（3）术中剖视标本　应在子宫切除后立即切开标本检查，注意切面是否呈鱼肉状，质地是否均匀一致，有无出血、坏死，有无编织状结构，必要时做冷冻切片检查。

（4）病理诊断　石蜡切片病理诊断较为重要。

4. 转移

子宫肉瘤的转移途径主要有以下 3 种。

（1）血行播散　血行播散是平滑肌肉瘤的主要转移途径。子宫内膜间质肉瘤及未分化子宫内膜肉瘤的宫旁血管内瘤栓较为多见。

（2）直接浸润　可直接蔓延到子宫肌层甚至浆膜层。子宫内膜间质肉瘤局部侵袭性强，常有肌层浸润及破坏性生长。

（3）淋巴结转移　子宫恶性中胚叶混合瘤和高度恶性子宫内膜间质肉瘤较易发生淋巴结转移。

5. 分期

FIGO（2009 年）首次对子宫肉瘤进行了分期（表 9 - 3）。该分期将子宫肉瘤按照不同组织分类进行分期。由于苗勒管腺肉瘤是由良性上皮成分和低度恶性的肉瘤组织构成，后者多为子宫内膜间质肉瘤。故 FIGO 也将其采用子宫内膜间质肉瘤分期（表 9 - 4）。在子宫肉瘤分期中，不仅将肿瘤侵及深度、淋巴结受侵、血管淋巴管内瘤栓等列入分期中，对子宫平滑肌肉瘤还将肿瘤大小纳入分期。

表 9 - 3　子宫平滑肌肉瘤分期（**FIGO，2009 年**）

分期	临床特征
Ⅰ 期	肿瘤局限于宫体
Ⅰ A 期	肿瘤 <5cm
Ⅰ B 期	肿瘤 >5cm
Ⅱ 期	肿瘤侵犯盆腔
Ⅱ A 期	附件受累
Ⅱ B 期	盆腔其他组织受累
Ⅲ 期	肿瘤侵犯腹腔内器官（不仅仅是肿瘤突出达腹腔）
Ⅲ A 期	一个部位被侵犯
Ⅲ B 期	>一个部位被侵犯
Ⅲ C 期	盆腔和（或）腹主动脉旁淋巴结转移
Ⅳ 期	
Ⅳ A 期	累及膀胱和（或）直肠黏膜
Ⅳ B 期	远处转移

表 9 - 4　子宫内膜间质肉瘤和腺肉瘤分期（**FIGO，2009 年**）

分期	临床特征
Ⅰ 期	肿瘤局限于宫体
Ⅰ A 期	肿瘤局限于子宫内膜/宫颈内膜，无肌层侵犯
Ⅰ B 期	肌层浸润 ≤1/2
Ⅰ C 期	肌层浸润 >1/2
Ⅱ 期	肿瘤侵犯盆腔
Ⅱ A 期	附件受累
Ⅱ B 期	盆腔其他组织受累
Ⅲ 期	肿瘤侵犯腹腔内器官（不仅仅是肿瘤突出达腹腔）
Ⅲ A 期	一个部位被侵犯
Ⅲ B 期	>一个部位被侵犯
Ⅲ C 期	盆腔和（或）腹主动脉旁淋巴结转移
Ⅳ 期	
Ⅳ A 期	累及膀胱和（或）直肠黏膜
Ⅳ B 期	远处转移

【治疗原则】

1. 手术治疗

（1）手术是子宫肉瘤主要治疗方法。

（2）手术范围　筋膜外子宫切除术和双附件切除术，盆腔和腹主动脉旁淋巴结切除术。

（3）对于子宫内膜间质肉瘤因其与卵巢分泌激素密切相关，不宜保留卵巢。对于未分化子宫内膜肉瘤，可切除大网膜，因其易发生淋巴结转移，强调切除盆腔和腹主动脉旁淋巴结，若手术无法切净盆腹腔所有病灶，争取做到理想的肿瘤细胞减灭术。

2. 放射治疗

一般认为术后辅助放疗有助于预防盆腔复发，提高 5 年生存率。一般采用盆腔外照射和阴道内照射。对于复发或转移的晚期患者，可行姑息性放疗。

3. 化疗

化疗以阿霉素的疗效最佳，文献报道单药有效率为 25%，而其他有效的药物有异环磷酰胺、顺铂及依托泊苷等。目前，尚无理想的化疗方案，下列方案可选用。

（1）IAP 方案　异环磷酰胺（IFO）（美司钠解毒）＋盐酸表柔比星（EPI - ADM）＋DDP。

（2）HDE 方案　羟基脲（HU）＋氮烯米胺（DTIC）＋依托泊苷（Vp16）。

4. 孕激素治疗

孕激素类药物主要用于治疗内膜间质肉瘤。常用孕激素类药物：醋酸甲羟孕酮（Medroxyprogesterone Acetate，MPA），甲地孕酮（Megestrol Acetate）和己酸孕酮（17α - Hydroxyprogesterone Acetate），一般主张醋酸甲羟孕酮 $250 \sim 500\text{mg/d}$，甲地孕酮 160mg/d，应用时间不短于 1 年。

第十章 卵巢肿瘤

卵巢肿瘤是女性常见肿瘤，有良性、恶性之分。由于卵巢位于盆腔深部，早期病变不易发现，恶性肿瘤就诊时多为晚期，患者的死亡率较高。

第一节 卵巢瘤样病变

这是一类卵巢非肿瘤性囊肿或增生性病变，可为生理性，亦可为病理性。可发生于任何年龄，以育龄妇女多见。

【诊断标准】

1. 分类

（1）卵巢非赘生性囊肿 ①卵泡囊肿，黄体囊肿，卵巢冠囊肿，卵巢单纯囊肿。②卵巢子宫内膜异位囊肿。③卵巢生发上皮包涵囊肿。

（2）卵巢增生性病变 ①双侧多囊卵巢综合征。②卵泡膜细胞增生症。③卵巢重度水肿。

2. 临床表现

（1）多囊卵巢综合征患者常有月经失调、不排卵、不孕、毛发增多等症状。

（2）多数患者常无临床症状，仅在妇科检查或B超检查时发现。较大囊肿可出现下腹坠胀或不适感，甚至腰骶部酸痛、性交痛。

（3）妇科检查 可发现子宫一侧或双侧肿块，囊性为主，表面光滑，直径通常不超过5cm。

3. 辅助检查

（1）B超检查提示一侧或双侧卵巢囊性增大。

（2）实验室内分泌测定有助诊断。

（3）腹腔镜检查有助诊断，必要时做活体组织检查以明确诊断。

4. 鉴别诊断

主要与卵巢肿瘤相鉴别，卵巢瘤样病变直径多小于5cm，且可能随月经周期有变化。

【治疗原则】

（1）一般需观察2～3个月后复查，多数可自行消失。当发生扭转、破裂引起急腹症时，需及时诊断，及时处理。多数卵巢非赘生性囊肿破裂不需手术，但腹腔内出血多者，应立即剖腹探查，行修补缝合术。

（2）有以下情况者应行剖腹探查或腹腔镜检查：①囊肿直径超过5cm。②出现急腹症症状。③观察3～6个月，囊肿持续存在。④绝经后妇女。⑤不能排除阑尾炎、异位妊娠、卵巢肿瘤。

第二节　卵巢上皮性肿瘤

卵巢上皮性肿瘤是最常见的一组卵巢肿瘤，来源于卵巢的生发上皮，具有向各种苗勒上皮分化的潜能，向输卵管黏膜上皮分化，形成浆液性肿瘤；向宫颈管黏膜上皮分化，形成黏液性肿瘤；向子宫内膜腺上皮分化，形成子宫内膜样肿瘤。各类上皮性肿瘤又有良性、交界性和恶性之分。本节重点介绍卵巢癌。

【诊断标准】

首先需重视发病危险因素：卵巢持续排卵、乳腺癌、结肠癌或子宫内膜癌的个人史及卵巢癌家族史，被视为危险因素。遗传卵巢癌综合征：尤其是 BRCA1 或 BRCA2 基因表达阳性者，其患病的危险率高达50%，并随年龄增长，危险增加。"卵巢癌三联征"即年龄40～60岁、卵巢功能障碍、胃肠道症状，可提高对卵巢癌的警戒。

1. 临床表现

（1）症状　①早期常无症状。②胃肠道症状　早期可有消化不良、便秘、恶心、腹泻及腹部不适，渐渐出现腹胀。③下腹包块　以囊性或囊实性为主，中等大小，也有较大者，单侧或双侧。恶性者表面高低不平，固定。④压迫症状　较大肿瘤压迫可引起下肢水肿、尿潴留、排尿困难，并发腹水时可产生相应压迫症状，如呼吸困难、心悸、上腹饱胀。⑤腹痛　当肿瘤内出血、坏死、破裂、感染时可致腹痛。发生扭转时可产生急腹痛。恶性肿瘤侵犯盆壁、累及神经时，可出现疼痛并向下肢放射。⑥月经异常　部分患者可有月经异常，表现为月经紊乱、不规则阴道流血、闭经、绝经后阴道流血等。⑦恶病质　晚期恶性肿瘤患者有贫血、消瘦等恶病质表现，甚至出现肠梗阻。⑧亦需考虑进行家族史评估。

（2）体征　①全身检查　特别注意乳腺、区域淋巴结、腹部膨隆、肿块、腹水及肝、脾、直肠检查。②盆腔检查　双合诊和三合诊检查子宫及附件，注意附件肿块的位置、侧别、大小、形状、边界、质地、表面状况、活动度、触痛及子宫直肠窝结节等。

应强调盆腔肿块的鉴别，以下情况应注意为恶性：①实性；②双侧；③肿瘤不规则、表面有结节；④粘连、固定、不活动；⑤腹水，特别是血性腹水；⑥子宫直肠窝结节；⑦生长迅速；⑧恶病质，晚期可有大网膜肿块、肝脾肿大及消化道梗阻表现。

2. 辅助检查

（1）超声扫描　对于盆腔肿块的检测有重要意义，可描述肿物大小、部位、质地等。良恶性的判定依经验而定，可达80%～90%，也可显示腹水。通过彩色多普勒超声扫描，能测定卵巢及其新生组织血流变化，有助诊断。

（2）盆腔和（或）腹部 CT 及 MRI 检查　对判断卵巢周围脏器的浸润、有无淋巴转移、有无肝脾转移和确定手术方式有参考价值。

（3）腹水或腹腔冲洗液细胞学检查　腹水明显者，可直接从腹部穿刺，若腹水少或不明显，可从后穹窿穿刺。所得腹水经离心浓缩，固定涂片，查找肿瘤细胞有助诊断。

（4）腹腔镜检作用　①明确诊断，作初步临床分期；②取得腹水或腹腔冲洗液进行细胞学检查；③取得活体组织，进行组织学诊断；④术前放腹水或腹腔化疗，进行术前准备。

（5）X 线检查　胸部、腹部 X 线摄片对判断有无胸腔积液、肺转移和肠梗阻有诊断意义。系统胃肠摄片或乙状结肠镜观察，必要时行胃镜检查，提供是否有卵巢癌转移或胃肠道原发性癌瘤的证据。肾图、静脉肾盂造影：观察肾脏的分泌及排泄功能、了解泌尿系压迫或梗阻情况。肝脏扫描或 γ 照相了解肝转移或肝脏肿物。放射免疫显像或 PET 检查：有助于对卵巢肿瘤进行定性和定位诊断。

（6）肿瘤标志物检测　CA125 检查以及根据临床指征行其他肿瘤标志物 CA19 - 9、CEA、AFP 的检测。①CA125　80% 的卵巢上皮性癌患者 CA125 水平高于 35kU/L，90% 以上患者 CA125 水平的消长与病情缓解或恶化相一致，尤其对浆液性腺癌更有特异性。②AFP　对卵巢内胚窦瘤有特异性价值，或者未成熟畸胎瘤、混合性无性细胞瘤中含卵黄囊成分者均有诊断意义。其正常值为 < 25μg/L。③HCC　对于原发性卵巢绒癌有特异性。④性激素　粒层细胞瘤、包膜细胞瘤可产生较高水平的雌激素。

（7）病理组织学检查　手术标本送病理检查可明确诊断。

3. 鉴别诊断

卵巢恶性肿瘤的诊断需与如下疾病鉴别：①子宫内膜异位症；②结核性腹膜炎；③生殖道以外的肿瘤；④转移性卵巢肿瘤；⑤慢性盆腔炎。

4. 临床分期

卵巢肿瘤的分期采用 FIGO 1988 年的原发性卵巢恶性肿瘤的临床分期（表 10 - 1）。

表 10 - 1　卵巢癌分期（FIGO，1988 年）

分期	FIGO	TNM
	原发肿瘤无法评价	TX
0 期	无原发肿瘤证据	T0
I 期	肿瘤局限于卵巢	T1
I A 期	肿瘤局限于一侧卵巢，包膜完整，卵巢表面无肿瘤；腹水或腹腔冲洗液未找到恶性细胞	T1a
I B 期	肿瘤局限于双侧卵巢，包膜完整，卵巢表面无肿瘤；腹水或腹腔冲洗液未找到恶性细胞	T1b
I C 期	肿瘤局限于单侧或双侧卵巢并伴有如下任何一项：包膜破裂；卵巢表面有肿瘤；腹水或腹腔冲洗液有恶性细胞	T1c
II 期	肿瘤累及一侧或双侧卵巢伴有盆腔扩散	T2
II A 期	扩散和（或）种植到子宫和（或）输卵管；腹水或腹腔冲洗液无恶性细胞	T2a
II B 期	扩散到其他盆腔器官；腹水或腹腔冲洗液无恶性细胞	T2b
II C 期	II A 期或 II B 期并腹水或腹腔冲洗液找到恶性细胞	T2c
III 期	肿瘤侵犯一侧或双侧卵巢，并有显微镜证实的盆腔外腹膜转移和（或）局部淋巴结转移	T3 和（或）N1
III A 期	显微镜证实的盆腔外腹膜转移	T3a
III B 期	肉眼盆腔外腹膜转移灶最大径线≤2cm	T3b
III C 期	肉眼盆腔外腹膜转移灶最大径线 >2cm 和（或）区域淋巴结转移	T3c 和（或）N1
IV 期	超出腹腔外的远处转移	M1

注：肝包膜转移为 T3 或 III 期，肝实质转移为 M1 或 IV 期。胸膜渗出液必须有阳性细胞。

【治疗原则】

原则上卵巢肿瘤均需手术治疗。其指征为：①绝经后妇女发现盆腔肿物；②附件肿物 5cm 直径左右，观察 2 个月，尤其是在服避孕药后不缩小者；③附件实性肿物；④附件肿物 6 ~ 7cm 直径以上者；⑤盆腔肿物诊断不明者。

1. 良性肿瘤

采取手术治疗，手术范围根据患者年龄而定。

（1）年轻患者可行肿瘤剥出术或患侧附件切除术。

（2）45 岁以上患者可行患侧附件切除术或同时切除子宫。

（3）50 岁以上或绝经后患者行全子宫及双侧附件切除术。

（4）切除的肿瘤标本需即刻剖视，可疑恶性者或有条件者即送冷冻切片病理检查。

（5）手术注意点：①尽量完整取下肿瘤，以防囊内容物流出污染腹腔；②巨大卵巢囊肿可行穿刺抽吸液体使肿瘤体积缩小后取出，但需保护周围组织防止囊液污染种植；③抽吸液体速度宜缓慢，以免腹压骤降影响心脏负荷而致休克。

2. 卵巢低度恶性肿瘤（交界性瘤）

卵巢交界性瘤占卵巢上皮性瘤的 9.2% ~ 16.3%，Ⅰ期为主，占 50% ~ 80%，其中主要是浆液性。患者发病年龄较轻，平均 34 ~ 44 岁，合并妊娠者占 9%。卵巢交界性肿瘤是一类性质较为特别的卵巢肿瘤。

卵巢交界性瘤具有下列特点：①易发生于生育年龄的妇女；②常为早期，Ⅰ期、Ⅱ期患者占 80%；③在临床上有一定的恶性上皮卵巢癌的组织学特征，但缺少可确认的间质浸润，恶性程度较低；④对化疗不敏感；⑤多为晚期复发；⑥复发多为卵巢交界性瘤。根据上述特点，通常可切除一侧附件而保留生育功能，对于Ⅰ期患者可不进行分期手术，术后多不需用化疗。交界性卵巢肿瘤双侧的发生率为 38%。对于双侧交界性卵巢肿瘤，只要有正常卵巢组织存在，也可进行肿瘤切除而保留生育功能。期别较晚的交界性卵巢肿瘤如无外生乳头结构及浸润种植也可考虑保留生育功能的手术治疗。

（1）处理原则　手术为交界性肿瘤的最重要、最基本的治疗，手术范围视患者年龄、生育状况及临床分期而定。

①早期、年轻、有生育要求者　切除患侧附件，对侧剖探，腹腔冲洗液细胞学检查及腹膜多点活检，保留生育功能。

②晚期、年龄大或无生育要求者　行全子宫及双侧附件切除，大网膜、阑尾切除或施行肿瘤细胞减灭术。

（2）原则上不给予术后辅助化疗，但亦有资料表明，对期别较晚、有浸润性种植和 DNA 为非整倍体的卵巢交界性肿瘤，术后也可施行 3 ~ 6 个疗程正规化疗（方案同"卵巢上皮癌"）。辅助化疗能否减少复发，提高患者生存率还有待证实。

（3）预后与复发　交界性瘤恶性程度低、预后好，复发晚，复发率随时间推移而增加。交界性瘤复发，绝大多数病理形态仍为交界性，再次手术仍可达到较好结果。

（4）随访　前 3 年每 3 ~ 6 个月随访一次，以后则每年一次。

3. 卵巢癌

以手术为主，辅以化疗等综合治疗。

（1）手术治疗　一经怀疑为卵巢恶性肿瘤应尽早手术。

根据分期、患者全身情况决定手术范围如下：①早期病例行全面分期探查术，包括：全面盆腹腔探查；腹腔细胞学（腹水或盆腔、结肠侧沟、上腹部冲洗液）；大网膜切除；全子宫和双附件切除（卵巢动静脉高位结扎）；仔细探查及活检（粘连、结扎及可疑部位，特别是结肠侧沟、膈肌和肠系膜等）；同时行腹膜后淋巴结及腹主动脉旁淋巴结切除术。②Ⅱ期以上晚期病例行肿瘤细胞减灭术，使肿瘤残留病灶直径缩小到1cm以下，其手术方法和范围是：足够大的直切口；腹水或腹腔冲洗液细胞学检查；全子宫双附件或盆腔肿物切除，卵巢动静脉高位结扎；从横结肠下缘切除大网膜，注意肝、脾区转移并切除；膈肌、结肠侧沟、盆壁腹膜、肠系膜及子宫直肠陷凹转移灶切除及多点活检；肝、脾转移处理；腹主动脉旁及盆腔淋巴结切除；阑尾切除（黏液性肿瘤）及肠道转移处理。③"间歇性"或间隔肿瘤细胞减灭术：对于某些晚期卵巢癌病灶估计难以切净或基本切净，则先用2~3个疗程（不满6个疗程，或称非全疗程）化疗，再行肿瘤细胞减灭术。

保留生育功能的保守性手术（保留卵巢）的手术应谨慎和严格选择，仅用于符合下列条件者：①临床ⅠA期；②分化好的（G1）浆液性、黏液性、内膜样肿瘤；③对侧卵巢外观正常、活检阴性；④腹水细胞学阴性，"高危区域"（子宫直肠陷凹、结肠侧沟、肠系膜、大网膜和腹膜后淋巴结）探查及活检均阴性；⑤年轻要求生育；⑥有条件随访，在完成生育后再切除子宫及对侧卵巢。但对卵巢生殖细胞肿瘤，不论期别早晚，均可实行保留生育功能的手术。

（2）化疗　化疗是晚期卵巢癌的重要治疗措施，一定要及时、足量、规范。对于进行了最大限度的肿瘤细胞减灭术或瘤体很小的患者更为有效。卵巢癌化疗包括术前新辅助化疗及术后化疗。化疗疗程视病情而定，一般需6~8个疗程。

1）常用化疗方案如下：上皮性卵巢癌的化疗以TP（紫杉醇/多烯紫杉醇、卡铂/顺铂）、PC（卡铂/顺铂、环磷酰胺）和PAC（卡铂/顺铂、阿霉素、环磷酰胺）方案作一线方案。二线化疗药物较多，但并没有首选的化疗方案。可选用的药物有：紫杉醇、楷莱、健择、多烯紫杉醇、拓扑替康、依托泊苷、异环磷酰胺和六甲嘧胺等。

2）腹腔化疗对卵巢癌的治疗价值近来受到重视。此外，在卵巢癌的治疗中腹腔化疗还可用于：

①首次手术后较小的残留灶（微小残留灶，最大直径<0.5~1cm）。

②具有高危因素的早期患者（Ⅰ期G2、G3，N期），以治疗上腹部可能的微小病灶。

③对具有高危险复发因素的患者（M期，低分化G3），在获病理完全缓解后的巩固治疗。

④二次探查阳性的补救治疗。

⑤术前控制大量腹水。

3）卵巢癌的先期化疗　即新辅助化疗，是指在明确诊断卵巢癌后，选择相应有效的化疗方案给予患者有限疗程的化疗，然后再行肿瘤细胞减灭术。新辅助化疗一般为2~3个疗程。

①新辅助化疗目的　减少肿瘤负荷；提高手术质量；改善患者预后。

②新辅助化疗的先决条件　明确的病理诊断；明确病变程度和范围。

③新辅助化疗的方法　腹腔化疗；动脉化疗；静脉化疗。

④新辅助化疗的临床意义　主要是可以明显改善于术质量，提高手术彻底性。

4）注意事项：

①顺铂有肾毒性，化疗前需水化，补液 3000ml 左右，保证尿量≥2500ml。

②泰素可引起过敏反应，化疗前应用抗过敏药，化疗期间行心电监护，泰素应先于顺铂应用，间隔 1 小时。

③此外，妇科肿瘤治疗中较易引起输液反应的药物还有：卡铂、顺铂、奥沙利铂、多西他赛和多柔比星脂质体。

（3）激素治疗　内膜样癌可用孕酮类药物与化疗联合应用，己酸孕酮 500mg，肌内注射，每周 2 次；或甲羟孕酮片 250mg，每日 1～2 次；或甲地孕酮片 160mg，每日 1～2 次，连用 6 个月～1 年。

【随访与监测】

1. 病情监测

卵巢癌易于复发，应长期予以随访和监测。随访和监测内容如下：

（1）临床症状、体征、全身及盆腔检查，强调每次随诊盆腔检查的重要性。

（2）肿瘤标志物　CA125、AFP、HCG。

（3）影像检查　B 超、CT 及 MRI（有条件者）。

（4）正电子发射显像（PET）（有条件者）。

（5）类固醇激素测定　雌激素、孕激素及雄激素（对某些肿瘤）。

2. 术后随访

术后 1 年，每月 1 次；术后 2 年，每 3 个月 1 次；术后 3 年，每 6 个月 1 次；3 年以上者，每年 1 次。

【诊断与治疗】

1. 复发卵巢癌的定义及诊断

（1）复发指经过满意的肿瘤细胞减灭术和正规足量的化疗达到临床完全缓解，停药半年后临床上再次出现肿瘤复发的证据，视为复发。

（2）未控指虽然经过肿瘤细胞减灭术和正规足量的化疗，但肿瘤仍进展或稳定，二探手术发现残余灶，或停化疗半年之内发现复发证据，均视为未控。

（3）卵巢癌复发的迹象和证据：

①CA125 升高。

②出现胸腹水。

③体检发现肿块。

④影像学检查发现肿块。

⑤不明原因肠梗阻。

只要存在上述中的两项就要考虑肿瘤复发。复发的诊断最好有病理的支持。

2. 复发卵巢癌的分型

（1）化疗敏感型　定义为对初期以铂类药物为基础的治疗有明确反应，且已经达到临床缓解，停用化疗 6 个月以上病灶复发。

（2）化疗耐药型　定义为患者对初期的化疗有反应，但在完成化疗相对短的时间内证实复发，一般认为完成化疗后 6 个月内的复发应考虑为铂类药物耐药。

（3）难治型　难治型是指对化疗没有产生最小有效反应的患者，包括在初始化疗期间肿瘤稳定或肿瘤进展者。大约发生于 20% 的患者，这类患者对二线化疗的有效反应率最低。

3. 卵巢癌复发的治疗

（1）治疗前的准备　详细复习病史包括：①手术分期；②组织学类型和分级；③手术的彻底性；④残余瘤的大小及部位；⑤术后化疗的方案、途径、疗程、疗效；⑥停用化疗的时间；⑦出现复发的时间等。

（2）对复发性卵巢癌进行分型，对复发灶进行定位分析。

（3）对患者的生活状态（PS）进行评分，对患者重要器官的功能进行评估。

（4）治疗原则　目前认为对于复发性卵巢癌的治疗目的是姑息性的，在制定治疗方案时要充分考虑到患者的生存质量和各种治疗方案的不良反应。在制订二线化疗方案时，常把耐药型和难治型卵巢癌考虑为一组，而对铂类药物敏感的复发癌常被分开考虑。

①化疗敏感型的治疗，停用化疗时间越长，再次治疗缓解的可能性越大，对这类患者的治疗应该采取积极的态度。对于 >12 个月复发的孤立可切除病灶，可考虑先行手术切除，然后再化疗；也可考虑先行化疗 2 个疗程再手术，然后化疗。化疗可采用与一线相似的方案，也可选择目前较为明确有效的二线药物和方案。

②耐药和难治型的患者治疗效果很不理想，除了为解除肠梗阻外，一般不考虑手术治疗。主要是选用目前较为明确有效的二线化疗药物和方案。化疗的疗程一般不少于 2 个，不超过 8 个。

③手术对复发性卵巢癌的治疗价值尚未确定，手术的指征和时机还存在一些争论。复发性卵巢癌的手术主要用于解除肠梗阻、切除孤立的复发灶。但要求患者年龄较轻，有很好的生活状态评分，对先前的化疗有很好的反应。在上述情况下进行再次肿瘤细胞减灭术可达到预期的治疗目的，对患者有益。

④卵巢癌复发合并肠梗阻的治疗　肠梗阻是复发性卵巢癌患者最常见和最难处理的问题。化疗对大部分肠梗阻患者的疗效不佳，姑息性的保守治疗是较为合适的选择（激素、止痛药、止吐药、胃肠减压和 TPN 等）。选择手术治疗应该谨慎，多处梗阻和多个复发灶手术很难奏效，而且并发症很多（10% ~15% 的患者将会在手术后 8 周内死亡，40% 的患者手术没有任何效果）。对孤立的复发灶，仅一个部位的梗阻和对化疗敏感的患者手术可能会有一定的疗效，对肠梗阻患者进行评分有助于临床医师决定是否进行手术。

⑤开始治疗的时机和指征　临床上有下列情况可考虑开始进行复发性卵巢癌的治疗：临床上有症状，临床或影像学检查有复发的证据，伴有（或）不伴有 CA125 的升高；临床上没有症状，但 CA125 升高，临床或影像学检查发现 >（2 ~3）cm 的复发灶；虽然没有临床和影像学检查的复发证据，但有症状和 CA125 的明显升高；系列测定 CA125 持续升高，除外其他 CA125 升高的原因。

第三节 卵巢生殖细胞肿瘤

卵巢生殖细胞肿瘤是指来源于胚胎性腺的原始生殖细胞而具有不同组织学特征的一组肿瘤。发病率仅次于卵巢上皮性肿瘤，除卵巢成熟性畸胎瘤为良性外，其他类型均为恶性。主要的组织病理分类如下：未成熟畸胎瘤、无性细胞瘤、卵黄囊瘤、胚胎癌、绒癌、混合型恶性生殖细胞肿瘤。其临床特点：①多发生于年轻的妇女及幼女。②多数生殖细胞肿瘤是单侧的。③即使复发也很少累及对侧卵巢和子宫。④有很好的肿瘤标志物（AFP、HCG）。⑤对化疗敏感。

近年来，由于找到有效的化疗方案，使其预后大为改观。卵巢恶性生殖细胞肿瘤的 5 年存活率分别由过去的 10% 提高到目前的 90%。大部分患者可行保留生育功能的治疗。

一、卵巢畸胎瘤

畸胎瘤是最常见的卵巢生殖细胞肿瘤，由多胚层组成，偶有单胚层成分，分成熟性（良性）和未成熟性（恶性），成熟性畸胎瘤多为单侧，中等大小，内为皮肤、毛发和油脂成分，也可见骨骼和牙齿，其头结部分可恶变为鳞癌。未成熟畸胎瘤主要为原始神经组织，它有恶性程度逆转的特征。

【诊断标准】

1. 临床表现

（1）因肿瘤性质而异，成熟性畸胎瘤常无症状，仅在妇科检查或 B 超检查时发现。

（2）腹胀、腹块　随肿瘤生长出现腹胀、腹块，恶性者肿块生长迅速，短期内增大，可伴腹水。

（3）腹痛　畸胎瘤发生蒂扭转时可产生剧烈腹痛。肿瘤穿破包膜可引起腹痛。

（4）压迫症状　肿瘤增大压迫邻近器官引起尿潴留、排便困难等。

（5）恶病质　晚期恶性肿瘤患者出现消瘦、贫血、发热等症状，转移灶症状。病情发展快。

（6）腹部检查　可扪及肿块，大小不一，多为中等大小，多呈实性。腹水征可呈阳性。

（7）妇科检查　子宫一侧扪及肿块，偶为双侧性，中等大小，实性或呈不均质。

2. 辅助检查

（1）X 线检查盆腔平片可显示畸胎瘤内有骨骼及牙齿阴影。

（2）B 超检查提示肿瘤都位、大小、性质。可显示囊内骨骼、牙齿、实质性光团等特有图像。

（3）腹水细胞学检查找癌细胞。

（4）血清 AFP 测定　合并有卵黄囊瘤成分者 AFP 常呈阳性。

（5）病理组织学检查　这是诊断的依据。

3. 分期

见本章第二节"原发性卵巢恶性肿瘤的临床分期"。

【治疗原则】

1. 手术治疗

（1）成熟性畸胎瘤行患侧附件切除术或肿瘤剥出术，并应检查对侧卵巢。术中剖视标本，可疑恶性者送冷冻切片检查。

（2）未成熟性畸胎瘤 由于绝大部分患者是希望生育的年轻女性，常为单侧卵巢发病，即使复发也很少累及对侧卵巢和子宫，更为重要的是卵巢恶性生殖细胞肿瘤对化疗十分敏感。因此，手术的基本原则是无论期别早晚，只要对侧卵巢和子宫未受肿瘤累及，均应行保留生育功能的手术，既仅切除患侧附件，同时行全面分期探查术。对于复发的卵巢生殖细胞肿瘤仍主张积极手术。

2. 化疗

（1）BEP 方案（博来霉素、依托泊苷、顺铂）是生殖细胞肿瘤最有效的化疗方案。除了ⅠA 期1级的未成熟畸胎瘤，都应该进行3~6个疗程的 BEP 化疗。有肿瘤标志物升高的患者，化疗应持续至肿瘤标志物降至正常后2个疗程。

（2）其他如 VAC 方案（长春新碱、更生霉素、环磷酰胺）、PVB 方案（顺铂、长春新碱、博来霉素或平阳霉素）也可选择使用，疗程间隔3~4周。

（3）注意博来霉素及平阳霉素可引起肺纤维化，成人终生剂量为360mg，用药时建议行肺功能检查。

3. 随访

参见"上皮性癌"。

二、卵巢无性细胞瘤

卵巢无性细胞瘤是卵巢生殖细胞肿瘤的一种，为中度恶性的卵巢实质性肿瘤，好发于青春期及育龄女性。

【诊断标准】

1. 临床表现

（1）腹胀、腹痛 开始时症状不明显，随肿瘤发展而出现症状。

（2）腹块 下腹肿块多为实性、中等大小。少数可伴腹水。

（3）妇科检查 子宫一侧或双侧发现实质性肿块，中等大小。多数病例性发育正常。

2. 辅助检查

（1）B 超检查 显示子宫一侧或双侧实质性肿块。

（2）病理组织学检查 是诊断依据。必须注意有无与其他类型生殖细胞肿瘤混合存在。

3. 临床分期

见本章第二节"原发性卵巢恶性肿瘤的临床分期"。

【治疗原则】

治疗原则以手术为主，辅以化疗或放疗。

1. 手术治疗

（1）手术时首先详细探查，包括腹腔冲洗液找肿瘤细胞；盆、腹腔脏器及腹膜淋巴结探查，横膈、腹膜及大网膜多点活检，以准确地做出临床分期。

（2）Ⅰ期患者行全子宫及双侧附件切除术，并行腹膜后淋巴结清扫术。

（3）Ⅱ期以上患者行肿瘤细胞减灭术。

（4）符合下列条件的年轻患者可考虑行患侧附件切除术。①肿瘤局限于一例卵巢，包膜完整、无粘连、无破裂。②肿瘤直径小于10cm。③纯无性细胞瘤。④无腹水，腹腔冲洗液未找到恶性细胞。⑤无卵巢外肿瘤证据。⑥无淋巴结转移，对侧卵巢剖视正常。⑦无性腺发育不良。⑧要求保留生育功能，且有随访条件者。

2. 化学治疗

无性细胞肿瘤对化疗敏感，通过化疗，同样可达到放疗的治疗效果。常用化疗方案BEP、VAC和PVB方案。以上方案酌情选用，疗程间隔4周。若病情稳定，总疗程一般为6个疗程。

3. 放射治疗

无性细胞瘤对放疗最敏感，但由于无性细胞瘤的患者多年轻，要求保留生育功能，目前放疗已较少应用。对复发的无性细胞瘤，放疗仍能取得较好疗效。晚期、复发或有远处转移者，除手术外可加用放射治疗。

第四节　卵巢性索间质肿瘤

卵巢性索间质肿瘤占卵巢恶性肿瘤的5%～8%，成人型颗粒细胞肿瘤（95%）发生在绝经期，发病的平均年龄是50～53岁。青少年型颗粒细胞肿瘤（5%）发生在20岁之前。颗粒细胞瘤常产生雌激素，75%的病例与假性性早熟有关，25%～50%的中老年女性病例与子宫内膜增生过长有关，5%与子宫内膜腺癌有关。支持细胞－间质细胞瘤属低度恶性，通常发生在30～40岁妇女，多数是单侧发生。典型的支持细胞－间质细胞肿瘤会产生雄激素，70%～85%的病例会有临床男性化的表现。虽然该类肿瘤多有性激素刺激的症状，但每一种性索间质肿瘤的诊断完全是根据肿瘤的病理形态，而不以临床内分泌功能及肿瘤所分泌的特殊激素来决定。

【诊断标准】

1. 临床表现

（1）下腹部肿块，实质性。

（2）内分泌紊乱　根据肿瘤产生激素不同而表现不一。支持细胞－间质细胞瘤患者常表现男性化：毛发增生、出现胡须、阴蒂肥大、声音低沉。颗粒－卵泡膜细胞瘤因产生雌激素而表现女性化表现。青春期表现性早熟，乳房增大，阴毛及腋毛出现，内、外生殖器发育，无排卵月经；生育期妇女表现为不规则阴道流血，或短期闭经后有大量阴道流血；绝经后妇女则出现绝经后阴道流血。

（3）腹胀、腹痛　巨大肿瘤可使腹部膨胀，腹块或腹水引起腹胀。较大肿瘤可引起下腹隐痛或产生压迫症状。肿瘤包膜破裂、蒂扭转则引起急腹痛。

（4）其他症状　有的患者可伴梅格斯综合征，有胸腔积液、腹水。伴环状小管的性索瘤常合并口唇黏膜黑色素沉着－胃肠道息肉综合征。

（5）妇科检查　发现子宫一侧肿块，实性或囊实性，大小不一，多为中等大。

2. 辅助检查

（1）B超检查　显示肿块来源、大小、性质。

（2）激素测定有助诊断　颗粒－卵泡膜细胞瘤患者血、尿雌激素水平升高，支持细胞－间质细胞瘤患者血睾酮、尿17－酮升高。

（3）阴道涂片　颗粒－卵泡膜细胞瘤患者阴道涂片显示雌激素影响，成熟指数右移。

（4）诊断性刮宫　了解雌激素对子宫内膜的影响，并可除外子宫内膜增生过长及子宫内膜癌。

（5）病理组织学检查　可明确诊断。

3. 临床分期

见本章第二节"原发性卵巢恶性肿瘤的临床分期"。

【治疗原则】

1. 手术治疗

手术是基本治疗方法，手术范围则按肿瘤性质、患者年龄及对生育要求考虑。多数性索间质肿瘤（如纤维瘤、泡膜细胞瘤、支持细胞瘤、硬化性间质瘤等）是良性的，应按良性卵巢肿瘤处理。有些是低度或潜在恶性的（如颗粒细胞瘤、间质细胞瘤、环管状性索间质瘤等），处理方案如下。

（1）由于多数肿瘤是单侧发生，对于早期、年轻的患者可行单侧附件切除术及分期手术，保留生育功能。

（2）对于期别较晚或已经完成生育的年龄较大患者，适合行全子宫双附件切除（TAH/BSO）进行手术分期，或行肿瘤细胞减灭手术。

2. 化学治疗

仅在存在低度恶性转移灶和残余肿瘤的时候才有化疗的指征。可以使用4~6个周期的BEP、VAC、PAC。因为分化不良的或Ⅱ期或以上期别的支持细胞－间质细胞肿瘤更有可能复发，所以术后需要行辅助化疗。

3. 随访

因为这类肿瘤多数具有低度恶性、晚期复发的特点，故应坚持长期随诊。

4. 患者预后

颗粒细胞肿瘤的10年存活率为90%，20年存活率为75%。支持细胞－间质细胞肿瘤的5年存活率为70%~90%。

第五节　卵巢转移性肿瘤

身体任何部位的恶性肿瘤均可转移到卵巢，最常见的原发肿瘤部位为乳房、胃肠道，其次为生殖道、泌尿道及身体其他部位。

【诊断标准】

1. 病史

胃病史（如胃痛、胃饱胀、反酸、呕血等），肠道疾病史（如慢性腹泻、黑粪等），胃肠道肿瘤手术史，乳癌手术史。

2. 临床表现

（1）腹胀、腹块　常为双侧性肿块，生长迅速，伴腹痛、腹坠胀。

（2）腹水　较晚期患者常有腹水，少数伴胸水。大量胸腹水可产生压迫症状，如下肢水肿、呼吸困难等。

（3）内分泌症状　因肿瘤可产生雌激素或雄激素，少数患者有月经失调或绝经后阴道流血，或男性化表现。

（4）晚期可出现消瘦、贫血、疲乏等恶病质表现。

（5）腹部检查　可扪及下腹肿块，多为双侧性、实性，表面尚光、活动。伴腹水者腹部转移性浊音阳性。

（6）妇科检查　扪及子宫旁双侧性肿块，实质性，表面尚光滑，活动。伴腹水者肿块可有漂浮感。

3. 辅助检查

（1）B超检查　双侧卵巢呈实质性肿块，表面光，周围无粘连，伴腹水。

（2）胃肠道钡餐造影、胃镜、纤维结肠镜检查可发现原发肿瘤。

（3）病理组织学检查可明确诊断。

【治疗原则】

（1）治疗原发肿瘤。

（2）目前多主张手术切除全子宫及双侧附件，加大网膜切除，以延长患者生命；广泛转移或恶病质者不宜手术。术后采用以氟尿嘧啶为主的联合化疗，常用方案为顺铂、丝裂霉素和氟尿嘧啶联合应用。

第十一章　输卵管肿瘤

第一节　输卵管良性肿瘤

输卵管良性肿瘤较恶性肿瘤更少见。输卵管原发性良性肿瘤来源于副中肾管或中肾管。输卵管良性肿瘤的组织类型繁多，其中以输卵管腺瘤样瘤常见，其他如乳头状瘤、血管瘤、平滑肌瘤、畸胎瘤等均罕见，由于肿瘤体积小，通常无症状，术前难以诊断，预后良好。

【诊断标准】

1. 临床表现

（1）不育为常见症状，在生育年龄伴有不生育者。输卵管腺样瘤多见于生育年龄妇女，80%以上同时患有子宫肌瘤。

（2）阴道排液增多，浆液性，无臭。

（3）急腹痛及腹膜刺激症状　当肿瘤较大时如发生输卵管扭转，或肿瘤破裂，或输卵管梗阻，多量液体通过时可引起腹绞痛。

（4）妇科检查　肿瘤较小者检查不一定扪及，稍大时可触及附件区肿块。

2. 辅助检查

（1）B超显像检查　不同的肿瘤表现出不同的图像。

（2）腹腔镜检查　直视下见到输卵管肿瘤即可诊断。

（3）病理检查　手术切除标本送病理，即可明确诊断。

【治疗原则】

手术治疗：输卵管切除术或者肿瘤剥除术。

第二节　输卵管恶性肿瘤

输卵管癌是发生于输卵管上皮的恶性肿瘤，较少见。分为输卵管原发肿瘤和输卵管继发肿瘤，本节只对输卵管原发肿瘤讲解，输卵管原发恶性肿瘤多发生于绝经后期，包括原发性输卵管腺癌（简称卵管癌），其他诸如鳞癌、肉瘤、恶性中胚叶混合瘤及癌肉瘤相对罕见。发病的平均年龄为52岁，5年生存率约为5%～40%。

【诊断标准】

1. 临床表现

（1）早期无症状。70%有慢性输卵管炎史，50%有不孕史。

（2）阴道排液或阴道流血　这是输卵管癌最常见的症状，排液呈浆液性黄水，一般无臭味，有时呈血性，量可多可少，常呈间歇性排液。

（3）下腹疼痛　多发生在患侧，为钝痛，以后渐加剧或呈痉挛性绞痛。大量阴道排液流出后，疼痛可缓解，肿块也有缩小，称外溢性输卵管积液。

（4）腹块　患者扪及腹部有块物。

（5）妇科检查　①子宫一般为正常大小，在其一侧或双侧可扪及肿块，大小不一，实性或者囊实性，表面光滑或者结节状。②腹水症　腹部膨隆有波动感，转移性浊音阳性。

2. 辅助检查

（1）诊断性刮宫　旨在除外宫颈管及宫腔病变。

（2）腹腔镜检查　可见到增粗的输卵管，外观如输卵管积水，呈茄子状形态，有时可见到赘生物，伞端封闭或者部分封闭。

（3）B超检查　在子宫一侧可见茄子形或腊肠形肿块，边缘规则或者不规则，中间可见实性暗区，晚期时可见腹水。

（4）CT检查　观察盆腔肿物，以确定肿块性质、部位、大小、形状，一般1cm大小肿瘤即可测出。

3. 临床分期

同"卵巢癌的临床分期"（FIGO，2009年）。

【治疗原则】

输卵管癌的转移途径与卵巢癌基本相同，故输卵管癌应按卵巢癌的治疗方法。其治疗原则是以手术为主的综合治疗。

1. 手术治疗

强调首次手术应尽量彻底。Ⅰ期可行全子宫及双附件切除术及大网膜切除术。Ⅱ期及其以上者应行肿瘤细胞减灭术，包括全子宫及双附件切除、大网膜切除、阑尾切除及盆腔和腹主动脉旁淋巴结清扫术。

2. 化疗

同"卵巢癌"。应用包含铂类的联合化疗。

3. 放射治疗

对于存在孤立病灶的输卵管癌，可考虑盆腔局部放射线照射。

4. 激素治疗

输卵管与子宫均起源于中肾旁管（苗勒管），对卵巢激素有周期性反应，所以肿瘤细胞ER、PR阳性，可应用抗雌激素药物及长效孕激素治疗。

5. 随访

同"卵巢癌"。

第十二章　妊娠滋养细胞疾病

妊娠滋养细胞疾病是一组来源于胎盘绒毛滋养细胞的疾病，主要包括葡萄胎、侵蚀性葡萄胎、绒毛膜癌（简称：绒癌）和胎盘部位滋养细胞肿瘤。

葡萄胎多被认为是滋养层发育异常，其病理特点和生物学行为不同于其他肿瘤，为良性疾病。妊娠滋养细胞肿瘤系指妊娠滋养疾病中除葡萄胎以外的全部病变。

非妊娠性绒癌是生殖细胞肿瘤，女性常为卵巢原发绒癌，是性腺或生殖道外的原发绒癌，不是妊娠滋养细胞疾病。

第一节　葡萄胎

葡萄胎是指妊娠后胎盘绒毛滋养细胞异常增生，绒毛呈水肿变性，转变成水疱，水疱间相连成串，形如葡萄得名。分为两类。①完全性葡萄胎　多见胎盘绒毛全部受累，无胎儿及其附属物，恶变率高；②部分性葡萄胎　仅部分胎盘绒毛发生水疱状变性，胎儿多已死亡，有时可见较孕龄小的活胎或畸胎，极少有足月胎儿诞生，恶变率低。葡萄胎有家庭易感性及再发倾向。

【诊断标准】

1. 临床表现

（1）停经史及阴道流血　一般停经 2 个月后出现阴道流血。一般为少量，不规则流血，以后逐渐增多；亦可突然大量流血。血块中可见水疱样组织，可继发贫血或感染。

（2）妊娠高血压综合征　部分患者有妊娠剧吐。亦可见水肿、高血压、蛋白尿等。

（3）下腹痛　当葡萄胎迅速增长，子宫急速膨大时引起下腹胀痛。

（4）急腹痛　卵巢黄素囊肿一般无症状，但偶尔有急性扭转而出现腹痛。

（5）甲状腺功能亢进　见少数患者，约占 10%。

（6）妇科检查　①子宫颈变软或呈紫蓝色。②子宫异常增大　约半数患者子宫大于相应月份的正常妊娠，与停经月份相符及小于停经月份者约各占 1/4。子宫异常增大或者常较软，可呈球形，下段膨隆。

2. 辅助检查

（1）血或尿 β-HCG 较正常妊娠明显升高。

（2）B 型超声检查　见宫腔内充满雪花状回声，或呈蜂窝状图像，测不到胚胎及胎盘（部分性葡萄胎除外）。

（3）多普勒超声　仅能听到子宫血流杂音，探测不到胎心。

【治疗原则】

1. 清除宫腔内容物

葡萄胎确诊后应即吸宫终止，吸宫前建立静脉通道，补液。采用较大口径吸管

（如 8 号），负压 400～500mmHg。吸宫先自宫腔中央部分开始，宫口扩大，吸宫开始后方可静脉滴注缩宫素，以防滋养细胞进入血管。对于子宫小于 12 孕周的尽量一次清宫干净，大于 12 孕周的子宫一般于 1 周后行二次刮宫，每次刮出物均需送病理检查。如第二次刮宫有散在而非成片的滋养细胞，并非第 3 次刮宫指征。判断有否残留的根据：①阴道流血；②超声检查宫腔有否残留物；③血 β－HCG 下降情况。

有发热、子宫压痛等感染迹象时，吸宫前后抗感染治疗，并于吸宫时做宫腔细菌培养。

2. 黄素囊肿的处理

黄素囊肿可自行消退，如有扭转，也可在 B 超或腹腔镜下穿刺吸液，多可自然复位。若扭转时间较长，血运恢复不良，则剖腹或腹腔镜下行患侧附件切除术。

3. 预防性化疗

（1）适应证　一般认为符合下述条件之一者应行预防性化疗：①年龄 >40 岁；②子宫明显大于停经月份，葡萄胎排出前 HCG 值异常升高；③合并一侧或双侧 >6cm 黄素化囊肿的患者。

（2）化疗药物　采用单一药物。①甲氨蝶呤－四氢叶酸方案　按每天 1.0mg/kg，深部肌内注射，第 1、3、5、7 天隔日用药 1 次。在 MTX 给药后 24 小时，第 2、4、6、8 天按每天 0.1mg/kg 肌内注射四氢叶酸，8 天为 1 个疗程，疗程间隔为 12～14 天。②MTX 0.3～0.4mg/kg，静脉注射，每日 1 次，共 5 日，间隔 10～14 天重复。③更生霉素 8μg/kg，静脉滴注，每日 1 次，共 5 日，间隔 12～14 天。

如一疗程后 β－HCG 未恢复正常，2 周后重复化疗，直到正常。

4. 随访

（1）清宫后每周测 β－HCG 直至正常。术后 3 个月内每周 1 次，以后 3 个月内每月 1 次直至 1 年，第 2 年每半年 1 次，至 2 年。复查时还应注意有无阴道流血或咯血等转移症状。妇科检查时应注意有无阴道转移，并做 B 超及胸片检查。

（2）葡萄胎中止后应避孕 1 年。

（3）避孕措施以阴茎套或宫颈帽为宜。

第二节　侵蚀性葡萄胎和绒毛膜癌

侵蚀性葡萄胎又称恶性葡萄胎。它和良性葡萄胎不同之处是：良性葡萄胎的病变局限于子宫腔内，而侵蚀性葡萄胎的病变则已侵入肌层或转移至近处或远处器官。肌层内的葡萄组织继续发展，可以穿破子宫壁，引起腹腔内大出血，也可侵入阔韧带内形成宫旁肿物。经血运可转移至阴道、肺甚至脑部而造成不良预后。

绒毛膜癌可继发于葡萄胎、流产、早产及足月产，甚至异位妊娠后，恶性程度高，早期发生肺转移，以至脑、肝、肾等。镜下无绒毛结构，早期绒癌经化疗后预后好，且可保留生育功能。但极晚期及复发者预后较差。

【诊断标准】

1. 病史

曾有葡萄胎、流产、早产、宫外孕或足月产的病史。

2. 临床表现

（1）不规则阴道流血　侵蚀性葡萄胎于葡萄胎清宫后持续或间隔数个月经周期后发生，多发生在葡萄胎术后半年内。绒癌的阴道流血则在产后或流产后，在葡萄胎排空后间隔时间较长（常超过 1 年）出现。亦可表现出一段时间月经正常，以后发生停经或闭经，然后出现阴道流血。有时子宫原发灶已消失而继发灶发展，则可无阴道流血。

（2）腹痛　癌灶侵及子宫壁或肌层，或子宫腔积血可引起下腹胀痛；也可由癌灶穿破子宫或脏器转移灶破裂而致急腹症。

（3）盆腔肿块　子宫内病灶长大，阔韧带血肿，或卵巢黄素囊肿形成，可于下腹部扪及肿块。

（4）病灶侵及肺与支气管症状　多有咳嗽、咯血，若阻塞支气管则形成肺不张。转移灶近胸膜，出现胸痛及血胸。急性肺栓塞表现为肺动脉高压及呼吸循环功能障碍。

（5）阴道转移灶　多位于阴道下段前壁，为紫红色结节，破溃后可引起大出血。

（6）脑转移　早期可出现一过性意识丧失；以后有头痛、呕吐、抽搐、偏瘫以至昏迷等症状。

（7）妇科检查　①外阴、阴道　注意外阴前庭，阴道壁有否转移结节。病灶损伤易致大量出血。②子宫　软、增大，表现不规则，近浆膜的局部病灶突起，易破裂，检查应轻柔。③三合诊　有时可扪及附件区卵巢黄素囊肿。

3. 辅助检查

（1）血 β - HCG 测定　葡萄胎完全清除后，血 HCG 水平将逐渐下降。正常情况下，血 HCG 水平一般在葡萄胎清除术后 8 ~ 12 周降至正常范围，如超过 12 周血 HCG 未降至正常，或下降后又上升，此时在除外残余葡萄胎的情况下，即应考虑到发生恶变的可能。研究还表明，不同成分 HCG 的含量高低亦可作为预后判断的指标。葡萄胎患者中，如果血清游离 β - HCG/HCG 比值较高，恶变的可能性较明显增加。

（2）B 超诊断　子宫肌层浸润为密集不均匀光点。同时可观察卵巢黄素囊肿。

（3）病理特点　侵蚀性葡萄胎的病理特点为葡萄胎组织侵蚀子宫肌层或其他部位。葡萄胎组织的肌层侵蚀可以是浅表的，也可以蔓延到子宫壁，导致穿孔并累及韧带和附件。由于这种病变的破坏性较强且绒毛较小，肉眼观察并不总能看到葡萄状囊泡。当绒毛和滋养细胞造成子宫肌层和子宫外组织器官的破坏性侵犯时，侵蚀性葡萄胎的组织病理学诊断即可成立。

（4）胸部 X 线检查　应为常规，早期转移仅见纹理增强及分布紊乱，典型者为棉球样阴影，亦可呈片状阴影。

（5）CT、MRI 检查　适用于脑、肝等转移的诊断，盆、腹腔其他部位转移灶亦可选择应用。

4. 临床分期及预后评分标准

我国宋鸿钊教授根据该肿瘤的发展过程，于 1962 年即提出了解剖临床分期法（表 12 - 1），并于 1985 年由 WHO 推荐给国际妇产科联盟（FIGO），经修改后于 1992 年正式采用为国际统一临床分期标准。FIGO 于 2000 年审定并通过的新的分期及预后评分标准（表 12 - 2，表 12 - 3）中，其基本框架仍按宋鸿钊教授提出的解剖分期标准，分为

Ⅰ、Ⅱ、Ⅲ、Ⅳ期，删除了原有的 a、b、c 亚期，但以修改后的 FIGO 评分替代。临床诊断时应结合解剖分期与预后记分，如一患者为绒癌脑转移，预后评分为 16 分，则诊断时应标注为绒癌Ⅳ：16。该分期与评分系统更加客观地反映了滋养细胞肿瘤患者的实际情况，在疾病诊断的同时更加简明地指出了患者除分期之外的病情轻重及预后危险因素。一些期别较早的患者可能存在较高的高危因素，而一些期别较晚的患者可能仍属于低危组。诊断时新的分期与评分系统的结合，更有利于患者治疗方案的选择及对预后的评估。

表 12 - 1　宋鸿钊教授提出的滋养细胞肿瘤临床分期

期别	定义
Ⅰ期	病变局限于子宫
Ⅱ期	病变超出子宫但局限于生殖器官
ⅡA 期	转移至宫旁组织或附件
ⅡB 期	转移至阴道
Ⅲ期	病变转移至肺，伴或不伴生殖道转移
ⅢA 期	转移瘤直径小于 3cm 或片状阴影不超过一侧肺之半
ⅢB 期	转移灶超过上述范围
Ⅳ期	病变转移至脑、肝、肠、肾等其他器官

表 12 - 2　滋养细胞肿瘤解剖分期标准（FIGO，2000 年）

期别	定义
Ⅰ期	病变局限于子宫
Ⅱ期	病变超出子宫但局限于生殖器官（宫旁、附件及阴道）
Ⅲ期	病变转移至肺伴或不伴有生殖道转移
Ⅳ期	病变转移至脑、肝、肠、肾等其他器官

表 12 - 3　滋养细胞肿瘤预后评分标准（FIGO，2000 年）

预后因素	计分			
	0	1	2	4
年龄（岁）	<39	>39		
末次妊娠	葡萄胎	流产	足月产	
妊娠终止至化疗开始的间隔（月）	<4	4~6	7~12	>12
HCG（IU/L）	$<10^3$	$10^3 \sim 10^4$	$10^4 \sim 10^5$	$>10^5$
肿瘤最大直径（cm）		3~4	>5	
转移部位		脾、肾	胃肠道	脑、肝
转移瘤数目*		1~4	4~8	>8
曾否化疗			单药化疗	多药化疗

总计分：0~6 低危；≥7 高危

＊肺内转移瘤超过 3cm 者予以记数。

【治疗原则】

全身化疗为主，手术为辅。

1. 化疗

（1）化疗方案：

1）单药化疗 主要用于病灶局限于子宫及低危转移性滋养细胞肿瘤患者。常用的方案如下：①氟尿嘧啶 按每天每千克体重 28～30mg，溶于 5% 葡萄糖 500ml，均速静脉滴注 8 小时，8～10 天为 1 个疗程，疗程间隔为 2 周。②更生霉素 按每天每千克体重 10～12μg，溶于 5% 葡萄糖 500ml，静脉滴注，5 天为 1 个疗程，疗程间隔为 12～14 天。③甲氨蝶呤 – 四氢叶酸方案 按每天每千克体重 1.0～2.0mg，深部肌内注射，第 1、3、5、7 天隔日用药 1 次。在 MTX 给药后 24 小时，第 2、4、6、8 天按每天每千克体重 0.1～0.2mg 肌内注射四氢叶酸，8 天为 1 个疗程，疗程间隔为 12～14 天。

2）联合化疗 对肿瘤出现多处转移或 FIGO 预后评分为高危患者，应采用两种或两种以上的药物联合化疗。以氟尿嘧啶或氟尿苷为主的联合化疗方案或者以甲氨蝶呤为主的 EMA/CO 方案（鬼臼乙叉苷、甲氨蝶呤、放线菌素 D、环磷酰胺及长春新碱）可作为首选联合方案。如果患者对以 5–FU 为主的联合化疗或 EMA/CO 发生耐药，亦可采用以顺铂等联合化疗方案治疗，以提高缓解率。

（2）化疗注意事项：

①给药速度 5–FU 需缓慢滴入，一般要求 8 小时均匀滴完。

②疗程天数 单药以 8～10 天为 1 疗程，联合用药也应 6 天以上，因滋养细胞肿瘤细胞生殖周期为 2～4 天。

③疗效观察 血、尿 β–HCG 在化疗后 10 天左右见效，肺转移在停药后 2 周左右显效。

④停化疗后应注意化疗反应，FU–KSM 方案停药后 7～10 天达反应高峰，应注意防止假膜性肠炎的发生。

⑤HCG 降为正常后约需行 2～3 个疗程化疗巩固疗效。

2. 手术治疗

在进行有效化疗之前，恶性滋养细胞肿瘤的治疗主要为手术切除子宫，但效果极差。自证明大剂量化疗能有效地治疗该肿瘤后，手术就逐步居于治疗的次要地位。然而，在某些情况下，手术治疗仍有十分重要的价值。主要适应证如下：

（1）当原发病灶或转移瘤大出血（如子宫穿孔、肝脾转移瘤破裂出血等），如其他措施无效，常需立即手术切除出血器官，以挽救患者生命。

（2）对年龄较大且无生育要求的患者，为缩短治疗时间，经几个疗程化疗，病情稳定后，可考虑行子宫切除术。

（3）对于子宫或肺部病灶较大，经多疗程化疗后，血 HCG 已正常，而病变消退不满意者，亦可考虑手术切除。

（4）对于一些耐药病灶，如果病灶局限（如局限于子宫或局限于一叶肺内），亦可考虑在化疗的同时辅以手术切除。

3. 放射治疗

适应证及注意点：

（1）阴道转移灶大量出血可局部放疗止血。

（2）脑转移　与化疗开始同时进行。放疗可减少血供，减少脑出血机会。放疗时加用地塞米松及甘露醇以减少脑水肿。

（3）肝转移　手术不能切除者可放疗，以减少化疗时出血。

4. 疗效观察

（1）血 β – HCG 为主要指标，每周测定 1 次，连续 3 次阴性为近期治愈。

（2）X 线胸片，每月 1 次。

（3）子宫原发灶妇科检查及超声检查。

5. 随访

（1）一年内每月 1 次，1~2 年每 3 个月 1 次，3~5 年每半年 1 次，以后 1 年 1 次直至终生。

（2）复查包括全身检查、妇科检查、胸片及血 β – HCG 测定。

第三节　胎盘部位滋养细胞疾病

来源于胎盘种植部位的特殊类型滋养细胞肿瘤，由中间型滋养细胞构成，可有少许合体滋养细胞。

【诊断标准】

1. 病史

均有妊娠生育史，可继发于足月产、流产、葡萄胎后。

2. 临床表现

（1）阴道流血　表现为不规则阴道流血，或月经量增多，有时闭经，可出现继发贫血。

（2）腹痛　瘤细胞浸润肌层导致子宫穿孔，可有急腹痛。

（3）少数患者以转移症状出现而被发现。

（4）妇科检查　子宫增大。

3. 辅助检查

（1）血 β – HCG 测定　半数病例可升高，但效价增高不显著。

（2）病理检查　可见胎盘着床部位中间型滋养细胞大片增生浸润。

【治疗原则】

（1）部分患者刮宫后即治愈，肌层浸润者应做全子宫切除。

（2）化疗不太敏感。

（3）注意事项　定期随访，随访内容包括妇科检查，超声检查，血 β – HCG 检测，必要摄 X 线胸片等，观察复发及转移，但少见。

第四节　非妊娠性绒毛膜癌

非妊娠性绒毛膜癌是一种生殖细胞肿瘤，是由自体的原始生殖细胞恶变而来，是性腺或生殖道以外的原发性绒癌，男女都可发生。本病与妊娠绒毛膜癌不同。妊娠性绒癌是胎儿的滋养细胞种植于母体发展而来，属于异体组织。

【诊断标准】

1. 病史

无葡萄胎或侵蚀性葡萄胎病史。

2. 临床表现

（1）任何年龄均可发生，但以年轻女性发生者较多。

（2）幼女患病可有性早熟现象，如乳房增大，出现阴毛，阴道流血等。

（3）女性非妊娠性绒毛膜癌多发生于卵巢，常有卵巢肿瘤的症状与体征，如腹痛、腹块、腹水等，甚至有发生急性扭转的症状。

（4）若肿瘤发生在性腺以外的部位，则出现相应脏器的症状，如发生于纵隔的绒癌，可有咳嗽、胸痛及乳房增大等典型的三联症状，还有其他转移的症状。

3. 辅助检查

（1）尿 HCG 阳性，血 HCG 升高。

（2）如合并卵巢胚胎癌成分可出现血甲胎蛋白阳性。

（3）B 超检查发现卵巢肿瘤并有腹水。

【治疗原则】

1. 手术治疗

手术范围同"卵巢癌"。

2. 手术后加用化疗

化疗方案同"妊娠性绒毛膜癌或卵巢生殖细胞肿瘤"。

3. 预后

女性卵巢纯绒癌对化疗敏感，即使采用保留生育功能的手术，也可使病情痊愈，长期生存。混合型的决定于其合并成分，治疗效果一般较纯绒癌为差。

第十三章 月经失调

第一节 功能失调性子宫出血

功能失调性子宫出血（以下简称"功血"）是由于生殖内分泌轴功能紊乱造成的异常子宫出血，而非生殖器官及全身器质性病变引起。分为无排卵型和有排卵型两大类。

一、无排卵型功能性子宫出血

常见于青春期及围绝经期女性。

【诊断标准】

1. 临床表现

（1）症状　常表现为月经紊乱，经期长短不一，经量或多或少，有时甚至会大量出血。可伴有乏力、心悸等贫血症状。

（2）体征　程度不等的贫血貌，妇科检查一般无特殊，子宫正常或稍大。

2. 辅助检查

（1）血常规、出凝血时间及血小板、网织红细胞、尿常规、肝肾功能、胸片、红细胞沉降率检查。

（2）尿或血 HCG 检测除外妊娠相关疾病。

（3）激素测定　血 FSH、LH、PRL、E_2、P、T 及甲状腺功能（T_3、T_4、TSH），肾上腺皮质功能（血、尿皮质醇等）检查。

（4）基础体温（BBT）呈单相型，超声监测无卵泡生长，月经周期无孕激素的升高。

（5）诊断性刮宫子宫内膜病理学检查，多用于已婚者，可达到诊断与止血的目的。子宫内膜可表现出不同程度的增生性变化，少数呈萎缩性变化。

（6）B 超除外生殖器其他病变。

（7）必要时做宫腔镜检查。

3. 鉴别诊断

（1）生殖道器质性病变　阴道、宫颈恶性肿瘤，子宫肌瘤，子宫内膜癌，滋养细胞肿瘤等均可有阴道不规则出血，由病史、检查可以诊断，最终确诊依靠病理检查确诊。

（2）全身性疾病　如血液病、肝损害、甲状腺功能亢进或减退，肾上腺、垂体疾病等均可以引起阴道不规则出血。通过病史、体格检查及血液化验可以诊断。

（3）异常妊娠或妊娠并发症　如流产、宫外孕、葡萄胎、子宫复旧不良、胎盘残留、滋养细胞疾患等。

（4）性激素使用不当　患者近期有使用性激素史，使用不当可以引起阴道不规则出血。通过病史、体格检查及血液化验可以诊断。

【治疗原则】

1. 基本原则

（1）青春期功血　可止血、调整月经周期、促进下丘脑－垂体－卵巢功能轴周期性调节的建立及卵巢排卵。

（2）围绝经期功血　可止血、调整月经周期，近绝经期妇女行诱导闭经。

（3）生育年龄功血　可止血、调整月经周期，无排卵且有生育要求者促排卵治疗，有避孕要求者可用避孕药。

2. 一般治疗

注意休息，加强营养，必要时给予宫缩药、补血药，严重贫血者酌情输血；长期出血者可加用抗生素。

3. 止血

（1）性激素　①孕激素　也称"子宫内膜脱落法"或"药物刮宫"，停药后短期即有撤退性出血，适用于血红蛋白 > 80g/L、生命体征稳定的患者。②雌激素　也称"子宫内膜修复法"，适用于出血时间长、量多，致血红蛋白 < 80g/L 的青春期患者。所有雌激素疗法在血红蛋白增加至 90g/L 以上后均必须加用孕激素撤退。③复方短效口服避孕药　适用于长期而严重的无排卵出血。④孕激素内膜萎缩法　高效合成孕激素可使内膜萎缩，达到止血目的，此法不适用于青春期患者。

（2）刮宫术　对于绝经过渡期及病程长的育龄期患者应首先考虑使用刮宫术，对未婚无性生活史青少年仅适用于大量出血且药物治疗无效，需立即止血或检查子宫内膜组织学者。必要时行宫腔镜检查定点活检。

4. 调整月经周期

采用上述方法达到止血目的后，因病因并未去除，停药后多数复发，需随后采取措施控制月经周期，防止功血再次发生。

5. 手术治疗

药物治疗疗效不佳或不宜用药、无生育要求的患者，尤其是不易随访的年龄较大者及病理为癌前期病变或癌变者，应考虑手术治疗。如子宫内膜去除术和全子宫切除术。

二、有排卵型功能性子宫出血

多发生于生育年龄妇女，患者虽有排卵，但黄体功能有异常。

（一）黄体功能异常

【诊断标准】

症状与体征：如黄体萎缩不全，临床表现为经期延长，常在点滴出血后方有正式月经来潮，以后又常淋漓数日方净；如黄体功能不全，黄体期缩短，临床表现为周期缩短，经量可稍增多。黄体功能异常者常合并不孕或者流产。妇科检查常为正常。基础体温呈双相型，但高温相持续时间短，或上升慢，或下降缓慢。

【治疗原则】

如急性严重出血，可用止血法。如经前出血，出血前补充孕激素或 HCG，或诱导排卵以改善卵泡发育及黄体功能；如月经期长，周期第 5~7 天小剂量雌激素助修复，或诱导卵泡正常发育，或前周期黄体期用孕激素促内膜脱落。排除器质性疾病后，可采用口服避孕药治疗，尤其适用于有避孕需求的患者。

（二）围排卵期出血

【诊断标准】

月经中期少量出血 2~4 天，妇科检查正常。

【治疗原则】

少量出血者不需治疗。如出血多，预计出血前补充小剂量雌激素。无生育要求者可用避孕药。

第二节　闭　经

年龄大于 14 岁，第二性征未发育；或者年龄大于 16 岁，第二性征已发育，月经还未来潮者称为原发性闭经。正常月经周期建立后，月经停止 6 个月以上，或按自身原有月经周期停止 3 个周期以上称为继发性闭经。按生殖轴病变和功能失调的部位分为下丘脑性闭经、垂体性闭经、卵巢性闭经、子宫性闭经以及下生殖道发育异常性闭经。WHO 将闭经归纳为 3 种类型：①Ⅰ型　无内源性雌激素产生，FSH 水平正常或低下，PRL 水平正常，无下丘脑 – 垂体器质性病变的证据。②Ⅱ型　有内源性雌激素产生、FSH 及 PRL 水平正常。③Ⅲ型　FSH 升高，提示卵巢功能衰竭。

【诊断标准】

1. 临床表现

（1）病史　包括月经史、婚育史、服药史、子宫手术史、家族史以及发病的可能起因和伴随症状，如环境变化、精神心理创伤、情感应激、运动性职业或过强运动、营养状况及有无头痛、溢乳等；对原发性闭经患者应了解青春期生长和发育进程。

（2）查体：

①全身检查　包括智力、身高、体重、第二性征发育情况、有无发育畸形，有无甲状腺肿大，有无乳房溢乳，皮肤色泽及毛发分布。对原发性闭经、性征幼稚者还应检查嗅觉有无缺失。

②妇科检查　内、外生殖器发育情况及有无畸形；已婚妇女可通过检查阴道及宫颈黏液了解体内雌激素的水平。

2. 辅助检查

有性生活史的妇女出现闭经，必须首先排除妊娠。

（1）评估雌激素水平以确定闭经程度　①孕激素试验　黄体酮 20mg，肌内注射，每日 1 次，共 5 天。停药后 2~7 天有撤药性出血者为阳性，表明体内雌激素达一定水平。停药后无撤退性出血者，可能为内源性雌激素水平低下或子宫病变所致闭经。②雌、孕激素试验　服用雌激素如戊酸雌二醇或 17β – 雌二醇 2~4mg/d 或结合雌激素

0.625～1.25mg/d，20～30天后再加用孕激素。停药后如有撤退性出血者可排除子宫性闭经；停药后无撤退性出血者可确定子宫性闭经。

（2）激素水平测定　停用雌、孕激素类药物至少2周后行FSH、LH、PRL、TSH等激素水平测定，以协助诊断。肥胖或临床上存在多毛、痤疮等高雄激素血症体征时尚需测定血糖、胰岛素、雄激素（睾酮、硫酸脱氢表雄酮）、孕酮和17-羟孕酮，以确定是否存在胰岛素抵抗、高雄激素血症或先天性21-羟化酶缺陷等疾病。

（3）染色体检查　高促性腺激素性闭经及性分化异常者应进行染色体检查。

（4）血、尿常规，肝、肾功能，红细胞沉降率，X线胸片检查。

（5）基础体温测定，了解有无排卵。

（6）阴道脱落细胞成熟指数，测定卵巢激素水平，每日1～2次。

（7）子宫及子宫内膜检查　①诊断性刮宫　除外子宫畸形、宫腔粘连、子宫内膜结核，必要时取宫腔液做结核杆菌培养。②子宫输卵管造影　了解子宫大小形态，输卵管是否通畅。③宫腔镜检查　排除宫腔粘连等。

（8）超声检查　盆腔内有无占位性病变、子宫大小、子宫内膜厚度、卵巢大小、卵泡数目及有无卵巢肿瘤。

（9）影像学检查　蝶鞍断层、CT冠状扫描（冠扫）、磁共振等，除外颅内肿瘤及空蝶鞍综合征等；有明显男性化体征者，还应行卵巢和肾上腺超声或MRI检查，以排除肿瘤。

【治疗原则】

1. 病因治疗

部分患者去除病因后可恢复月经。如神经、精神应激起因的患者应进行有效的心理疏导；低体重或因过度节食、消瘦所致闭经者应调整饮食、加强营养；运动性闭经者应适当减少运动量及训练强度；对于下丘脑（颅咽管肿瘤）、垂体肿瘤（不包括分泌PRL的肿瘤）及卵巢肿瘤引起的闭经，应用手术去除肿瘤；含Y染色体的高促性腺激素性闭经，其性腺具恶性潜能，应尽快行性腺切除术；因生殖道畸形经血引流障碍而引起的闭经，应手术矫正使经血流出通畅。

2. 雌激素和（或）孕激素治疗

对青春期性幼稚及成人低雌激素血症所致的闭经，应采用雌激素治疗。用药原则如下：对青春期性幼稚患者，在身高尚未达到预期高度时，治疗起始应从小剂量开始，如17β-雌二醇或戊酸雌二醇0.5mg/d或结合雌激素0.3mg/d；在身高达到预期高度后，可增加剂量，如17β-雌二醇或戊酸雌二醇1～2mg/d或结合雌激素0.625～1.25mg/d，促进性征进一步发育。待子宫发育后，可根据子宫内膜增殖程度定期加用孕激素或采用雌、孕激素序贯周期疗法。成人低雌激素血症闭经者则先采用17β-雌二醇或戊酸雌二醇1～2mg/d或结合雌激0.625mg/d，以促进和维持全身健康和性征发育。待子宫发育后，同样需根据子宫内膜增殖程度定期加用孕激素或采用雌、孕激素序贯周期疗法。青春期女性的周期疗法建议选用天然或接近天然的孕激素，如地屈孕酮和微粒化黄体酮，有利于生殖轴功能的恢复。有雄激素过多体征的患者，可采用含抗雄激素作用的孕激素配方制剂。对有一定水平的内源性雌激素的闭经患者，则应定期采用孕激素治疗，使子宫内膜定期脱落。

3. 针对疾病病理、生理紊乱的内分泌药物治疗

根据闭经的病因及其病理、生理机制，采用有针对性的内分泌药物治疗，以纠正体内紊乱的激素水平，从而达到治疗目的。如对CAH患者应采用糖皮质激素长期治疗；对有明显高雄激素血症体征的 PCOS 患者，可采用雌、孕激素联合的口服避孕药治疗；对合并胰岛素抵抗的 PCOS 患者，可选用胰岛素增敏剂治疗；上述治疗可使患者恢复月经，部分患者可恢复排卵。

4. 诱发排卵

对于无内源性雌激素产生的低促性腺激素的闭经者，在采用雌激素治疗促进生殖器官发育，待子宫内膜获得对雌、孕激素的反应后，可采用尿促性腺激素（HMG）联合 HCG 治疗，促进卵泡发育及诱发排卵。由于可能导致卵巢过度刺激综合征（OHSS），故使用促性腺激素诱发排卵时必须由有经验的医师，在有 B 超和激素水平监测的条件下用药；对于 FSH 和 PRL 水平正常的闭经患者，由于患者体内有一定水平的内源性雌激素，可首选枸橼酸氯米芬作为诱发排卵药物；对于 FSH 水平升高的闭经患者，由于其卵巢功能衰竭，不建议采用促排卵药物治疗。

5. 辅助生育治疗

对于有生育要求，诱发排卵后未成功妊娠，或合并输卵管问题的闭经患者，或男方因素不孕者可采用辅助生殖技术治疗。

第三节 多囊卵巢综合征

多囊卵巢综合征（polycystic ovary syndrome，PCOS）是以持续性无排卵、高雄激素或胰岛素抵抗为特征的内分泌紊乱的症候群。

【诊断标准】

目前仍推荐使用 2003 年欧洲人类生殖与胚胎学会和美国生殖医学会专家会议推荐的标准。

1. 稀发排卵或无排卵

（1）初潮 2～3 年不能建立规律月经；闭经；月经稀发，即周期 ≥35 天及每年 ≥3 个月不排卵者（WHO II 类无排卵）。

（2）月经规律并不能作为判断有排卵的证据。

（3）基础体温（BBT）、B 超监测排卵、月经后半期孕酮测定等方法有助于判断是否有排卵。

2. 雄激素水平升高

临床表现：痤疮（复发性痤疮，常位于额、双颊、鼻及下颌等部位）、多毛（上唇、下颌、乳晕周围、下腹正中线等部位出现粗硬毛发）；雄激素水平升高的指标：总睾酮、游离睾酮指数或游离睾酮水平高于实验室参考正常值。

3. 卵巢多囊性改变

一侧或双侧卵巢中直径 2～9mm 的卵泡 ≥12 个，和（或）卵巢体积 ≥10ml。

上述 3 条中符合 2 条，并排除其他致雄激素水平升高的病因，包括先天性肾上腺皮质增生、Cushing 综合征、分泌雄激素的肿瘤等，以及其他引起排卵障碍的疾病，如高催乳素血症、卵巢早衰和垂体或下丘脑性闭经以及甲状腺功能异常。

【治疗原则】

1. 有生育要求患者的治疗

治疗目的：促使无排卵的患者达到排卵及获得妊娠。

（1）基础治疗　生活方式调整、戒烟、戒酒，肥胖患者通过低热量饮食和耗能锻炼减轻体重。

（2）降低 LH 水平和雄激素水平　用短效避孕药或螺内酯等，首选含醋酸环丙孕酮或屈螺酮的避孕药。

（3）改善胰岛素抵抗状态　可应用胰岛素增敏剂。

（4）促排卵治疗　①克罗米芬为一线促排卵治疗。从自然月经或撤退出血的第 5 天开始，50mg/d，共 5 天，如无排卵则每周期增加 50mg/d，直至 150mg/d。②对克罗米芬抵抗或无效的患者可使用促性腺激素类药物，注意预防多胎妊娠和卵巢过度刺激综合征。

（5）手术治疗　主要为腹腔镜下卵巢打孔术（LOD），主要用于克罗米芬抵抗或无效、因其他疾病需腹腔镜检查盆腔、随诊条件差、不能进行促性腺激素治疗监测者，建议选择体重指数（BMI）≤34kg/m^2，LH＞10U/L，游离睾酮水平高的患者作为治疗对象。

（6）体外受精 – 胚胎移植　适用于以上方法促排卵治疗失败的患者。

2. 无生育要求患者的治疗

治疗目的：近期目标为调整月经周期，治疗多毛和痤疮，控制体重；远期目标为预防糖尿病、子宫内膜癌、心血管疾病。

（1）基础治疗　生活方式调整、戒烟、戒酒，肥胖患者通过低热量饮食和耗能锻炼减轻体重。

（2）调整月经周期　①口服避孕药　适用于高雄激素血症或有高雄激素表现的患者。可使用各种短效口服避孕药，含醋酸环丙孕酮或屈螺酮的避孕药为首选。②孕激素：适用于无明显高雄激素临床和实验室表现及无明显胰岛素抵抗的无排卵患者，可单独采用定期孕激素治疗，以恢复月经。从月经周期后半期加孕激素，至少 2 个月撤退出血 1 次。

（3）胰岛素抵抗的治疗　可应用胰岛素增敏剂。

第四节　高催乳素血症

各种原因引起的外周血清催乳素水平持续高于正常值的状态（一般＞1.14nmol/L 或 25μg/L）称为高催乳素血症（hyperprolactinemia，HPRL）。

【诊断标准】

1. 病史

需要有针对性地从高催乳素血症的生理性、病理性和药理性原因这三方面了解患者相关的病史。应询问患者的月经史、分娩史、手术史和既往病史，有无服用相关药物史，采血时有无应激状态（如运动、性交、精神情绪波动或盆腔检查）等。

（1）服药史　某些镇静药物如吩噻嗪、抗高血压药物利血平、α-甲基多巴、镇吐药甲氧氯普胺（灭吐灵），长期服用雌激素或避孕药等。

（2）内分泌疾病史　如甲状腺功能减退、肢端肥大症、多囊卵巢综合征、雌激素持续性升高及肾功能不全等。

（3）外伤手术史　胸壁外伤或手术。

2. 临床表现

（1）月经改变和不孕不育　表现为功能失调性子宫出血、月经稀发或闭经及不孕症。

（2）溢乳　在非产褥期出现乳头水样或乳汁样分泌物。自然流出或检查时发现，多为双侧性分泌，也可为单侧性。

（3）垂体腺瘤的压迫症状　头痛、视力下降、视野缺损和其他颅神经压迫症状、癫痫发作、脑脊液鼻漏等。少数患者发生急性垂体卒中，表现为突发剧烈头痛、呕吐、视力下降、动眼神经麻痹等神经系统症状，甚至有蛛网膜下隙出血、昏迷等危象。

（4）其他　体重增加、进行性的骨痛、骨密度减低、骨质疏松。少数患者可出现多毛、脂溢及痤疮等多囊卵巢综合征表现。

3. 查体

（1）挤压乳房可见水样或乳汁样分泌物。

（2）妇科查体　宫颈黏液少，子宫可缩小。

4. 辅助检查

（1）包括妊娠试验、垂体及其靶腺功能（TSH、T_3、T_4、PRL 等）、肾功能和肝功能等，根据病史选择进行。

（2）影像学检查　蝶鞍区摄片、CT 扫描或 MRI 检查确定以排除或确定是否存在压迫垂体柄或分泌催乳素的颅内肿瘤及空蝶鞍综合征等。

（3）视野检查　以了解视神经受压迫情况。垂体肿瘤者可见视野缩小，重者双侧偏盲或一眼全盲。

【治疗原则】

治疗目标是控制高催乳素血症、恢复女性正常月经和排卵功能、减少乳汁分泌及改善其他症状（如头痛和视功能障碍等）。

1. 病因治疗

原发病因明确者首先对症治疗，原发病变控制后催乳素随之下降，月经恢复。

2. 观察随访

对无生育要求、无肿瘤证据、无临床表现、仅催乳素升高的患者可观察随访。每半年至一年测催乳素，每 1～2 年随诊 CT 或 MRI 检查。

3. 药物治疗

药物治疗主要包括麦角碱衍生物。

（1）溴隐亭　应由小剂量开始，一般每日 2.5～5mg，可降低催乳素水平，抑制溢乳，恢复排卵，但少数患者需每日 12.5mg 才见效。阴道用药可避免口服用药的不良反应。有垂体肿瘤的患者应长期用药，酌情定期做 MRI 检查。

（2）卡麦角林　高选择性多巴胺 D_2 受体激动剂，抑制催乳素的作用更强大而不良反应相对减少，作用时间更长。

4. 手术治疗

主要适用于药物治疗无效或效果欠佳者；药物治疗反应较大不能耐受者；巨大垂体腺瘤伴有明显视力、视野障碍，药物治疗一段时间后无明显改善者；侵袭性垂体腺瘤伴有脑脊液鼻漏者；拒绝长期服用药物治疗者。

5. 放射治疗

主要适用于大的侵袭性肿瘤、术后残留或复发的肿瘤；药物治疗无效或不能耐受药物治疗副作用的患者；有手术禁忌或拒绝手术的患者以及部分不愿长期服药的患者。

6. 高催乳素血症患者妊娠的相关处理

基本的原则是将胎儿对药物的暴露限制在尽可能少的时间内。妊娠期一旦发现视野缺损或海绵窦综合征，立即加用溴隐亭，可望在 1 周内改善、缓解。若不见好转，应考虑手术治疗。妊娠期间肿瘤再次增大者给予溴隐亭仍能抑制肿瘤生长，但整个孕期须持续用药直至分娩。对溴隐亭没有反应及视力视野进行性恶化时应该经蝶鞍手术治疗并尽早终止妊娠（妊娠接近足月时）。

7. 女性 HPRL 患者的不孕不育相关治疗

药物治疗 HPRL 正常后仍无排卵者，采用促排卵治疗。

第五节　卵巢早衰

卵巢早衰（premature ovarian failure，POF）指妇女在 40 岁以前发生以血清促性腺激素升高和低雌激素水平为特征的疾病，临床表现为原发性或继发性闭经、不孕、性欲减退、更年期综合征等一系列症状的疾病。

【诊断标准】

1. 临床表现

（1）年龄在 40 岁以前除外妊娠，闭经 4 个月或以上。绝大多数在进入持续闭经前一段时间月经紊乱，表现为月经稀发、月经过少，少数突然闭经。

（2）可伴有潮热、出汗、烦躁、激动、失眠等更年期表现及不孕、性欲减退等症状。

（3）妇科检查　可见阴道缺乏雌激素作用，病程久则阴道、子宫颈呈萎缩状，子宫亦可萎缩、变小。

2. 辅助检查

（1）卵泡期（月经第 2~4 天）抽血至少 2 次（其中间隔至少 1 个月），血清促性激素 FSH >40U/L，雌二醇 <30ng/L。

（2）超声检查　多数卵巢早衰患者盆腔超声显示卵巢和子宫缩小，卵巢中无卵泡。

（3）骨密度测定　卵巢早衰患者可有低骨量和骨质疏松症表现。

（4）自身免疫指标和内分泌指标测定　对可疑自身免疫性疾病患者应检查自身抗体、红细胞沉降率、免疫球蛋白、类风湿因子等。有临床指征时，可进行甲状腺功能（血甲状腺激素、促甲状腺素）、肾上腺功能（血及尿皮质醇、血电解质）、甲状旁腺功能（甲状旁腺素）及血糖指标的测定。

（5）染色体核型分析　年轻、体矮者可能有 X 染色体异常，如 X 单体、结构异常、嵌合体或三体等。

【治疗原则】

（1）激素补充治疗　多用雌、孕激素序贯疗法。雌激素口服 21 天，在服药的末7～10 天加用孕激素制剂。

（2）增强体质，补充钙剂，增加锻炼和多晒阳光。

（3）诱发排卵　适用于年轻、未孕且不能排卵（一过性）的高促性腺素闭经者。给予序贯疗法 3～6 个月后停药，观察月经恢复情况。亦可于观察期试诱发排卵。若未恢复排卵可重复激素补充治疗。

第六节　原发性痛经

原发性痛经指月经前、后或行经期间的下腹部疼痛、坠胀、腰酸或其他不适，程度较重以致影响工作和生活，而生殖器官和盆腔无器质性病变者。本病的发生主要与月经时子宫内膜合成释放前列腺素增加有关，也受精神、神经因素影响。思想焦虑、恐惧以及生化代谢物质均可通过中枢神经系统影响盆腔痛觉神经。

【诊断标准】

1. 临床表现

（1）常见于青少年期，原发性痛经常发生于有排卵月经，因此一般在初潮后前 1～2 年尚无症状或仅有轻度不适。

（2）严重的痉挛性疼痛多发生于初潮 1～2 年后的青年女性。如一开始出现规律性痛经或迟至 25 岁后发生痉挛性痛经，均应考虑有其他异常情况存在。

（3）下腹疼痛往往为痉挛性或绞窄性，但亦可能为持续的钝性疼痛及放射至腰背部或腿部。疼痛可于月经前或月经来潮时开始，24 小时后达高峰，并往往 2 天后平息。

（4）有时有内膜管型（膜性痛经）或血凝块排出。

（5）常见有头痛、恶心、便秘或腹泻及尿频。有时可伴有面色苍白、四肢厥冷、乏力、畏寒等症状。偶有晕厥及虚脱。

（6）经常在分娩后自行消失，或在婚后随年龄增长逐渐消失。

（7）腹部及妇科检查一般无异常发现，有时可有子宫轻度压痛。

2. 辅助检查

（1）超声检查　了解盆腔、子宫、卵巢，除外器质性病变。

（2）分泌物检查　激素水平检查，除外明显内分泌异常。

（3）探针探查　除外宫颈口狭窄、粘连。

（4）子宫输卵管造影/通液　除外宫腔病变。

（5）宫腔镜检查　除外子宫内膜及宫腔异常情况。

【治疗原则】

（1）一般治疗　进行必要的解释工作，帮助患者打消顾虑，树立信心。痛经时可卧床休息或热敷下腹部。注意经期卫生。

（2）前列腺素合成酶抑制剂　如布洛芬、吲哚美辛片剂、甲芬那酸等，25mg/片，每日 2～4 次，口服；或吲哚美辛栓剂，25mg，每次 1/3～1/2 枚，置肛门内。如药物在经前 24～48 小时开始应用，并持续至经后 2 天，可能更有效。

（3）如果疼痛影响生活且无妊娠要求，可用低剂量雌激素–孕激素的口服避孕药来抑制排卵。

（4）必要时可应用止吐药物，充足的休息与睡眠有助于缓解痛经，日常运动可能有帮助。

（5）钙离子通道阻滞剂　经前预防先服用 5～10mg/次，一日 3 次，服用 3～7 天，或疼痛时 10mg，舌下含服。

（6）催产素拮抗剂，竞争性抑制催产素和血管加压素受体，可以有效缓解痛经。

（7）维生素 B_6　维生素 B_6 可调整中枢神经系统功能，含量增高可引起肌肉松弛，降低子宫平滑肌张力，从而减轻痛经。

（8）解痉镇静剂　常选用阿司匹林类、阿托品、山莨菪碱、氯丙嗪等，痛经出现时开始使用，可取得较好的止痛效果。若出现疼痛性休克者，可选用吗啡或哌替啶（度冷丁）肌内注射，应尽量避免重复使用，以免导致成瘾性。

（9）中药治疗。

第七节　围绝经期综合征

围绝经期综合征指因雌激素水平波动或下降所致的以自主神经系统功能紊乱合并神经心理症状为主的综合征，多发生于 45～55 岁之间。

【诊断标准】

1. 临床表现

（1）40 岁以上女性，或有明确手术或放射线破坏卵巢病史。

（2）月经的变化，主要为月经周期延长、周期不规律或不规则淋漓出血；部分患者会出现月经量明显增多。

（3）泌尿生殖系统变化，会有盆底松弛、乳房下垂、阴道黏膜变薄、皱襞消失、分泌物减少、性交疼痛，有时出现尿频、尿急、尿失禁等症状。

（4）血管舒缩综合征，即有潮红、出汗、心悸、眩晕等症状，发作次数不等，持续数秒至数分钟。

（5）神经精神症状，常有焦虑、抑郁、激动，喜怒无常、脾气暴躁、记忆力下降、注意力不集中、失眠多梦等。

（6）骨质疏松，绝经后妇女约有 25% 患骨质疏松症，腰酸背痛、腿抽筋、肌肉关节疼痛等。

（7）脂代谢异常、动脉粥样硬化、心脑血管疾病。

2. 辅助检查

（1）常规血液检查　血、尿常规，肝、肾功能，血脂等检查。

（2）血激素测定　FSH、LH 升高或正常，E_2 下降。

（3）骨密度检测。

（4）神经焦虑程度评分。

（5）心脑血管 B 超检查，必要时做 CT 或 MRI 检查。

【治疗原则】

1. 一般治疗

（1）学习保健知识，保持乐观情绪，定期妇科体检。

（2）食用含钙高的食物，如牛奶、豆制品、鱼、虾、蟹、芝麻等，或适量补充钙剂和维生素 D，增加户外活动，进行适宜自身的体育锻炼，可以有效地延缓骨质疏松的进程。

（3）焦躁、失眠、忧虑等症状明显者，除解释和安慰，可适当加用地西泮 2.5 ~ 5mg，每日 2 ~ 3 次，口服，或谷维素 10 ~ 30mg，每日 3 次，口服，必要时可加用中药治疗。

（4）应用维生素 B_6、维生素 A。

2. 激素治疗

（1）激素补充治疗是有效改善症状、提高生活质量的方法，但应在医生的指导和严密监控下使用。

（2）雌激素可有效改善症状，防止骨钙丢失，为防止子宫内膜持续增生，可定期加用孕激素治疗。

第十四章 不 孕 症

希望妊娠、未避孕、有正常性生活 1 年而未能受孕者，称为不孕症。根据女性妊娠史可以将不孕症分为原发性不孕症和继发性不孕症。原发性不孕症是指既往无妊娠史，继发性不孕症是指有妊娠史，包括自然流产和异位妊娠史后 1 年未孕。在不孕症夫妇中，女方因素约占 40%～55%，男方因素约占 25%～40%，男女双方共同因素约占 20%～30%，不明原因性不孕约占 10%。

【诊断标准】

1. 病史

（1）同居时间、性生活状况、避孕情况，既往诊疗经过。

（2）既往病史 有无急慢性盆腔炎、阑尾炎、结核病、子宫内膜异位症、盆腔手术史等病史。

（3）月经史 初潮年龄、性征发育情况、月经周期、经期、经量、痛经情况。

（4）婚育史 婚姻状况、配偶生育情况、妊娠次数，流产或刮宫的次数以及术后恢复的情况，有无异位妊娠史。

2. 体格检查

身高、体重、生长发育状况，有无多毛、溢乳等。生殖器以及第二性征的检查。必要时行胸片排除肺结核，MRI 检查排除垂体病变。

3. 辅助检查

（1）配偶应行精液常规检查。

（2）女方应做以下检查：

①超声影像学检查 检查子宫、卵巢有无器质性病变。超声检查子宫大小、形态、内膜情况、双侧卵巢大小、卵泡数目，判断卵巢储备功能。连续 B 超监测卵泡发育，判断有无排卵。

②内分泌功能测定及排卵监测 激素检测包括 FSH、LH、E_2、PRL、T、P。基础内分泌水平检测是在月经第 2～4 天检测，能反映卵巢的储备功能或某些异常状态。排卵检测有基础体温测定、宫颈黏液评分、B 超监测卵泡发育、排卵的情况以及孕酮水平测定等。必要时行甲状腺及肾上腺功能的检查。

③输卵管通畅试验 包括输卵管通液术、子宫输卵管造影、宫腔镜下输卵管插管通液术、宫腔镜直视下输卵管通液术。

④宫颈与子宫因素检查 除了常规的妇科检查外，可行阴道、宫颈分泌物细胞学、细菌学、病原学检查、宫颈黏液评分以及性交后试验。

⑤生殖免疫学检查 必要时进行生殖免疫学检查，包括抗精子抗体、抗子宫内膜抗体、抗透明带抗体、抗卵巢抗体等检查。

【治疗原则】

（1）精神治疗 心理治疗，普及受孕知识和排卵期监测。

（2）针对不同病因，采用不同治疗。详见有关章节。

（3）辅助生殖技术。详见有关章节。

第一节　排卵障碍

排卵障碍引起的不孕约占 25%～35%。导致排卵障碍的原因：下丘脑－垂体－卵巢轴病变或功能紊乱以及全身因素。根据促性腺激素和雌激素水平，将排卵障碍分为三型：①Ⅰ型　低促性腺激素性无排卵，FSH 和 LH 均小于 5U/L，雌激素为卵泡期低限，提示病变在下丘脑、垂体。②Ⅱ型　正常促性腺激素性无排卵，FSH 和 LH 多在 5～10U/L 之间，雌激素为卵泡期水平，提示下丘脑－垂体－卵巢轴失调。大多数月经失调均属于该类型。③Ⅲ型　高促性腺激素性无排卵，FSH 超过 30U/L，为卵巢功能衰竭或卵巢不敏感综合征。

【诊断标准】

1. 病史

生育年龄的女性出现月经失调，表现为月经稀发、闭经，月经过多，功能失调性子宫出血等。不孕、溢乳、多毛、痤疮等。少数患者表现为月经周期正常。

2. 体格检查

身高、体重、生长发育状况，有无多毛、溢乳等。生殖器以及第二性征的检查。

3. 辅助检查

（1）基础体温测定（BBT）　正常月经周期中，由于排卵后孕酮的作用，体温较排卵前升高 0.3～0.5℃并持续约 14 天，称为双相型基础体温，提示可能排卵。若 BBT 为单相型，提示无排卵。

（2）子宫内膜病理学检查　在月经来潮前 3 天内或来潮 12 小时内，进行子宫内膜活检，若子宫内膜呈分泌期改变提示有排卵可能，若呈增生期改变提示无排卵。非月经期内膜活检应除外妊娠的可能。

（3）血清性激素的测定　在月经周期第 2～4 天取静脉血查 FSH、LH、E_2、T，协助判断卵巢储备功能；月经前 3～10 天查血孕酮（P）水平，若高于正常值，提示有排卵可能。

（4）B 超监测卵泡发育　B 超动态监测卵泡的发育和排卵情况，能明确卵泡发育、排卵是否正常，并除外未破裂卵泡黄素化综合征（luteinized unruptured follicle syngrome，LUFS）。还可以观察子宫内膜情况。

（5）尿 LH 峰的测定　尿 LH 峰多在下午出现，尿 LH 出现微弱阳性后，每隔 6～8 小时检测 1 次，若测到强阳性，预示 24～48 小时内排卵。

（6）影像学检查　当催乳素水平高于 100μg/ml，应行 CT 或 MRI 检查明确是否存在垂体腺瘤。

【治疗原则】

针对不同的病因，采用不同的处理措施。对于内分泌异常引起的排卵障碍，建议先纠正内分泌异常，再给予诱导排卵治疗。选择诱导排卵药物的原则：Ⅰ型无排卵者，长期的低雌激素闭经者，子宫小，内膜薄，应先用人工周期，促进子宫发育至接近正常，再诱导排卵。由于同时缺乏 FSH 和 LH，建议使用人绝经期促性腺激素（human menopausal gonadotropin，HMG），或者同时使用 FSH 和 LH 制剂。Ⅱ型无排卵者，以多囊卵巢综合征多见。治疗见相关章节。Ⅲ型无排卵者，如果是卵巢功能衰竭，不建议使用诱导排卵药物。如果是卵巢不敏感或卵巢储备功能下降，需要使用较大剂量的促排卵药物。常用诱导排卵药物：

（1）氯米芬（Clomiphene Citrate，CC） 能够与下丘脑的雌激素受体结合，阻断雌激素对下丘脑的负反馈性作用，使促性腺激素释放激素（GnRH）分泌，促进垂体分泌 FSH 和 LH，刺激卵泡发育。适用于体内有一定雌激素水平的患者。从月经来潮的第5天开始用药，每天 50mg，共 5 天，B 超监测卵泡发育。若无排卵，下一周期可增加剂量，最大剂量为 150mg/d，可连续应用 6 个周期。

（2）促性腺激素 HMG 和促卵泡生长激素（follicle stimulation hormone，FSH）。方案有递增、递减以及递增 - 递减联合方案。常用的为小剂量递增方案：自月经来潮的第 3~5 天起，每天 37.5~75IU，B 超监测卵泡发育，连续用药 1 周。如果卵泡无生长，逐步增加药物剂量，直至卵泡发育。根据卵泡发育的情况调整 HMG 或 FSH 用量，达到诱导单卵泡发育或少量卵泡发育的目的。

（3）人绒毛膜促性腺激素（human chorionic gonadotropin，HCG） 有类似黄体生成素（LH）的作用，可使成熟卵泡排卵。当优势卵泡达到 1.8cm 时，肌内注射 HCG 5000~10000IU，一般在注射后 36~48 小时排卵。对于上述诱导排卵周期或自然周期监测发现 LUFS 患者，可应用 HCG 诱发排卵。

第二节 输卵管性不孕症

输卵管具有运送精子、摄取卵子及把受精卵运送到子宫腔的作用，如果输卵管功能障碍或管腔不通，会导致不孕，称为输卵管性不孕症。输卵管性不孕约占女性不孕症的 20%~30%。

【诊断标准】

1. 病史

间断发作的慢性下腹隐痛、坠痛或腰骶部疼痛，白带增多，常常于月经期、性交后或劳累后加重。急性发作时，出现下腹剧痛，伴发热、白细胞计数升高等急性感染症状。有时也会出现月经失调。

2. 既往史

急性、慢性盆腔炎，阑尾炎病史，子宫内膜异位症，性传播疾病如淋球菌、沙眼衣原体、支原体等感染，结核病史以及流产史、宫外孕史、盆腔外科手术史。

3. 体格检查

腹部检查有无揉面感，有无包块。妇科检查：尿道口及其旁腺处是否有脓液流出，如果有流出液，应做革兰染色检查及细菌培养。阴道分泌物的性质、宫颈举痛，子宫位置、活动度，宫体及附件区压痛，附件区包块等。

4. 辅助检查

（1）输卵管通畅试验：

1）输卵管通畅度检查指征 ①未避孕未孕 1 年以上者；②既往有盆腔炎治疗史；③各种输卵管手术后评价。

2）评价输卵管通畅度方法 主要有子宫输卵管通液术、子宫输卵管造影术、超声声学造影术、宫腔镜下输卵管插管通液术、腹腔镜下输卵管通液术。最常用的是子宫输卵管造影术。①子宫输卵管造影术：一般在月经干净 3~7 天进行。建议造影时，动态观察造影剂通过输卵管情况；术后 30 分钟，拍弥散片了解盆腔造影剂弥散的情况，了解是否有盆腔粘连。②腹腔镜下输卵管通液术：有检查和治疗的作用。

（2）实验室检查 怀疑特异性感染，如结核，沙眼衣原体、支原体感染，应行病原体培养和血清学诊断。

（3）影像学检查 胸、腹部 X 线片了解有无结核病灶。超声检查明确有无包块并判断其性质。

【治疗原则】

1. 保守治疗

对于轻度的慢性输卵管炎，不孕时间短，可以试行保守治疗。包括抗生素治疗、理疗以及中药治疗。使用抗生素时，应采用广谱抗菌药，并且需要与抗厌氧菌药物联合应用，治疗需要注意的是足量、疗程达到 14 天。

2. 输卵管性不孕症的手术治疗

（1）适应证 ①输卵管性不孕症。②女方年龄在 40 岁以下，卵巢储备功能良好，有规律排卵。③精液分析示正常或接近正常。④IVF 术前。⑤无手术禁忌证者。

（2）输卵管重建手术禁忌证 ①生殖道及盆腔急性炎症。②存在不适合手术的全身性疾病。

（3）手术方式 严重输卵管损伤的患者因手术后宫内妊娠率低，宫外孕发生率高，故不勉强行输卵管重建手术，建议其直接行体外受精胚胎移植。而输卵管轻度损伤者，可行腹腔镜下输卵管重建术。

1）输卵管近端病变的处理 ①腹腔镜监视下宫腔镜近端输卵管疏通术。②输卵管峡部结节性炎症 腹腔镜下输卵管部分切除再吻合。③输卵管近端闭锁性纤维症 结扎或切除患侧输卵管。

2）输卵管中段病变的处理 ①绝育后输卵管再通术：行双侧输卵管吻合术。②宫外孕保守治疗或开窗术后中段阻塞 处理同"绝育术后输卵管再吻合"。

3）输卵管远端病变的处理 ①输卵管远端非闭锁性病变 输卵管粘连分解术。②输卵管远端闭锁性病变 输卵管薄壁积水行输卵管远端造口术。输卵管厚壁积水行结扎或切除患侧输卵管。

3. 体外受精-胚胎移植术

输卵管性不孕症是体外受精-胚胎移植术（in vitro fertilization and embryo rtansfer, IVF-ET）的指征，详见 IVF-ET 章节。输卵管积水者，尤其是 IVF 治疗失败后的患者，建议预防性切除输卵管。

第三节　子宫内膜异位症相关的不孕症

子宫内膜异位症在不孕症患者中的发病率为30%～50%。因子宫内膜异位症导致的不孕症，被称为子宫内膜异位症相关的不孕症（endometriosis – assoicated infertility）。

【治疗原则】

应根据患者病变的程度、年龄、卵巢储备功能以及是否合并其他不孕的原因等权衡利弊，采用个体化的方案。年轻的轻度子宫内膜异位症患者，不孕病史较短并且卵巢储备功能良好可期待治疗。手术治疗可以明确诊断、分期，还可以去除可见病灶，纠正盆腔异常解剖关系，改善盆腔环境，能提高各期子宫内膜异位症患者的自然妊娠率。但是手术治疗都可能损伤卵巢，导致卵巢储备功能下降。反复手术会加重对卵巢的损伤。辅助生殖技术已成为治疗子宫内膜异位症相关的不孕症的重要方法。辅助生殖技术包括宫腔内人工授精（intrauterine insemination，IUI）和体外受精–胚胎移植术（IVF – ET）。在IVF前采用GnRHa治疗，经循证医学证实能提高妊娠率（参见"子宫内膜异位症"章节）。

第四节　男性不育症

婚后未避孕、有正常性生活、同居1年，由于男性的原因造成女方不孕者，称为男性不育症。临床上把男性不育分为性功能障碍和性功能正常两类，后者依据精液分析结果可分为无精子症、少精子症、弱精子症、畸形精子症和精浆异常等。导致男性不育的主要原因：精液异常，包括无精子症、少精子症、弱精子症、精液不液化或液化不全；生精障碍，包括睾丸本身疾病、染色体异常以及精子发生异常等；精子、卵子结合障碍，包括精道梗阻、逆行射精、外生殖器异常（如先天性阴茎缺如、阴茎过小、男性假两性畸形、尿道上裂或下裂等）、男性性功能障碍（阳痿、早泄、不射精等）；以及全身性因素等。

【诊断标准】

1. 病史

包括不育的时间、妊娠史、生育史。夫妇双方的就诊治疗经过。主要包括：性行为习惯和性交时间、儿童时期疾病（发热、腮腺炎、外伤）、外源性因素、手术史、性早熟及青春期延迟、性传播疾病史等。

2. 体格检查

男性不育症患者的体格检查应该包括全身的体检，重点放在生殖系统上。必要时进行肛门指检。

3. 实验室检查

（1）精液常规分析　①精液分析包括　精液量、颜色、pH、液化时间、黏稠度、精子活动率、精子前向活动力、精子密度、总精子数、精子形态学分析、非精子细胞成分分析、精浆分析等。精液标本采集时间应为禁欲 2～7 天。需要 2～3 次精液标本检查，才能较准确地判断精液的状况；2 次精液检查间隔时间大于 7 天，小于 21 天。②精液分析和诊断推荐参见第五版或第四版《WHO 人类精液检验与处理实验室手册》。结果判断见表 14－1，根据精液分析结果对男性不育症诊断分类见表 14－2 以及附：第四版 WHO 人类精液及精子宫颈黏液相互作用实验室检验手册精液质量判断标准。

（2）附属性腺功能的生物化学分析　①前列腺的分泌功能　精液中的锌、柠檬酸或酸性磷酸酶的含量是检测前列腺分泌功能的可靠指标。②精囊的分泌功能　精液中的果糖可反应精囊的分泌功能。

（3）精子受精能力检测　精子受精能力检测评估的是精子完成受精的能力，包括严格的形态学分析（1986 年，Kruger 介绍了严格的标准）、计算机辅助精子分析（CASA）、低渗膨胀检测（HOST）、精子存活率染色分析、宫颈黏液/精子交互作用分析、精子获能分析、甘露糖－配体受体分析以及顶体反应分析、精子穿透试验、活性氧自由基分析等。推荐有条件的单位开展。

（4）生殖内分泌激素的测定　检测 FSH、LH、催乳素（PRL）、睾酮（T），判断性腺轴的功能状态。结合精液分析和体检，可以提供鉴别不育症的原因。

（5）抗精子抗体检查　免疫不育占男性不育症的 2.7%～4%。

表 14－1　精液参数的参考值下限（第 5 百分位，95% 可信区间）

参数	参考低值
精液体积（ml）	1.5（1.4～1.7）
精子总数（10^6/次）	39（33～46）
精子密度（10^6/ml）	15（12～16）
总活力（PR＋NP%）	40（38～42）
前向运动（PR%）	32（31～34）
存活率（存活的精子%）	58（55～63）
精子形态（正常形态%）	4（3.0－4.0）
其他公认参考值	
pH	≥7.2
过氧化物酶阳性白细胞（10^6/ml）	＜1.0
MAR 试验（混合凝集试验%）	＜50
免疫珠试验（被包裹的活动精子%）	＜50
精浆锌（μmol/次）	≥2.4
精浆果糖（μmol/次）	≥13
精浆中性葡萄糖苷酶（μmol/次）	≥20

参见第五版《WHO 人类精液检查与处理实验室手册》。

表 14 – 2 男性不育诊断分类

无精液症	没有精液（不射精或逆行射精）
弱精子症	前向运动的精子的百分率低于参考值下限
弱畸精子症	前向运动和形态正常的精子的百分率均低于参考值下限
无精子症	射出精液中无精子（所提供的评估方法无法检测到样本中精子）
隐匿精子症	在新制涂片中无精子，但离心后可见精子
血精症	精液中存在红细胞
白细胞精子症（脓精症）	精液中含有白细胞高于正常值下限
死精子症	精液中精子存活比例低，非运动精子所占比例高于参考值下限
正常精子症	精子的总数（或是采取上述方法所报告的密度），前向运动和正常形态精子的百分率等于或高于参考低值
少弱精子症	精子的总数（或是采取上述方法所报告的密度）和前向运动精子的百分率均低于参考低值
少弱畸精子症	精子的总数（或是采取上述方法所报告的密度），前向运动和正常形态精子的百分率均低于参考低值
少畸精子症	精子的总数（或是采取上述方法所报告的密度）和正常形态精子的百分率均低于参考低值
少精子症	精子的总数（或是采取上述方法所报告的密度）低于参考值下限
畸精子症	正常形态精子的百分率低于参考低值

参见第五版《WHO 人类精液检查与处理实验室手册》。

附：第四版 WHO 人类精液及精子宫颈黏液相互作用实验室检验手册精液质量判断标准

精液量：$\geqslant 2.0$ml；

pH：7.2~8.0；

精子密度：$\geqslant 20 \times 10^6$/ml；

精子总数：$\geqslant 40 \times 10^6$/每次射精；

精子活动率：前向直线运动精子（a + b）$\geqslant 50\%$；或快速前向直线运动精子(a)$\geqslant 25\%$（射精后 1 小时内）；

精子存活率：75% 或以上（活体染色）；

精液外观：均质、灰白色、乳白色、淡黄色；

精液液化时间：在 60 分钟内；

精液黏滞度：拉丝长度不超过 2cm。

【治疗原则】

包括药物治疗、外科手术以及辅助生殖技术。

1. 药物治疗

药物治疗针对病因。生殖器官感染引起的不育以抗生素抗炎治疗为主，辅以提高精子活力的药物。无精子症、少精子症及特发性不育，应以性激素类药物进行内分泌治疗为主。精子活力低下者，以提高精子活力的药物治疗为主。中医中药在男性不育的治疗中有一定的效果。

2. 手术治疗

生殖道梗阻引起的男性不育采用输精管附睾吻合术、输精管吻合术及射精管口梗阻经尿道电切开术等手术方式。伴有精液常规异常的精索静脉曲张者需行精索静脉高位结扎术，隐睾或睾丸下降不全者可行睾丸下降固定术，以促进睾丸的生精功能。

3. 辅助生殖技术

精子获取和优化处理、宫腔内人工授精（IUI）、体外受精－胚胎移植术（IVF－ET）、卵母细胞浆内单精子注射（intracytoplasmic sperm injection，ICSI）等辅助生殖技术是治疗男性不育的有效手段。

精子获取适于射精功能异常、梗阻性无精子症、输精管再通术失败或者非梗阻性无精子症时，获得尿液、睾丸或者附睾内的精子。这些技术包括尿液碱化与精液洗涤、显微附睾取精子术（MESA）、经皮附睾取精子术（PESA）、睾丸精子提取术（TESE），经这些方法获得的精子可以用于 IVF 或者 ICSI 授精。

第十五章 子宫内膜异位症和子宫腺肌病

第一节 子宫内膜异位症

子宫内膜异位症（内异症）是指具有生长功能的子宫内膜组织在子宫腔以外的部位出现、生长、浸润、反复出血，可形成结节及包块，引起疼痛和不育等。卵巢是最常见受侵部位（80％），另外可侵犯宫骶韧带、子宫直肠陷凹、阴道直肠隔、子宫后壁下部浆膜面及身体其他部位。此病多见于生育年龄妇女，25～45 岁居多。绝经后异位内膜组织可萎缩、吸收；妊娠或使用性激素类药物可暂时阻止此病发展。

【诊断标准】

1. 临床表现

（1）疼痛　70％～80％的内异症患者均有不同程度盆腔疼痛，与病变程度不完全平行，包括痛经（典型者为继发性痛经，并进行性加重）、非经期腹痛（慢性盆腔痛）、性交痛以及排便痛等，卵巢内异症囊肿破裂可引起急性腹痛。

（2）不孕　约50％的内异症患者合并不孕。不孕可能由于粘连等机械因素，卵巢功能障碍，合并黄素化未破裂卵泡综合征（LUPS），以及自身免疫因素等所致。

（3）月经异常　主要表现为周期缩短，经期延长，经前 2～3 日点滴出血。亦可为经量增多，少数为经量减少。

（4）性交疼痛。

（5）特殊部位内异症。①消化道内异症　大便次数增多或便秘、便血、排便痛等。②泌尿道内异症　尿频、尿急、尿痛、血尿或腰痛等。③呼吸道内异症　经期咯血及气胸。④瘢痕内异症　剖宫产等手术后腹壁切口部位，经期疼痛加重；会阴切口或切口瘢痕结节，经期增大，疼痛加重。

（6）妇科检查　子宫常呈后位，活动差，宫骶韧带、子宫直肠陷凹或阴道后穹窿触痛结节；可同时存在附件囊性、不活动肿物。

2. 辅助检查

（1）B 型超声显像检查　主要观察子宫后方或两侧是否有肿物，其特征为囊性肿物，边界欠清，内有稀疏光点，囊液稠厚，有时局部可见团块或实质部分，表现为混合性肿物。若肿物位于子宫后侧，可见囊肿图像与子宫图像有不同程度的重叠。

（2）腹腔镜检查　腹腔镜检查是诊断子宫内膜异位症的较佳方法。可直接见到病灶，了解病变的范围与程度并进行临床分期。病灶颜色可呈红、青、黑、棕、白及灰色等，有时还可见腹膜凹陷或瘢痕形成，形状可表现为点状、结节状、小泡样、息肉样等。亦可见盆腔内粘连及增大的卵巢子宫内膜样囊肿。

（3）CA125 检测　子宫内膜异位症患者 CA125 多异常升高。

3. 鉴别诊断

（1）卵巢恶性肿瘤　患者病情发展迅速，腹胀、腹痛。

（2）盆腔炎性包块　有急性盆腔炎及发热史，抗炎治疗有效。

（3）子宫腺肌病　痛经更剧烈，子宫多均匀增大，质硬。

【治疗原则】

治疗的目的是减灭和消除病灶，缓解并解除疼痛、改善和促进生育、减少和避免复发。治疗时，应考虑的因素为年龄、生育要求、症状的严重性、病变范围、既往治疗史以及患者的愿望。治疗措施要规范化与个体化。

1. 手术治疗

（1）手术目的　祛除病灶，恢复解剖结构和功能。

（2）术式分类　内异症根据手术方式不同分为：①保守性手术　保留患者生育功能，尽量去除肉眼可见的病灶及卵巢内异囊肿，同时分离盆腔粘连。适用于年轻、尚未生育的妇女。保留卵巢功能手术适用于生育年龄无生育要求的妇女。②半根治性手术　切除子宫和病灶，但保留卵巢，主要适用于无生育要求但希望保留卵巢内分泌功能者。③根治性手术　切除全子宫＋双附件以及所有肉眼可见病灶。适用于年龄较大、无生育要求、症状重或多种治疗无效者。④辅助性手术　如子宫神经去除术以及骶前神经切断术，适用于中线部位疼痛者。

2. 药物治疗

（1）药物治疗目的　抑制卵巢功能，阻止内异症进展，减少内异症病灶的活性以及减少粘连的形成，药物治疗宜用于确诊病例。

（2）治疗内异症可供选择的药物主要有口服避孕药、高效孕激素、雄激素衍生物以及 GnRH－a 四大类。

1）口服避孕药　连用或周期用药，共 6 个月，可抑制排卵；副作用较少，但可有消化道症状或肝功能异常等。

2）高效孕激素　安宫黄体酮 20～30mg/d，分 2～3 次口服，连用 6 个月。可致内膜组织蜕膜样改变，最终导致内膜萎缩，同时可负反馈下丘脑－垂体－卵巢轴。副作用主要有突破性出血、乳房胀痛、体重增加、消化道症状及肝功能异常。

3）雄激素衍生物　用于治疗内异症的雄激素衍生物有：①达那唑　每日 600～800mg，分 2～3 次口服，共 3～6 个月。停药后 4～6 周可恢复排卵。副作用为潮热、出汗、体重增加、水肿、痤疮、肝功能损害。如合并子宫肌瘤亦可促使其萎缩。肝、肾功能不良及心血管疾病者不宜使用。②孕三烯酮（内美通）　2.5mg，2～3 次/周，从月经第 1 日开始，连续口服 3～6 个月。副作用少于达那唑。

4）促性腺激素释放激素激动剂（GnRH－a）　根据不同剂型分为皮下注射和肌内注射，每月 1 次，共用 3～6 个月。常用药物有达菲林 3.75mg，肌内注射、亮丙瑞林 3.75mg 或 1.88mg，皮下注射。GnRH－a 可下调垂体功能，造成药物暂时性去势及体内低雌激素状态。副作用主要是低雌激素血症引起的更年期症状，如潮热、阴道干燥、性欲下降，失眠及抑郁等，长期应用可引起骨质丢失。

为减少副作用，建立在"雌激素窗口剂量理论"基础上，可行反向添加方案，治疗剂量应个体化，有条件时应监测雌激素水平。反向添加方案包括：①雌孕激素联合方案：结合雌激素 $0.3 \sim 0.625 mg/d$ + 醋酸甲羟孕酮 $2 \sim 4 mg/d$。②替勃龙 $1.25 mg/d$。应用 GnRH – a 3 个月以上，多主张反向添加治疗，根据症状的严重程度，也可从用药第 2 个月开始。

第二节　子宫腺肌病

子宫内膜侵入子宫肌层称为子宫腺肌病。子宫腺肌病常同时合并子宫内膜异位症、子宫肌瘤。子宫内病灶多为弥漫型，亦可局限于肌层形成团块，称子宫腺肌瘤。

【诊断标准】

1. 临床表现

（1）痛经　半数以上患者有继发性进行性痛经，且进行性加剧。

（2）月经异常　表现为月经量增多，经期延长及不规则出血。

（3）不孕。

（4）妇科检查　子宫均匀性增大，呈球形，有的表现为子宫表面不规则呈结节样突起。有压痛，月经期子宫可增大，质地变软，压痛明显。

2. 辅助检查

（1）B 型超声显像检查　发现子宫增大，肌层增厚，后壁明显，内膜线前移。病变部位回声增强，与周围组织无明显界限。

（2）MRI 检查　子宫内存在界线不清、信号强度低的病灶，T_2 加强影像可有信号强度高的病灶，内膜与肌层结合区变宽，$>12 mm$。

（3）血清 CA125 水平多数升高。

（4）病理诊断是子宫腺肌病诊断的金标准。

【治疗原则】

（1）期待治疗　对无症状、无生育要求者可定期观察。

（2）手术治疗　是主要的治疗方法，其中子宫切除是根治性手术。对年轻需保留生育功能者，可进行病灶切除或子宫楔形切除，也可辅助行子宫神经去除术，骶前神经切断术或子宫动脉阻断术，无生育要求伴月经量增多者，可进行子宫内膜去除术。

（3）药物治疗　同"子宫内膜异位症"。

（4）介入治疗。

（5）辅助生育治疗　对不孕患者可先用 GnRH – a 治疗 $3 \sim 6$ 个月，再行助孕治疗，对病变局限或子宫腺肌瘤患者，可先行手术 + GnRH – a 治疗，再行助孕治疗。

第十六章 生殖器分化发育异常

第一节 处女膜闭锁

处女膜闭锁又称无孔处女膜，是发育过程中泌尿生殖窦上皮未贯穿前庭部而引起的。

【诊断标准】

1. 临床表现

（1）性征发育正常后无月经来潮。

（2）周期性下腹痛，病程久者有持续性下腹胀痛。

（3）严重者伴便秘、肛门坠胀，尿频或尿潴留等。

（4）下腹部扪及块物。

（5）妇科检查 ①外阴部发育正常，但未见阴道口，处女膜无孔，向外膨隆，呈蓝紫色。②肛指检查时可扪及阴道内肿块，向直肠膨隆。有时子宫增大，在下腹部扪及阴道肿块的上方另有一盆腔肿块。

2. 辅助检查

（1）超声显像提示阴道积血，子宫增大，宫腔内积血或附件处肿块。超声诊断困难可辅助 MRI 检查。

（2）在膨隆的处女膜中心用 7~8 号针穿刺，抽出积血可明确诊断。

【治疗原则】

（1）无菌操作下，将处女膜做 X 形切开，并切除部分处女膜使处女膜口呈环形，切缘缝合或电凝止血。

（2）保持外阴部清洁，必要时用抗感染药物。

第二节 阴道发育异常

一、阴道横膈

阴道横膈是两侧副中肾管融合后与尿生殖窦相接未贯通或部分贯通所致。多在阴道中上部或中部有一软组织横膈，大多膈中央有孔，大小不一，少数为无孔或完全性横膈。

【诊断标准】

1. 临床表现

（1）有孔横膈一般无症状，若横膈位置较低常因性生活障碍而就诊，也有在临产时胎头下降受阻而发现。

（2）无孔横膈可在横膈以上部分形成月经血潴留，出现闭经、痛经。

（3）下腹部肿块可因阴道、子宫和输卵管积血所致。

（4）妇科检查阴道较短，其中上部见一小孔，但看不到宫颈或仅见阴道盲端。肛诊时可触及子宫颈及子宫体，无孔横膈在相当于阴道中上部可触及质中块物，可有压痛。

2. 辅助检查

（1）穿刺　经阴道对无孔横膈做空穿刺，抽出积血可明确诊断。

（2）超声显像显示宫颈以下部位有积血，适合未婚者。超声诊断困难者可辅助 MRI 检查帮助诊断。

【治疗原则】

（1）横膈放射形切开，切除多余部分横膈，切缘缝合止血。术后放置阴道模型，定期更换，直到上皮愈合。

（2）临产时发现横膈可在宫颈口近开全时或于产程中胎头下降压迫横膈使其伸展（有时组织成薄膜状）做多处切开以利胎儿下降。分娩后检查伤口有无出血，按需缝合。

二、阴道纵隔

阴道纵隔是胚胎发育期两侧副中肾管会合后，其中隔未消失或未完全消失所致。它分完全纵隔和不完全纵隔，前者即形成双阴道，双阴道常与双子宫并存。

【诊断标准】

（1）大多数妇女无症状，有些因发生性交困难而就诊被发现。

（2）分娩时可导致先露下降困难，产程进展缓慢。

（3）若一侧纵隔无开口，则导致月经血潴留。

（4）妇科检查见阴道被一纵形黏膜襞分成两条纵形通道。黏膜的上端近宫颈，下端达阴道口或未达阴道口。

【治疗原则】

（1）纵隔妨碍月经血排出或影响性交时应将纵隔切除。创面缝合以防粘连。

（2）产时手术，当先露下降压迫纵隔时可先切断纵隔的中部，待胎儿娩出后再切除纵隔。

（3）术后注意点：①注意创面的愈合。②抗生素预防感染。

三、阴道闭锁

阴道闭锁为泌尿生殖窦未参与形成阴道下段所致。根据阴道闭锁的解剖学特点将其分为两型：Ⅰ型阴道闭锁，即阴道下段闭锁，阴道上段及宫颈、子宫体均正常；Ⅱ型阴道闭锁，即阴道完全闭锁，多合并宫颈发育不良，子宫体发育不良或子宫畸形。

【诊断标准】

1. Ⅰ型阴道闭锁

多子宫内膜功能正常，因此症状出现较早，主要表现为阴道上段扩张，严重时可以合并宫颈、宫腔积血，盆腔检查发现包块位置较低，位于直肠前方，就诊往往较及时，症状与处女膜闭锁相似，但无阴道开口，闭锁处黏膜表面色泽正常，亦不向外隆起。肛诊可扪及凸向直肠包块，位置较处女膜闭锁高，较少由于盆腔经血逆流引发子宫内膜异位症。

2. Ⅱ型阴道闭锁

即阴道完全闭锁，多合并宫颈发育不良，子宫体发育不良或子宫畸形，子宫内膜分泌功能不正常，症状出现较晚，经血容易逆流至盆腔，常常发生子宫内膜异位症。磁共振显像和超声检查可帮助诊断。

【治疗原则】

（1）一旦明确诊断，应尽早手术切除。手术以解除阴道阻塞，使经血引流通畅为原则。

（2）先用粗针穿刺阴道黏膜，抽出积血后切开闭锁段阴道，排出积血。

（3）常规检查宫颈是否正常。

（4）切除多余闭锁的纤维结缔组织，利用已游离的阴道黏膜覆盖创面，术后定期扩张阴道以防挛缩。

四、阴道斜隔综合征

阴道斜隔综合征（oblique vaginal septum syndrome）也称 Herlyn – Werner – Wunderlich syndrome（HWWS），病因尚不明确，可能是副中肾管向下延伸未到泌尿生殖窦形成一盲端所致。阴道斜隔常伴有同侧泌尿系发育异常，多为双宫体、双宫颈及斜隔侧的肾缺如。

阴道斜隔分为三种类型：

（1）Ⅰ型为无孔斜隔　隔后的子宫与外界及另侧子宫完全隔离，宫腔积血聚积在隔后腔。

（2）Ⅱ型为有孔斜隔　隔上有一数毫米的小孔，隔后子宫与另侧子宫隔绝，经血通过小孔滴出，引流不畅。

（3）Ⅲ型为无孔斜隔合并宫颈瘘管　在两侧宫颈间或隔后腔与对侧宫颈之间有小瘘管，有隔一侧子宫经血可通过另一侧宫颈排出，引流亦不通畅。

【诊断标准】

1. 临床表现

（1）Ⅰ型发病年龄早，症状较重，平时一侧下腹痛。

（2）Ⅱ型月经间期阴道少量褐色分泌物或陈旧血淋漓不净，脓性分泌物有臭味。

（3）Ⅲ型经期延长有少量血，也可有脓性分泌物。妇科检查一侧穹窿或阴道壁可触及囊性肿物，Ⅰ型肿物较硬，宫腔积血时触及增大子宫；Ⅱ型、Ⅲ型囊性肿物张力较小，压迫时有陈旧血流出。

（4）月经周期正常，有痛经及一侧下腹痛；月经周期中有流血、流脓或经期延长等症状。

2. 辅助检查

（1）妇科检查一侧穹窿或阴道壁有囊肿，增大子宫及附件肿物。局部消毒后在囊肿下部穿刺，抽出陈旧血，即可诊断。

（2）B型超声检查可见一侧宫腔积血，阴道旁囊肿，同侧肾缺如。

（3）子宫碘油造影检查可显示Ⅲ型者宫颈间的瘘管，由孔斜隔注入碘油，可了解隔后腔情况。必要时应做泌尿系造影检查。

【治疗原则】

由囊壁小孔或穿刺定位，上下剪开斜隔，暴露宫颈，沿斜隔附着处，做菱形切除，做最大范围的隔切除，边缘电凝止血。油纱卷压迫24～48小时，一般不放置阴道模型。

五、先天性无阴道

先天性无阴道是双侧副中肾管会合后未向尾端伸展形成管道，以致无阴道。可与始基子宫伴存或先天性无子宫，但亦有子宫正常者。15%合并有泌尿道畸形。

【诊断标准】

1. 临床表现

（1）性征发育正常，但无月经来潮。

（2）性生活困难。

（3）妇科检查无阴道开口，有时呈一浅凹或深约2～3cm的凹陷。肛查可扪及一小子宫（始基子宫）。

2. 辅助检查

（1）超声显像　了解子宫及盆腔肿块情况。

（2）肾盂静脉造影　除外并存的泌尿道畸形。

（3）应行染色体检查，如46，XX为MRKH综合征，如46，XY则为完全型雄激素不敏感综合征。

【治疗原则】

1. 非手术顶压法

用木质或塑料模具压迫外阴部的凹陷使扩张并延伸到接近正常阴道的长短。适用于会阴处有一凹陷者。

2. 阴道成型术

可选择下列方法，各有利弊。若有正常子宫应使阴道与子宫颈沟通。手术时机应选在结婚前3～6个月进行。

（1）羊膜阴道成形术。

（2）乙状结肠或回肠代阴道术。

（3）盆腔腹膜阴道成形术。

（4）皮瓣阴道成形术。

（5）皮片阴道成形术

（6）生物补片阴道成形术。

除皮瓣和肠道法外手术后需带模具扩张阴道，应每日更换、清洗消毒模具。

3. 术后随访

（1）按不同手术，术后不同时间进行随访。

（2）了解术后伤口愈合情况和阴道口的松紧程度。

第三节 先天性宫颈闭锁

宫颈形成约在胚胎发育 14 周左右，由于副中肾管尾端发育不全或发育停滞所致的宫颈发育异常，主要包括宫颈缺如、宫颈闭锁、先天性宫颈管狭窄、宫颈角度异常、先天性宫颈延长伴宫颈管狭窄、双宫颈等，临床上罕见。

【诊断标准】

若患者子宫内膜有功能，则青春期后可因宫腔积血而出现周期性腹痛，经血还可经输卵管逆流入腹腔，引起盆腔子宫内膜异位症。磁共振显像和超声检查（尤其是三维超声检查）有助诊断。

【治疗原则】

可试行宫颈阴道贯通术，但成功率低，故有建议直接进行子宫切除术；如人工子宫阴道通道手术失败则行子宫切除术。

第四节 子宫发育异常

两条副中肾管在发育、融合或中隔吸收演变过程中，任何时期出现停滞均可导致子宫发育异常而出现子宫畸形。

【诊断标准】

1. 临床表现

（1）约 25% 患者无症状，亦无生殖障碍。

（2）从无月经来潮，提示可能为先天性无子宫、始基子宫、子宫发育不良或无子宫内膜。

（3）月经稀少。

（4）痛经，逐渐加重，有月经血潴留。

（5）不孕、反复流产、胎位异常、早产和死胎等。

（6）妇科检查 子宫小，为始基子宫或幼稚子宫；若子宫偏向一侧可能为残角子宫或单角子宫；子宫底部较宽提示有纵隔子宫或鞍状子宫；子宫底部有凹陷可能为双角子宫或鞍状子宫；子宫呈分叉状为双角子宫或双子宫。

2. 辅助检查

（1）超声显像 显示为单子宫或双子宫，以及子宫的大小。子宫梭形且偏向一侧可能为单角子宫；一侧圆钝形实质块提示可能是残角子宫；显示子宫体较宽且子宫腔内有纵隔者可能为纵隔子宫或双角子宫，以及明显的鞍状子宫。超声显示子宫轮廓较清楚，但子宫腔内影像不如子宫输卵管碘油造影清晰。但可清楚地显示子宫腔积血。必要时可辅助 MRI 检查帮助诊断。

（2）盆腔充气和子宫输卵管碘油双重造影检查 同时了解盆腔内有无子宫、子宫外形和子宫腔形态，可诊断单角子宫、鞍形子宫、双角子宫、纵隔子宫（完全型或不完全型）和双子宫。双子宫时必须两个宫腔均注入造影剂方可显示两个宫腔影。若一个子宫显影，在其一侧有实质性肿块应考虑伴有残角子宫的可能。

（3）腹腔镜检查　当影像诊断有困难时，可由腹腔镜直接观察子宫的轮廓。

（4）宫腔镜检查　直接观察子宫腔内的情况如有无纵隔、半纵隔、双角或鞍形子宫。

（5）必要时可行静脉肾盂造影，了解有否合并泌尿道畸形。

【治疗原则】

（1）始基子宫、实体子宫可不予处理，若残角子宫有积血则做子宫切除。

（2）幼稚子宫有痛经者可对症治疗。

（3）双子宫、双角子宫和鞍形子宫一般不予处理。

（4）纵隔子宫影响生育时可切除纵隔。

（5）子宫畸形者妊娠后应预防流产、早产。根据胎儿大小、胎位及产道情况决定分娩方式。

第五节　女性假两性畸形

患者染色体核型为46，XX，为常染色体隐性遗传病。因21-羟化酶缺陷造成皮质醇合成障碍而雄激素和孕激素增加，导致不同程度男性化，有卵巢、子宫、宫颈、阴道，但外生殖器出现部分男性化，故称为女性假两性畸形。也可因妊娠早期服用雄激素作用药物引起，但程度轻，出生后男性化不再加剧，可于青春期月经来潮，并可以生育。

【诊断标准】

1. 临床表现

（1）单纯男性化，阴蒂增大，大阴唇状似阴囊，但无睾丸扪及。

（2）无女性性征发育，从无月经来潮，卵巢功能低下。

（3）身材矮壮，肌肉发达皮肤较黑，多毛，面部痤疮和脂溢。

（4）检查发现喉结突出，外阴部呈不同程度男性化，可扪及子宫。

2. 辅助检查

（1）超声或磁共振显像　显示盆腔有子宫和卵巢。

（2）血睾酮、24小时17-羟孕酮和17-酮类固醇和孕二醇升高。

（3）阴道-尿道-膀胱造影适用于阴道和尿道共同开口者。

【治疗原则】

1. 肾上腺皮质激素

（1）醋酸可的松25mg/片，一日1.5～2片，分2次服。

（2）氢化可的松、泼尼松或地塞米松均可按醋酸可的松的剂量转换后应用。

（3）用药后每月测睾酮一次，以睾酮近似于正常值时用维持量。若睾酮下降不明显可加量。一般可每日增加半片，一个月后再按睾酮水平调整剂量。

（4）青春期或成年患者在睾酮已近正常后仍有月经失调者，可作人工周期或诱发排卵。

2. 外生殖器矫形术

血睾酮接近正常后，可行阴蒂整形术；尿道、阴道共同开口者做会阴切开修复术。

第六节　男性假两性畸形

患者染色体核型为 46，XY，为雄激素受体缺陷，因雄激素无法发挥生物效应而导致性分化异常，男性核型，女性表型，为 X 连锁隐性遗传病，有睾丸，无子宫，阴茎极小，生殖功能异常，一般无生育能力。分为完全型和不完全型 2 种。

【诊断标准】

1. 临床表现

从无月经来潮，自觉腹股沟有块物，外阴部异常（不完全型者）。

2. 体格检查

（1）完全型外生殖器为女性，青春期乳房发育，乳头小，无阴毛，阴道多为盲端，短，浅，无子宫。两侧睾丸大小正常，可位于腹腔内、腹股沟或偶在大阴唇内扪及。

（2）不完全型外阴多两性畸形，阴蒂肥大或为短小阴茎，阴道极短或仅有浅凹陷。

3. 辅助检查

（1）超声或磁共振显像盆腔内无女性内生殖器，无卵巢影像。若睾丸在腹股沟内或盆腔内可做超声探测。

（2）睾酮在男性水平。

【治疗原则】

（1）首先作性别抉择，一般以选作女性为佳，切除睾丸，术后适当补充雌激素。

（2）注意维护患者心理健康。

第七节　真两性畸形

外生殖器分化异常；男女难辨，有数种染色体核型，但体内有睾丸、卵巢两种性腺同时存在。

【诊断标准】

1. 临床表现

（1）外生殖器异常，难以区分男女。

（2）部分患者于青春期乳房发育，月经来潮。

（3）部分患者出现喉结，声哑和体毛、性毛增加。

（4）妇科检查　外生殖器异常，大部分患者盆腔内有子宫，但发育程度不一，有的患者可在阴囊或阴唇内扪及睾丸。

2. 辅助检查

（1）染色体核型　呈现为 46，XX；46，XY；46，XX/46，XY 或其他嵌合体。当核型与体征不符时或出现嵌合体时具很大提示意义。

（2）腹腔镜检查或剖腹探查　明确为两性性腺并存可确立诊断。两性性腺并存为：一侧卵巢，另侧睾丸；一侧为卵巢或睾丸，另侧为卵睾；两侧均为卵睾，子宫发育不良或正常，可有双角子宫；卵巢侧常有输卵管，睾丸侧常有输精管，卵睾侧常为输卵管和输精管并存。

【治疗原则】

（1）性别抉择，按抚养性别、本人意愿（如患者未成年应与其父母共同商议）选择性别。

（2）若无明显男性化以选作女性为妥。切除睾丸或剥除卵睾中的睾丸组织，外阴行整形术。

（3）若选作男性，切除卵巢或睾中卵巢组织，但应将睾丸移入阴囊中，外阴行男性外生殖器成形术。

第十七章　损伤性疾病

第一节　外阴血肿

外阴血肿常由于外伤造成，如外阴骑跨伤、暴力性交或强奸损伤。

【诊断标准】

（1）有外阴部外伤史。

（2）症状　外阴部疼痛，以致行走不便，如皮肤、黏膜有撕裂则有流血，色鲜红，量可多可少。如皮肤、黏膜未破损可见外阴一侧肿胀隆起，局部皮肤变紫等。

（3）妇科检查　外阴部有紫蓝色块状物隆起，触诊时局部可有波动感，压痛明显。

【治疗原则】

1. 保守治疗

血肿小、无增大可嘱患者暂时卧床休息。

（1）局部冷敷　冰袋冷敷适用于最初 24 小时内，以降低局部血流量和减轻外阴疼痛，并密切观察血肿有无增大趋势。

（2）局部热敷　用于外伤 24 小时后，可用超短波、远红外等照射以促进血液吸收。

（3）血肿形成　24 小时内切忌抽吸血液，血肿形成 4~5 日后可在严密消毒情况下抽出血液以加速血液的吸收。

2. 手术治疗

若血肿较大，或有继续出血者可在麻醉下行血肿切开，清出积血，结扎出血点，分层缝合，闭合血肿腔，伤口加压包扎。

3. 术后处理

术后常规应用抗生素预防感染，如外阴部受铁器损伤或创面有污染，应注射破伤风抗毒素。

第二节　外阴阴道裂伤

非分娩时急性外阴、阴道裂伤多见于外伤，如骑车不慎、跨越栏杆或由高处跌下，外阴直接触及硬物，造成骑跨伤。又如初次性交、强奸或暴力性交后，可引起外阴部包括处女膜、会阴、阴道，甚至肛门的广泛撕裂伤。

【诊断标准】

1. 病史

有外伤、暴力性交、阴道用药史。

2. 临床表现

（1）突发性外阴部剧烈疼痛。

（2）外阴及阴道流出鲜红色血，量可多可少。

（3）裂伤后未及时处理，继发感染，分泌物增多呈脓血性。

（4）妇科检查　①处女膜、外阴皮肤和皮下组织有裂伤，并有活动性出血。②窥阴器扩张阴道，见阴道黏膜有伤痕。阴道后穹窿黏膜环绕宫颈呈"一"字形横裂，或新月形裂口，严重者可导致腹膜破裂。如因药物损伤未及时治疗可见阴道黏膜坏死、剥脱、溃疡，最后引起阴道粘连和狭窄。

【治疗原则】

（1）及时修补缝合止血。

（2）术后用抗生素预防感染。

（3）如外阴部受铁器损伤或创面沾有污泥，应注射破伤风抗毒素。

第三节　尿　瘘

尿瘘指生殖道与泌尿道之间形成的异常通道，多见于难产、产伤，也可发生于妇科手术损伤、外伤、癌肿转移、盆腔放射治疗后或阴道内子宫托应用不当等情况。

【诊断标准】

1. 病史

有难产、妇产科手术、盆腔外伤、妇科恶性肿瘤、盆腔放射治疗后阴道有尿液漏出等病史。

2. 临床表现

（1）症状　①漏尿　漏尿开始的时间按产生瘘孔的原因而不同，压迫坏死组织脱落而形成尿瘘者多在产后或术后10日左右开始漏尿；手术损伤者术后即开始漏尿。②由于尿液长期刺激可致外阴及臀部皮炎。③多伴有泌尿系感染。

（2）妇科检查　通过妇科检查可了解瘘孔位置、大小及其周围瘢痕程度。如瘘孔位于耻骨联合后方难以暴露者，或瘘孔极小无法寻及时，可嘱患者取胸膝卧位，并利用单叶阴道直角拉钩，将阴道后壁向上牵引，直视下再进一步明确瘘孔及其与邻近组织或器官的解剖关系。

3. 辅助检查

（1）用金属导尿管自尿道口插入膀胱，于瘘孔处可触及导尿管或探针。

（2）用稀释消毒的美蓝溶液200ml注入膀胱，然后夹紧导尿管，扩张阴道进行鉴别。凡见到蓝色液体经阴道壁小孔流出者为膀胱阴道瘘；自宫颈口流出者为膀胱子宫颈瘘；如流出的为清亮尿液则为输尿管阴道瘘。

（3）膀胱镜检查可了解膀胱容量、黏膜状况、瘘孔数目、位置、大小以及瘘孔与输尿管开口的关系。

（4）静脉肾盂造影静脉注入泛影酸钠后摄片，并根据肾盂、输尿管及膀胱显影情况，了解双侧输尿管有无梗阻、畸形、异位等情况以决定手术方式。

【治疗原则】

以手术为主，若为局部病变（结核、癌肿）所致者先治疗病因，然后再根据病情考虑修补术。

1. 手术时间的选择

（1）器械损伤的新鲜瘘孔应立即修补。

（2）如因组织坏死感染等引起，当时不能手术或第一次手术已经失败者，应在 3 ~ 6 个月后待局部炎症水肿充分消退，组织软化后再行修补。

（3）手术宜在月经后 3 ~ 5 日进行，有利于伤口愈合。

2. 术前准备

（1）积极控制炎症，如尿路感染等。

（2）老年或闭经患者术前可局部应用雌激素软膏。

（3）局部瘢痕严重者，术前可给予肾上腺皮质激素如泼尼松口服，每次 5mg，每日 3 次，服用 2 ~ 4 周。亦可用透明质酸酶、糜蛋白酶等促进瘢痕软化。

（4）术前做尿液培养及药物敏感试验，以便术后选用抗生素。

3. 手术途径的选择

（1）一般经阴道修补。

（2）瘘孔较大，部位较高时可经腹切开膀胱进行修补，或经阴道腹部联合修补。

（3）输尿管阴道瘘则应经腹行输尿管膀胱吻合术。

4. 术后处理

（1）应用抗生素，积极防治感染。

（2）保持外阴清洁，防止上行感染。

（3）导尿管留置 12 ~ 14 日，拔管后嘱患者定时排尿，多饮水增加尿量，以达到自身冲洗膀胱的目的。

（4）保持大便通畅，以免因用力排便而影响伤口愈合。

第四节　直肠阴道瘘

直肠阴道瘘是指生殖道与肠道内的异常通道，大都因分娩困难胎头压迫阴道后壁及直肠过久，引起软组织的坏死所致。也可因会阴Ⅲ度裂伤未缝合或虽缝合但未愈合所致，或缝合会阴时缝线穿透直肠黏膜，感染后形成瘘管。少数由于会阴部外伤（骑跨伤）、手术损伤、癌症晚期或放射治疗后引起。

【诊断标准】

1. 病史

有难产、会阴裂伤、会阴部外伤及盆腔放射治疗史后阴道内有大便漏出。

2. 临床表现

（1）症状　稀薄粪便及肠中气体不能控制，由阴道排出，外阴和阴道因受粪便刺激而引起慢性炎症。

（2）妇科检查　大的瘘孔可在阴道窥诊时见到或触诊时证实。小的瘘孔往往仅在阴道后壁见到一鲜红肉芽组织。

3. 辅助检查

（1）从阴道后壁肉芽组织处插进子宫探针，另一手手指伸入肛门，手指与探针相遇，即可确诊。

（2）阴道内放置无菌干纱布一块，用导尿管自肛门内注入稀释亚甲蓝溶液，如见纱布及瘘孔部位染蓝，即可确诊。

【治疗原则】

（1）手术创伤或会阴裂伤、外伤的伤口应立即行修补术。

（2）产程过长，胎先露压迫坏死引起的粪瘘应于产后 4～6 个月炎症消失后再行修补术。

（3）瘘孔巨大估计手术困难者，可先行腹壁结肠造瘘，待修补成功后将结肠复原。

第五节　陈旧性会阴Ⅲ度裂伤

会阴部经受过度伸展或压力后引起的裂伤如未及时发现而修补或修补后愈后不佳，以致留下伤痕，称为陈旧性会阴裂伤。会阴Ⅲ度裂伤是指会阴裂伤累及提肛肌、阴道筋膜、肛门括约肌甚至直肠下段的损伤或断裂，可同时伴有直肠前壁撕裂，引起大便失禁。

【诊断标准】

1. 病史

经产妇有难产或急产史，产后大便不能控制。

2. 临床表现

（1）症状　①大便失禁尤其排稀便时，且肛门排气不能控制。②外阴及阴道口因被大便污染，常伴有外阴炎症、皮肤浸渍、溃疡等。

（2）妇科检查　①会阴部较松弛，局部有瘢痕组织。会阴体消失，阴道口分开，阴道后壁膨出。②肛诊时，肛门括约肌失去张力，嘱患者做缩肛运动，肛门无收缩力。肛门两侧可见撕裂的括约肌断端回缩的凹陷瘢痕。③裂伤达肛管直肠前壁者，可见直肠黏膜外翻，充血水肿。④肛指检查时要注意有无直肠阴道瘘并存。

【治疗原则】

1. 治疗

应行手术修补术，重建会阴体，缝接肛门括约肌。

2. 手术注意点

（1）术前准备　①手术时间选在月经干净后 3～7 日。②术前 1 周嘱患者行 1:5000 高锰酸钾溶液坐浴，每日 2 次，每次 10 分钟。③术前 3 日起作肠道准备，卡那霉素

1g，口服，每日2次；甲硝唑（灭滴灵）0.2g，口服，每日2次，以控制肠道内细菌。④手术前3日起进少渣饮食，手术前1日进流汁饮食。⑤手术前晚清洁灌肠。

（2）术后处理 ①保持外阴清洁，每次大便后用消毒液冲洗会阴及擦洗伤口表面。保留导尿管1周。②应用抗生素预防感染。③术后无需用药控制排便，如手术后5日仍未排便可每晚口服石蜡油30ml，软化润滑大便。④术后进少渣饮食3~5日。⑤术后严禁灌肠或放置肛管，以免影响伤口的愈合。⑥术后5~7日伤口拆线。

第六节　盆腔器官脱垂

盆腔器官脱垂（pelvic organ prolapse，POP）包括子宫脱垂、阴道前后壁脱垂（膨出），是中老年女性常见疾病，严重影响患者生活质量。

【术前评估】

1. 症状评估

（1）脱垂最特异的症状 患者能看到或感到阴道口有组织膨出，脱垂的程度可以随活动量、体位、负重等而变化。

（2）非特异的症状 盆腔压迫感、背痛等，不确定能通过手术治疗脱垂而缓解，可以使用子宫托来鉴别。

（3）泌尿系统相关症状 阴道前壁的膨出及子宫脱垂可有排尿困难及排尿不尽的症状，尿潴留患者，脱垂还纳后，有可能膀胱完全排空。但尿急、尿频或急迫性尿失禁症状与脱垂的严重性无关。脱垂的患者也可以同时合并压力性尿失禁，随着脱垂病情的加重尿失禁可逐渐减轻甚至完全消失。

（4）肠道症状 阴道后壁膨出患者可出现排便困难。

2. 妇科检查

（1）外阴阴道有无萎缩表现，测量阴裂大小。

（2）盆腔脏器脱垂情况 用标准的双叶窥器检查，并进行测量（详见POP－Q评分）。

（3）评价阴道侧壁支持。

（4）会阴体的移动度 用一手指放在阴道或直肠内，向检查者方向轻拉会阴体，如果移动>1cm，提示移动度过大。同时评估会阴体的厚度。

（5）肛门和直肠检查 评估会阴体的完整性及肛门括约肌的张力。

（6）尿失禁的诱发试验 脱垂复位后，让患者屏气用力或咳嗽，以确定是否有尿失禁。

3. 脱垂程度的评估

盆腔脏器脱垂定量分期（pelvic organ prolapse quantitation，POP－Q）系统。

（1）体位 多采用膀胱截石位，双足放在脚蹬上，向下屏气用力，在脱垂最大程度下进行测量。

（2）POP－Q参考点（表17－1） 通过对盆腔器官脱垂患者进行6个测量点及3条经线的测量，确定脱垂的程度。

表 17 - 1　POP - Q 测量点

指示点	定义
A 点	阴道中线近处女膜或处女膜缘之上 3cm，范围 -3cm（无脱垂）至 +3cm（最大程度脱垂）
Aa	前壁，相当于尿道膀胱沟处
Ap	后壁
B 点	阴道最下端的部分，位于阴道顶端和 A 点之间，范围 -3 ~TVL，位置不固定
Ba	前壁
Bp	后壁如果没有脱垂，B 点和 A 点均为 -3cm
C	宫颈或子宫切除后阴道顶端部分的最远端
D	后穹窿　子宫切除后者略
GH（生殖裂孔）	尿道外口中点到后壁中线处女膜缘之间的距离（cm）
PB（会阴体）	后壁中线处女膜缘至肛门开口中点的距离（cm）
TVL（阴道总长度）	在膨出充分复位，避免增加压力或拉长情况下阴道的最大深度（cm）

（3）POP - Q 图示（图 17 - 1）　六点（点 Aa，Ba，C，D，Bp，Ap），生殖裂孔（GH），会阴体（PB），阴道全长（TVL）。

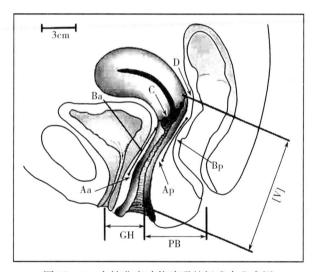

图 17 - 1　女性盆底功能障碍的标准专业术语

（4）POP - Q 分期 9 格表（表 17 - 2），6 - 点和 3 - 点长度（length/high）

表 17 - 2　盆腔器官正常位置时的 POP - Q 分期　　　（单位：cm）

阴道前壁 Aa -3	阴道前壁 Ba -3	宫颈或穹窿 C -8
生殖裂孔 GH　2	会阴体 PB　3	阴道全长 TVL　10
阴道后壁 Ap -3	阴道后壁 Bp -3	后穹窿 D -10

（5）POP - Q 分期标准见表 17 - 3。

表 17 – 3　POP – Q 分期标准

分期	标准
0	在用力时无盆腔结构脱垂 Aa，Ap，Ba，Bp = – 3cm，C 或 D ≤ – (TVL – 2) cm
I	脱垂的最远端在处女膜缘内平面上 1cm（即脱垂状态不是 0 度，但各点的值 < – 1cm）
II	脱垂最远端超过处女膜平面上 1cm，但未到处女膜平面下 1cm（即脱垂最远点在 – 1cm 至 + 1cm 之间）
III	脱垂最远端超过处女膜平面下 1cm 处，但未完全翻出阴道，即最远点 > + 1cm，但 < (TVL – 2) cm
IV	脱垂最远端呈全长外翻，即最远点 ≥ (TVL – 2) cm

【治疗原则】

1. 非手术治疗

（1）观察　适用于脱垂程度轻（I 期和 II 期，尤其是脱垂下降点位于处女膜之上）且无特殊症状的患者。

（2）子宫托　主要用于妊娠，老年和虚弱有手术禁忌证以及不愿接受手术患者。使用子宫托应定期随访，常见并发症有机械刺激、阴道黏膜溃疡、感染等。局部使用雌激素可以缓解症状。

（3）盆底肌训练　可自行训练或生物反馈训练及盆底肌电刺激训练，可以增强盆底支持力。

2. 手术治疗

（1）POP 患者手术指征　II 期及以上（POP – Q 分期）并有症状的盆腔脏器脱垂。

（2）前盆腔缺陷的手术治疗　阴道前壁脱垂可行阴道前壁修补术，阴道旁侧修补术，阴道前壁加用补片修补术。如合并 SUI 可加用尿道中段悬吊带术。

（3）中盆腔缺陷的手术治疗　常用术式包括 Manchester 手术、骶棘韧带固定术、骶骨固定术、高位骶韧带悬吊术及阴道闭合术。单纯子宫切除不足以治愈疾病。

（4）后盆腔缺陷的手术治疗　常用术式包括阴道后壁修补术、特异位点缺陷修补术、联合使用补片修补术、会阴体修补术。

（5）全盆腔缺陷的手术治疗　适用 POP – Q 分期 III 期及其以上的多部位脱垂患者。常用手术方式包括多种术式联合的盆底重建术和应用补片的全盆底重建术。

【盆底修复术后注意事项】

（1）阴道脱垂修复术后，以前就存在的、被掩盖的压力性尿失禁可能会显现出来。必要时再次行尿道中段悬吊术。

（2）建议患者在术后 3 个月内避免性交、提重物和（或）增加腹压的活动。

（3）建议术后阴道局部应用雌激素。

（4）术后保持大便通畅，避免便秘、长期咳嗽。

【手术并发症及处理】

1. 膀胱损伤

分离或穿刺过程中可能造成膀胱损伤，建议术中行膀胱镜检查。如果术中发现膀胱损伤严重，建议在覆盖膀胱损伤表面的补片移植物表面加盖生物补片。术后开放保留 Foley 导尿管 7 ~ 10 天。

2. 术中出血

在阴道前壁修补术式，分离阴道与膀胱隙壁出血过多的原因为阴道组织分离太薄，同时可能因为解剖层次不正确，过度分离耻骨后及坐骨棘侧方及阴道后壁修补术式过度分离尾骨肌上方或坐骨棘侧方损伤了臀下血管、髂内静脉丛及阴部内血管时，可导致严重出血，首先建议直接压迫止血，放置引流管。如止血困难时，可行动脉栓塞治疗。

3. 腿痛、臀部疼痛及阴沟疼痛

一般不需要处理，多自行缓解，可给予心理安慰和口服止痛药物治疗。

4. 补片暴露和侵蚀

据报道补片阴道暴露和侵蚀率为2%～20%。围手术期预防措施：预防感染，术后阴道局部使用雌激素等。

第十八章 围手术期处理

第一节 术前准备

在实施妇科手术前手术人员、患者及家属均要做好一系列术前准备。

1. 思想准备

（1）医务人员思想准备 医务人员必须认真了解患者的精神状态、对治疗疾病的信心。同时医务人员必须掌握手术适应证，准备工作应充分，对手术范围、手术难度、手术可能发生的情况等都要有充分的了解和估计。

（2）患者及家属的思想准备 患者对要做手术都有顾虑和恐惧心理，医务人员必须针对其思想情况做必要的解释，消除顾虑、充满信心、积极配合医务人员。

2. 常规化验

包括心、肺、肝、肾功能，出、凝血时间，血、尿常规，血型，血 HBsAg，HCV，抗 HIV 抗体检测，梅毒相关检测（RPR 检查），心电图，X 线胸片。中老年患者加测血糖、血脂、电解质等，根据病情必要时可测定心肺功能、全套生化及凝血机制。

急诊患者，可根据病情对一些不能立即出结果的化验先留取标本，在抢救之后及时查对化验结果。

3. 其他辅助检查

根据病情需要，做消化道、胃肠道、泌尿系统等检查。

4. 阴道准备

有可能行子宫切除者，术前行阴道准备。手术当日，冲洗阴道后，消毒宫颈、阴道，留置导尿管。有阴道流血者禁止冲洗，术前充分消毒阴道即可。

5. 常规肠道准备

（1）拟行附件切除、子宫切除及一般经阴道手术者，术前口服缓泻剂行肠道准备，必要时灌肠。

（2）恶性肿瘤拟行广泛子宫切除术、肿瘤细胞减灭术或复杂阴式手术、阴道成形术等需做清洁灌肠。

（3）异位妊娠可疑腹腔内出血者，手术前禁止灌肠。

6. 特殊肠道准备

凡盆腔粘连严重，手术时有损伤肠道可能或疑肿瘤转移者，手术前应做肠道准备。

（1）术前 1~2 日进流质饮食，或无渣、半流质饮食。

（2）术前 3 日口服肠道抑菌药物。

（3）术前晚及术日晨清洁灌肠。

7. 皮肤准备

术前洗澡，清洁周身皮肤，清洁脐部污垢，必要时剃去腹部汗毛及阴毛。

8. 其他准备

（1）手术日晨禁食、水。

（2）护送患者去手术室前，必须仔细核对姓名、床号，以免错误，贵重物品应交值班护理人员保管，取下非固定义齿。

（3）手术前再次核对患者姓名、床号，填写手术核查单。

（4）凡感染性疾病术前需准备培养管，以便术中采样做细菌培养及药敏试验，作为手术后用药参考。

（5）估计手术时需做冰冻切片者应先与病理科联系，做好行冰冻切片准备。

（6）术前应先请麻醉科会诊，决定麻醉方式。

（7）备血　有术中输血可能者，术前日行血交叉检查，通知血库备血。

9. 术前签字

手术前均应向患者详细交代病情、目前诊断、医师将要采取的诊断治疗手段、手术范围、将要切除的器官及理由、器官切除后产生的影响、患者预后等。认真填写患者手术知情同意书，并双方签字。

第二节　术后处理

1. 术后送回病室

手术完毕患者由麻醉科医师护送回病室，并向值班护士交代手术过程及护理注意事项。

2. 密切观察病情

术后密切观察患者病情，注意血压、脉搏、呼吸和一般情况的变化。术后测量血压，每半小时 1 次，至少 6 次，并记录；有条件者行心电监护仪监测，持续 2~3 小时。手术创面大、术中出血多或合并心肺功能异常者应适当延长术后监测时间。必要时应送入 ICU 病房监测。腹腔镜手术后持续低流量吸氧 2~3 小时。

3. 酌情应用镇静剂或止痛剂

手术后为减轻伤口疼痛，可酌情给予镇静剂或止痛剂。

4. 术后补液

术后根据患者全身情况、肠功能的恢复情况及饮食情况等决定是否需补液、补液内容及补液量。

5. 饮食

（1）小手术或非腹部手术，手术时间短，麻醉反应不大者，或腹腔镜手术后胃肠功能影响不大者，术后可随患者需要给予流质、半流质或普食。

（2）全子宫切除或其他大手术的饮食　手术当日禁食，第 1 日根据肠功能恢复情况，酌情给予流食、半流质或普食。

6. 术后呕吐、腹胀

（1）手术后短期呕吐，常是麻醉反应引起，酌情给予止吐治疗。

（2）一般患者手术后 48 小时内可自行排气。若 48 小时后仍未自动排气，反而腹胀加剧，则应除外粘连引起的肠梗阻或麻痹性肠梗阻。除外上述情况后，可给腹部热敷、放置肛管排气、温肥皂水灌肠等。

7. 放置胃肠减压管者的处理

应注意减压管是否通畅，引流液的色泽、量、性质等，并记录，以便调整补液量。

8. 放置引流管的处理

放置腹部或阴道引流管者，注意引流液的量、色泽、性质等，并记录。一般在24～48小时后取出，如排液多，可适当延长留置的时间。

9. 起床活动

（1）手术后能自行排尿后，即应鼓励患者起床活动，根据患者全身情况逐渐增加活动量。早日起床活动有利于肠蠕动的恢复，增进食欲，预防肠粘连和血栓性静脉炎的发生，减少肺部并发症。

（2）老年患者，特别是全身麻醉后，或有慢性支气管炎、肺气肿等，应协助定期翻身，鼓励咳嗽，有利于防止肺部感染、局部血栓形成，促进炎症的消退。

第三节　合并内科疾病患者的围手术期处理

一、合并心脏病患者的围手术期处理

【适应证】

（1）有妇科手术指征者。

（2）心功能分级为Ⅰ级、Ⅱ级者，能胜任手术者。

（3）心功能分级为Ⅲ级者，手术应慎重考虑，作好充分术前准备，术中监护。

【禁忌证】

（1）有心衰未控制者。

（2）风湿活动未控制者。

（3）严重心肌损害者。

（4）心房颤动未控制者。

（5）合并肺部感染者。

【术前准备】

术前应请心内科及麻醉科医师会诊，根据建议决定进一步检查；共同商定围手术期用药、处理方案、术中监测方案。

【注意事项】

1. 术中注意事项

（1）请麻醉科注意围手术期监测、用药。

（2）心电监护　随时观察心脏的变化，必要时请内科医师在场指导。

（3）术中操作要轻柔、减少对患者的刺激，尽量缩短手术时间及减少术中出血。

2. 术后注意事项

（1）术后进入ICU病房至病情平稳；继续吸氧，改善缺氧情况。

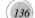

（2）控制输液速度，注意心率、心律及两肺底部有无啰音，警惕发生心衰。必要时请内科医师在场指导。

（3）持续心电监护。

（4）围手术期积极应用抗菌药物，预防感染。

二、合并糖尿病患者的围手术期处理

【适应证】

妇科病患者需要手术治疗，但合并糖尿病，经积极治疗控制后，才可进行手术。急症手术按具体情况，另行考虑。

【禁忌证】

（1）糖尿病尚未控制，血糖高于 11.2mmol/L（290mg/dl）、尿糖在（＋＋）以上，尿酮体阳性者。

（2）CO_2CP 低，有酮血症者。

（3）合并感染性疾病者。

【术前准备】

（1）应在内科医师的指导下诊治合并症。

（2）当血糖控制在 6.7mmol/L（120mg/dl）左右，即可行手术。若病情较重难以控制者，请内科医师会诊，协助制定血糖调整方案、围手术期监护方案。

（3）胰岛素应用原则根据内科医师意见制定。

【注意事项】

1. 术中注意事项

（1）术中请麻醉科进行围手术期监测。

（2）术中注意充分止血，尽量缩短手术时间；并行围手术期抗菌药物应用，预防感染。

（3）肥胖者加用张力缝线，以防伤口裂开。

2. 术后注意事项

（1）术后在内科医师的指导下制定治疗方案，密切随访血糖、尿糖、CO_2CP、电解质、尿酮体的变化，警惕酮质血症及酸中毒，防止诱发糖尿病昏迷。

（2）密切注意心脏和血压的变化，以防心血管疾病发作。

（3）术后继续应用广谱抗菌药预防感染。

（4）保持伤口清洁干燥。

（5）重症患者术后须在 ICU 病房监护至病情平稳。

三、合并肺功能不全者围手术期处理

【适应证】

（1）妇科疾病患者伴肺功能不全，经治疗控制后，能耐受手术者，可施行妇科手术。

（2）需急诊手术的伴肺功能不全的妇科病患者，术中加强呼吸管理，术后应用呼吸机支持治疗。

【禁忌证】

下述情况不宜施行选择性妇科手术。

（1）呼吸衰竭。

（2）急性呼吸系统感染或慢性呼吸衰竭代偿期，但呼吸道有继发感染者。

（3）伴右心衰竭或全心衰竭未经治疗者。

（4）伴酸碱失衡、电解质紊乱而未纠正者。

【术前准备】

1. 完善各项特殊检查

（1）胸部 X 线检查。

（2）肺功能测定 包括血液气体分析、二氧化碳结合力及血清电解质水平。

（3）心电图检查 了解心脏情况是否合并肺源性心脏病。

2. 一般处理

吸烟者术前至少戒烟 2 周，指导患者练习深呼吸。体位引流呼吸道分泌物。低流量氧疗（1～2L/min）以改善缺氧状况。

3. 控制感染

应用广谱抗生素，必要时行痰液涂片、细菌培养和药敏试验，请内科医师会诊指导合理用药。

4. 术前用药

（1）严重肺功能不全需手术者，术前应请内科医师会诊，指导围手术期用药及制定围手术期监护方案；在内科医师指导下应用祛痰、平喘药及利尿剂等。

（2）同时请麻醉科医师会诊决定麻醉方式及制定围手术期监护方案。

【注意事项】

1. 术中注意事项

术中需保护和维持呼吸功能，主要由麻醉医师管理。

2. 术后注意事项

（1）术后送监护病房（ICU）观察。

（2）术后需继续吸氧，持续心电监测，测呼吸、心率、脉搏、血氧饱和度，警惕呼吸循环衰竭的发生。必要时监测血气分析。

（3）术后注意多翻身，深呼吸，鼓励咳痰，以防发生肺炎。

（4）术后注意保暖，防止感冒。

（5）保持呼吸道通畅，常规氧治疗。

（6）术后加强抗菌药的应用，防止术后呼吸道感染。

（7）术后不宜多用镇静剂，尽量不用抑制呼吸的药物如吗啡、哌替啶（度冷丁）等。

四、合并肝功能不全者围手术期处理

【适应证】

妇科病患者合并肝功能不全，经治疗后病情好转，能耐受手术者，可在内科医师的指导下行妇科手术。

【禁忌证】

（1）急性病毒性肝炎及非炎性肝功能严重损害，肝功能尚未正常者，都不宜施行任何手术。

（2）肝性脑病，肝性肾功能不全及大量肝性腹水未治疗或治疗未奏效者不宜手术。

【术前准备】

（1）检测肝、肾功能　如血清胆红素，白蛋白、球蛋白（A、G及A/G），SGPT、凝血酶原时间、甲胎蛋白、血红蛋白、血小板计数、血清尿素、尿酸、肌酐。血清电解质及乙型肝炎有关抗原、抗体，以了解肝损害程度及估计肝脏对手术的耐受力。

（2）术前请内科医师指导围手术期用药及制定围手术期监护方案；麻醉科会诊以选择麻醉方式及围手术期处理方案。

【注意事项】

1. 术中注意事项

（1）术中请内科医师及麻醉科医师共同监测、指导治疗，避免肝脏缺氧致进一步损害。

（2）手术时应严密止血，尽可能缩短手术时间，避免无原则的扩大创伤范围。

2. 术后注意事项

（1）应用广谱抗生素预防感染。

（2）尽量避免使用经肝代谢药物。

（3）严密观察有无内出血、伤口血肿、感染、肝性脑病及腹水征兆，监测肝、肾功能及血电解质。

五、合并甲状腺功能亢进者围手术期处理

甲状腺功能亢进（甲亢）患者遇手术或感染等意外应激可加重症状，甚至发生甲亢危象。故术前应请内科医师明确患者机体状况，能否耐受手术，并指导术中、术后用药及发生甲亢危象后的紧急处理。

【适应证】

（1）轻症或症状已用药物控制，进行人工流产等小手术，除解释安慰外，不必特殊处理。必要时术前可用镇静剂。

（2）甲亢患者症状明显，欲施行大、中型妇科手术，经治疗后症状缓解或消失，心率及血压（收缩压）正常或接近正常者，即可手术。术前请内科医师指导围手术期用药及制定围手术期监护方案。

（3）甲亢症状严重又需施行急症手术或甲状腺危象患者，需积极药物治疗，心率

及血压（收缩压）正常或接近正常才可手术。术前请内科医师指导围手术期用药及制定围手术期监护方案。

【注意事项】

（1）术后继续在内科医师指导下应用甲亢药物治疗。

（2）如有感染积极治疗。

（3）甲亢危象者术后须送入 ICU 病房监护至病情平稳。

六、合并贫血者围手术期处理

临床常见合并妇科手术的贫血为缺铁性贫血，其次为急性失血后贫血，至于再生障碍性贫血等则少见。慢性贫血患者非紧迫手术者，可先纠正贫血原因。紧迫手术术前输血与否取决于贫血程度、手术大小和预期失血量等因素。输血应充分考虑其也可能有危害性。老年患者应放宽输血指征。

【适应证及术前准备】

1. 缺铁性贫血

（1）选择性较大手术（如全子宫切除术）以血红蛋白≥80g/L 为宜。恶性肿瘤行肿瘤细胞减灭术等大手术应超过此标准。估计手术时间短，手术出血少的较小手术（如附件手术）可酌情放宽标准，但不宜<70g/L。

（2）术前纠正贫血　①在平衡膳食的基础上加强蛋白质摄入量，每日 1~1.2g/kg 体重。②补充铁剂。

2. 失血后贫血

（1）急性失血在消除失血因素的同时纠正血容量，在紧急情况下（如异位妊娠），在纠正休克补充血容量的同时应不失时机地手术以消除失血因素。此时，贫血不是首要考虑因素。

（2）急性失血后期发生的贫血，适应证同"缺铁性贫血"。

3. 再生障碍性贫血

再生障碍性贫血可包括红细胞、白细胞及血小板三个系列的减少。手术的危险性及其后果包括贫血、术中失血及术后感染。因此，应严格掌握手术适应证。术前请内科医师指导围手术期用药及制定围手术期监护方案。

（1）紧迫需要手术者，可进行红细胞、白细胞及血小板相应的成分输血（或全血），使血红蛋白≥80g/L，白细胞≥3×10⁹/L，血小板≥50×10⁹/L 为最低标准。

（2）选择性手术，应衡量手术的必要性及风险程度，权衡利弊。血液成分标准如上述。术前处理可选用 GnRHa 等药物推迟月经来潮，待贫血纠正后再实施手术。

术前请内科医师指导围手术期用药及制定围手术期监护方案。麻醉科会诊以选择麻醉方式及围手术期处理方案。

（一）**缺铁性贫血**

【禁忌证】

1. 相对禁忌证

（1）子宫及卵巢肿瘤行肿瘤细胞减灭术等，Hb≤80g/L。

（2）全子宫切除术，Hb≤70g/L。

（3）附件手术，Hb≤60g/L。

（4）合并贫血性心脏病、心功能不全。

2. 绝对禁忌证

合并贫血性心脏病心力衰竭未控制。

（二）失血性贫血

【禁忌证】

休克未纠正及（或）血容量未纠正为手术相对禁忌。但在某种情况下，例如异位妊娠仍在进行性急性失血、妊娠或产时子宫破裂等紧急情况，手术可与纠正休克及纠正血容量同时进行。

（三）再生障碍性贫血

【禁忌证】

血红蛋白＜70g/L，白细胞＜3×10^9/L，血小板＜50×10^9/L属手术禁忌。在急需手术或紧急手术时（如剖宫产）可边给成分输血，边手术。

【术中、术后处理】

（1）贫血患者（尤其是再生障碍性贫血血小板减少者）易术中出血，注意操作轻柔，仔细止血。

（2）贫血患者（尤其是再生障碍性贫血白细胞减少者）易术后感染，可考虑围手术期抗菌药预防应用。

七、合并血小板减少症者围手术期处理

妇科手术合并的血小板减少常见者为与免疫有关的特发性血小板性紫癜。术前术后均应在内科医师、最好在血液科医师指导下诊治。

【适应证及术前处理】

1. 选择性手术

应在血小板减少得到纠正后（≥50×10^9/L）进行。

（1）术前请内科医师指导围手术期用药及制定围手术期监护方案。

（2）术前请麻醉科会诊以选择麻醉方式及围手术期处理方案。

2. 急症或需要紧急手术者

输血小板，每次1~2U。术前使血小板纠正至≥50×10^9/L。

【禁忌证】

血小板＜50×10^9/L作为手术禁忌证。如属产科急诊手术，可在严密监护下输注血小板同时手术，术前须向患者及家属说明风险，做到充分知情同意。

【术中处理】

（1）血小板减少易术中出血，应操作轻柔，仔细止血。

（2）术中避免血压波动，尤其血压急剧升高，以防颅内出血等严重并发症。

第十九章　常用诊断技术

第一节　下生殖道活组织检查

一、外阴活组织检查

【适应证】

（1）外阴部赘生物或久治不愈的溃疡需明确诊断者。

（2）疑有恶性病变，需明确诊断。

（3）外阴特异性感染，如结核、尖锐湿疣、阿米巴病等。

（4）确定外阴色素减退疾病等其他疾病，如白色病变、色素痣、皮赘等。

【禁忌证】

（1）外阴急性化脓性感染。

（2）月经期。

（3）疑恶性黑色素瘤，应在住院、充分准备手术的情况下，做比较广泛的完整病灶切除。按冰冻切片报告，决定手术范围。

【术后注意事项】

（1）注意伤口卫生，以免感染。

（2）必要时药物预防感染。

二、宫颈活组织检查

【适应证】

（1）阴道镜下宫颈活检见"阴道镜"章节。

（2）宫颈炎症反复治疗无效者，宫颈溃疡或赘生物生长，需进一步明确诊断。

【禁忌证】

（1）阴道急性炎症应治愈后再取活检。

（2）急性附件炎或盆腔炎。

（3）月经期或宫腔流血较多者，不宜做活检，以免与活检处出血相混淆，且月经来潮时创口不易愈合，有增加内膜在切口种植的机会。

【手术注意事项】

（1）阴道镜下宫颈活检手术注意事项见"阴道镜"章节。

（2）临床已明确为宫颈癌，只为明确病理类型或浸润程度时可做单点取材。为提高取材准确性，可在阴道镜检指引下行定位活检，或在宫颈阴道部涂以碘溶液，选择不着色区取材。

（3）所取组织应包括宫颈上皮及间质，组织大小以 0.2 ~ 0.3cm 为宜。

（4）活组织取下后以带线棉塞填塞、压迫，以防出血，嘱患者 24 小时后自行取出。如取出棉塞后出血较多，应立即来院急诊处理。

（5）出血活跃时，可用止血剂或止血纱布放于宫颈出血处再用棉塞压迫或电凝止血。

第二节 诊断性刮宫

诊断性刮宫简称诊刮，是刮取子宫内膜和内膜病灶行活组织检查，做出病理学诊断。怀疑有宫颈癌或子宫内膜癌时，需同时对宫颈管黏膜及子宫内膜分别进行刮取，简称分段诊刮。

【适应证】

（1）用于原因不明的子宫异常出血或阴道排液，需证实或排除子宫内膜癌、宫颈管癌等恶性病变。

（2）对于不全流产或功能失调性子宫出血长期多量出血时，彻底刮宫既有助于诊断，又有迅即止血的效果。

（3）不孕症行诊断性刮宫有助于了解有无排卵，在月经周期后半期确切了解子宫内膜改变。

（4）闭经，如疑有子宫内膜结核、卵巢功能失调、宫腔粘连。

（5）异位妊娠的辅助诊断。

【禁忌证】

滴虫、假丝酵母菌感染或细菌感染所致急性阴道炎、急性宫颈炎，急性或亚急性盆腔炎性疾病，应先予抗感染治疗，待感染控制后再做诊刮。

【手术注意事项】

（1）正确掌握刮宫的时间，不孕症或功能失调性子宫出血的患者，了解排卵情况时，应选在月经前 1 ~ 2 天或月经来潮 24 小时内刮宫，以判断有无排卵，异常子宫出血不限定时间；疑有黄体功能异常者，应在月经第 5 日；子宫内膜结核应于月经前 1 周或来潮前 12 小时刮宫。

（2）一般不需麻醉，如精神紧张或未婚者可酌情予以镇痛剂或静脉麻醉。

（3）放置子宫探针，刮匙做宫腔搔刮时，应注意子宫位置，操作应轻柔，以防损伤，引起子宫穿孔。哺乳期、绝经后及子宫患有恶性肿瘤者均应查清子宫位置并仔细操作，以防子宫穿孔。

（4）为区分子宫内膜癌及宫颈管癌，应做分段诊刮。先不探查宫腔深度，以免将宫颈管组织带入宫腔混淆诊断。用小刮匙占宫颈内口至外口顺序刮宫颈管一周，将所取组织置纱布上，再探宫腔，明确子宫位置大小，然后刮匙进入宫腔刮取子宫内膜，送病理检查。若刮出物肉眼观察高度怀疑为癌组织时，不应继续刮宫，以防出血及癌扩散。若肉眼观察未见明显癌组织时，应全面刮宫，以防漏诊。

（5）疑子宫内膜结核者，刮宫时要特别注意刮子宫两角部，因该部位阳性率较高。

（6）刮宫止血时，应刮净内膜，以起到止血效果。

【术后注意事项】

（1）长期有阴道流血者宫腔内常有感染，刮宫能促使感染扩散，术前、术后应酌情给予抗生素。

（2）刮宫患者术后2周内禁性生活及盆浴，以防感染。

第三节　输卵管通液术

输卵管通液术是检查输卵管是否通畅的一种方法，并具有一定的治疗功效。通过导管向宫腔内注入液体，根据注液阻力大小、注入液体量、有无回流和患者感觉等判断输卵管是否通畅。可在腹腔镜直视下进行输卵管通液检查、宫腔镜下进行经输卵管口插管通液检查和腹腔镜联合检查等方法。

【适应证】

（1）不孕症，男方精液正常，疑有输卵管阻塞者。

（2）检验和评价输卵管绝育术、输卵管再通术或输卵管成形术的效果。

（3）对输卵管黏膜轻度粘连有疏通作用。

【禁忌证】

（1）内外生殖器急性炎症或慢性炎症急性、亚急性发作；体温高于37.5℃者。

（2）月经期或有不规则阴道流血者。

（3）3日内有性生活者。

（4）严重的全身性疾病，如心、肺功能异常等，不能耐受手术者。

【手术注意事项】

（1）月经干净3～7日，术前3日禁性生活，术前皮下注射阿托品0.5mg。

（2）在行输卵管通液术前应先做妇科检查，并取白带查滴虫、真菌及清洁度。

（3）输卵管通畅顺利推注无阻力，压力维持在60～80mmHg以下，或开始稍有阻力，随后阻力消失，无液体回流，患者也无不适感，提示输卵管通畅；输卵管阻塞勉强注入液体即感有阻力，压力表见压力持续上升而不见下降，患者感下腹胀痛，停止推注后液体又回流至注射器内，表明输卵管不通；如液体注入而阻力较大，或有少量会反流入注射器，提示输卵管可能通而不畅。

【术后注意事项】

（1）酌情给予抗生素预防感染。

（2）术后2周禁盆浴及性生活。

（3）通液术后，如有剧烈下腹痛，可能输卵管积液破裂，应严密观察。如疑有内出血，可做B超检查或做后穹窿或下腹穿刺，以明确诊断，并积极处理。

第四节　子宫输卵管碘油造影

通过导管将碘制剂由宫颈管注入到宫腔，再由宫腔注入到输卵管，在 X 线透视下了解子宫腔和输卵管的通畅情况。造影时间以月经干净 3～7 日为宜，术前 3 日禁性生活，进行造影。共摄片 2 次，在造影剂显示子宫和输卵管情况后摄片，次日再摄片观察输卵管的通畅程度和盆腔造影剂的分布情况。

【适应证】

（1）原发或继发不孕要求检查输卵管是否通畅者。

（2）曾行输卵管通液术，结果通畅，但半年以上仍未妊娠者；曾行输卵管通液术，结果不通或通而不畅者。

（3）怀疑生殖道畸形或结核者。

【禁忌证】

（1）下生殖道炎症，急性宫颈炎、阴道炎等患者。

（2）急性或亚急性附件炎或盆腔炎患者。

（3）全身情况不良或体温在 37.5℃ 以上者。

（4）妊娠期、月经期或子宫出血者。

（5）产后、流产、刮宫术后 6 周内患者。

（6）碘过敏者。

【注意事项】

（1）月经干净 3～7 日，术前 3 日禁性生活，术前皮下注射阿托品 0.5mg。

（2）使用金属导管时需注意插入方向，避免暴力以免造成创伤。

（3）注碘化油时用力不可过大，推注不可过快，防止损伤输卵管，透视下发现造影剂流入静脉或淋巴管应立即停止操作，取右侧卧位或坐位，以免造影剂进入左心。

（4）造影后 2 周禁盆浴及性生活，可酌情给予抗生素预防感染。

第五节　盆腔平片检查

盆腔平片检查是常用的妇科疾病的诊断方法，目的在于了解盆腔内有无骨化或钙化的情况，有无肠梗阻、子宫穿孔，输卵管通气试验后检查膈下有无游离气体等。

【适应证】

（1）可疑内生殖器结核患者，观察有无钙化点和斑点状结核阴影。

（2）疑卵巢畸胎瘤患者，观察骨骼、牙齿影像或见局限性透亮影。

（3）疑肠梗阻患者，观察液平面与充气扩张的肠曲。

（4）输卵管通气术后不能明确其是否通畅者，观察膈下有无游离气体。

（5）疑有子宫穿孔者，观察有无游离气体。

【禁忌证】

（1）患者全身不适于搬动者。

（2）妊娠需持续者。

【注意事项】

嘱患者在摄片前排空肠道，以免粪便干扰影像诊断。

第六节　盆腔 CT、MRI 检查

【适应证】

（1）子宫肿瘤　包括宫颈癌、子宫内膜癌、子宫肌瘤的诊断。宫颈癌和子宫内膜癌的浸润深度及范围的判定，协助分期。

（2）协助观察病变大小，对放疗、化疗、抗生素等疗效反应，放疗后的纤维增生与复发肿块鉴别。

（3）发现隐匿性病变，如肿瘤转移灶、盆腔、腹膜后及腹、主动脉旁肿大的淋巴结等。

（4）对临床已知的肿块性质（如囊性、实质性、脂肪性、血性、脓肿）等进行鉴别，如卵巢囊肿、肿瘤及转移瘤，附件积液，血肿和脓肿。

（5）对内分泌异常进行诊断，如垂体瘤。

（6）CT 检查还可用于骨盆测量；当子宫内避孕装置移位时，确定节育环位置；病变定位，指引针刺活检或进行适型放射治疗。

（7）MRI 检查还可用于子痫、先兆子痫与胎儿畸形，但应慎重。

【禁忌证】

（1）CT 检查中放射线可能对胎儿有影响。

（2）MRI 检查中射频磁场使局部升温，可能对胎儿有影响。

（3）妊娠期尤其妊娠早期勿行 MRI/CT 检查。

（4）全身情况不适宜搬动者勿行 MRI/CT 检查。

【注意事项】

（1）检查前备以往的 X 线、CT 片、B 超等检查结果，以及病情摘要，备参考。

（2）认真填写申请单的每一项，尤其是临床症状、体征、检查部位。

（3）有药物过敏史，患糖尿病、心肝肾功能不全者，有可能发生过敏性休克、造影剂外渗或其他意外，故检查前须办理"同意用药"等签字手续，请患者及家属配合。

（4）危重者及躁动者应先做必要的临床处理。

（5）腹部 CT 检查前 1 周不做胃肠道造影，不吃含金属的药物；MRI 具有强磁场，如装有心脏起搏器，或体内有金属或磁性植物入（如避孕环），或早期妊娠的患者不能进行检查，以免发生意外；患者勿穿戴有金属的内衣，检查头、颈部的患者请在检查前日洗发，勿搽头油；检查前需更换衣服，除去项链、手表、义齿、义眼、带金属的皮带等。

（6）分析 CT 图像时除部位外还要注意密度。

第七节　盆腔静脉造影

盆腔静脉造影是将造影剂注入盆腔静脉后再做 X 线摄片检查。常用的造影剂为 30％醋碘苯酸钠。造影途径有：经髂总静脉插管，或穿刺子宫颈肌层、子宫底肌层多种方法。在正常状态下盆腔造影均可显影。

【适应证】

检查盆腔静脉曲张和淤血的重要方法。

【禁忌证】

（1）有心、肝、肾功能不全，慢性消耗性疾病，盆腔炎症急性发作者。

（2）有血栓性静脉炎或静脉曲张者。

（3）碘油过敏者。

【注意事项】

（1）造影术在月经净后 3～7 日进行。

（2）造影前肥皂水灌肠，排空膀胱。

（3）术后患者卧床休息半小时。

（4）酌情给予抗生素。

（5）注意排除妊娠状态。

第八节　盆腔动脉造影

盆腔动脉造影是将血管造影剂注入动脉后再做 X 线摄片检查。常用的造影剂为 76％的泛影葡胺，穿刺点为右侧股动脉。

【适应证】

（1）用于明确侵蚀性葡萄胎及绒毛膜癌的病灶。

（2）对于子宫肿瘤与附件肿块的鉴别诊断也有一定价值。

【禁忌证】

（1）凡有心、肝、肾功能不全慢性消耗性疾病，盆腔炎性疾病发作者。

（2）有凝血功能障碍者。

（3）对碘油过敏者。

【注意事项】

（1）造影前灌肠，排空膀胱。

（2）术后压迫穿刺点 30 分钟，以防出血。

（3）造影后绝对卧床休息 2～3 日。

（4）术后偶发瘀斑、出血及局部肿块者，可在局部压迫止血，热敷，应用超短波、远红外照射以利血肿吸收。

（5）酌情给予抗生素。

（6）注意排除妊娠状态。

第九节　盆腔淋巴造影

盆腔淋巴造影术是将造影剂注入盆腔淋巴管，再做 X 线摄片，观察盆腔淋巴结及淋巴管的一种方法。常用的造影剂为油剂碘苯酯。将其注入足背淋巴管以及腹股沟、髂内外、闭孔、腹主动脉旁等区域淋巴结，以判断肿瘤浸润淋巴系统的情况。

【适应证】

（1）协助诊断妇科恶性肿瘤转移至淋巴结的程度及范围，以便制定治疗方案。

（2）于淋巴管内注射化疗药物，可以减少全身化疗反应，提高淋巴结转移的肿瘤患者的化疗效果。

（3）宫颈癌手术放疗后，疑有宫旁复发而难以与放疗后纤维化及炎性肿块区别时，可用此法区别。

【禁忌证】

（1）凡有心、肝、肾功能不全，慢性消耗性疾病，盆腔炎性疾病发作，盆腔淋巴结炎，下肢淋巴管炎者。

（2）对碘油过敏者。

【注意事项】

（1）由于淋巴管极细，管壁薄，耐压低，而且在循环通路上还要流经许多淋巴结，故流速极慢，必须控制造影剂的注射速度，以防淋巴管破损。

（2）造影剂注入 2ml 后立即做下腹 X 线摄片，肯定造影剂注入淋巴管再继续注射，以防造影剂注入血管。

（3）术后酌情给予抗生素预防感染。

（4）注意排除妊娠状态。

第十节　妇科超声检查

利用超声诊断疾病，B 型显像法和多普勒法最常用。前者经腹探测盆腔视野广，声像清晰，经阴道（直肠）超声适于腹壁肥厚、盆腔粘连和检测卵泡。多普勒法多用于探测血流动力学的变化。

【适应证】

（1）了解子宫的大小，子宫内膜的周期性变化。

（2）子宫占位性病变（子宫肌瘤、子宫腺肌瘤、子宫内膜增生、子宫内膜息肉及子宫内膜癌、子宫体恶性肿瘤）情况和子宫畸形。

（3）盆腔肿块　卵巢肿瘤、多囊卵巢、子宫内膜囊肿、附件炎性肿块、中肾管囊肿或腹膜后肿块等，且可了解其性质为囊性、实性、混合性或多房性。

（4）妊娠及其并发症情况　早、中、晚期妊娠，流产，胚胎发育停滞，宫外孕，葡萄胎等。

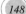

（5）子宫内膜异位症。

（6）监测卵泡发育。

（7）检查金属节育器的位置。

【禁忌证】

无性生活者禁止做阴道探测，可经腹部或直肠探测。

【检查前后的注意事项】

（1）经腹部探测需要保持膀胱充盈。

（2）检查后及时排空膀胱。

第二十章　妇科常见手术

第一节　输卵管切除术

【适应证】

（1）经保守治疗无效的输卵管积水、积脓者。

（2）输卵管妊娠，不适宜保留输卵管者。

（3）输卵管肿瘤患者。

【禁忌证】

（1）一般情况差，不能耐受手术者。

（2）合并严重内、外科疾病不宜手术者。

（3）盆腔急性炎症期为相对禁忌，应行药物等治疗控制炎症使之局限。

【注意事项】

围手术期酌情应用抗生素预防感染。

第二节　卵巢肿物切除术

【适应证】

（1）卵巢赘生性良性肿瘤，如卵巢成熟型畸胎瘤、卵巢浆液性或黏液性囊腺瘤等。

（2）卵巢非赘生性囊肿，如滤泡囊肿、黄体囊肿，出血性囊肿如卵巢子宫内膜异位囊肿等。

【禁忌证】

（1）患者一般情况差，或合并严重内、外科疾病不能耐受手术者。

（2）卵巢肿物巨大无正常卵巢组织存在者，剔除肿瘤困难，不适于此术式。

（3）卵巢肿物合并感染，剔除时界限不清，剥离困难，不适于此术式。

（4）卵巢黏液性或浆液性囊腺瘤有乳头形成，有潜在恶性倾向者。

（5）肿瘤生长速度快，不能排除恶性肿瘤者。

【注意事项】

（1）巨大卵巢囊肿自切口挽出时必须缓慢，以防腹压骤减出现血流动力学的急剧变化。

（2）若囊肿剥除过程中破裂，应完整剥除囊壁，并用生理盐水充分冲洗盆腔。

（3）剔除的卵巢肿物需剖视，必要时送冰冻切片检查，以排除恶性肿瘤。

（4）若卵巢肿物与周围组织粘连，则应先分离粘连，恢复正常解剖关系后再剔除

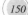

肿物，以免误伤其他脏器。

（5）缝合创面应注意技巧，尽可能使创面呈光滑面，以减少术后粘连发生。

（6）围手术期酌情应用抗生素预防感染。

第三节　卵巢楔形切除术

【适应证】

（1）多囊卵巢综合征所致不孕、月经不调、多毛、肥胖等经保守治疗或卵巢打孔治疗无效者。

（2）较小的卵巢肿瘤或怀疑卵巢病变需做病理检查者。

（3）在一些恶性卵巢肿瘤患者，拟保留对侧卵巢时可行卵巢楔形切除术活检。

【禁忌证】

一般情况差，合并严重内、外科疾病，不能耐受手术者。

【注意事项】

（1）卵巢切口应注意避开卵巢门及骨盆漏斗韧带。

（2）术中注意保护卵巢，避免不必要的摩擦和损伤；缝合卵巢创面时应注意技巧，使创面形成光滑面，减少术后粘连形成。

（3）围手术期酌情应用抗生素预防感染。

第四节　输卵管、卵巢切除术

【适应证】

（1）卵巢良性肿瘤。

（2）输卵管、卵巢恶性肿瘤，无需保留生育功能者。

（3）输卵管、卵巢炎性肿块，输卵管和卵巢脓肿需手术治疗者。

（4）输卵管、卵巢子宫内膜异位症需手术治疗者。

（5）乳腺癌患者需去势治疗者。

【禁忌证】

一般情况差，合并严重内、外科疾病，不能耐受手术者。

【注意事项】

（1）若炎性肿块或因子宫内膜异位症致骨盆漏斗韧带缩短，手术时应注意避免损伤输尿管。

（2）围手术期酌情应用抗生素预防感染。

第五节　经腹次全子宫切除术

经腹次全子宫切除术是指切开腹壁进入盆腔，将子宫体切除，保留子宫颈的手术。

【适应证】

子宫或附件的良性病变。需切除子宫或严重盆腔粘连，但患者要求保留子宫颈者。

【禁忌证】

（1）子宫或附件的良性病变，需切除全子宫时，患者要求切除宫颈，或宫颈有明显病变无法保留子宫颈者。

（2）子宫颈有恶性病变，不能保留子宫颈者。

（3）全身情况差，不能耐受手术者。

（4）合并严重内、外科疾病不宜手术者。

【注意事项】

（1）应于圆韧带内 1/3 处钳夹、切断、缝扎。

（2）若保留附件者，应在子宫角部钳夹输卵管峡部及卵巢固有韧带。

（3）若需切除附件，应钳夹该侧骨盆漏斗韧带。

（4）膀胱需推离宫颈附着面。

（5）应在宫颈内口处钳夹子宫动、静脉。

（6）注意输尿管走行，以防损伤。

（7）切断宫颈时，切面稍向宫颈内倾斜，使剩下的宫颈呈锥形，以利缝合。

（8）宫颈残端断面妥善缝合，防止出血。

（9）术后保持外阴清洁。

（10）术前半小时及术后应用抗生素预防感染。

（11）术后宜早期起床活动。

（12）术后禁止性生活 1 个月。

第六节　筋膜内子宫切除术

【适应证】

（1）子宫良性病变，需切除子宫者。

（2）盆腔粘连严重，切除宫颈有困难者。

【禁忌证】

（1）子宫恶性病变者。

（2）宫颈恶性病变者。

（3）附件恶性病变需做全子宫切除者。

【注意事项】

（1）处理子宫动脉后，稍向下推膀胱和直肠。

（2）沿宫颈内口水平，切开宫颈筋膜，深约 3～4mm。

（3）筋膜内切除宫颈时，注意保持宫颈平行方向，避免切除圆锥形。

（4）宫颈筋膜"8"字缝合，不留死腔，避免术后出血。

第七节　经腹全子宫切除术

经腹全子宫切除术是指切开腹腔，进入盆腔，将子宫全部切除的手术。

【适应证】

（1）子宫良性病变不能保留子宫者。

（2）宫颈病变需切除全子宫者。

（3）子宫内膜病变需切除子宫者。

【禁忌证】

（1）全身情况差，不能耐受手术者。

（2）合并严重内、外科疾病不宜手术者。

【注意事项】

（1）切除宫颈前的注意事项同"次全子宫切除术"。

（2）膀胱需下推至宫颈外口水平下约1cm。

（3）钳夹主韧带、骨盆漏斗韧带时，要注意输尿管走行，以免损伤。

（4）宫骶韧带可单独切断缝扎，或与主韧带一并切断缝扎。

（5）切断阴道壁前，应用纱布围绕，防止切开阴道壁后分泌物溢入盆腔。

（6）缝合阴道顶时为避免子宫血管的下行支出血，缝合阴道两侧角时，宜在阴道壁侧方打结。

（7）阴道侧角应与主韧带残端缝合，以消灭死腔，妥善止血。

（8）术后保留导尿管24小时。

（9）术后保持外阴清洁。

（10）术前半小时及术后抗生素预防感染。

（11）术后早期起床活动。

（12）术后禁性生活6~8周。

第八节　经阴道全子宫切除术

【适应证】

有子宫切除指征，而无经阴道手术禁忌证者。

【禁忌证】

（1）盆腔有粘连，从阴道切除全子宫有困难者。

（2）子宫脱垂合并宫颈溃疡，感染明显者，应先治疗，待宫颈溃疡及炎症好转或愈合后才能手术。

（3）全身情况差，不能耐受手术者。

（4）合并严重内、外科疾病不宜手术者。

（5）阴道明显畸形、狭窄。

【注意事项】

（1）手术的关键是在于找到正确层次推开膀胱及直肠，找到膀胱腹膜反折及子宫直肠腹膜反折，将其分别剪开即进入盆腔。在分离膀胱及直肠时，要小心以免造成损伤。

（2）如保留附件者，全子宫切除后，必须探查双侧附件是否正常，有无肿瘤等，以便及早发现必须切除的附件病变。

（3）子宫脱垂者注意不要损伤输尿管。

（4）术后保持外阴清洁，预防感染。

（5）术后给予抗生素预防感染。

（6）术后留置导尿管 24 小时。

第九节　子宫颈癌及子宫内膜癌手术

以往对于子宫颈癌手术，国内常用"筋膜外子宫切除术"、"次广泛子宫切除术"和"广泛子宫切除术"的概念，这种术式手术范围不太明确，建议采用国际上比较通用的 Piver Rutledge 子宫切除术 5 型分类法。为了便于国内临床医师使用，在此将 Piver Rutledge 分类并与国内有关惯用手术名称相对应。

Piver Rutledge 子宫切除术式分类：①Ⅰ型　筋膜外子宫切除术；②Ⅱ型　改良根治性子宫切除术；③Ⅲ型　根治性子宫切除术；④Ⅳ型　扩大根治性子宫切除术；⑤Ⅴ型　部分廓清术。

无论是哪一类型的子宫切除术，手术切除范围的基本要求是切除标本的正常组织边缘距离肿瘤病灶最少达 1cm 以上。

一、Ⅰ型——筋膜外子宫切除术

Ⅰ型——筋膜外子宫切除术，即紧靠宫旁切断主韧带和宫骶韧带，紧靠宫颈切开阴道穹窿部。Ⅰ型子宫切除术可经腹、经阴道或经腹腔镜切除子宫。目前在我国临床也称为扩大全子宫切除术，多强调对于早期子宫颈癌或子宫内膜癌，应切除宫旁及宫颈旁少量组织（1cm），切除子宫时要用直角钳紧靠宫颈夹闭其下方阴道切开，即将阴道穹窿黏膜切除。

【适应证】

（1）宫颈上皮内瘤变Ⅲ级者。

（2）宫颈癌ⅠA1 期者。

（3）子宫内膜癌ⅠA 期、分化良好者。

【禁忌证】

（1）宫颈癌ⅠA2 期及其以上期别者。

（2）子宫内膜癌ⅠB 期及其以上期别者。

（3）一般情况较差不能耐受手术者。

（4）合并严重内、外科疾病不宜手术者。

【注意事项】

（1）进行扩大全子宫切除术，要注意输尿管的走行，如果输尿管远离子宫颈旁组织超过 2cm 以上，切除宫颈旁组织时，不一定需要游离输尿管；若输尿管紧靠子宫颈旁组织，如切除宫旁组织 1.5cm 时，必须游离一小段（2~3cm 长）输尿管，然后推开输尿管，钳夹宫旁组织，否则会损伤输尿管。

（2）其余注意事项同"经腹全子宫切除术"及"子宫次广泛切除术"。

（3）术后保留导尿管 72 小时。

（4）术后予抗生素预防感染。

（5）术后早期起床活动。

（6）术后禁性生活 2~3 个月。

二、Ⅱ型——改良根治性子宫切除术

Ⅱ型子宫切除术，即改良根治性子宫切除术，其手术范围相当于目前临床称"次广泛子宫切除术"。较Ⅰ型子宫切除术切除更多的宫旁组织，保留远端输尿管及膀胱的血供。输尿管从输尿管隧道分离，保留完整的膀胱子宫韧带，切除 1/2 宫骶韧带及主韧带，即切除子宫包括宫骶韧带和主韧带 2cm，阴道壁 2cm，一般同时切除盆腔淋巴结。

【适应证】

（1）子宫颈癌ⅠA 期患者。

（2）子宫内膜癌Ⅰ期患者。

【禁忌证】

（1）子宫颈癌ⅠA 期以上者。

（2）全身情况差不能耐受手术者。

（3）合并严重内、外科疾病不适于手术者。

【注意事项】

（1）绝经前患者，子宫颈癌ⅠA 期卵巢正常者宜于保留。子宫内膜癌患者，一般多需同时切除双附件。

（2）术中分离膀胱、阴道、直肠，应小心认清解剖，以免损伤尿道或直肠。

（3）游离子宫动、静脉及骶主韧带时，应认清输尿管的走行，注意不要损伤输尿管。

（4）手术结束，根据情况适当留置导尿管。

（5）手术后根据具体情况给予抗生素预防感染。

三、Ⅲ型——根治性子宫切除术

Ⅲ型，即根治性子宫切除术（radical hysterectomy，即 Meigs' 手术）。目前我国临床也称广泛子宫切除术。切除广泛的阴道旁、宫旁组织及盆腔淋巴结，子宫动脉在髂内动脉处结扎，输尿管完全从输尿管隧道游离，膀胱子宫韧带完全切除，保留远端输尿管与膀胱上动脉之间小部分侧部组织，以减少输尿管阴道瘘的发生。宫骶韧带在靠近骶骨处切除，主韧带在靠近骨盆侧壁处切除，切除阴道上 1/3，切除盆腔淋巴结。

我国称广泛子宫切除术，Ⅲ型和Ⅳ行混为一类。在是切除子宫及子宫骶韧带和主韧带至少 3cm 以上，切除阴道壁至少 3cm 以上。

【适应证】

（1）子宫颈癌ⅠB 期及ⅡA 期患者。

（2）子宫内膜癌Ⅱ期患者。

【禁忌证】

（1）全身情况差，不能耐受手术者。

（2）合并严重内、外科疾病不宜手术者。

【注意事项】

（1）年轻未绝经的子宫颈癌患者，卵巢正常者应予保留，可行卵巢盆腔外悬吊或移植。

（2）应在输尿管外侧游离子宫动、静脉，钳夹、切断、双重结扎。

（3）游离输尿管时应尽量保留输尿管营养血管。

（4）分离骶韧带和主韧带时，不需过深，应尽量保留支配膀胱的感觉神经。

（5）游离主韧带时注意勿损伤静脉丛，并需妥善止血。

（6）髂内动脉结扎术可明显减少游离输尿管及分离主韧带时的出血。

（7）术后应用抗生素预防感染。

（8）术后留置尿管，留置时间根据具体情况决定。如排尿困难或者残余尿量超过 100ml，应继续留置导尿管。

四、Ⅳ型——扩大根治性子宫切除术

Ⅳ型：即扩大根治性子宫切除术（extended radical hysterectomy），切除更广泛的阴道旁组织和宫旁组织的切除，必要时切除髂内动脉和输尿管壁上的所有组织，与Ⅲ型广泛子宫切除术的区别在于：输尿管从膀胱子宫韧带完全游离、切除膀胱上动脉周围的组织、切除 3/4 的阴道。适用于放疗后中央型复发的病例。

【适应证】

同"Ⅲ型——根治性子宫切除术"。

【禁忌证】

同"Ⅲ型——根治性子宫切除术"。

【注意事项】

同"Ⅲ——型根治性子宫切除术"。

五、Ⅴ型——部分廓清术

Ⅴ型：部分盆腔脏器去除术（partial exenteration），又称部分廓清术或盆腔廓清术。包括全盆、前盆和后盆清除术。前盆清除术包括切除子宫、宫颈、阴道、膀胱和尿道。后盆清除术包括切除子宫、宫颈、阴道、直肠。全盆清除术包括切除子宫、宫颈、阴道、尿道、直肠、膀胱。有些病例还需切除远端输尿管并进行输尿管改道和结肠造瘘等。Ⅴ型手术适用于中央型复发或肿瘤包绕输尿管远端或合并膀胱阴道瘘或直肠阴道瘘病例，现在一般以放疗来代替。尽管只有少数患者可能接受这种手术，但是却给那些已经完全面临死亡的患者提供了一个 5 年生存率约 30% ~60% 的治愈、生存的机会和希望。

【适应证】

主要对晚期妇科恶性肿瘤或复发妇科恶性肿瘤患者进行的除脏术。一般在只有具备妇科恶性肿瘤手术条件的医院，并由专门的妇科肿瘤医师才可以完成。

六、宫颈广泛切除术

随着子宫颈癌发病的年轻化趋势，对年轻的早期宫颈癌患者可行保留生育功能的宫颈广泛切除术（radical trachelectomy，RT）。

【适应证】

（1）年龄 <40 岁，有强烈生育要求。

（2）无临床器质性不孕的证据。

（3）病理类型为鳞状细胞癌，腺癌慎重考虑，神经内分泌小细胞癌应除外。

（4）肿瘤临床分期为 FIGO Ⅰ A2 期、Ⅰ B1 期、Ⅱ A1 期无血管淋巴间隙浸润（LVSI），且病灶直径≤2cm。

（5）病理为中、高分化。

（6）宫颈管无浸润。

（7）无淋巴结转移和远处转移的证据。

【禁忌证】

（1）肿瘤临床分期为 FIGO Ⅰ B2 期、Ⅱ A2 期及以上。

（2）病理类型为低分化癌或神经内分泌小细胞癌。

（3）宫颈管有浸润。

（4）有淋巴结转移和远处转移的证据。

（5）文献报道，当肿瘤直径 >2cm 时，复发的风险显著增高，复发率达 20%，因此对于病灶 >2cm 患者不适宜选择该手术。

（6）文献报道，有 LVSI 患者复发率亦显著增高，故 LVSI 阳性患者不适宜选择此手术。

【注意事项】

（1）手术前应对患者生育意愿及生育能力进行评估。

（2）取得患者知情同意。

（3）手术前应由两名及以上有经验的肿瘤医师进行三合诊检查，确定有无宫旁浸润，了解患者阴道条件及宫颈管长度，并明确临床分期。

（4）手术前取得病理学诊断，并核实肿瘤浸润的深度、宽度、肿瘤细胞类型，分化程度，是否有 LVSI。

（5）进行 MRI 或 CT 等影像学评估，了解肿瘤体积及间质浸润，有无宫旁浸润，有无淋巴结转移。

（6）手术先行腹腔镜下（或经腹）盆腔淋巴结切除术，冰冻病理确定有无淋巴结累及，如证实有淋巴结转移，则改行广泛子宫切除术。

（7）如无淋巴结转移，手术可采用经阴道的宫颈广泛切除术（radical vaginal trachelectomy，RVT）或经腹的宫颈广泛切除术（abdominal radical trachelectomy，ART），切除范围应包括：①切除阴道壁、阴道旁组织及骶主韧带各2cm；②结扎切断子宫动脉的宫颈分支及阴道分支；③在子宫颈峡部0.5~1cm以下切除全部宫颈；④缝合子宫峡部与阴道。

（8）手术中可对标本送快速冰冻切片，确认切除边缘无癌组织浸润。

（9）术后定期随访，包括细胞学检查、HPV检测，彩色多普勒阴道超声检查，影像学（CT、MRI）检查。

（10）在手术完全恢复后，尽早指导妊娠。

第十节　卵巢癌肿瘤细胞减灭术

卵巢癌肿瘤细胞减灭术是指对卵巢癌已有转移者，应尽量切除原发病灶及转移灶，使肿瘤残余直径在1cm以下，必要时还需切除部分肠管、膀胱、输尿管、胆囊或脾脏等。

【适应证】

（1）卵巢癌Ⅱ期及其以上，能耐受手术者。

（2）原发性输卵管癌已有转移，能耐受手术者。

【禁忌证】

（1）晚期卵巢癌，全身情况极度虚弱，不能耐受手术者。

（2）晚期卵巢癌或输卵管癌合并严重内、外科疾病不宜手术者。

【注意事项】

（1）如病灶波及膀胱腹膜，可将其从膀胱顶部剥下清除。

（2）如病灶波及直肠前壁，可将其从直肠壁上分离，将子宫连同后陷凹盆腔腹膜做整块切除。

（3）如肠管局部转移或肠道将近梗阻者可考虑切除部分肠管段，并行肠管端-端吻合术。如肠管浆膜上有广泛转移癌灶，一般不考虑肠管切除，能剥离的小癌灶剥离。

（4）如病灶已浸膀胱壁或输尿管，估计切除部分脏器能达到切除肿瘤的目的，应考虑行部分膀胱或输尿管切除术，然后行修复或移植术。

（5）如病灶转移至结肠，拟行部分肠管切除，首先应估计手术后保留的直肠长度必须至少7cm，尽可能行结肠-直肠端-端吻合术，保留肛门；若保留的直肠长度少于6cm，应行结肠造瘘术。

（6）肝、脾横膈表面的小结节，可使用电手术器械烧灼，实现减瘤目的，而无需彻底切除。

（7）脾实质转移可行脾切除术。

（8）大网膜是最常见的转移部位，即使肉眼未见明显转移结节也应切除。若病灶涉及胃大弯下的网膜则需从胃大弯下缘起全部切除，若仅涉及横结肠下的网膜则可从横结肠下缘起切除网膜。

（9）必须同时行盆腔淋巴结及腹主动脉旁淋巴结切除术。

（10）手术结束可经阴道或腹壁放置引流管，便于术后引流。

第十一节　盆腔淋巴结及腹主动脉旁淋巴结切除术

盆腔淋巴结及腹主动脉旁淋巴结切除术是指对妇科恶性肿瘤患者行分期手术时，要切除盆腔淋巴结和（或）腹主动脉旁淋巴结。盆腔淋巴结切除术的范围应包括髂总、髂内、髂外、腹股沟深、闭孔窝淋巴结等，腹主动脉旁淋巴结切除应包括腹主动脉旁淋巴结和下腔静脉表面淋巴结。手术可经腹膜内或腹膜外进行，可开腹或腹腔镜下实施。

【适应证】

（1）子宫颈ⅠB期者（如无复发转移高危因素者可不必行腹主动脉旁淋巴结切除术）。

（2）子宫内膜癌Ⅰ期伴有复发高危因素者。

（3）子宫内膜癌Ⅱ期及其以上者。

（4）子宫肉瘤患者。

（5）卵巢癌患者。

【禁忌证】

（1）肿瘤期别较晚，不能行分期手术者。

（2）合并严重内、外科疾病不能耐受手术者。

（3）盆腔和或腹主动脉旁淋巴结形成块状，手术切除困难者。

【注意事项】

（1）术后给予抗生素预防感染。

（2）手术结束时，放置引流管进行引流，引流管引流量明显减少后可拔除。

第二十一章 妇科内镜

第一节 阴道镜

【适应证】

(1) 宫颈阴道脱落细胞学检查结果异常者。

①不明确意义的不典型鳞状上皮细胞（ASC – US）。

②不典型鳞状上皮细胞——不除外高度鳞状上皮内病变（ASC – H）。

③低度鳞状上皮内病变（LSIL）。

④高度鳞状上皮内病变（HSIL）。

⑤鳞状细胞癌（SCC）。

⑥不典型腺上皮细胞（AGC）。

⑦腺原位癌（AIS）。

⑧腺癌（ACA）。

⑨巴氏分级标准中≥巴氏ⅡB级以上的结果。

⑩高危型HPV检测结果阳性。

(2) 肉眼醋酸染色及复方碘染色检查（VIA/VILI）宫颈阴道结果异常者。

(3) 肉眼直接观察形态可疑或病史可疑有如下疾病者。

1) 宫颈 ①宫颈上皮内病变；②宫颈癌；③宫颈真性糜烂；④尖锐湿疣；⑤梅毒；⑥结核；⑦宫颈息肉可疑病变；⑧宫颈白斑；⑨宫颈锥切前明确病变范围。

2) 阴道 ①阴道上皮内病变；②阴道癌；③阴道腺病；④尖锐湿疣；⑤梅毒；⑥结核等。

3) 外阴 ①外阴上皮内病变；②外阴癌；③尖锐湿疣；④外阴营养不良；⑤梅毒；⑥结核等。

【禁忌证】

(1) 无绝对禁忌证。

(2) 相对禁忌证 急性下生殖道感染。

【检查的时间】

非月经期。最佳时间是月经干净后的7~10天。

【检查前准备】

(1) 检查前72小时内禁止阴道操作，包括妇科检查、性交、冲洗和上药等。

(2) 常规行阴道分泌物检查（包括：滴虫、假丝酵母菌、细菌性阴道病等）。

【检查操作流程】

(1) 建议依次使用 ①生理盐水；②5%醋酸溶液（湿敷宫颈/阴道1分钟）；③复

方碘溶液，按顺序进行阴道镜检查。

（2）记录转化区类型（1、2、3 型转化区），检查是否满意（满意或不满意阴道镜检查），观察宫颈/阴道/外阴表面被覆上皮有无癌及癌前病变，保存图像，评估病变程度，阴道镜指引下在可疑病变部位取活检送病理学检查。

第二节　宫腔镜

一、宫腔镜检查术

【适应证】

对可疑宫腔内病变者，均为宫腔镜检查的适应证，常见适应证如下：

（1）异常子宫出血。

（2）子宫腔内占位病变。

（3）异常宫内节育器及异物。

（4）不孕不育。

（5）宫腔粘连。

（6）子宫畸形。

（7）子宫腔影像学检查异常。

（8）宫腔镜术后相关评估。

（9）阴道异物或排液。

【禁忌证】

宫腔镜检查无绝对禁忌，以下情况应慎重行宫腔镜检查。

（1）体温 >37.5℃。

（2）子宫活跃性大量出血、重度贫血。

（3）急性或亚急性生殖道或盆腔炎症。

（4）近期发生子宫穿孔。

（5）宫腔过度狭小或颈管过窄，颈管坚硬难以扩张者。

（6）严重内、外科等合并症。

二、宫腔镜手术

【适应证】

（1）久治无效的异常子宫出血，患者无生育要求而有保留子宫的愿望。

（2）子宫内膜息肉。

（3）影响宫腔形态的子宫肌瘤。

（4）宫腔粘连。

（5）子宫畸形。

（6）宫内异物。

（7）子宫内膜异常增生。

（8）阴道异物取出。

【禁忌证】

（1）全身或生殖道感染急性期。

（2）严重内、外科疾病难以耐受手术。

（3）活动性子宫出血术后无有效治疗措施。

（4）1 个月内发生过子宫穿孔者。

（5）宫腔深度超过 12cm。

（6）宫颈狭窄不能充分扩张者。

三、术前评估

无论是进行宫腔镜检查，还是宫腔镜手术，均应进行术前评估。

（1）评估全身及生殖道局部情况能否耐受宫腔镜检查及手术。

（2）门诊宫腔镜检查的辅助检查　血尿常规、乙肝五项，丙肝抗体、艾滋病及梅毒抗体，心电图、盆腔 B 超、白带常规等。

（3）宫腔镜手术的辅助检查　血尿常规、血型、Rh 因子、凝血功能、肝肾功能、血糖、乙肝五项，丙肝抗体、艾滋病及梅毒抗体，心电图、胸片（或胸透）、盆腔 B 超、宫颈细胞学检查、白带常规等。

四、麻醉

以下方法酌情选择：

（1）宫颈黏膜表面麻醉　以长棉签浸 2% 利多卡因溶液插入宫颈管内达宫颈内口水平，保留 1 分钟。

（2）区域阻滞麻醉。

（3）全身麻醉　喉罩或气管插管，静脉全麻。

五、术前预处理

1. 目的

薄化子宫内膜，维持手术野清晰，减少并发症，可酌情选择。

2. 子宫内膜预处理

（1）药物预处理　GnRH－a 或孕三烯酮等。

（2）机械性预处理　术中负压吸引薄化内膜，适用于各种宫腔镜手术。

3. 子宫肌瘤预处理

对于肌瘤直径 >3cm 的 Ⅰ 型及 Ⅱ 型黏膜下肌瘤及肌壁间内凸肌瘤，药物同上。

六、手术时机的选择

（1）月经干净后　早卵泡期内膜较薄，视野清晰，为手术的理想时机。

（2）完成预处理后即可进行手术。

（3）月经周期紊乱者，可根据病情选择手术日期。

七、术前准备

（1）病情告知与知情同意。

（2）宫颈准备　酌情进行宫颈准备，如术前晚置入宫颈扩张棒扩张宫颈；置入困难可给予软化宫颈的药物，如米索前列醇400μg放置阴道后穹隆等。

八、手术操作

1. 体位及消毒

取膀胱截石位，常规外阴及阴道消毒，铺巾。

2. 扩张宫颈

至 Hegar 扩张器 10～12 号。

3. 宫腔灌流

（1）压力　低于平均动脉压，一般设置在 100～130mmHg。

（2）灌流液　根据手术设备选用，单极使用5%葡萄糖溶液，糖尿病患者用5%甘露醇溶液；双极使用生理盐水膨宫；灌流液流速 260～300ml/min。

（3）记录出、入水量，计算灌流液吸收量。

4. 子宫腔病变切除

（1）子宫内膜活检　直视下评估宫腔形态及宫内病变，对可疑病变部位进行活检。

（2）子宫内膜息肉切除　根据息肉形态、大小及根蒂部位，设计息肉切除方法。对根蒂的切除可用顺行性或逆行性切除法。对于多发性子宫内膜息肉宫腔被息肉填满、或子宫内膜肥厚者，可先行负压吸引肥厚内膜，视野清晰便于切割，并可有效减少术中并发症。对于有生育要求的患者切除息肉时应注意保护子宫内膜。

（3）子宫内膜切除　用环形电极先切除宫底部、两侧宫角及两侧壁内膜，然后自上而下切除子宫前壁及后壁内膜。切除深度应深达基底层下方2～3mm的肌肉组织；切除的范围对于部分切除者需终止于宫颈内口上方0.5cm，需全部切除者终止在子宫颈内口下方1cm。切除过程中需不断调整膨宫压力以暴露包括双侧宫角、双宫侧壁等难以显示部位的内膜。切除完毕后以滚球再次电凝宫角部或其他部位可能残留的内膜组织并电凝止血。

（4）子宫肌瘤切除：

①O 型黏膜下肌瘤　对于肌瘤脱出者以抓钳或勾钳夹持肌瘤远端，以宫腔镜平行于正常宫壁的方向切断肌瘤蒂部取出；肌瘤未脱出者，当肌瘤体积较小时可先切断瘤蒂，再用卵圆钳夹出；肌瘤体积较大卵圆钳夹持困难时，需从肌瘤两侧壁对肌瘤进行"H 形"或"X 形"切除，以缩小肌瘤体积利于卵圆钳夹持并拧除，拧除肌瘤后再以环状电极对肌瘤残蒂进行修整。

②Ⅰ型及Ⅱ型黏膜下肌瘤，需先切开肌瘤包膜，将突向宫腔部分肌瘤切成碎片取出，可在 B 超监护下进行。若肌瘤内突不明显切除困难时亦可将肌瘤切至与周围肌壁平行为止，术后据残留肌瘤的生长情况酌情行二次手术。

（5）子宫中隔切除　中隔切除时均从隔的尖端开始，以环状电极切割中隔或以针状电极划开中隔，左右对等切割，切割时注意电极的方向及切割深度，避免损伤前后壁的子宫肌层组织。

子宫中隔是子宫形态学异常，宫腔、腹腔镜联合是其诊断的金标准，术中亦需联合腹腔镜对子宫外部形态进行评价，以与其他类型的子宫发育异常进行鉴别，术中明确诊断并提高手术安全性。

（6）宫腔粘连分离　以针状电极分次划开粘连带，显露双侧宫角及输卵管开口，若粘连组织为坚硬宽大的纤维性粘连带，可以环状电极切除，恢复宫腔正常形态。宫腔粘连切除术需根据粘连程度的不同选用B超和（或）腹腔镜监护，以提高治疗效果及手术安全性。

（7）宫腔镜下异物取出。

①宫内节育器　宫内节育器残留未嵌顿者，可以异物钳在宫腔镜直视下取出；宫内节育器嵌入宫壁或被粘连包裹者，需以针状电极划开粘连带及部分宫壁组织，完全显露嵌顿的节育器后再以异物钳取出；当节育器异位于子宫内肌层时，宫腔内不能显示节育器，需在 B 超引导下切开宫壁寻找并显露节育器才能取出，必要时需联合腹腔镜监护提高手术安全性；若异位的节育器已接近浆膜层时，应在腹腔镜下取出。

②妊娠组织残留　胎盘、绒毛、胎骨等妊娠残留物，时间过久机化者，宫腔镜下以环状电极切除。

③剖宫产瘢痕妊娠　剖宫产切口憩室处妊娠向宫腔内生长者，在必要的药物治疗或子宫动脉血供阻断后可行宫腔镜下妊娠组织切除术，术中联合腹腔镜提高手术安全性。

（8）宫腔镜下输卵管插管　宫腔镜直视下放置输卵管导管，可作为输卵管通畅度评估与治疗的方法之一。可联合腹腔镜监测，以评价输卵管通畅情况。

（9）子宫颈管占位切除　宫腔镜下切除位于宫颈管内的息肉及宫颈肌瘤，切除方法同子宫内膜息肉及子宫肌瘤切除，切除时注意保护宫颈内膜组织，创面不易过大，防止术后宫颈管粘连及狭窄。

九、术中监护

1. 生命体征监护

呼吸、脉搏、血压、血氧饱和度、呼气末二氧化碳分压及心电监护。

2. 灌流液

计算灌流液入量和出量的差值，如 >1000ml，应注意生命体征变化。

3. 血清电解质

灌流液吸收 >1000ml 时，酌情测定。

4. B 超

提示切割范围及深度，防止漏切及子宫穿孔，酌情选择。

5. 腹腔镜

对需明确诊断、子宫穿孔风险大、共存腹腔内病变者需同时治疗。

十、术后处理

（1）术后 6 小时内密切观察生命体征。

（2）适时下床活动、进食、拔尿管。

（3）注意阴道出血，酌情选用缩宫素及止血药物。

（4）酌情使用抗生素。

（5）宫腔整复性手术促进内膜增生及预防粘连。

十一、宫腔镜并发症的防治

1. 出血

（1）发生原因 ①未行适当预处理，如对体积较大、血供丰富的子宫肌瘤。②切割深度过深，损伤了子宫肌层的血管层。③止血方法不彻底。

（2）临床表现 术中创面局部大量出血；术后急性阴道大量流血。

（3）预防原则 ①术前应注意手术适应证的选择，适当预处理薄化内膜并缩小肌瘤，减少血供。②进行宫颈准备，促进宫颈软化。③操作时避免用力过猛导致机械性损伤。④手术结束前在降低膨宫压力下观察是否有创面渗血，确认安全后结束手术。

（4）处理 ①据出血的程度及部位，分别或联合使用电凝止血、使用宫缩剂、宫腔内放置气囊或 Foley 压迫等止血方法，宫颈部位的出血可采用缝合止血。②难以控制的出血或用上述方法止血无效时，可选用子宫动脉栓塞术或子宫切除术。

2. 子宫穿孔

（1）发生原因 ①子宫解剖学因素 子宫角、宫底、峡部等解剖学薄弱，子宫狭小或过度屈曲，既往有子宫手术史者易发生。②特殊手术类型，如 TCRA、TCRM、TCRS 等。

（2）临床表现 ①宫腔膨宫困难，视线不清，出血量增加。②宫腔镜可看到腹膜、肠管或网膜。③超声见子宫周围有游离液体，或灌流液大量涌入腹腔。④腹腔镜监护见到浆膜透亮、水泡、出血、血肿或穿孔的创面。

（3）预防原则 ①术前进行宫颈准备，促进宫颈软化。②操作轻柔，扩张宫颈及置入宫腔镜时避免盲目及用力过猛。③复杂宫腔镜手术时需保持视野清晰，直视下切割，必要时需联合腹腔镜或 B 超监护提高手术安全性。

（4）处理 一旦发生穿孔应立即停止操作，首先仔细查找穿孔部位，判断损伤的程度，根据有无邻近器官损伤及范围，确定进一步治疗方式。

3. 灌流液过量吸收综合征

（1）发生原因 术中注入的灌流液大量吸收超过机体代偿能力，引起体液超负荷和稀释性低钠血症。

（2）临床表现 首先表现心率缓慢和血压增高，继而出现血压降低、恶心、呕吐、头痛、视物模糊、焦虑不安、精神紊乱和昏睡。如诊治不及时可出现抽搐、心血管功能衰竭甚至死亡。

（3）预防原则 ①进行术前的预处理。②灌流压力应低于平均动脉压。③严格控制灌流量的吸收量，当灌流液差值（入量－出量）≥1000ml 时，应动态监测血钠浓度及各项生命体征等，并尽快结束手术。④加强术后护理，注意监测血钠浓度，警惕发生低钠血症。

（4）处理 原则是吸氧、利尿，治疗低钠血症、纠正电解质紊乱和水中毒，处理急性左心衰竭，防治肺、脑水肿。主要处理方法包括：①正压吸氧。②地塞米松静脉注射。③静脉注射利尿剂。④急查血电解质，据血钠水平进行补钠，同时监测血钠浓度，及时调整用量。补充至血钠维持在 135mmol/L，不可过快及过量。

4. 气体栓塞

（1）发生原因　手术过程中电刀使组织气化和（或）外界空气导入宫腔，一旦气体进入静脉循环入右心便造成一系列病理生理变化。

（2）临床表现　首先表现为呼气末 CO_2 压力突然下降，心动过缓，血氧饱和度下降，心前区听诊可闻及大水轮音。当更多气体进入时，病情进一步进展，血流阻力增加，导致低氧、发绀、心输出量减少、低血压、呼吸急促，迅速发展为心肺衰竭、心跳骤停。

（3）预防原则　气体栓塞发病急，病情危重，很难抢救，临床上以预防为主。主要预防措施包括：①严格操作规程，排空注水管内气体。②小心操作，避免不必要的损伤。③避免将子宫创面长时间直接暴露于空气中。④降低宫内压。

（4）处理　①即刻停止操作，左侧卧位并抬高右肩；监护生命体征。②加压吸100%氧气，必要时气管插管。③开放静脉输液，放置中心静脉压导管，针对心肺功能衰竭进行复苏抢救。④给予解痉扩血管药、强心利尿剂及地塞米松等。⑤右心室穿刺及气体抽吸。⑥急救后有条件者可转入高压氧仓进行复苏治疗。

第三节　腹腔镜

随着腹腔镜技术及设备的不断发展、完善，妇科腹腔镜由过去的主要用于观察盆腔脏器病变、妇科疾病的诊断，逐渐发展成为妇科疾病的治疗手段，以往需要开腹手术治疗的多种疾病，现在通过腹腔镜手术即可完成。但腹腔镜操作应经过专业和逐级培训。操作时防止并发症发生。

一、诊断性腹腔镜

【适应证】

（1）可疑异位妊娠尤其未破裂者，可见输卵管增粗膨大，呈紫色。可诊断未出现局部体征的极早期病例。

（2）不孕症原因的探查　观察内生殖器官发育情况，是否存在病变，输卵管周围粘连及管腔是否通畅等。

（3）子宫内膜异位症的诊断、分期及药物治疗后的评估。

（4）内生殖器畸形的诊断。

（5）慢性盆腔痛的原因。

（6）急腹症的鉴别。

（7）盆腔包块明确性质。

（8）内分泌疾病的诊断，如多囊卵巢综合征、卵巢早衰等。

（9）卵巢癌二次探查、卵巢癌横膈探查以及吸取腹腔液做细胞学检查。

（10）妇科恶性肿瘤的分期。

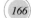

（11）探查迷失在盆、腹腔内的宫内节育器或其他异物；人工流产术中可疑子宫穿孔时明确穿孔的部位及程度，排除肠道损伤及活动性内出血。

（12）辅助生殖技术前的评估。

（13）宫腔镜或其他宫腔内操作的监视。

二、治疗性腹腔镜

近年随着腹腔镜技术的不断推广、设备的不断更新，妇科领域的各种手术几乎均能在腹腔镜下完成。患者的一般状况、术者的经验及手术设备的配备成为能否进行腹腔镜手术的关键。

根据妇科手术分级，妇科腹腔镜手术的适应证如下。

1. 三级手术

【适应证】

（1）各种输卵管手术　如妊娠病灶清除手术、输卵管切除术，输卵管结扎和切断术、部分切除术，粘连松解术、脓肿切开引流术、整形术、造口术及吻合术等。

（2）各种卵巢手术　包括卵巢良性肿瘤剔除术，卵巢切开胚胎清除术、卵巢修补术，卵巢打孔术、切开探查术、楔形切除术、取卵术、抽吸术、黄体破裂止血术、病损切除术、卵巢单纯缝合术、卵巢成形术、卵巢粘连松解术、脓肿切开引流术、卵巢切除术等。

（3）子宫内膜异位症相关手术　卵巢内膜异位囊肿剥除术、盆腔内膜异位病灶清除术等。

（4）保留子宫的相关手术　子宫及其韧带活组织检查术、病损电凝术、切除术、射频消融术，子宫肌瘤剔除术、子宫腺肌症病灶切除术，子宫楔形切除术，子宫角部分切除术、子宫角切除术，残角子宫切除术，子宫断蒂止血术，子宫穿孔及裂伤修补术等。

（5）切除子宫的相关手术　全子宫切除术、次全子宫切除术、始基子宫切除术，腹腔镜辅助经阴道筋膜内子宫切除术、腹腔镜辅助经阴道全子宫切除术、腹腔镜辅助经阴道子宫部分切除术等。

（6）盆腔其他手术　盆腔炎性包块切除术，盆腔粘连松解术，子宫动脉结扎术，阔韧带内肿瘤切除术，移位宫内节育器取出术等。

（7）局部注药　如异位妊娠或滋养细胞肿瘤的局部注药。

（8）辅助生育技术　经腹腔镜取卵、CIFT、ZIFT等。

2. 四级手术

【适应证】

（1）早期卵巢癌分期手术，早期子宫内膜癌、早期子宫颈癌手术，晚期卵巢癌的探查以明确诊断、确定分期、病理类型。

手术包括根治性子宫切除术，根治性子宫颈切除术，肿瘤细胞减灭术，腹腔镜辅助经阴道子宫根治性切除术、根治性子宫颈切除术等。

（2）盆腔深部子宫内膜异位病灶切除。

（3）生殖系统畸形矫治手术。

（4）双角子宫切除及子宫整形术，腹膜代阴道成形术、回肠代及乙状结肠代阴道成形术，两性畸形探查及性腺切除术。

（5）盆腔器官脱垂的盆底重建术　腹腔镜辅助下前盆底重建术、后盆底重建术及全盆底重建术，子宫圆韧带、骶韧带缩短术及悬吊术，阴道穹窿骶骨悬吊术、骶棘韧带悬吊术，阴道前壁修补术等。

（6）治疗压力性尿失禁的 Cooper' 韧带悬吊术。

（7）慢性盆腔痛、痛经的骶前神经切断术、子宫骶骨韧带切断术。

（8）妊娠期（<16 周）卵巢囊肿剥除、一侧附件切除术。

（9）卵巢再植入，卵巢悬吊术。

（10）宫颈功能不全经腹腔镜宫颈环扎术。

注：腹腔镜下四级手术属高难度手术，必须经过正规四级妇科内镜手术培训的医师方可独立操作。

【禁忌证】

（1）心肺功能不全，不能耐受 CO_2 腹压增加及较长时间屈氏位（30°）。

（2）膈疝。

（3）凝血功能障碍、血液病等。

【相对禁忌证】

（1）以往多次手术史、腹膜炎史。穿刺部位可疑有肠曲粘连者易损伤肠曲，必要时可用开放式操作。

（2）机械性或麻痹性肠梗阻、弥漫性腹膜炎者。

（3）过度肥胖者。

（4）腹部肿块超过脐孔穿刺水平，影响手术操作者。

（5）老龄患者需慎重考虑。

【注意事项】

1. 防治腹腔镜特殊并发症

（1）穿刺并发症：

①做下腹两侧穿刺点时损伤浅或深腹壁下动、静脉，浅血管损伤可用电凝止血，如深部血管损伤应缝扎止血。

②大网膜血管出血可电凝止血，必要时缝扎止血。

③损伤大血管，如髂血管、下腔静脉、腹主动脉等，后果严重。Verres 针穿刺时应与腹壁成 60°角可预防。穿刺器损伤多由于充气不足，或方向有误。一旦怀疑穿刺器损伤，切不可拔出（留在原位堵塞裂孔），否则可导致急性失血，失去抢救时机。

（2）气腹相关并发症　二氧化碳注入腹膜外间隙致皮下气肿，穿刺针触及大网膜造成大网膜气肿，初学者易发生，一般无需特殊处理，可自行吸收。罕见者有气胸（CO_2 经横膈小孔上升）、气栓、心包气肿、纵隔气肿，一旦发生，应立即停止手术，必要时穿刺排气，请相关科室协助抢救。

（3）高碳酸血症　由于 CO_2 用量过多，屈氏位手术时间过长影响通气引起。

（4）心律失常甚至心脏骤停　注意避免 CO_2 用量过多，以及腹腔镜手术时过度牵拉引起副交感神经反射。

（5）能量器械相关并发症　电手术器械包括单级、双极、超声刀等可以造成电损伤或热损伤，如损伤肠曲、膀胱、输尿管等。术中注意避免手术野积聚导电液体，电凝时视野应清晰，远离其他组织或脏器。

2. 防治腹腔镜手术常见并发症

（1）腹腔镜手术时出血　尤其子宫动、静脉及卵巢动、静脉处理时应小心。

（2）肠曲损伤　回肠、乙结肠多见，小肠损伤可疏忽遗漏。一般在手术后 3 日左右出现发热、腹胀、腹痛、恶心、呕吐、腹泻等腹膜炎症状。确诊后应立即请相关科室医师协助诊治。

（3）泌尿系损伤　多由于解剖位置不清、手术技术不熟练造成，发现后应请相关科室医师协助诊治。

（4）腹壁、盆腔内感染　注意脐孔、器械消毒及无菌操作，术后酌情应用抗菌药。

（5）腹部切口疝　较少见，10mm 以上的腹壁切口应缝合筋膜和（或）腹膜。

第四节　输卵管镜

【适应证】

（1）输卵管近端或远端可疑病变引起的不孕者。

（2）不明原因不孕的输卵管探查。

（3）检查输卵管的功能，解除输卵管痉挛或黏液碎片造成的假性梗阻。

（4）确定体外受精 – 胚胎移植（IVF – ET）时，通过输卵管导管配子、胚胎移植的确切位置。

（5）碘油过敏不适合进行子宫输卵管碘油造影患者可直接行输卵管镜检查。

【禁忌证】

（1）生殖器官炎症或慢性盆腔炎急性或亚急性发作，应先予以抗感染治疗，以免造成炎症扩散。

（2）黄体期或活动性子宫出血难以找到其开口，月经期有引起子宫内膜异位症的可能。

（3）宫内妊娠并想继续妊娠者，输卵管妊娠失血性休克者。

（4）有严重的心、肺疾病患者。

（5）输卵管严重堵塞、结石患者。

（6）宫颈恶性肿瘤或子宫内膜恶性肿瘤患者。

（7）严重的宫腔粘连或较大的黏膜下肌瘤患者。

【手术注意事项】

（1）术前酌情应用抗生素。

（2）于月经结束 3～7 天检查为宜，因为此时子宫内膜较薄，有利于输卵管开口的识别，如要观察排卵期输卵管伞和卵巢的关系，也可在排卵期进行。

（3）术中一般不需要麻醉，可适当给予镇静剂。如果同时进行腹腔镜者，可用全身麻醉。

【术后注意事项】

（1）术后 2 周禁止盆浴和性生活，可酌情给予抗生素预防感染。

（2）如果输卵管镜检查后 1 周内有阴道少量出血，但无其他不适症状，属正常现象；如果出血量大于月经量或有其他不适症状，需复查。

第二篇

产科诊疗常规

第二十二章 产前检查

产前检查是贯彻预防为主，保障孕妇及胎儿健康，安全分娩和优生优育，减少妊娠合并症、并发症，降低围生期病死率的必要措施。产前检查应从妊娠 12 周前确定妊娠开始，于妊娠 20 ~ 28 周，每 4 周复查一次；28 ~ 36 周间，每 2 周复查 1 次；36 周后每周 1 次，正常妊娠孕期检查保证 5 ~ 8 次。凡属高危孕妇则酌情增加复查次数。

一、首次检查

目的：①确定为宫内正常妊娠。②确定孕周。③排除全身不宜妊娠的疾病及妊娠合并症的内科咨询和诊治。④提供孕早期保健知识。

（一）病史

1. 月经史

初潮年龄、月经周期、经期、前次月经日期、末次月经日期并按此计算预产期。

2. 现病史

孕早期妊娠反应出现时间及程度，初感胎动日期，有无头晕、眼花、阴道流血等，孕期内发热及服药情况，特别注意有无内、外科疾病及严重程度。

3. 过去史

有无高血压，心、肺、肾、内分泌疾病，出血、传染病等病史及其治疗情况，有何手术史。

4. 婚育史

有无自然流产、胎停育、早产、难产、死胎、死产史及既往分娩情况，有无产后出血、感染，婴儿体重及健康情况，如手术产，应了解手术指征、手术方式、术后情况。

5. 家族史

有无高血压、精神病、糖尿病及遗传等有关疾病史及有无双胎史。丈夫年龄及健康状况，有无遗传性疾病等。

（二）体格检查

1. 一般情况

观察孕妇营养状况、精神状态、身材体态，注意步态，面色是否苍白、有无黄染等。

2. 全身情况

测血压、体重、身高，全身有无皮疹、黄染，心、肺、肝、脾等脏器有无异常，乳房发育、脊柱及下肢有无畸形等。

（三）产科检查

1. 四步触诊

检查子宫底高度、胎位及胎先露是否入盆。

2. 子宫高度测量

软尺沿腹壁皮肤测量自耻骨联合上缘至宫底的高度。

3. 听胎心

每次至少半分钟。

4. 孕早期的妇科检查

外阴、阴道有无炎症、畸形、肿瘤，窥器查看有无宫颈糜烂、息肉、肌瘤等，阴道分泌物常规检查滴虫、真菌、淋球菌，根据情况做宫颈防癌涂片检查。孕12周前检查有无附件肿物。

（四）实验室检查

（1）血红细胞计数，血红蛋白、白细胞计数及分类、血小板及血型检查。

（2）尿常规检测，注意有无尿蛋白、尿糖及镜检。

（3）产科特异感染检查　肝炎病毒、梅毒螺旋体、人类免疫缺陷病毒等的抗原抗体检查。

（4）肝肾功能、血糖检测，心电图检查，B超检查核对孕周，有条件医院孕11～14周间测量胎儿NT值，14～21周行血清唐氏筛查。

（5）高年初产妇，曾有死胎、死产、畸形儿史的孕妇，有遗传病的孕妇，应行羊水细胞培养及染色体核型分析等。

（五）处理

经一系列检查后，发现有异常的做相应处理。例如，贫血者给予铁剂、叶酸、维生素C等治疗；严重内、外科合并症不能妊娠者，或发现严重胎儿畸形，则终止妊娠。

对每一个孕妇做好孕期保健的宣教，可通过孕妇学校讲课或录像，也可发给书面材料。

二、复诊检查

1. 测体重及血压、检查血尿常规

（1）体重增加　自妊娠13周起平均每周增加350g，一周内体重增加≥500g应予重视。称体重应脱鞋穿固定衣服。

（2）血压　孕妇正常血压 < 18.7/12kPa（140/90mmHg），超过者属病理。

（3）血尿常规　正常者1次/4周，异常者增加次数，尿应留中段清洁尿。

2. 产科检查

（1）询问主诉　询问前次产前检查，有无特殊情况出现，并给予相应检查与治疗。

（2）复查胎位、听胎心。

（3）测宫底高度及腹围，填写妊娠图，估计胎儿大小。

（4）检查下肢有无水肿。

3. B超

（1）早孕期有出血者，应排除异常妊娠。

（2）孕20～24周左右常规检查，除外胎儿畸形，孕28～32周再次筛查以除外继发的胎儿异常情况。

（3）孕末期胎位不能确定，或羊水过多、羊水过少，或胎儿发育异常，或怀疑巨大儿时应做B超检查。

4. 孕期必要的检查

（1）孕24～28周做正规糖耐量试验（75g葡萄糖OGTT），空腹、服糖后1小时和服糖后2小时血糖分别为5.1、10.0、8.5mmol/L，其中任意一项大于或等于上述标准即诊断为妊娠期糖尿病，转糖尿病门诊监测血糖，调整饮食，必要时应用胰岛素治疗。

（2）初诊建病历时，孕28周及37周时应做高危妊娠评分。有高危因素者做高危登记转高危门诊以便追访。

（3）妊28～37周做骨盆测量。

（4）孕晚期注意监测胎动。

（5）正常妊娠孕37周起做NST，每周1次，高危对象应提前至32～34周，并增加次数。

（6）孕36～37周应由高年资医师作鉴定，评估全身情况，有无合并症、并发症，做出分娩时机及方式计划并提出相关的预防和处理意见。

三、高危门诊

孕妇有以下情况应在高危门诊随访和检查，进行系统监护，并针对不同病因进行治疗，必要时与相关科室的医师共同处理。

1. 合并症

某些疾病影响孕妇本身健康和胎儿发育，如心脏病、糖尿病、甲状腺功能亢进、原发性高血压、慢性肾炎、血液病、肝病、精神病等。

2. 不良分娩史

如早产、死胎、死产、产伤史、新生儿死亡、难产、新生儿溶血性黄疸、新生儿有先天性或遗传性疾病等。

3. 并发症

妊娠期高血压疾病、前置胎盘、胎儿生长受限、母儿血型不合、羊水过多或过少、多胎妊娠、性传播疾病、宫内感染等。

4. 估计有分娩异常

身高 <150cm，体重 <45kg 或 >85kg，胸廓脊柱畸形，胎位异常，瘢痕子宫，骨盆异常，软产道异常等。

第二十三章 正常分娩

妊娠≥28周，胎儿及其附属物从母体排出的过程称为分娩。分娩发动前孕妇常会出现时间长短不等的假阵缩、尿频和见红的先兆症状，从临产开始到胎盘娩出的全过程分为三个产程。产后在产房观察2小时称第四产程。

一、第一产程

第一产程是指临产（有规律的子宫收缩，间歇5～6分钟、持续30秒或以上，同时伴有进行性子宫颈管展平，子宫颈口扩张和胎先露部下降）开始到子宫口开全，初产妇约需11～12小时。从临产到宫颈口扩张3cm为潜伏期，子宫颈口扩张3cm至开全为活跃期。

1. 临床表现

（1）规律性宫缩随产程进展间歇期逐渐缩短，持续时间逐渐增长，强度逐渐增强。

（2）阴道血性分泌物增多，当宫颈口接近开全时胎膜自破，流出羊水。

2. 检查

（1）腹部检查　能扪及间隔时间逐渐缩短，持续时间逐渐增长，强度逐渐增强的规律宫缩。

（2）肛查或阴道检查　子宫颈管逐渐缩短，宫颈口逐渐扩张，胎头逐渐下降。

（3）胎心监护入室试验若正常，可间断听胎心。

3. 处理

（1）孕妇可自由活动，如有下列情况需卧床：

①胎膜已破，胎头未入盆或胎位异常者。

②阴道流血者。

③血压≥20/13.5kPa（150/100mmHg）者。

④孕妇发热或有胎儿窘迫等。

（2）注意孕妇的休息、饮食和排尿情况。

①潜伏期长，进展慢或产妇疲乏可给予药物保护产力（如潜伏期给予盐酸哌替啶100mg肌内注射，活跃期给予地西泮10mg静脉注射）。

②休息后产程进展欠佳，可内诊，人工破水，酌情缩宫素加强宫缩。

③进食差者给予补液，不能自然排尿者给予导尿。

（3）仔细观察产程。

①注意观察宫缩强弱、间隔时间、持续时间，一般应连续观察3次宫缩并记录。

②正确记录临产开始时间。

③胎膜破裂时即听胎心，记录流出的羊水量及性状。

（4）阴道检查　根据胎产次、宫缩强弱、产程进展情况，适时检查，通常潜伏期4小时、活跃期2小时一次。检查应在宫缩时进行，内容应包括以下各项：

①宫颈扩张情况。

②胎膜破否。

③胎先露的性质、位置及方位。

④中骨盆以下的骨产道情况，如骶骨下段弧度、坐骨棘突出程度、棘间径大小、骶棘切迹宽度、尾骨活动度等。

（5）测量血压　正常孕妇每4小时测一次，产程中血压有增高者，则根据情况监测血压。

（6）胎心监护　有条件者根据情况进行监护，如宫口扩张到3cm及7~8cm时各做一次，宫口开全后连续监护。

①听胎心　每小时1次，每次至少听30秒。

②电子胎心监护　入室试验正常者在宫口开大7~8cm和开全后再次监护。

（7）绘记产程图。

①从正式临产宫口开大2cm开始绘记，标出宫口扩张及胎头下降的曲线。

②在宫口扩张3cm处取一点到预计4小时后宫口扩张10cm处取一点，两点间连一直线即为警界线，从警界线再向后推4小时画一平行线即异常线，两线之间为产程的警戒区。

③产程进展如超过警界线需寻找原因，并作出相应的处理。同时详细记录胎心、血压、宫缩（间隔、持续时间及强弱），有无特殊情况及处理，并签全名。

二、第二产程

第二产程是指从子宫颈口开全到胎儿娩出的过程。初产妇约需1~2小时，经产妇一般数分钟即可完成，但也有长达1小时者。

1. 临床表现

（1）宫缩比第一产程增强，每次阵缩可达1分钟，间歇期2分钟。

（2）宫缩时产妇有排便感而屏气用力，会阴部渐膨隆，肛门松弛。

（3）胎头逐渐于宫缩时露出阴道口，露出部分随产程进展不断增大。

2. 阴道检查

宫颈口开全。

3. 处理

（1）母、婴监测　每5~10分钟听胎心一次或连续胎心监护，测血压。

（2）准备接产　初产妇宫口开全后，经产妇宫开4~5cm或以上，估计0.5小时左右能分娩的，会阴清洁、消毒，做接产准备。

①做好宣教，指导产妇屏气用力。

②胎头"着冠"时，开始以右手掌保护会阴，左手轻压胎头枕部，帮助俯屈，使胎头以最小的枕下前囟径娩出，减少会阴撕裂。当胎头仰伸，面部外露时，先挤出鼻腔黏液。

③胎头娩出后面部向下，再挤去鼻、口腔黏液和羊水。

④协助胎头复位及外旋转，使胎儿双肩径与出口前后径一致，先娩前肩再娩后肩，松开右手协助胎体及下肢娩出，处理好第一口呼吸。新生儿娩出后应立即拭去皮肤外

的羊水，保持干燥，并注意保暖。

⑤于胎儿（双胎系第二胎儿）前肩娩出后，立即给产妇缩宫素 10U 入小壶（或缩宫素 20U 于 500ml 溶液中静脉滴注），有出血倾向者，可以预防性应用卡前列素胺丁三醇 250μg，宫颈注射。

⑥接生时，如产包已打开暴露 1 小时以上，需要更换。

4. 胎儿窘迫或异常胎位分娩

需要作好新生儿抢救准备。应有新生儿科医师在旁，便于及时处理。

5. 第二产程延长者

需要提前 10 分钟刷手上台助产，查清头、盆情况，估计可阴道分娩的，再切开会阴助产，必要时做好胎吸或产钳助产准备。

三、第三产程

胎儿娩出至胎盘娩出的过程，约需 5~6 分钟，不超过 30 分钟。

1. 胎盘剥离征象

（1）阴道口外露的一段脐带自行延长。

（2）子宫体变硬，子宫底升高。

（3）手掌尺侧在耻骨联合上方轻压子宫下段，将子宫上推时，外露脐带不再回缩。

（4）阴道少量流血。

2. 处理

（1）胎头娩出后 20 分钟以上胎盘未剥离，或等待期间阴道流血≥100ml，做人工剥离胎盘。

（2）胎盘娩出后记录胎盘大小、重量，是否完整，有无副胎盘；脐带长度，有无单脐动脉。

（3）胎盘胎膜有缺损者，会阴再次消毒，更换消毒手套，入宫腔手取残留组织，必要时用钝匙刮取。

3. 新生儿处理

（1）新生儿评分　出生后 1 分钟、5 分钟和 10 分钟时给予 Apgar 评分，4~7 分为轻度窒息，1~3 分为重度窒息，需紧急抢救。

（2）接产者以消毒纱布包绕两示指，分开婴儿双眼，以往滴 1% 硝酸银液，现最好用红霉素软膏以预防淋球菌性及衣原体性新生儿眼炎。

（3）胎儿娩出后 30~90 秒断脐，结扎脐带。脐带夹或橡皮圈扎紧脐轮上方 0.5cm 处切断，用 2.5% 碘酊或 75% 酒精消毒断面。应注意脐带断端有无渗血。

（4）测身长、体重，并放于母亲胸前进行皮肤接触和开始早吸吮。

（5）盖新生儿的足印于新生儿病历单上，缚手圈，手圈上写明姓名、住院号、床号及性别。注意有无畸形，做好婴儿记录。产妇的合并症、并发症，特别是胎膜早破者要写明破膜时间。

4. 正确测量和估计产后出血量

胎儿娩出后接产者立即于产妇臀下放置消毒贮血器，收集阴道流血并测量记录。总的出血量还应包括会阴口（尤其侧切伤口）出血及敷料和纱布的估计量。

四、第四产程

（1）了解产后流血量　每15～30分钟观察子宫收缩、子宫底高度、膀胱充盈否、会阴有无血肿等，并记录。

（2）观察新生儿皮肤颜色、呼吸情况，再次检查脐部有无出血。

（3）宫缩良好，无宫腔积血，于产后2小时测量一次血压，计量贮血器中血量后，送回病房。

五、分娩镇痛

1. 分娩镇痛的目的

有效缓解产痛，提高分娩期母儿的安全性。

2. 分娩镇痛的要求

对产妇和胎儿及新生儿应是安全的；不影响产程的进展；药物起效快，作用可靠，方法简便；产妇清醒，能主动配合分娩。

（1）非药物性镇痛　产前教育、心理诱导、陪伴分娩、呼吸镇痛、按摩、物理经皮刺激法、水针法等。

（2）药物性镇痛　麻醉镇痛药（派替啶、地西泮）、吸入性镇痛（氧化亚氮即笑气）、硬膜外阻滞镇痛、阴部神经阻滞麻醉等。WHO主张首选非药物性镇痛。

第二十四章 正常产褥

从胎盘娩出后至产妇除乳腺外全身各器官恢复或接近正常未孕状态的一段时间，称为产褥期，一般为 6 周。

【临床表现】

（1）阴道有恶露排出，产后 3～5 日内为血性，以后呈浆液性，2 周后变为白色恶露。恶露有血腥味、无臭味。

（2）产后 1～2 日可有子宫阵发性收缩所致的产后痛，持续 2～3 日自然消失。

（3）排汗增多，尤其睡眠和初醒时更明显，称为褥汗。产后 1 周左右自行好转。

（4）产后 24 小时内体温可略升高，一般不超过 38℃。脉搏在 1 周内可略缓慢，约 50～60 次/分，呼吸深慢，10～16 次/分。

（5）腹部扪及圆而硬的子宫，子宫底从平脐处每日下降 1～2cm，至产后 10 日腹部扪及不到。

【处理原则】

1. 下地活动

经阴道自然分娩产妇，应于产后 6～12 小时内起床稍事活动，于产后第 2 日可在室内随意走动和做产后健身操。剖宫产分娩的产妇，可推迟至产后第 2 日下地活动。尽早适当活动及做产后健身操，有助于机体恢复，避免或减少静脉栓塞的发生。

2. 饮食

产后建议少食多餐，可进流质或清淡半流质饮食，以后可进普通饮食。食物应富营养，有足够热量和水分。

3. 小便与大便

鼓励产妇尽早排尿，自然分娩应在 4 小时内排尿，如有排尿困难可用温开水冲洗外阴或听流水声等诱导排尿。也可采用针刺关元、气海、三阴交及阴陵泉，或肌内注射甲基硫酸新斯的明 1mg 等方法，促进排尿。上述方法无效时留置导尿管 2～3 日，并给与抗生素预防感染。便秘时口服缓泻剂，或开塞露塞肛或肥皂水灌肠。

4. 观察子宫复旧及恶露

测宫底高度时应排空膀胱。产后子宫收缩痛严重时可服用止痛药物。子宫复旧不良时给予子宫收缩剂。恶露有臭味者应给予抗生素，口服或肌内注射。

5. 会阴处理

保持会阴干燥清洁，会阴部有缝线者每天擦洗消毒 2 次，侧切伤口较深缝线较多者便后擦洗，于产后 3～5 日拆线，伤口如有红肿及时理疗或局部封闭，有感染时可提前拆线或行扩创术。

6. 母婴同室及母乳喂养

产后 30 分钟内给新生儿吸吮乳头，指导正确哺乳姿势及按需哺乳。产妇乳量不足时可：①多吃汤汁食物；②针刺外关、合谷穴；③灸膻中、乳根、少泽穴；④中药当归 12g，通草 2g，穿山甲 12g，王不留行 12g，木馒头 6g 煎汤服，每日一剂。产妇胀奶时，他人协助轻轻揉开乳房内硬块，然后用吸奶器或奶泵吸出足够的乳汁，使乳窦变软，进行频繁和有效的喂哺。如有乳头破裂不必停止哺乳但应纠正哺乳姿势，哺乳后挤出少许乳汁涂在乳头和乳晕上，短暂暴露和干燥乳头帮助乳头皮肤愈合。

7. 回奶

婴儿患有先天性代谢病（半乳糖血症、苯丙酮尿症、枫乳糖尿症）或产妇患有严重疾病不可母乳喂养时用下列方法回奶：①芒硝 250g 打碎，用纱布包裹后置乳房外敷；②维生素 B_6 200mg，1 日 3 次，口服 5～7 天；③生麦芽每日 60～90g 煎服代茶，连服 3～5 天；④溴隐亭 2.5mg，1～2 次/日，共用 2 周。

8. 其他

告知产妇产褥期内禁性交，产后 42 天内可有排卵，哺乳者应以器具避孕为首选。不哺乳者可以选用药物避孕。

产妇应于产后 42 天去分娩医院做健康检查。测血压，必要时检查血、尿常规，了解哺乳情况，并行妇科检查，观察盆腔内生殖器是否恢复正常。婴儿应测身高、体重，全面检查发育及营养情况。

第二十五章　妊娠合并症

第一节　妊娠合并贫血

妊娠期血红蛋白在 110g/L，HCT <33% 以下者称妊娠期贫血。血红蛋白 <60g/L 或血细胞比容 <0.13 者称重度贫血。此时易发生贫血性心脏病，甚至导致贫血性心力衰竭。可能危及母婴生命。

一、妊娠合并缺铁性贫血

【诊断标准】

1. 病史

（1）孕前已有长期少量出血史如痔疮出血、月经过多、牙龈出血及鼻出血等。

（2）孕前已有慢性腹泻等胃肠道功能紊乱，影响铁剂吸收。

（3）患慢性肝、肾疾病者，可抑制机体利用储备铁的能力。

（4）钩虫感染者。

2. 临床表现

（1）轻度　血红蛋白在 80 ~ 110g/L；可出现乏力，易疲劳，脱发等。

（2）中度　血红蛋白 60 ~ 80g/L，可出现明显乏力、头晕、眼花、耳鸣等，皮肤及口唇黏膜稍苍白。

（3）重度　血红蛋白 <60g/L，面色极度苍白常伴有全身水肿或腹水，可有眩晕和昏厥；血红蛋白 <50g/L，可出现贫血性心脏病，视网膜水肿，视网膜乳头苍白、边缘模糊。

3. 辅助检查

（1）血常规检查符合上述标准。外周血象为小红细胞、低血红蛋白性贫血，白细胞及血小板计数无异常。

（2）红细胞平均容积（MCV）下降，低于 50 ~ 80fl，红细胞平均血红蛋白量（MCH）低于 28 ~ 27pg，红细胞平均血红蛋白浓度（MCHC）低于 32%。

（3）血清铁量下降，低于 $6.5/\mu mol/L$ 为贫血。血浆总铁结合力超过 $59.07 \pm 8.95\mu mol/L$，转铁蛋白饱和量 <0.16。

（4）骨髓象示红细胞系列增生，细胞分类中见中幼红细胞增生，晚幼红细胞减少，粒细胞和巨核细胞无异常，含铁血黄素及铁颗粒减少或消失，说明骨髓铁储备下降。

【治疗原则】

妊娠 20 周以后，每月检查一次血红蛋白，测定值低于 105g/L 者，应予以药物治疗。

不同程度缺铁性贫血的补铁原则：轻度贫血以口服铁剂治疗为主，改善饮食，进食含铁丰富的食物。必要时加服小剂量叶酸。重度贫血可选择少量、多次输血，症状改善后，可改为口服铁剂或注射铁剂。

1. 饮食

孕期加强营养指导，多吃含铁丰富的动物肝脏、瘦肉、动物血制品以及蛋类。

2. 药物治疗

补铁为主。铁剂治疗分口服铁剂和注射铁剂两种途经。首选口服补铁，不能耐受口服铁剂、依从性不确定或口服铁剂无效时可选择注射铁剂（Goonewardene，2012年）。口服补铁是有效、廉价和安全的补铁方式。各种亚铁盐间铁吸收效率存在微小差异。铁主要以亚铁形式在十二指肠和空肠上段吸收，口服铁剂一般为亚铁离子。治疗铁缺乏，建议每天补充元素铁 $160 \sim 200mg$。

（1）硫酸亚铁 0.3g，每日 3 次，口服。同时服维生素 C 以利铁的吸收。

（2）富马酸亚铁 0.2g，每日 3 次，口服。

（3）琥珀酸亚铁 $0.1 \sim 0.2g$，每日 3 次，口服。

（4）多糖铁复合物 0.2g，每日 1 次，口服。

（5）10% 枸橼酸铁铵 10ml，每日 2 次，口服。

（6）右旋糖酐铁 $25 \sim 100mg$，肌内注射，每日或隔日 1 次（副作用为注射部肌内疼痛，胸背痛、发热、恶心等。偶有严重的过敏反应），或山梨醇铁 $75 \sim 100mg$，每日 1 次，深部肌内注射，两者较适用于消化道疾患不能口服者。

（7）其他　叶酸 5mg，每日 3 次，口服。

（8）治疗导致贫血的疾病如胃肠疾病等。

3. 输血

血红蛋白在 60g/L 以下时，可多次少量输血，每次浓缩红细胞 200ml，每分钟 $15 \sim 20$ 滴。避免输全血，以免增加心脏负担。输血前可用地塞米松 5mg 静脉注入减少输血反应，输血中应监测心率，有无颈静脉充盈、肺部啰音等。

4. 产科处理

（1）血红蛋白低于 80g/L，临产时备血以防出血时应用，密切观察心脏功能。

（2）防止产程延长，必要时手术助产缩短第二产程。产程中间断吸氧，第二产程持续吸氧。

（3）产时严格执行无菌操作，产后用抗生素预防感染。

（4）产后及时使用宫缩剂以防产后出血。

（5）产后如出血较多，需寻找出血原因加以处理，并及时补充容量。

（6）极度贫血并发心血管疾病者不宜哺乳。

二、妊娠合并巨幼红细胞性贫血

本症主要是由营养不良或偏食致叶酸或维生素 B_1 缺乏所引起。严重者，可引起流产、早产、死产、胎儿宫内生长受限及妊娠期高血压疾病等。孕妇可发生贫血性心脏病，甚至死亡。

【诊断标准】

1. 临床表现

（1）起病急，有食欲不振、腹胀、腹泻等消化系统症状。

（2）严重贫血，血红蛋白常在 50g/L 以下，进行性加重。有乏力，手足麻木，感觉障碍等周围神经类症状。

（3）皮肤干燥，脱屑性皮炎，色素沉着。

2. 辅助检查

（1）红细胞及血红蛋白低下，平均红细胞体积大于正常。MCV >100fl、MCH >32pg。

（2）中性多形核粒细胞体积增大，分叶过多，可多达 5 叶以上，还可见巨型血小板。

（3）骨髓涂片巨幼红细胞增生，幼红细胞成熟不佳，红细胞系列增生。

（4）血清叶酸 <3ng/ml，红细胞叶酸 <100ng/ml 示叶酸缺乏。

（5）血清维生素 B_{12} <90pg/ml 同位素维生素 B_{12} 吸收试验 <7%，诊断为维生素 B_{12} 缺乏。

【治疗原则】

（1）叶酸 5mg，每日 3 次，口服，持续至分娩后 1 个月；不能口服者给予 10~20mg，肌内注射，每日 1 次。

（2）维生素 B_{12} 100~200μg，肌内注射，每日 1 次，经 3~6 日后，可有显著改善。以后每月 100μg 作为维持。

（3）维生素 C 有稳定和增加叶酸吸收作用，可每次给予 0.1g，每日 3 次，口服。

（4）贫血严重者输浓缩红细胞。

（5）多进食绿色蔬菜、动物肝脏、豆类等。

三、妊娠合并再生障碍性贫血

病因尚不明确，可因药物如氯霉素、匹拉米酮或使用抗癌化学药物或接触放射性物质而致骨髓抑制。妊娠可使病情加重，易发生贫血性心脏病甚至心衰。常死于产后出血和产褥感染。贫血易致流产、早产或死胎。根据发病急缓分为急性型和慢性型。前者常以出血、感染为首发症状，随即发生严重贫血。后者呈慢性进行性贫血常伴有皮肤黏膜出血。

【诊断标准】

1. 病史

常有服用抗癌药物，接触放射性物质、苯，严重感染等病史。

2. 临床表现

（1）呈严重贫血貌及伴有出血倾向，出血灶多局限于皮肤及黏膜，严重者可引起蛛网膜下腔出血。

（2）常合并感染，如口腔溃疡、呼吸道感染及消化道炎症。

3. 辅助检查

（1）外周血象 全血细胞减少，血小板和网织红细胞减少。

（2）骨髓象　骨髓造血功能显著减退或衰退。涂片中有核细胞甚少，幼粒细胞、幼红细胞及巨核细胞均减少，甚至消失；有时可见淋巴细胞、网状细胞及浆细胞。组织嗜碱细胞相对增多，血小板分布稀疏。

【治疗原则】

1. 基本原则

（1）内科已确诊为再生障碍性贫血（再障），且病情较严重者，应劝其避孕，一旦妊娠应于早孕时进行人工流产。

（2）病情较轻，经内科诊治后病情稳定，尤其已达妊娠中、晚期者，可在严密监护下继续妊娠，产科和血液内科医师密切配合处理患者。

2. 孕期处理

允许继续妊娠者，给予以下处理。

（1）多吃新鲜蔬菜及富含铁的食物，纠正偏食。

（2）口服叶酸、维生素 C 及肌内注射维生素 B_{12}。

（3）及时纠正贫血　血红蛋白在 $50 \sim 60g/L$ 以下者可输全血或浓缩红细胞，但应少量多次，每次量不超过 200ml。

（4）激素治疗　适用于严重出血倾向者，常用泼尼松 $30 \sim 40mg$，每日 1 次，口服。苯丙酸洛龙每日或隔日肌内注射 $50 \sim 125mg$；羟甲酮，每次 $20 \sim 30mg$，口服，每日 3 次。

（5）必要时接受骨髓移植。

（6）重症者考虑适时计划分娩，采用地塞米松促胎儿肺成熟，随后终止妊娠，以减少孕妇的负担及危害胎儿。

3. 分娩期

（1）接近预产期时可考虑成分输血，尽量使血红蛋白达到 $80g/L$，血小板维持在 $(30 \sim 50) \times 10^9/L$，临产时备血以备产时或产后大出血时应用。

（2）防止产程延长，缩短第二产程。

（3）严格无菌操作，产时给予广谱抗生素预防感染。

（4）重症者在妊娠 35 周左右，加强胎儿监护，一旦有胎儿窘迫出现，以剖宫产为宜，术前注意给予促胎儿肺成熟的处理。

4. 产褥期

继续用铁剂，用抗生素预防感染，有重度贫血并发心血管疾病者不宜哺乳。

第二节　妊娠合并心脏病

心脏病患者在妊娠期、分娩期及产褥早期都可能因心脏负担加重而发生心力衰竭，甚至威胁生命，是孕产妇死亡的四大原因之一，故早期诊断和及时处理极为重要。

【诊断标准】

1. 病史

（1）心脏病史，疾病种类，用过何种治疗。

（2）询问有无心衰发作史，发作时有无诱因。

（3）了解孕期劳累后有无心悸、气急、发绀及能否平卧。

（4）了解能否胜任家务劳动或工作。

（5）近 2 周服过洋地黄类制剂者，询问用法、剂量及停药情况。

2. 临床表现

（1）视诊　注意有无发绀、呼吸困难、颈静脉怒张、水肿、贫血等症状。

（2）心肺检查　注意心脏有无扩大，有无杂音；杂音部位、性质、程度、心率，肺部有无啰音。

（3）腹部有无腹水、肝肿大。

（4）下肢有无水肿。

3. 辅助检查

（1）初诊　孕 20 周后每月 1 次血尿常规检查，视病情变化酌情增加。

（2）胸部 X 线检查　妊娠期必要时摄片（疑肺感染或心衰时）。

（3）心电图常规检查。

（4）超声心动图检查。

（5）心脏 Holter 检查　依心电图检查结果决定。

（6）心肌酶检测。

4. 心功能分类

以孕妇日常体力活动耐受为依据。

（1）Ⅰ级　一般体力活动不受限制，不产生任何不适。

（2）Ⅱ级　一般体力活动略受限制，休息时无不适，日常活动感疲劳、心悸、气急。

（3）Ⅲ级　一般体力活动明显受限制，休息时虽无不适，但稍事活动即感疲劳、心悸、气急或有早期心力衰竭现象。过去有心衰史者。

（4）Ⅳ级　任何轻微活动即感到不适，休息时仍有心悸、气急，有明显心力衰竭现象。

5. 心力衰竭诊断

（1）早期表现　①轻微活动即有胸闷、气急和心悸。②休息时心率达 110 次/分，呼吸多于 20 次/分。③夜间常因胸闷不能平卧，需坐起或到窗前呼吸新鲜空气才能缓解。④肺底部有持续性少量啰音，深呼吸后仍不能消失。

（2）心衰表现　①端坐呼吸或需两腿下垂于床边。②气急、发绀、咳嗽、咯血或咳血性泡沫痰。③颈静脉怒张，肝肿大，肝颈静脉回流阳性。④肺底部有持续性湿啰音。

【治疗原则】

产前检查发现为重症病例，转市级或三级医院治疗。

1. 终止妊娠指征

有下列情况之一者，应终止妊娠。

（1）心功能Ⅲ级及以上者。

（2）有心力衰竭史者。

（3）明显发绀型先心病和肺动脉高压者。特别自右向左分流的先心病，未经心脏矫正术者。

（4）心脏明显扩大，曾有脑栓塞而恢复不全者。

（5）房颤、严重主动脉瓣闭锁不全或风湿活动者。

（6）心脏手术后，心功能未得到改善者，或置换金属瓣膜者。

2. 终止妊娠方法

妊娠 3 个月以内可行人工流产术，妊娠 5 个月以上者需慎重考虑，有心力衰竭者，必须在心衰控制后再行终止妊娠。

3. 妊娠期处理

产前检查自妊娠 12 周后每 2 周 1 次，20 周起每周 1 次，严密观察心脏功能，应及早发现早期心衰，及时处理，并注意以下情况。

（1）充分休息，限制体力活动，避免劳累和情绪激动。

（2）限制钠盐摄入，每日 3 ~ 4g，预防水肿，采用高蛋白、低脂肪、富含维生素饮食，少量多餐。

（3）防治贫血、上呼吸道感染、高血压及便秘。

（4）预产期前 2 周入院待产。

（5）心脏功能 Ⅲ ~ Ⅳ 级者，立即住院治疗。

（6）如需输血宜少量多次，200ml/次。补液量限制在 500 ~ 1000ml/24h，滴速10 ~ 15 滴/分或按病情酌情处理。

（7）应与心血管内科医师共同监护心功情况。

4. 待产及临产时处理

心功能 Ⅰ ~ Ⅱ 级者可阴道分娩。

（1）待产时处理 ①卧床休息，间断吸氧，进少盐饮食。②测体温、脉搏及呼吸，每 2 小时 1 次。③血、尿常规，EKG，必要时做血 Na^+，K^+，Cl^- 测定及血气分析。④水肿明显者，可用呋塞米（速尿）20 ~ 40mg 静脉注射或肌内注射。⑤适量镇静剂应用，如地西泮（安定）2.5mg，每日 3 次，口服。⑥纠正贫血，如为重度贫血需少量多次缓慢输浓缩红细胞，滴速 <16 滴/分。

（2）临产时处理 如产程发生异常或心功能不全应剖宫产终止妊娠。

1）第一产程处理 ①注意饮食摄入量，保证必要休息，适当使用哌替啶（度冷丁）、异丙嗪（非那根）等，使患者安静；②半卧位，吸氧，测体温、脉搏、呼吸及血压，每 4 小时一次，必要时每 1 ~ 2 小时一次；③抗生素预防感染；④心率 >110 次/分，呼吸 >20 次/分，可用毛花苷丙（西地兰）0.2 ~ 0.4mg + 25% 葡萄糖溶液 20ml，缓慢静脉注射，并应终止妊娠。

2）第二产程处理 缩短第二产程，防止产妇用力屏气，可行产钳助产。

3）第三产程处理 ①预防产后出血，胎盘娩出后以按摩子宫为主，如出血较多，活动出血 >200ml 可肌内注射或宫底注射催产素 5 ~ 10U，促使子宫收缩，防止产后出血；②产后立即用哌替啶 50 ~ 75mg，肌内注射（肺心病、发绀者禁用），或地西泮 10mg 肌内注射或苯巴比妥钠 0.2 ~ 0.3g，使产妇安静休息；③腹部置沙袋，防止腹压突然下降，内脏血管充血而发生心衰；④在产房观察 2 小时，待病情稳定后送病房。

5. 产褥期处理

（1）产后 7 日内尤其在 24 小时内，要严密观察呼吸、脉搏，每 4 小时一次，心功能Ⅲ~Ⅳ级者，每 2 小时一次。严密注意心衰症状，最好采用心电监护仪监护心率、血压。

（2）产后 24 小时内绝对卧床休息，心功能Ⅲ~Ⅳ级，应卧床至少 3 天，产后至少观察 2 周，病情稳定后可出院。

（3）产程开始至产后 1 周使用抗生素预防感染。

（4）心功能Ⅲ~Ⅳ级者，不宜哺乳。

6. 剖宫产

（1）心功能Ⅰ~Ⅱ级有产科指征，或曾行复杂心脏畸形矫正术，或心功能Ⅲ~Ⅳ级者，有明显肺动脉高压、扩张型心肌病、心脏病栓子脱落有过栓塞病史及较重的心律失常者，均应行剖宫产分娩。

（2）取连续硬膜外麻醉，麻醉不宜过深。

（3）胎儿娩出后立即于腹部放置沙袋以维持腹压。

（4）输液量严格控制在 500~1000ml，并注意输液速度。在胎儿娩出后可酌情应用强心苷类药物及利尿剂。

（5）采用心电监护仪术中和术后密切监护心率、血压和呼吸。

（6）术中禁用麦角新碱；缩宫素 5~10U 子宫肌内注射，不作静脉滴注；必要时可采用小剂量前列腺素 F_{2a} 子宫肌内注射。

（7）尽量缩短手术时间。选熟练的产科医师执行手术，要求手术操作稳、准、轻、巧、快。严格无菌操作。

（8）术中应有内科医师参加监护。

7. 急性心衰处理

（1）半卧位绝对卧床休息。

（2）镇静剂吗啡 8~10mg，肌内注射；或哌替啶 50~100mg，肌内注射。

（3）氧吸入　必要时氧吸入。

（4）利尿　速尿 20~40mg，肌内注射或静脉注入。

（5）洋地黄药物　对心瓣膜病、先天性心脏病、高血压心脏病引起的充血性心脏病疗效较好。阵发性室上性心动过速和快速型心房颤动或搏动并发心衰时有明显效果，而高排型心衰、肺心病、活动性心肌炎、严重心肌劳损等疗效差。

低排高阻性心衰予以强心利尿，多采用快速洋地黄类药物如西地兰 0.2~0.4mg 置 25% 葡萄糖溶液中缓慢静脉注射，1~2 小时后可再给 1 次，注意总量勿超过 1.0mg，因心衰者易发生洋地黄中毒。然后改为口服药维持，同时给予快速利尿剂呋塞米 40mg 静脉注射。对合并肺水肿者，更为需要。

（6）慢性心衰　地高辛 0.25mg，每日 1 次，6~7 天；心率 <70 次/分者，不用洋地黄。

（7）妊娠高血压并发心衰时应给予扩血管药。首选苄胺唑啉，酌情选用硝普钠或硝酸甘油。

（8）扩张型心肌病者还应酌情应用激素，有血栓形成者，加用抗凝剂。

第三节　妊娠合并心律失常

　　妊娠合并心律失常，临床上可发生于器质性心脏病患者，也可为妊娠期的生理性改变所致的良性心律失常，两者对心功能影响不同，临床处理与预防亦不同。

　　常见的妊娠合并心律失常如下。

一、妊娠合并期前收缩

【诊断标准】

1. 病史

（1）妊娠期间有感冒、发热等病史。

（2）器质性心脏病史，如风湿性心脏病、先天性心脏病、心肌炎史等。

（3）其他　如药物特别在洋地黄治疗过程中，电解质紊乱；心脏手术史等。

2. 临床表现

（1）常无症状，部分可有心悸、胸闷，偶有暂时性眩晕。

（2）频繁出现的期前收缩，往往有缺脉，听诊时存在期前收缩呈持续性或频发以及二联律、三联律等，提示为病理性。

（3）功能性期前收缩　于加快心率时，期前收缩常消失或明显减少。

（4）器质性心脏病期前收缩　于运动时常可使期前收缩增多。

3. 辅助检查

（1）心电图。

（2）Holter 24 小时监测（动态心电监测）。

（3）心功能检查。

（4）彩色心脏 B 超检查（超声心动图监测）。

【治疗原则】

　　功能性或无症状者，一般无需治疗；若期前收缩频繁或症状明显者可用以下药物。

（1）镇静剂　地西泮 2.5mg，每日 3 次，口服。

（2）β 受体阻滞剂（有哮喘史禁用）　①普萘洛尔（心得安）10mg，每日 3 次，口服。②阿替洛尔（氨酰心安）12.5mg，每日 2 次，口服。

（3）钙通道阻滞药　①美西律片（慢心律）50～100mg，每日 3 次，口服，肝、肾功能不全，传导阻滞、心动过缓者禁用。②维拉帕米片（异搏定）40mg，每日 3 次，口服，心动过缓及房室传导阻滞者禁用。

（4）地奥心血康胶囊 100mg，每日 3 次，口服，使缺血与缺氧的心肌得到改善。

（5）心力衰竭而出现心律失常　洋地黄类药物为首选药物，西地兰 0.4mg 加入 25% 葡萄糖溶液 20ml，缓慢静脉注射，若无效则 1 小时后可再注射 0.2～0.4mg，总剂量不宜超过 1.0mg。

（6）洋地黄中毒引起的室性异位节律或频发室性期前收缩者可用利多卡因 500mg 加入 5% 葡萄糖溶液 500ml 中静脉滴注，每分钟 1～2mg，约 6 小时滴完。

二、妊娠合并阵发性室上性心动过速

系心室内异位节律点兴奋性增强、激动的连续折返和并行心律 3 种。主要是激动的连续折返。

【诊断标准】

1. 病史

（1）多见于无器质性心脏病妇女。

（2）迷走神经兴奋，体位改变，过度用力等。

（3）药物如洋地黄中毒，麻黄素、氯仿等药物引起。

2. 临床表现

（1）短暂阵发性室上性心动过速通常无明显症状。

（2）持续室上性心动过速常有心悸、胸闷、不安和气短。

（3）当心排出量明显降低时，出现气短、眩晕甚至昏厥、休克；冠状动脉血流量显著减少可能会发生心绞痛。

（4）体征 心率快而规则，心率常在 160～200 次/分，心律规则，心音常呈钟摆律，心音强度无变化。

（5）心电图检查。

【治疗原则】

（1）兴奋迷走神经，先使用简便方法兴奋迷走神经如压舌板刺激咽喉、压迫颈动脉窦以及压迫眼球等。

（2）药物治疗 ①洋地黄类 西地兰 0.4mg 加入 25% 葡萄糖溶液 20ml 中缓慢静脉注射，若无效，则 1 小时后重复 1 次，总量不超过 1.2mg。②利多卡因 500mg 加入 5% 葡萄糖溶液 500ml 中静脉滴注，每分钟 1～2mg，约 6 小时滴完。③可请内科协助处理。

三、妊娠合并心动过缓

每分钟心率≤50 次，用阿托品 0.15～0.3mg，每日 3 次，口服；每分钟心率≤40次者，需装起搏器。

四、其他

心房、心室颤动及传导阻滞Ⅱ度以上者，需请内科会诊，根据病情给予适当处理。

第四节 妊娠合并肝病

一、妊娠合并病毒性肝炎

急性病毒性肝炎已知有甲、乙、丙、丁等多型，其中以乙肝居多，在妊娠早期常使早孕反应加重，且易发展为急性重症肝炎，孕期病死率为非孕妇的 2 倍。乙肝病毒可通过胎盘感染胎儿，母婴垂直传播概率e抗原阳性母亲所生婴儿HBsAg阳性率概乎为

100％，而 e 抗体阳性者则为 12％左右，HBsAg 携带者母亲的垂直传播在我国为 60％左右，经胎盘传播者＜5％。

【诊断标准】

1. 病史

有肝炎接触史，或输血、注射血制品史。

2. 临床表现

（1）乏力、恶心、呕吐、食欲缺乏、腹胀、上腹胀痛，肝区痛。

（2）急性重症肝炎时，起病突然，发热、皮肤黏膜下出血、呕血、精神迟钝、昏迷，肝脏迅速缩小，出现腹水。

（3）妊娠早期时可触及肝肿大伴触痛。妊娠晚期因宫体升高，肝脏不易扪清。

（4）尿色加深如茶色，巩膜、皮肤黄染。

3. 实验室检查

（1）常规检查甲、乙、丙型肝炎病毒抗原及抗体。

（2）尿三胆阳性，血清胆红素增加＞17.7μmol/L。

（3）血清丙氨酸转氨酶（ALT）和天冬氨酸转氨酶（AST）升高，前者较为灵敏，诊断价值较大。

（4）若 ALT＞40U 需进一步测定出、凝血时间，血小板计数、凝血酶原时间、纤维蛋白原及血糖。

（5）血小板计数下降，血纤维蛋白原下降；血 3P 试验阳性。

（6）肾功能、BUN、Cr 等检查。

4. 辅助诊断

（1）超声检查　了解肝脏大小。B 超所见波形改变有助于肝炎和妊娠脂肪肝的鉴别。

（2）肝脏穿刺　肝活检对肯定诊断及鉴别诊断有较大意义。

（3）有条件的检测 HBV－DNA、HCV－RNA。

【治疗原则】

确诊为急性病毒性肝炎或慢性肝炎活动期应转诊到市级妊娠合并肝炎治疗中心（市级传染病医院）治疗。

1. 一般治疗

采用支持疗法。

（1）休息及低脂饮食，补充蛋白质，大量应用维生素 B、维生素 C、维生素 K。

（2）保肝　肌苷 0.2g，每日 1 次，肌内注射；肝泰乐 0.1～0.2g，每日 3 次，口服。

（3）退黄疸　丹参 2ml×10 支或茵栀黄 2ml×10 支加入 5％葡萄糖溶液 500ml 中静脉滴注，每日 1 次或天门冬氨酸 20mg 静脉注入，降低胆红素，改善肝功。

2. 重症肝炎

（1）进低脂肪、低蛋白质、高碳水化合物饮食。

（2）补充凝血因子　早期输新鲜血、冷冻干血浆或白蛋白。

（3）降血氨　14 – AA – 800 氨基酸 250～500ml 加入等量葡萄糖溶液静脉滴注。或谷氨酸钠 11～23g，盐酸精氨酸 15～20g 加入 5%～10% GS 中静脉滴注。

（4）促肝细胞生长改善肝内循环　可用丹参、维生素 C 等加入葡萄糖溶液中静脉滴注或注射谷胱甘肽 80mg。

（5）抗病毒药　诸如干扰素 300 万 U/d，皮下或静脉注射，可连用 7 日，胰高血糖素 1mg 和胰岛素 8U 加入 10% 葡萄糖 500ml 中静脉滴注，以及促肝细胞生长的生物制品溶液。

（6）预防感染　采取对肝细胞影响小的广谱抗生素，如氨基西林、头孢菌素等。

（7）DIC 时早期可给予肝素 50mg，右旋糖酐 500ml 中静脉滴注，然后可补充凝血因子。

（8）肾衰　按急性肾衰处理。

3. 产科处理

（1）妊娠早期　首先积极治疗肝炎，病情好转后，考虑人工流产。人流前给予维生素 K 以防术时出血。

（2）妊娠中期　尽量避免终止妊娠，一般允许妊娠继续，若病情加重，发展为重症肝炎时，给予终止妊娠。

（3）妊娠晚期　先兆早产可给予安胎处理。重症肝炎则及早终止妊娠。

HBsAg 阳性尤其 HBV – DNA 阳性者，目前不主张在妊期对孕妇行主动及被动免疫阻断其母、婴间传播。

（4）分娩期普通型肝炎患者，如无产科指征，可经阴道分娩。重症肝炎患者宜行剖宫产，除非宫颈条件好或为经产妇，估计短期可经阴道分娩者。

1）第一产程　止血药，如维生素 K_1 120mg，肌内注射或静脉注射；备鲜血或新鲜冷冻血浆和浓缩红细胞，注意凝血功能的变化。

2）第二产程　缩短第二产程，必要时行产钳或胎头吸引器助产。胎肩娩出时，预防性应用宫缩剂。

3）第三产程　防止产后出血，一旦发生产后出血，补充血容量，在进行成分输血时应注意补充新鲜冷冻血浆，防止发生出血性休克。

4）产后　①观察阴道出血量、子宫缩复情况、有无阴道血肿；②抗生素防止感染，选用对肝脏损害小的抗生素，例如氨苄西林、头孢菌素；③肝炎在急性传染期内，不宜母乳喂养，避免用雌激素回奶。

4. 新生儿处理

（1）对每一新生儿留脐血做乙肝二对半抗原、抗体检查，但为准确，需取新生儿血检查。

（2）主动、被动免疫法　所有新生儿均注射重组乙肝疫苗，10μg、5μg、5μg，时间为出生当日、1 个月及 6 个月各注射 1 次，共 3 次。

HBsAg 阳性孕妇所分娩的新生儿，均于生后尽快注射乙肝免疫球蛋白 200IU。同时，注射重组乙肝疫苗，方法同上。

二、妊娠合并急性脂肪肝

妊娠合并急性脂肪肝是妊娠晚期特有的肝脏损害，其主要病变为妊娠期肝脏脂肪变性，起病急、病情凶，常伴有肾、胰、脑等多脏器的损害。

【诊断标准】

1. 临床表现

（1）大多在妊娠晚期 32~38 周发病，一般为初产妇。

（2）起病急骤，大多突发恶心，呕吐，伴上腹痛等，有些患者有严重口渴。

（3）发病 1 周左右出现黄疸，呈进行性加重。

（4）重症可有腹水及高血压、水肿等。常并发少尿、胃肠道出血及弥散性血管内凝血。也可出现意识障碍、昏迷等肝性脑病症状。大多在产后数日内死亡。

（5）常合并不同程度妊娠高血压或子痫前期。

（6）可有肝内血肿及肝破裂。

2. 辅助检查

（1）白细胞计数增高达（20~30）×10^9/L，血小板减少；可见幼红细胞、巨血小板、嗜碱性点彩细胞。

（2）血清胆红素增高 >171μmol/L，尿胆红素阴性，血淀粉酶显著升高。

（3）肝功能异常 ALT 及 AST 在 300~500IU/L 间。

（4）其他检测 低蛋白血症，白蛋白可 <15g/L；血尿酸升高；尿素氮增高；低血糖，可在 0.55~2.2mmol/L；凝血酶原及部分凝血酶时间延长，纤维蛋白原减少。

（5）超声检查 肝脏有衰减波或者显示不清，有时可见亮度增加。产后病变很快恢复。

（6）CT 显示肝脏密度减低。早诊断、早终止妊娠明显改善母、儿预后。

【治疗原则】

1. 综合治疗

（1）饮食，禁脂肪，低蛋白质、高碳水化合物饮食。积极纠正低血糖。

（2）使用保肝药和维生素 C、维生素 K、ATP、辅酶 A 等。

（3）输入新鲜血、血浆、血浆冷沉淀以纠正凝血因子的消耗。输入新鲜冷冻血浆可补充凝血因子。输入人体血白蛋白可纠正低蛋白血症，降低脑水肿发生率。

（4）早期短期应用肾上腺皮质激素。氢化可的松静脉滴注，每日 200~300mg。

（5）治疗并发症 ①产前发生 DIC 时可使用肝素抗凝疗法，然后补充凝血因子。②肾功能衰竭时，腹膜透析或血透析。③纠正休克，改善微循环障碍。血管活性药物以多巴胺、苄胺唑啉、异丙基肾上腺素为宜。

2. 产科处理

（1）一经确诊，及早终止妊娠最重要。终止妊娠后，可减轻肝脏负担，有可能制止病情进一步发展。

（2）分娩方式 ①剖宫产术适于短期内无分娩可能者。②引产术适于宫颈已成熟、胎儿较小、估计能在短期内分娩者。

第五节　妊娠合并肾脏疾病

一、妊娠合并慢性肾炎

此合并症多见于年轻妇女，常在孕前有慢性肾小球肾炎史。急性肾炎可发展为慢性肾炎，但大多数患者于发现时已为慢性肾炎，并无急性肾炎的病史。

【诊断标准】

1. 病史

可有急性肾炎或慢性肾小球肾炎史。幼年时有反复链球菌感染史。

2. 临床表现

（1）妊娠 20 周前出现蛋白尿、水肿、高血压等症状。

（2）氮质血症、尿毒症。

（3）蛋白尿性视网膜炎或出血。

3. 实验室检查

（1）尿常规　有不同程度蛋白尿，红细胞、白细胞及（或）细胞与颗粒管型和管型，尿比重在 1.010 左右。

（2）血常规　常有贫血。

（3）24 小时尿蛋白质 >0.5g/L。

（4）过夜尿浓缩试验　夜间禁水及食物 8~12 小时，收集过夜尿测比重低，常在 1.010 左右，示肾浓缩功能受损。

（5）血清尿素氮及肌酐测定　血清肌酐值妊娠期平均值为 53μmol/L（0.6mg/dl），若达 79.61μmol/L（0.9mg/dl）示轻度肾功能损害，达 150.3μmol/L（1.7mg/dl）示肾功能明显受损，不宜继续妊娠。血尿素氮妊娠期平均值为 3.40μmol/L（9.5mg/dl），达 4.64mmol/L 示肾功能受损。有条件时可测定 24 小时内生肌酐清除率或尿酸清除率测定，血 BUN/肌酐比值等，以期明确测验肾小球滤过率及肾功能损害程度。

（6）血内生肌酐廓清试验　正常值平均为 1.5ml/（s·1.73m²），降至 0.85~1.17ml/（s·1.73m²）为肾功能轻度损害，0.5~0.84ml/（s·1.73m²）为中度，0.3ml/（s·1.73m²）以下为重度损害。

（7）尿酸消除率　正常值平均为 8.3±0.2ml/s，清除率在 40%~60%，20%~40%、5%~10% 及 5% 以下，示肾功能损害分别为轻、中、重及严重。

（8）BUN/肌酐比值　正常为 <10，如 >15 示肾功能受损害或血容量减少。受食物和检验方法影响。

（9）眼底检查　可见视网膜出血、渗出及符合肾炎的视网膜炎。

【治疗原则】

1. 妊娠前期

血压在 150/100mmHg 以上，或有肾功能不全者均不宜妊娠，一旦妊娠需行人工流产术。

2. 妊娠期

（1）适当足够的休息，孕中期起多采取左侧卧位。

（2）注意适当营养，进富含优质蛋白质、维生素的低盐饮食。

（3）加强孕期监护，妊娠后半期应住院治疗。一旦发现肾功能恶化，应随时终止妊娠。

（4）对胎龄不足，又需终止妊娠者并及时作剖宫产以免胎死宫内。应用糖皮质激素促胎肺成熟。

（5）妊娠36周后，往往血压剧增，有胎儿死亡及肾功能恶化的危险，应及早终止妊娠。

3. 分娩方式

（1）视孕周、宫颈成熟及胎儿状况而定。

（2）多以剖宫产术为主，因胎儿长期呈慢性缺氧状态，难以耐受宫缩压力，易发生死亡、新生儿吸入性肺炎或胎粪吸入综合征，因此，难以经阴道分娩。

二、妊娠合并急性肾盂肾炎

急性肾盂肾炎是产科中常见的内科合并症。妊娠期子宫增大及胎盘所产生内分泌激素的影响，常导致输尿管扩张，肾盂积水易由细菌感染导致急性肾盂肾炎。

【诊断标准】

1. 临床表现

（1）常于妊娠后半期或产褥期发病，起病急骤，可有寒战、高热（38℃～40℃）、恶心呕吐等全身症状。严重时出现麻痹性肠梗阻。

（2）尿频、尿急、尿痛等膀胱刺激症状。

（3）腰酸、腰痛，检查时病侧肾区有叩击痛。

（4）继发性贫血。

2. 实验室检查

（1）中段清洁尿常规　RBC >1个/Hp、WBC >5～10个/Hp，偶见少数颗粒管型，尿蛋白质常为（±）～（＋＋），若 >（＋＋＋）应考虑为其他肾脏疾病。

（2）中段尿细菌培养　菌落计数 $>1 \times 10^6$ 菌落/L 有诊断意义。

（3）尿沉渣计数　RBC >（0～5）$\times 10^5$/12 小时尿，WBC >（3～10）$\times 10^5$/12 小时尿为阳性。现多改为 1 小时尿沉渣计数代替 12 小时尿渣计数，RBC >1×10^5/小时尿，WBC >4×10^5/小时尿为阳性。

【治疗原则】

1. 有肾盂肾炎史者

初次产前检查时做尿常规及尿细菌培养，以筛选无症状性菌尿。如为阳性可在 2 周内应用有效抗生素治疗，以防妊娠后期发生急性肾盂肾炎。

2. 急性期

需卧床休息，注意营养，并给予多量水分，每日尿量宜保持在 2000ml 以上，以利肾盂和输尿管的冲洗和引流。一侧肾盂肾炎时，则向对侧卧，双侧肾盂肾炎时，则左、右侧轮换侧卧，以减轻对患侧输尿管的压迫。

3. 抗生素的应用

（1）无症状性菌尿选用副作用小、尿中浓度高的抗菌药做短程 3~5 日治疗。

（2）头孢拉定胶囊　250~500mg，每 6 小时一次，口服。

（3）阿莫西林胶囊　0.5~1g，每日 3 次，口服。

（4）急性期病情较急，则边查尿，边给予抗生素治疗，首先给予对革兰阴性杆菌敏感或广谱抗菌药物，待细菌培养及药物敏感试验提示敏感抗生素后，再更改药物，一般以 10~14 日为一疗程。

（5）伴高热者，可选用下列药物：①氨苄青霉素 0.5~1.0g，每 6 小时一次，肌内注射；或 2~4g 加入 5% 葡萄糖液 1000ml，静脉滴注，每日 1 次。②头孢拉定注射剂 4~6g，加入 5% 葡萄糖液 1000ml，静脉滴注，每日 1 次。③头孢噻肟注射剂 4~6g，加入 5% 葡萄糖液 1000ml，静脉滴注，每日 1 次。④头孢三嗪（头孢曲松）注射剂 1~2g，稀释后每日静脉注射 1~2 次。⑤急性肾盂肾炎时最常见的致病菌是大肠埃希菌，可联合应用抗生素，一般先用青霉素加头孢氨苄或氨苄青霉素，2 周为一疗程；若治疗后，细菌培养仍阳性，需继续治疗，直至尿培养 3 次为阴性为止。

（6）对妊娠及胎儿有不良影响的常用抗菌药物需慎用或不用。①磺胺类药物如复方新诺明，SMZ 及 TMP 联合使用，杀菌力强，在血与尿中均保持很高浓度。估计在 2 周内要分娩者不用。②四环素易致孕妇发生肝脏急性脂肪坏死，胎儿易发生黄齿综合征等。禁用。③氨基糖苷类药物可引起胎儿的听力及前庭损害。

（7）急性肾盂肾炎经治疗 3~5 日后即使体温已下降至正常，仍不宜立即停用抗生素，需经多次培养均转阴后才可停药，一般持续用药 10~14 日，并于产后及产后 6 周复查。

第六节　妊娠合并急性阑尾炎

妊娠期增大的子宫将盲肠推向上、向外、向后，使阑尾炎症状及体征不典型，大网膜与肠段被妊娠子宫推向上方，故妊娠合并阑尾炎时，并发穿孔及弥漫性腹膜炎的发生率为非孕期的 1.5~3 倍，易延误。

【诊断标准】

1. 病史

可有慢性阑尾炎病史。

2. 临床表现

（1）起病时上腹或脐周疼痛，继而转移至右下腹。

（2）恶心呕吐、发热。

（3）右下腹压痛、反跳痛。

（4）肛查时直肠右前壁触痛。

3. 辅助检查

（1）血白细胞 $>15 \times 10^9/L$，若达 $20 \times 10^9/L$ 可能形成脓肿。

（2）腰大肌试验阳性。

4. 妊娠期阑尾炎的特点

（1）阑尾位置的改变 妊娠中、晚期时因阑尾发炎引起的腹部疼痛区域和压痛点常不在右下腹部，而随着子宫的长大，阑尾位置可相应地向上、向外移位。

（2）腹部体征不典型 因腹壁松弛，如阑尾移位到子宫右后方，使腹壁压痛及肌紧张不明显，而有明显的后腰部压痛，可误诊为右侧急性肾盂肾炎或肾结石或卵巢囊肿扭转等。

（3）病情发展快 妊娠期盆腔器官充血，阑尾也充血，故炎症发展迅速，容易发生坏死和穿孔。

（4）感染易波及子宫浆膜 妊娠子宫不断长大，将大网膜和小肠推向一侧，妨碍了炎症灶的局限化，或使已被包围的炎症病灶扩散，易形成弥漫性腹膜炎，感染易波及子宫浆膜层。

（5）产后子宫缩复，腹部压痛点约于产后 10 日恢复到非妊娠时的麦氏点。

【治疗原则】

（1）一旦确诊，不论妊娠何期，均应手术切除阑尾。

（2）症状及体征不典型但高度可疑急性阑尾炎者，亦应放宽剖腹探查的指征。

（3）阑尾切除术时，尽量不同时行剖宫产术，以免感染扩大。

（4）术时动作轻柔，术后应予镇静剂及安胎治疗。

（5）妊娠足月合并阑尾炎时，因产科原因需剖宫产者则可先行剖宫产术，最好行腹膜外剖宫产，再行阑尾切除术。术中做细菌培养加药物敏感试验。

第七节 妊娠合并肺结核

妊娠合并肺结核，由于发热、缺氧及营养不良，使流产、早产、FGR（胎儿生长受限）的发生率增加，若并发急性粟粒性肺结核，可引起流产及死胎，甚至形成胎儿结核。妊娠合并肺结核经积极治疗后，预后与未孕者无明显区别。

【诊断标准】

1. 临床表现

（1）轻者可无临床症状。

（2）全身症状 包括低热、乏力、消瘦、盗汗、食欲减退、全身不适等。

（3）呼吸道症状 咳嗽、咳痰、咯血、胸痛。

2. 辅助检查

（1）痰液检查 活动性肺结核痰培养找结核杆菌，或痰聚合酶链反应（PCR）法找结核杆菌抗原。

（2）X 线胸部检查 ①明确诊断及确定肺结核性质。②有肺结核病史或家属有肺结病的孕妇，于妊娠中期及足月时宜做 X 线胸部检查。

【治疗原则】

（1）有条件时由呼吸科与产科医师共同商讨拟定治疗计划。

（2）终止妊娠，宜在妊娠早期进行。①粟粒性肺结核。②严重肺结核伴肺功能减退。③活动性肺结核不宜继续妊娠者。

（3）妊娠期治疗：

1）一般支持疗法 增加营养，保证休息。

2）抗结核药物治疗 ①妊娠期首选药物为异烟肼（INH）及乙胺丁醇（EMB）联合用药。异烟肼片 0.3g，每日 1 次，口服，属孕期 C 类药，长期服用应注意肝功能，乙胺丁醇片 0.25g，每日 2～3 次，口服，该药孕期对母、儿安全，应注意视力和白细胞变化。②利福平胶囊（甲哌利福霉素，REP），在病情需要时可加服，400～600mg，每日 1 次，口服，属孕期 C 类药。③链霉素针剂属孕期 D 类药，会使胎儿听力减退，妊娠期应禁用。

3）手术治疗 如病情需行肺部手术，可在孕 16～28 周内施行，避免发生流产或早产。

（4）分娩期的处理 ①若无严重心、肺功能障碍，在产程中及分娩时的止痛和麻醉处理，均与正常产妇相同，但应避免吸入麻醉。②给予手术助产以缩短第二产程。减少屏气避免肺泡破裂，病灶扩散。③第三产程积极预防产后出血。④有产科指征可行剖宫产，但须避免应用吸入麻醉。

（5）产褥期 ①积极防治产后感染，若有不明原因的产后发热，可能为肺结核灶的扩散，必须加强抗结核药物的应用。②活动性肺结核者，婴儿予以隔离，给以人工哺乳。病灶已静止 2 年以上者，根据实际情况，可哺育婴儿。

第八节 妊娠合并支气管哮喘

妊娠合并支气管哮喘发生率为 0.4%～1.3%，轻者不影响妊娠，重者尤其在哮喘持续状态时，肺功能障碍引起低氧血症，可致流血、早产、FGR，以及新生儿窒息、肺炎等，使围生儿死亡率增加。

【诊断标准】

1. 病史

患者有哮喘反复发作史，有家族遗传倾向，发作常与季节性气候改变或接触致敏原有关。亦有在妊娠期发作分娩后症状消失再次妊娠又发作者。

2. 临床表现

（1）气喘，呼吸困难，多在晚间及清晨发作。

（2）不能平卧，两肺满布哮鸣音，以及不用听诊器也能闻及的哮鸣音，呼气延长。

（3）口唇青紫。

（4）脸色青紫灰暗。

（5）如伴发热，提示合并呼吸道感染。

3. 辅助检查

（1）血嗜酸性粒细胞增多。

（2）嗜碱性粒细胞晚幼粒试验阳性。血免疫抗体检测如在血内水平高低与病情有关。

（3）肺功能检查下列指标提示肺功能衰竭。①氧饱和度＜70%。正常值为 93%～

98%。②$PO_2 < 8.13kPa$（60mmHg）。正常值为 10.6~13.3kPa（80~100mmHg）。③$PCO_2 > 6.67kPa$（50mmHg）。正常值为 4.67~6kPa（35~45mmHg）。④$pH < 7.32$。正常值为 7.35~7.45。

（4）长期哮喘者尚应做心肺功能监测。

【治疗原则】

1. 孕期

（1）避免接触致敏原。

（2）注意保暖，防止呼吸道感染。

2. 孕期哮喘发作

（1）轻度发作　或有发作预兆，可口服或喷雾吸入平喘药，以解除支气管平滑肌痉挛、扩张支气管。

①拟肾上腺素类平喘药如盐酸麻黄碱25mg，每日3次，口服；0.25%盐酸异丙肾上腺素气雾剂，每日1~2次，吸入，高血压者禁用。

②茶碱类平喘药　如氨茶碱0.1g，每日2~3次，口服。二羟丙茶碱（喘定），每日0.2g，口服。氨茶碱控释片舒氟美每次0.1g，口服，早、晚各1次。

③抗过敏药　如酮替酚每日1次，口服。

（2）中度发作　指不能平卧，或经一般口服平喘药治疗无效者，可采用下列措施。

①平喘药　二羟丙茶碱0.25~0.5g，肌内注射，或二羟丙茶碱0.5g+5%葡萄糖液500ml 静脉滴注。

②二羟丙茶碱　0.25g加25%葡萄糖液40ml，静脉缓慢注射。

③应用抗生素预防或控制感染。

（3）重复发作　指哮喘持续发作。①住院观察生命体征变化。②半卧位，面罩吸氧，间歇性正压给氧或鼻导管持续低流量给氧1~3L/min。③在采用中度发作药物基础上加用肾上腺皮质激素氢化可的松4mg/kg，一般可用200mg+5%葡萄糖液500ml 静脉滴注，3~4小时滴完，总量每日400mg。或泼尼松每日20~30mg，口服，控制症状后，每5~7日逐渐减量。④地塞米松5~10mg+25%葡萄糖液20ml 静脉推注。

3. 分娩期

（1）吸氧　观察产程进展，适当用镇静剂如地西泮。

（2）妊娠后期无哮喘发作，肺功能正常者，可经阴道分娩，宫口开全后用产钳术或胎头负压吸引器助产术。

（3）若哮喘严重频繁发作或肺功能障碍者，行选择性剖宫产。

（4）产后加大抗生素和原有激素量。

（5）有肺功能衰竭者，及时用呼吸机纠正呼吸衰竭及酸中毒。

（6）禁用吗啡类药物止痛，以免抑制呼吸。

第九节　妊娠合并癫痫

癫痫为常染色体显性遗传疾病。妊娠合并癫痫的发生率为0.15%。癫痫多不影响妊娠和分娩，但妊娠可诱发癫痫发作，增加妊娠和分娩的并发症。持续性癫痫发作和伴发的外伤可引起流产、早产，增加围生儿死亡率。

【诊断标准】

1. 病史

有癫痫家族史或孕前已有癫痫发作史，或曾有脑炎、脑外伤史。

2. 临床表现

（1）孕期首次发作者，孕妇突然意识丧失发生抽搐，先为四肢强直性抽搐，继之为阵挛性抽搐，口吐白沫，数分钟后清醒，发作前大多无先兆症状。

（2）持续性癫痫状态。

3. 辅助检查

脑电图检查有典型的高尖波。

【治疗原则】

1. 妊娠期

（1）避免过度劳累及精神刺激，以减少癫痫发作。

（2）继续用抗癫痫药物。①苯巴比妥 0.03~0.06g，每日 3 次，口服。②苯妥英钠 0.1g，每日 3 次，口服，孕早期慎用。③孕期 D 类药尽量不用，卡马西平属孕期 C_m 类药，每日 3 次，口服。心、肾、肝功能不全者忌用。

（3）癫痫持续发作　保持气道通畅和给予氧气吸入。①地西泮　为首选药物，剂量 5~10mg，一次静脉缓慢推注，约 1 分钟，30 分钟后可重复，总量每日不超过 100mg。或地西泮 20~40mg 加 5% 葡萄糖溶液 500ml 静脉滴注，5 小时滴完。要监测呼吸及血压。②苯巴比妥　口服首剂 90~120mg 后，每 15 分钟 60mg，总量达 500mg。注意呼吸及意识改变。③苯妥英钠缓慢静脉推注，维持 5min 以上，用到症状消失。每日总量不宜超过 20mg/kg。给药时注意血压、心律和心率。

（4）癫痫小发作　①乙琥胺（属孕期 C 类药）从每日 0.5g 开始，以后每 4~7 日增加 0.25g 至有效疗效。最大剂量不超过每日 1.5g，口服。副作用有嗜睡、眩晕，偶有皮疹、粒细胞减少甚至引起再生障碍性贫血，长期服用应监测血象。②苯妥英钠或苯巴比妥孕期服用可导致维生素 K 缺乏，故在分娩前 2 周，同时口服维生素 K_1 4mg，每日 3 次。产后如有出血，可给予维生素 K_1，10mg 静脉注射。③给予铁剂和小剂量叶酸，以防抗癫痫药物所致的叶酸缺乏性贫血及胎儿畸形。

2. 产科处理

（1）孕早期若癫痫频繁发作，以终止妊娠为宜。

（2）药物控制后病情稳定者可自然分娩。

（3）避免产程延长及过度疲劳，适当缩短第二产程，防止产后出血。

（4）癫痫持续状态在症状控制后剖宫产。

（5）哺乳　产妇服用抗癫痫药物的常用剂量，尚可哺乳，但要注意护理，以免癫痫发作时，造成对婴儿损伤。

（6）产后避孕　抗癫痫药物能诱导肝酶活性，对类固醇药物灭活而使其失效，故产后不宜采用口服避孕药避孕。

3. 新生儿

（1）注意畸胎，主要为中线联合不全性畸形，如唇裂、腭裂、心膈缺损、颅骨异常，手指骨、掌骨、跖骨等缩短畸形。

（2）孕妇服苯巴比妥钠或扑米酮，新生儿可出现苯巴比妥撤药综合征，呈激惹状态，可给予小量镇静剂。

（3）新生儿出生后 2~4 小时，查血小板及出、凝血时间，出生后立即给予维生素 K_1 5mg，每日 1 次，肌内注射，以防新生儿出血。

第十节　妊娠合并糖尿病

妊娠合并糖尿病，包括糖尿病合并妊娠（指在原有糖尿病的基础上合并妊娠）以及妊娠期发生的糖尿病，称为妊娠期糖尿病（GDM）。两者对母、儿均有一定危害，必须加以重视。

【诊断标准】

1. 糖尿病合并妊娠

既往具有糖尿病史，或者妊娠期首次被发现血糖升高，血糖程度已经达到非孕期糖尿病标准，如空腹血糖≥7.0mmol/L。

2. GDM

既往无糖尿病史。

（1）于妊娠 24~28 周间，进行 75g 口服葡萄糖耐量试验（OGTT）。

（2）75g OGTT 试验前晚 10:00 后禁食，试验日晨将含 75g 纯葡萄糖粉溶于 300ml 温开水中，5min 内服完，取空腹及服糖后 1 小时、2 小时静脉血，测定血浆葡萄糖值；空腹、1 小时和 2 小时血糖上限值分别为：5.1、10.0 和 8.5mmol/L，任何一项血糖值达到或超过上述界值，即可诊断妊娠期糖尿病。

【治疗原则】

1. 孕期母体监护

（1）有糖尿病史者早孕检查血压≥160/100mmHg，心电图示冠状动脉硬化，肾功能减退或眼底检查有增生视网膜病变者，不宜妊娠，早孕期应做人工流产。

（2）饮食管理　一旦诊断为糖尿病，即要饮食控制，以少量多餐为原则。按标准体重［孕妇标准体重（kg）＝身高（cm）－105］计算，热量为每日 125.5~146.4kJ/kg（30~35kcal/kg）。饮食中蛋白质为每日 1.5~2g/kg，脂肪为每日 1g/kg，其余为碳水化合物，按 1/7、2/7、2/7 及加餐 3 次分配。3 日后餐前血糖或夜间血糖>5.3mmol/L 或者餐后 2 小时血糖仍>6.7mmol/L，可加用胰岛素治疗。

（3）胰岛素治疗：

①维持孕期血糖在正常范围，即空腹、餐前及夜间血糖为 3.3~5.3mmol/L，餐后 2 小时血糖为 4.4~6.7mmol/L。

②由于孕期内分泌改变，糖尿病患者孕期胰岛素需要量较非孕期增加，并且随孕周变化，需要量不断增多，血糖调整到正常后，仍应每周监测血糖变化，以便及时调

整胰岛素用量。

③胰岛素常用制剂有可溶性人胰岛素（短效胰岛素）、鱼精蛋白锌人胰岛素（中效胰岛素）及胰岛素类似物（速效胰岛素）三种制剂，可根据血糖轮廓结果加用胰岛素。应用剂量应个体化。夜间及空腹或餐前血糖水平高需加用中效胰岛素，餐后血糖高加用餐前短效人胰岛素或者速效胰岛素。

④酮症治疗　糖尿病患者，由于糖代谢紊乱，脂肪分解增加易并发酮症，严重时出现酸中毒，孕期一旦发现酮症应积极纠正。尿酮体阳性时，应同时检查血糖，以鉴别是饥饿性酮症或血糖高、胰岛素不足所并发的高血糖酮症。妊娠合并糖尿病并发酮症最常见的原因为胰岛素用量不足，治疗原则如下：

小剂量胰岛素持续静脉滴注，如果血糖大于 13.9mmol/L，应将普通胰岛素加入生理盐水，以每小时 4~6U 的速度持续静脉滴注，每 1~2 小时检查一次血糖及酮体；血糖低于 13.9mmol/L 时，应用 5% 的葡萄糖或葡萄糖盐水，加入胰岛素（按 2~3g 葡萄糖加入 1U 胰岛素）持续静脉滴注，直至酮体阴性。然后继续应用皮下注射胰岛素，调整血糖。

积极补液并纠正电解质紊乱：补液和胰岛素治疗后，血钾常急剧下降，应注意监测血钾并及时补充钾。由于经过控制高血糖和纠正低血容量后，酮体可重新转化为碳酸氢盐，酸中毒得以纠正，所以，一般不需要补充碳酸氢钠。

（4）治疗中需注意事项　孕妇除常规产前检查外，还需做下列检查。

①肾功能监护　必要时做尿培养及血尿素氮、肌酐和尿酸测定，必要时每 1~2 个月复查一次。

②眼底和心电图检查　必要时每 1~2 个月复查一次。

2. 胎儿监护

（1）早孕时孕妇糖化血红蛋白（HbA_1c）测定大于 8%，尤其超过 10% 者，则胎儿畸形率增加，经 B 超等检查确定为畸胎者，终止妊娠。

（2）B 超检查　孕 18~20 周常规检查，核对胎龄并排除致命性胎儿畸形，以后密切随访胎儿生长发育，及时发现异常情况。

（3）胎儿情况监护　①胎动计数；②胎心监护；③生物物理评分。

3. 分娩的处理

（1）住院及分娩时间：

①无并发症、不需要胰岛素治疗的 GDM 孕妇，可等待自然分娩，妊娠 40 周不能临产者采取引产措施。

②胰岛素控制良好的孕妇，可于 38 周以后入院，如不能自然临产，孕 39 周后引产。

③并发高血压，羊水过多，胎盘功能不全，过去有死胎、死产者根据病情终止妊娠。

④从 White 分类 D 级以上伴 FGR 者，于孕 32~34 周入院，根据病情终止妊娠。妊娠 36 周前或血糖控制不满意者应考虑终止妊娠者，宜做羊膜腔穿刺，测定羊水中 L/S 比值或泡沫振荡试验，以便了解胎肺成熟度，并可于羊膜腔内注射地塞米松 10mg 促胎肺成熟，减少新生儿呼吸窘迫综合征。

（2）分娩方式：

1）阴道分娩注意 ①减少产妇体力消耗，缩短产程；②避免创伤性难产手术；③注意无菌操作，防感染；④防止产后出血。

2）选择性剖宫产指征 ①糖尿病史10年以上，伴有血管病变；②并发FGR或重度子痫前期等病情较严重者；③巨大儿；④胎位不正；⑤过去有剖宫产史，死胎、死产史；⑥胎儿胎盘功能减退、羊水过少、胎儿窘迫；⑦引产失败。

3）产程中及产后胰岛素的应用 临产后停用中效及长效胰岛素，密切监测产程中血糖、尿酮体的变化，必要时静脉给予胰岛素，维持血糖在6.2～7.8mmol/L。

4）产后胰岛素应用 妊娠前糖尿病产后胰岛素用量减半，并结合产后血糖水平及时调整胰岛素的用量。妊娠期糖尿病产后一般不需要胰岛素。产后输液可按每4g葡萄糖加1U胰岛素比例，产后血糖过高者，液体中胰岛素加入量应适当增加。

4. 新生儿常规按早产儿处理

为防止新生儿低血糖可于产后半小时内哺乳，并监测血糖。可在出生后1小时喂25%葡萄糖液10～30ml，必要时给予10%葡萄糖液按每日60ml/kg缓慢静脉滴注。

第十一节　妊娠合并甲状腺疾病

一、妊娠合并甲状腺功能亢进

轻症和治疗后能较好控制的甲状腺功能亢进（简称甲亢）一般不影响妊娠；重症不易控制的甲亢患者，可引起流产、早产和死胎。伴子痫前期或子宫收缩乏力时，能加重心血管系统症状，甚至出现心衰和甲亢危象。部分甲亢孕妇的新生儿有暂时性甲亢、甲低或甲状腺肿大、新生儿窒息、畸形等。出生后3～4周，新生儿甲亢消退。

【诊断标准】

1. 病史

妊娠前有甲亢病史。

2. 临床表现

（1）症状　心悸、多汗、食欲亢进、消瘦、情绪急躁、夜寐不安、怕热和乏力，有时有腹泻等。

（2）检查　孕妇可有突眼、甲状腺肿大并可有血管杂音，心率＞100次/分，两手震颤。

3. 实验室检查

（1）基础代谢率＞30%。

（2）血清蛋白结合碘＞0.32～0.63μmol/L。

（3）TT_3、TT_4明显升高，即高于非孕期正常高界值1.5倍，FT_3、FT_4升高。

【治疗原则】

1. 一般原则

（1）禁用放射性核素治疗　放射性核素能通过胎盘及乳汁，破坏胎儿的甲状腺功能，如不慎在 10～13 周后胎儿甲状腺已发挥功能后误用，应终止妊娠。

（2）妊娠期发病需用抗甲状腺药物　使用最低有效量，以减少药物通过胎盘抑制胎儿甲状腺功能。

2. 药物治疗

（1）轻症（静息心率 < 100 次/分）注意休息和使用镇静剂，如入睡时心率 < 80 次/分不需用药。

（2）抗甲状腺药物治疗。①丙基硫氧嘧啶　首选，剂量为每日 100～150mg；重症时每日 200～300mg，分 3～4 次口服。需警惕肝毒性。②他巴唑　孕早期禁用。每日 15mg，重症每日 20～30mg，分 3～4 次口服。一般需经用药后 2～4 周才能见效，症状改善后逐渐减量。直至维持量，丙基硫氧嘧啶的维持量为每日 25～50mg；他巴唑为每日 2.5～5mg。

应用抗甲状腺药物期间，应密切监测临床症状，并定期测 T_3、T_4 等以调整药物剂量。

3. 手术治疗

甲状腺次全切除术适用于甲状腺明显肿大且有压迫症状者；或经抗甲状腺药物治疗但不能控制症状者；或怀疑癌变者，手术宜在 16～24 孕周间进行。

4. 产科处理

（1）症状能控制者，可等待自然分娩，分娩方式按产科指征决定。

（2）大多数患者经治疗后能胜任妊娠与分娩，但有下列情况宜终止妊娠。①重症患者用丙基硫氧嘧啶 400mg/d 或他巴唑 30mg/d 疗效不满意者。②合并心衰者，于心衰控制后终止妊娠。

（3）分娩时留脐血测 T_3、T_4、TSH，了解新生儿甲状腺功能。

（4）产后需用抗甲状腺药物者不宜哺乳，应请内科医师共同治疗。

5. 甲亢危象

甲亢未经治疗或虽经治疗但病情未控制，在感染、严重精神刺激、过度劳累、手术、分娩、产后流血等应激情况下，使病情加重，出现高热（体温 > 39℃）、心率增快（每分钟 > 160 次），气急、大汗淋漓、心律不齐、呕吐、腹泻、谵妄、昏迷、心力衰竭等现象。甲亢危象的处理如下：

（1）丙基硫氧嘧啶 200～300mg，每 6 小时一次口服，或胃管注入。

（2）抑制甲状腺素释放。①复方碘溶液 30～45 滴，每 6 小时一次口服或鼻饲。②碘化钠（0.5～1）g + 10% 葡萄糖液 500ml 静脉滴注，8～12 小时可重复用，逐渐减量。③降低周围组织对甲状腺素 - 儿茶酚胺的反应，普萘洛尔 1～2mg 缓慢静脉注射，然后 40mg 口服，每 6 小时一次。利血平 1～2mg，肌内注射，每 4～6 小时一次，有降压镇静作用。④氢化可的松 200～400mg 或地塞米松 20～40mg 静脉滴注。⑤对症治疗吸氧、降温退热、补液、大量广谱抗生素，强心剂，纠正水电解质紊乱。

二、妊娠合并甲状腺功能减退

甲状腺功能减退（简称"甲减"）者月经紊乱，影响生育，故妊娠合并甲减少见。近年来，妊娠合并亚临床甲减逐年增加，妊娠期未进行治疗者，对胎儿生长发育会构成一定影响。建议针对高危因素孕妇进行甲减筛查。妊娠合并甲减孕妇易并发高血压、子痫前期、胎盘早剥、产后出血和心功能不全。

【诊断标准】

1. 病史

妊娠前有甲减病史。

2. 临床表现

（1）全身症状　乏力，声音嘶哑，畏寒，便秘，眼睑肿胀，语言徐缓，精神活动迟钝等和非妊娠时类似，但比非妊娠时有不同程度的减轻。

（2）检查可有头发与体毛稀疏，皮肤粗糙、发凉、呈淡黄色，甲状腺可肿大、正常或不能触及。

3. 实验室检查

（1）原发性甲减时 FT_4、FT_4I 低值；TSH 增高。

（2）继发性甲减时 FT_4、FT_4I 低值；TSH 增高。

【治疗原则】

1. 甲状腺素片

继续服用，但一般在孕期需增加 25% ~ 50%。产后立即减量。妊娠头 3 个月，必须每月监测血清激素及 TSH 水平，根据需要调节甲状腺素剂量，使 TSH 维持在正常范围。

2. 产科处理

无特殊，轻到中度甲减患者能经受宫缩、分娩和手术。新生儿出生后监测甲状腺功能。

第十二节　妊娠合并血小板减少

妊娠期发生血小板减少患者的病因主要为妊娠期偶发性血小板减少（gestational thrombocytopenia，GT）、子痫前期、HELLP 综合征，特发性血小板减少性紫癜（idiopathic thrombocytopenic purpura，ITP），以及较少见的血液和免疫系统疾患和药源性、假性血小板减少等。GT 多为妊娠期出现，血小板降低程度轻、自限性、对母儿结局影响较小，常不需特殊治疗；而 ITP 患者孕期可出现重度血小板减少，孕期母体出血风险增加，围生儿可患免疫性血小板减少、颅内出血等并发症。GT 与妊娠期首次发生的 ITP 均为排除性诊断，且缺乏特异性检查，临床表现和血小板下降水平又常有部分重叠性，因此，临床对两者的鉴别也常较困难，往往需根据产后血小板恢复情况而确诊。HELLP 综合征、免疫系统及血液系统疾病引起的血小板减少主要以治疗原发病为主，本章节主要针对妊娠期 GT 及 ITP 的诊断与治疗。

【诊断标准】

1. 病史

妊娠合并 ITP 患者多数既往存在血小板减少的病史，对于病史不详者，既往手术、拔牙、创伤后出血不止以及孕前月经量增多的病史可以帮助确定血小板减少的时间。

对于孕期首发的血小板减少，出现的孕周及血小板减少的严重程度有助于鉴别GT与ITP。GT好发于孕中、晚期，而ITP可发生于妊娠各个孕周，是孕早、中期发生血小板减少最主要的原因，血小板减少程度多较GT严重。

2. 临床表现

血小板严重减少患者可表现为皮肤黏膜瘀斑、瘀点，且呈全身非对称性分布，黏膜出血包括鼻出血、牙龈出血、口腔黏膜出血，严重时可出现血尿。GT多无严重出血发生。此外查体有利于鉴别ITP与其他原因引起的血小板减少，伴血压升高可能有HELLP可能，同时伴有神经系统症状可能提示为血栓性血小板减少性紫癜（TTP），伴有骨骼或其他组织器官的先天异常可能提示为先天性血小板减少，淋巴结肿大提示淋巴系统增殖性疾病、脾功能亢进等。

3. 辅助检查

（1）血细胞计数　　目前国内血小板减少标准为 $< 100 \times 10^9/L$，对于孕期首次出现的血小板减少患者，应复查手工血小板计数以除外假性血小板减少。

（2）外周血涂片　　主要用以排除部分非免疫性血小板减少，如急性或慢性白血病、骨髓增生异常综合征、巨幼细胞贫血、微血管病性溶血、先天性血小板减少等。

（3）骨髓穿刺细胞学检查　　ITP患者骨髓象多表现为骨髓增生活跃或明显活跃，在无严重出血时粒细胞、红细胞大致正常，巨核细胞系统增生活跃，巨核细胞数目正常或明显增多，有明显的成熟停止现象，表现为原巨核细胞或幼巨核细胞增多而成熟巨核细胞减少或缺如，巨核细胞胞质中颗粒紊乱、颗粒缺乏，嗜碱性较强，胞质中出现空泡、变性。对于临床表现不典型如淋巴结肿大，多系血细胞减少。治疗过程中无效或治疗后复发者建议做骨髓穿刺，对诊断ITP有一定意义，同时可除外其他造血系统疾病如再生障碍性贫血（AA）骨髓异常增生综合征（MDS）以及白血病等。

（4）血小板相关抗体（PAIg）的检测　　PAIgG检测对ITP的诊断虽有较高的灵敏度，但其特异度较低，无较大意义，此外血小板相关抗体（PAIg）与新生儿血小板计数无相关性。

（5）血小板糖蛋白特异性自身抗体的检测　　此项检查特异度高，且血小板膜糖蛋白特异性自身抗体度与治疗强度、出血严重程度及出血频率明显相关，但灵敏度稍低，有助于ITP的诊断，但检测结果阴性并不能完全排除ITP。

（6）血小板生成素（thrombopoietin，TPO）　　目前TPO水平检测不作为ITP的常规检测，对诊断复杂原因引起的血小板减少可能有所帮助，可用以鉴别血小板生成减少（TPO水平升高）和血小板破坏增加（TPO正常），此外TPO还可用于判断激素治疗的疗效。

（7）自身抗体筛查　　包括抗心磷脂抗体、抗ds-DNA抗体、狼疮相关抗体、C反应蛋白、类风湿因子、补体 C_3、C_4，抗 β_2 糖蛋白抗体等，主要是对于鉴别自身免疫性疾病引起的血小板减少与ITP自身抗体筛查在妊娠期首发血小板减少的诊断中十分重要。

（8）产后血细胞计数恢复情况　　妊娠期血小板减少症（GT）的特点在于孕前及产后血小板计数正常，因此产后血细胞计数恢复情况有助于鉴别GT与ITP，产后随访患者血小板情况对明确诊断极为重要。

【治疗原则】

1. 孕期管理

对于妊娠合并 ITP 及 GT 患者，孕期应根据血小板水平定期监测，孕 28 周前至少每月复查一次，孕 28～36 周至少每 2 周复查一次（严重者需每周一次），36 周之后每周复查。每次产检常规监测患者血压、体重及尿蛋白。

2. 孕期治疗指征

孕期治疗包括激素、丙种球蛋白以及对症输注血小板。目前国内尚无足够的证据明确提出应该接受治疗的血小板计数水平，参照 2003 年英国血液学标准化委员会（BCSH）及 2011 年美国血液病协会（ASH）针对孕期 ITP 患者提出应综合评估患者出血风险以及药物治疗所带来的风险而作出决策，建议对于血小板计数 >（20～30）× 10^9/L 且无出血倾向患者可严密监测血小板计数，不需要积极干预治疗。且药物治疗可能增加妊娠期高血压、妊娠期糖尿病以及感染病毒等风险，应注意监测。

3. 孕期治疗方式

（1）糖皮质激素为治疗 ITP 的首选药物，针对妊娠合并 ITP 患者推荐剂量为泼尼松 1～2mg/（kg·d），持续 2～3 周后根据血小板上升情况酌情减量。一般认为妊娠期应用泼尼松对胎儿尚属安全，特别是孕晚期用药，但妊娠期大量长期应用糖皮质激素，可致过期妊娠、胎儿宫内生长受限、对胎儿产生免疫抑制和增加感染的发生率，增加妊娠期糖尿病及先兆子痫的风险，因此，应注意使用指征和时间，用药期间注意妊娠期糖尿病的筛查。

（2）丙种球蛋白　适用于孕期对激素治疗无反应者，多应用于孕晚期血小板 < 10 × 10^9/L 或在（10～30）× 10^9/L，且存在出血倾向，以及需长期使用激素治疗或激素治疗剂量大的患者。丙种球蛋白治疗的有效率高达 80%，最常用的疗法为 400mg/（kg·d），连续 2～5 天；还有大剂量冲击疗法，为 1000mg/（kg·d），连续 1～2 天。但其价格昂贵，临床应用尚有一定局限。

（3）支持疗法　血小板输注一般仅用于血小板计数 < 10 × 10^9/L，且有明显出血倾向者或手术前血小板计数很低者，可在手术前日或当日输注血小板。因多次输注血小板易产生同种抗体，使输入的血小板加速破坏，血小板反而下降，故应严格掌握适应证。

4. 分娩方式

对于无其他产科指征的 ITP 患者，阴道分娩前血小板计数最好 > 50 × 10^9/L。对于血小板计数 < 50 × 10^9/L 者应根据血源情况、产科情况综合评估。若 < 50 × 10^9/L、但 > 30 × 10^9/L，有条件输注血小板后血小板计数可达 > 50 × 10^9/L，可经阴道分娩。若进行硬膜外麻醉血小板计数应 > 80 × 10^9/L，低于者可行局麻或全麻下手术。

【新生儿管理】

新生儿血小板减少：新生儿被动免疫性血小板减少症（neonatal passive immune thrombocytopenia，PIT）是由于 ITP 孕妇抗血小板抗体 IgG 进入胎儿体内引起新生儿血小板减少，程度不一。一般病程较短，不需特殊治疗，出生后 2～3 个月自愈。表现为皮肤出血点、黄疸，极少出现颅内出血（ICH）。因此，分娩后最好进行脐带血血小板计数检查，对计数异常的新生儿应从临床和血液学方面严密观察。通常出生后 2~5 天血小板计数会进一步降至最低。对新生儿血小板 $<50 \times 10^9/L$ 应考虑头颅 B 超或 CT 检查。对于有严重出血或血小板计数 $<20 \times 10^9/L$ 的新生儿可给予 IVIG 1g/kg 治疗，必要时应同时输注血小板，并应及时行检查除外新生儿自身免疫性血小板减少。

第十三节　妊娠合并免疫系统疾病

一、妊娠合并系统性红斑狼疮

系统性红斑狼疮（systemic lupus erythematosus，SLE）是一种表现有多系统损害的慢性系统性自身免疫病，其血清具有以抗核抗体为代表的多种自身抗体。病因及发病机制不明，好发于生育期女性。是妊娠合并免疫性疾病中较常见的疾病。

【诊断标准】

目前普遍采用美国风湿病协会 1997 年修订的 SLE 诊断标准，11 项诊断标准中，符合 4 项或 4 项以上者，在除外感染、肿瘤或其他结缔组织病等，即可诊断 SLE。

11 项诊断标准如下。

（1）面部蝶形红斑。

（2）盘状红斑。

（3）日光过敏。

（4）口腔溃疡。

（5）非侵蚀性关节炎。

（6）浆膜炎（胸膜炎或心包炎）。

（7）肾脏病变［24 小时尿蛋白 >0.5g 或单次尿蛋白（＋＋＋），尿镜检有细胞管型］。

（8）神经异常（抽搐或精神心理障碍）。

（9）血液异常（溶血性贫血，白细胞减少，淋巴细胞减少，血小板减少）。

（10）免疫学检查异常［红斑狼疮细胞阳性，抗双链脱氧核糖核苷酸抗体（antidouble stranded – DNA，抗 ds – DNA 抗体）阳性，抗 Smith 抗体阳性，梅毒血清反应假阳性］。

（11）抗核抗体（ANA）阳性。

妊娠合并 SLE 多数患者为孕前即诊断明确者，如既往无相关病史，孕期应注意 SLE 相关的临床症状：①如不明原因的发热、乏力、口腔溃疡、面部红斑、皮肤损害、对称性关节痛、关节肿胀等症状，贫血、血小板减少、肾损害（血压升高、血尿、蛋白尿等），较早出现的妊娠期高血压疾病、胎儿生长受限（除外胎儿染色体异常等产科因素）等，需考虑是否存在 SLE 可能。②既往有反复流产、胎停育、胎死宫内、死产者，应及时进行免疫学指标的相关筛查：抗 ds – DNA 抗体、抗 Smith 抗体、抗核抗体、抗心磷脂抗体（anticardiolipin antibody，ACA）和狼疮抗凝物（lupus anticoagulation，LAC）、β_2 糖蛋白等，尽早明确诊断。

【治疗原则】

妊娠期需在综合医院产科和风湿免疫科医师的共同监测下进行高危妊娠保健，需要定期监测母体 SLE 病情程度（是否稳定以及各器官的功能状态）以及母体产科并发症、胎儿生长发育和胎盘功能。

1. 一般治疗

孕期应加强对患者的知识宣教，督促患者规律性用药并定期复查；避免阳光暴晒和紫外线照射；避免过度疲劳、保持充足睡眠。在病情缓解期，无产科情况异常时可进行适当活动；注意营养均衡，保证充足的蛋白质摄入，尤其应注意钙（1500mg/d）和维生素 D（800U/d）的摄入，以预防疾病和药物可能导致的骨质疏松症和新生儿先天性佝偻病。

2. 母儿监测

孕期应根据 SLE 病情程度和是否存在母体并发症进行定期母儿监测。在母体病情稳定情况下，孕 28 周之前至少每月复查一次，孕 28~36 周至少每 2 周复查一次，36 周之后每周复查。

（1）母体监测 孕早期应进行孕妇脏器功能的全面评估，包括血、尿常规，肝肾、凝血功能、红细胞沉降率、心电图、超声心动图，腹部肝胆、肾 B 超等检查。孕期注意观察有无狼疮活动的表现，如面部红斑，关节痛、口腔溃疡、光过敏等；监测血压、宫高、腹围、体重的变化；2~4 周查血、尿常规，有蛋白尿者需监测 24 小时尿蛋白定量。对狼疮肾炎的患者更要加强血压、肝肾功能及尿常规的监测。建议孕期至少每月复查免疫相关指标（抗核抗体、抗 ds-DNA 抗体、狼疮抗凝物、抗磷脂抗体、抗 SSB 抗体及补体 C_3、C_4 等），免疫科同时就诊监测病情。

（2）胎儿监护 孕期 B 超定期检查了解胎儿生长情况，排除畸形，并注意胎盘功能的监测，孕 28 周后加强胎动监测；根据病情可于 34 周后行无应激试验（nonstress test，NST），每周 1 次，B 超监测羊水、脐动脉血流，必要时行胎儿生物物理评分了解胎儿宫内状况。如存在抗 SS-A（Ro）和抗 SS-B（La）抗体，胎儿的心脏和传导系统会受损伤，导致先天性心脏传导阻滞及新生儿死亡。因此，对于抗 SSA、抗 SSB 抗体阳性者，应在孕 20~24 周行胎儿超声心动图检查，明确有无胎儿心脏传导阻滞及心脏受损情况，新生儿出生后注意心脏听诊及必要时心电图和超声心动图的检查。

（3）药物治疗：

①糖皮质激素 是治疗妊娠合并 SLE 最重要的药物，适用于妊娠合并 SLE 的维持治疗以及妊娠期间 SLE 活动的病例。首选药物为泼尼松，因为胎盘可以产生 11-脱氢酶，将母体循环中进入胎盘的泼尼松氧化为无活性的 11-酮形式，使得胎儿暴露剂量仅为母体的 10%，减少药物对胎儿的影响，且泼尼松属于美国食品和药品管理局（Food and Drug AdministrantionofAmerica，FDA）分类的 B 类药物，在人类尚未发现致畸性。孕前已停药者，孕期可用 5~10mg/d；孕前已用 5~15mg 者，孕期根据病情维持或加倍；孕期病情恶化者，可应用大剂量激素，快速控制病情后减至维持量。手术和分娩均可诱发 SLE 病情的活动，故可在分娩当日起加用氢化可的松 100~200mg 或甲泼尼龙 60mg 静脉滴注，产后第 2 日予氢化可的松 160mg 或甲泼尼龙 40mg 静脉滴注，其后以产前剂量维持 6 周。地塞米松和倍他米松较易通过胎盘，孕期应避免使用。

②抗疟药 羟氯喹主要用于治疗 SLE 皮疹、关节疼痛，阻止肾脏和神经系统的损害，减轻狼疮的临床表现，也可减少泼尼松的用量，目前专家共识认为是治疗 SLE 的基础用药，其孕期用药尚未见到对母体及胎儿安全性问题的相关报道，认为可作为孕期安全用药。常用剂量为 200～400mg/d。

③免疫抑制剂 目前硫唑嘌呤被认为是孕期最安全的免疫抑制剂，用于孕期病情严重单用皮质激素不能控制时，尤其是伴有激素抵抗性肾病者。常用剂量为 1～2mg/（kg·d），若病情控制良好，可在孕 32 周减量以预防严重的新生儿白细胞减少和血小板减少。硫唑嘌呤哺乳期妇女禁用。

④非甾体抗炎药 对于过去有不良妊娠史、抗磷脂抗体阳性和有妊娠期高血压疾病史者，可适当应用小剂量阿司匹林（75～150mg/d）。除阿司匹林外，非甾体抗炎药的多数药物能抑制前列腺素合成，能影响胎儿循环，引起持久性肺动脉高压，一般孕期不宜应用。

⑤肝素和低分子肝素 有反复流产及胎盘血管梗死导致死胎史的患者可应用低分子肝素皮下注射，具有疏通循环、改善胎儿预后的作用，但需监护凝血功能。

（4）合并症治疗：

①合并妊娠期高血压疾病 SLE 患者妊娠易合并子痫前期，多发生在妊娠 20 周后，常伴有血小板减少、尿钙排泄量较少。对于此类患者应积极控制血压在 140/90mmHg 以下，以减轻肾功能的损害。首选药物为甲基多巴和拉贝洛尔，亦可选用常规剂量的心痛定。而肾上腺素受体阻滞剂、利尿剂和 ACEI 及 ARB 类药物易对胎儿和新生儿造成不良影响，一般不予采用。

②合并狼疮性肾炎 妊娠期间狼疮性肾炎活跃需注意与子痫前期鉴别，若血压增高和蛋白尿出现在孕 12 周前，尿沉渣可见红细胞、白细胞及管型，免疫学检查异常则支持肾炎活跃的诊断。首选治疗药物是泼尼松，当存在慢性肾功能不全时可用呋塞米等髓袢利尿剂。

③合并血小板减少 SLE 是导致妊娠合并血小板减少的常见病因之一。对于此类患者需动态监测血小板变化情况，一般血小板 >（30～50）×10⁹/L，无出血倾向时，可不予特殊治疗，当血小板 <30×10⁹/L，或有出血症状时需积极处理。糖皮质激素为首选药物，对于重度血小板减少且激素治疗效果不佳者可采用大剂量免疫球蛋白治疗。必要时可输成分血。

（5）SLE 患者妊娠及终止妊娠时机：

1）妊娠时机 目前主张 SLE 患者无重要脏器受累，病情稳定至少半年，最好一年，服泼尼松用量每日小于 10mg，且免疫抑制药物停用半年以上，肾功能稳定（血清肌酐≤140μmol/L，肾小球滤过率 >50ml/min），尿蛋白≤30mg/24 小时，可考虑妊娠，存在抗磷脂抗体阳性者最好等待转阴 3 个月以上后怀孕，以减少流产的发生。

2）终止妊娠时机与方式：

①时机 ⓐ母体因素：妊娠期病情严重，出现严重并发症如高血压脑病、心功能衰竭、重度子痫前期伴 SLE 肾病、广泛肺间质炎症合并呼吸衰竭、肾功能衰竭、血肌酐 >150μmol/L、24 小时尿蛋白 >5g，经积极治疗无好转者危及到母体安全，不论孕周大小，都应及时终止妊娠。ⓑ胎儿因素：各项辅助检查提示胎盘功能降低，而胎儿已

成熟者；胎儿有缺氧表现，或出现 FGR，经治疗未见好转；足月妊娠不宜超过预产期。

②方式　应根据 SLE 病情严重程度及产科指征共同决定。如病情稳定无并发症，可自然分娩，如病情严重，必要时行剖宫产术终止妊娠。

二、新生儿狼疮综合征

新生儿狼疮综合征（neonatal lupus syndromes，NLS）是一种获得性自身免疫性疾病，可能与母体 SSA/RO 抗体、SSB/LA 抗体通过胎盘到胎儿有关，以母体抗 RO/LA 抗体为血清标志，以患儿暂时性皮肤狼疮和（或）永久性先天性心脏传导阻滞（congenital heart block，CHB）为主要表现的少见综合征，可累及一个或多个器官。皮肤、血液和肝脏病变多为暂时，6~12 个月可消除，与自身抗体消失平行，而 CHB 则是永久性的。

三、妊娠合并抗磷脂抗体综合征

抗磷脂综合征（antiphospholipid syndrome，APS）是由抗磷脂抗体（antiphospholipid antibody，APA）引起，主要表现为血栓形成、血小板减少、习惯性流产、早发型重度子痫前期等一组临床症候群。临床上根据有无合并其他自身免疫性疾病，将 APS 分为原发性抗磷脂综合征（primary antiphospholipid syndrome，PAPS）和继发性抗磷脂综合征（secondary antiphospholipid syndrome，SAPS）。SAPS 多见于系统性红斑狼疮患者，还可以继发于类风湿性关节炎、干燥综合征、强制性脊柱炎等其他自身免疫性疾病。另外还有一种较少见的 APS，称为暴发性抗磷脂综合征（catastrophic antiphospholipid syndrome，CAPS），在 APS 中的发病率低于 1%，常在短期内出现多器官功能衰竭，病死率高于 50%。

【诊断标准】

1. 病史

若存在反复流产，胎儿生长受限，妊娠中、晚期原因不明的胎死宫内，早发型重度子痫前期，血小板减少，血栓形成，自身免疫疾病或胶原病，自身抗体阳性等情况时应怀疑是否存在 APS。

2. 诊断标准

（1）血管内血栓形成和产科不良结局中具有任何一项和实验检测见狼疮抗凝物质及中到强滴度的抗心磷脂抗体 IgG 或 IgM。

（2）血管内血栓形成指任何器官或组织中发生不明原因的静脉、动脉或小血管内血栓形成。

（3）产科不良结局是指孕 10 周后的 ≥1 次原因不明的胎儿流失、孕 10 周后的 ≥3 次复发性流产或孕 34 周前因重度子痫前期或胎盘功能低下而引起的早产。

（4）实验检测需间隔 6 周的两次相同结果。

【治疗原则】

（1）妊娠期间的 APS 患者需在产科、风湿免疫科医师的共同管理下，严密随诊母体病情变化及胎儿的发育情况，加强监护。在孕 28 周之前至少每月复查一次，孕 28~36 周至少每 2 周复查一次，36 周之后每周复查，每次产检常规监测患者血压、体重、尿蛋白。治疗主要以防止血栓形成，对症处理为主，主要措施包括抗凝治疗及糖皮质激素、免疫抑制剂、丙种球蛋白应用等。

（2）对出现血栓而血小板 $< 100 \times 10^9/L$，患者抗凝治疗应慎重。血小板 $< 50 \times 10^9/L$ 的患者禁用抗凝治疗，可以应用激素联合大剂量丙种球蛋白静脉注射治疗，血小板上升后再予抗凝治疗。

①阿司匹林　对 APA 阳性，既往有胎儿生长受限、胎死宫内的孕妇，于妊娠 12 周以后持续应用小剂量阿司匹林 40 ~ 80mg/d，直至妊娠 35 周以前停药。用药期间监测凝血功能。12 周前应用有引起胎儿先心病的风险。本药能通过胎盘，分娩前用药有致新生儿出血等风险。

②肝素　单独应用阿司匹林效果不佳者可适当应用肝素，1000 ~ 1500U/d 持续静脉滴注或每 12 小时皮下注射。低分子肝素较普通肝素抗血小板、诱发出血的作用大为减弱，生物利用度高达 98%，量效关系明确，抗凝效果易于预测。停药 24 小时可以进行区域阻滞麻醉。多数研究认为，低分子肝素联合小剂量阿司匹林疗法是治疗 APS 的首选方法。

③糖皮质激素或免疫抑制剂　多数患者不用糖皮质激素或免疫抑制剂治疗，但对 SAPS 或伴发血小板明显减少、溶血性贫血时应当使用激素或免疫抑制剂，必要时需静脉激素冲击用药及血浆置换以有效降低 APA 滴度，控制症状并改善预后。

④丙种球蛋白　血小板减少患者可在应用糖皮质激素效果不佳时应用，剂量为 400mg/（kg·d）。

肝素联合阿司匹林治疗仍无效的 APS 患者，可联合应用丙种免疫球蛋白。

第二十六章　妊娠病理

第一节　妊娠期高血压疾病

妊娠期高血压疾病是孕产妇及围生儿死亡主要原因之一，目前国内采用与国际基本一致的分类和诊断标准。

【诊断标准】

（1）妊娠期高血压　妊娠期首次出现收缩压≥140mmHg 和（或）舒张压≥90mmHg，于产后 12 周恢复正常。尿蛋白阴性。少数患者可伴有上腹部不适或血小板减少。产后方可确诊。

（2）子痫前期　①轻度　妊娠 20 周后出现收缩压≥140mmHg 和（或）舒张压≥90mmHg 伴蛋白尿≥0.3g/24 小时或随机尿蛋白≥（＋）。②重度　收缩压≥160mmHg 和（或）舒张压≥110mmHg；蛋白尿≥2.0g/24 小时或随机蛋白尿≥（＋＋）；持续性头痛或视觉障碍或其他脑神经症状，持续性上腹部疼痛；血肌酐＞106μmol/L；血小板＜100×10⁹/L；血 LDH 升高；血 ALT 或 AST 升高。

（3）子痫　子痫前期基础上发生不能用其他原因解释的抽搐。

（4）慢性高血压并发子痫前期　慢性高血压孕妇妊娠 20 周前无蛋白尿，20 周后出现蛋白尿≥0.3g/24 小时或随机尿蛋白≥（＋）；或妊娠 20 周前有蛋白尿，20 周后尿蛋白明显增加或血压进一步升高或出现血小板减少＜100×10⁹/L。

（5）妊娠合并慢性高血压　妊娠 20 周前收缩压≥140mmHg 和（或）舒张压≥90mmHg，妊娠期无明显加重；或妊娠 20 周后首次诊断高血压并持续到产后 12 周以后。

【重度子痫前期临床表现】

（1）收缩压≥160mmHg 和（或）舒张压≥110mmHg。

（2）存在中枢神经系统和消化系统症状和体征，视觉障碍。

（3）少尿。

（4）血小板＜100×10⁹/L。

（5）血肌酐＞106μmol/L。

（6）血 ALT 或 AST 升高。

（7）血 LDH 升高。

（8）凝血功能障碍。

（9）心力衰竭、肺水肿。

（10）胎儿生长受限或羊水过少。

（11）胎盘早剥。

【检查项目】

（1）血压和尿蛋白检查，必要时行 24 小时动态血压变化和 24 小时尿蛋白定量检查。

（2）血常规　包括 Hb，HCT，PLT。

（3）肝功能　包括 AST，ALT，LDH，白蛋白，胆红素。

（4）血脂。

（5）肾功能　包括肌酐，尿酸，BUN。

（6）凝血功能　血浆凝血酶原时间、凝血酶时间、部分活化凝血活酶时间、血浆纤维蛋白原、凝血酶原国际标准化比率、纤维蛋白（原）降解产物、D－二聚体、3P 试验、抗凝血酶－Ⅲ。

（7）必要时动脉血气分析，血电解质。

（8）必要时查 ACL，β2－Gp1，及自身免疫疾病相关指标检查。

（9）心电图；必要时超声心动图检查，同时了解心包积液。

（10）眼底检查。

（11）超声等影像学检查肝、胆、胰、脾、肾等脏器，腹水、胸水。

（12）胎心监测　胎心电子监测；超声检查胎儿、胎盘、羊水情况，脐动脉、子宫动脉等血流指数；必要时做胎儿生物物理评检查。

（13）必要时头颅 CT 或 MRI 检查。

【处理】

1. 原则

（1）全面获得孕前、孕期病史及发病过程和就诊过程。

（2）重度子痫前期和重度妊娠期高血压收住院评估监测治疗，无条件医院需及早转诊到三级医院。

（3）轻度子痫前期和妊娠期高血压（非重度），因为医院床位的限制条件，需要根据产前检查情况、发现疾病时的母胎状况、孕妇及家人的依从性、医院追访条件等多方面因素进行个案处理。有条件可以收住院评估，也可以在院外严密监测，评估母胎双方情况。

（4）轻度子痫前期和妊娠期高血压（非重度）注意孕妇发病风险分析，注意休息和营养及蛋白质的补充，取左侧卧位。缩短产前检查时间，依据变化酌情收入院监测评估和干预。

（5）重度子痫前期和重度妊娠期高血压治疗基本原则是休息、镇静、解痉，有指征地降压、利尿，密切监测母胎情况，适时终止妊娠。应根据病情轻重分类，进行个体化治疗。

（6）子痫　控制抽搐，病情稳定后终止妊娠。

2. 评估和监测

重度子痫前期病情复杂、变化快，分娩和产后生理变化及各种不良刺激等均可能导致病情加重。因此，对产前、产时和产后的病情进行密切监测和评估十分重要。目的在于了解病情进展情况，及时合理干预，早防早治，避免不良临床结局发生。

（1）注意症状和体征改变　了解头痛、胸闷、眼花、上腹部疼痛等自觉症状，注意右上腹触诊、神经系统检查等。

（2）测体重　每日1次。

（3）血压和尿常规、尿量监测　注意24小时的动态波动变化。

（4）实验室检查和眼底检查及必要的检查　见上述检查项目。

（5）胎心、胎动、胎儿电子监护。

（6）超声检查　包括母体和胎儿胎盘血流的检查。

根据病情决定检查频度和内容，注意动态衍变，以掌握病情变化。

3. 治疗

（1）休息和饮食　应注意休息，并取侧卧位。保证摄入充足蛋白质和热量。保证充足睡眠，必要时可睡前口服地西泮2.5～5mg。

（2）降压治疗。①应用时机　收缩压≥160mmHg和（或）舒张压≥110mmHg的重度高血压孕妇应降压治疗；收缩压≥140mmHg和（或）舒张压≥90mmHg的非重度高血压患者可使用降压治疗。②目标血压　孕妇无并发脏器功能损伤，控制收缩压在130～155mmHg，舒张压应控制在80～105mmHg；孕妇并发脏器功能损伤，则收缩压应控制在130～139mmHg，舒张压应控制在80～89mmHg。③注意事项　降压过程力求下降平稳，不可波动过大，且血压不可低于130/80mmHg，以保证子宫胎盘血流灌注。孕期一般不使用利尿剂降压，以防血液浓缩、有效循环血量减少和高凝倾向。不推荐使用阿替洛尔和哌唑嗪。硫酸镁不作为降压药使用。禁止使用血管紧张素转换酶抑制剂（ACEI）和血管紧张素Ⅱ受体拮抗剂（ARB）。

可选择的常用降压药物如下。

①常用口服药有拉贝洛尔、硝苯地平短效或缓释片。如口服药物血压控制不理想，可使用静脉用药，常用有：酚妥拉明、拉贝洛尔、盐酸乌拉地尔、尼卡地平。

②拉贝洛尔（柳氨苄心定）　50～150mg，口服，3～4次/天。静脉注射：初始剂量20mg，10分钟后如未见有效降压则剂量加倍，最大单次剂量为80mg，直到血压被控制，每日最大总剂量为220mg。静脉滴注：50～100mg加入5%葡萄糖溶液250～500ml，根据血压调整滴速。血压稳定后改口服。心动过缓和传导阻滞者不宜使用。

③硝苯地平　5～10mg，口服，3～4次/日，24小时总量不超过60mg。紧急时舌下含服10mg，起效快，但不推荐常规使用。

④酚妥拉明　10～20mg溶入5%葡萄糖溶液100～250ml，以10μg/min静脉滴注。

⑤盐酸乌拉地尔　100mg（20ml）＋0.9%氯化钠注射液30ml，每小时0.3ml（10μg/min）起始静脉泵滴注，每次增加0.6ml（20μg/min），最大剂量为400μg/min。

⑥尼卡地平　口服初始剂量为20～40mg，3次/天。静脉滴注，根据血压变化每10分钟调整剂量。

⑦尼莫地平　二氢吡啶类钙离子通道阻滞剂，可选择性扩张脑血管。用法：20～60mg口服，2～3次/天；静脉滴注：20～40mg加入5%葡萄糖溶液250ml，每日总量不超过360mg。

⑧硝酸甘油　可同时扩张静脉和动脉，降低前、后负荷，主要用于合并急性心力衰竭和急性冠脉综合征时高血压急症的降压治疗。起始剂量为5～10μg/min，静脉滴

注，每 5～10 分钟增加滴速至维持剂量 20～50μg/min。

⑨硝普钠　强效血管扩张剂。用法：50mg 加入 5% 葡萄糖溶液 500ml 按0.5～0.8μg/（kg·min）静脉缓滴。孕期仅适用于其他降压药物应用无效的高血压危象孕妇。产前应用不超过 4 小时。

国内没有应用的药：肼屈嗪、甲基多巴。

（3）硫酸镁　硫酸镁是子痫治疗的一线药物，也是重度子痫前期预防子痫发作的预防用药。

①预防用药　重度子痫前期预防子痫；子痫前期临产和引产中预防子痫；产后用药预防子痫及晚期产后子痫。

②治疗用药　子痫；复发子痫。

③控制子痫　静脉用药，负荷剂量为硫酸镁 2.5～5g，溶于 10% 葡萄糖溶液 20ml 静脉推注（15～20 分钟），或者 5% 葡萄糖溶液 100ml 快速静脉滴注，继而 1～2g/h 静脉滴注维持。或者夜间睡眠前停用静脉给药，改为肌内注射，用法：25% 硫酸镁 20ml ＋2% 利多卡因 2ml 臀肌深部注射。24 小时硫酸镁总量为 25～30g。

④预防子痫发作（适用于重度子痫前期和子痫发作后）　负荷和维持剂量同控制子痫处理。次日不用负荷量，用药时间长短根据病情需要掌握，一般每天静脉滴注 6～12 小时，预防用药 24 小时总量不超过 25g。用药期间每日评估病情变化，决定是否继续用药。

使用硫酸镁必备条件：①膝腱反射存在；②呼吸 ≥16 次/分；③尿量 ≥25ml/h 或 ≥600ml/d；④备有 10% 葡萄糖酸钙。镁离子中毒时停用硫酸镁并静脉缓慢推注 10% 葡萄糖酸钙 10ml。如患者同时合并肾功能不全、心肌病、重症肌无力等，则硫酸镁应慎用或减量使用。条件许可，用药期间可监测血清镁离子浓度。

（4）扩容剂：

①扩容疗法可增加血管外液体量，导致一些严重并发症发生，如肺水肿、脑水肿等。因此，除非有严重低蛋白血症或严重液体丢失（如呕吐、腹泻、分娩失血），一般不推荐扩容治疗。

②血浆白蛋白低可给予白蛋白 10～20g。

③其他扩容剂有血浆、全血、低分子右旋糖酐。需严格掌握适应证。

（5）镇静药　目的是缓解孕产妇精神紧张、焦虑症状，改善睡眠。可用药物有：

①地西泮（安定）　口服 2.5～5.0mg，2～3 次/天，或者睡前服用，可缓解患者的精神紧张、失眠等症状，保证患者获得足够的休息。地西泮 10mg 肌内注射或者静脉注射（＞2 分钟）可用于控制子痫发作和再次抽搐。

②苯巴比妥　镇静时口服剂量为 30mg/次，3 次/天。控制子痫时肌内注射 0.1g。

③冬眠合剂　冬眠合剂由氯丙嗪（50mg），哌替啶（度冷丁，100mg）和异丙嗪（50mg）三种药物组成，可抑制中枢神经系统，有助于解痉、降压、控制子痫抽搐。通常以 1/3～1/2 量肌内注射，或以半量加入 5% 葡萄糖溶液 250ml，静脉滴注。由于氯丙嗪可使血压急剧下降，导致肾及胎盘血流量降低，而且对母胎肝脏有一定损害，故仅应用于硫酸镁治疗效果不佳患者。

（6）促胎肺成熟　子痫前期和妊娠期高血压患者在孕周 ＜34 周终止妊娠的产前接

受糖皮质激素促胎肺成熟治疗。①地塞米松 5mg，肌内注射，每 12 小时 1 次，连续 2 天；或倍他米松 12mg，肌内注射，每天 1 次，连续 2 天。②临床已有宫内感染证据者禁忌使用糖皮质激素。

（7）分娩时机和方式　子痫前期患者经积极治疗母胎状况无改善或者病情持续进展的情况下，终止妊娠是惟一措施。

1）终止妊娠时机　①小于孕 26 周的重度子痫前期患者经治疗病情不稳定者建议终止妊娠。②孕 26～28 周的重度子痫前期患者根据母胎情况及当地围生期母儿诊治能力以及家属意愿决定是否可以行期待治疗。③孕 28～34 周的重度子痫前期患者，如病情不稳定，经积极治疗 24～48 小时病情仍加重，应终止妊娠；如病情稳定，可以考虑期待治疗，但转至具备早产儿救治能力的 2～3 级医疗机构。④孕 34 周后的重度子痫前期患者，胎儿成熟后可考虑终止妊娠。⑤孕 37 周后的子痫前期患者可考虑终止妊娠。⑥子痫控制 2 小时后可考虑终止妊娠。

2）终止妊娠的方式　如无产科剖宫产指征，原则上考虑阴道试产。但如果不能短时间内阴道分娩、病情有可能加重，危急母胎安全，可考虑放宽剖宫产指征。

（8）分娩期间和产后注意事项：

①应继续降压治疗并将血压控制在 ≤（160～155）／（110～100）mmHg。

②继续监测血压、尿蛋白，依据病情监测检验指标。

③继续硫酸镁应用，防止产时子痫、产后子痫。

④晚期产后子痫。

⑤对于早发子痫前期、产后硫酸镁用药时限需个案化处理，至少应用 24～48 小时，并酌情延长用药时间。

⑥严密监测母胎状况。

⑦酌情缩短二程。

⑧积极预防产后出血。

⑨预防感染。

⑩产后不可使用任何麦角新碱类药物。

⑪在重要器官功能恢复正常后方可出院。

（9）子痫的处理　处理包括控制抽搐，控制血压，预防子痫复发及适时终止妊娠等。

①一般急诊处理　保持气道通畅，维持呼吸、循环功能稳定，密切观察生命体征，留置导尿管监测尿量等。避免声、光等刺激。预防坠地外伤、唇舌咬伤。

②控制抽搐　硫酸镁是治疗子痫及预防复发的首选药物。硫酸镁用法及注意事项参见前述。当患者存在硫酸镁应用禁忌或硫酸镁治疗无效时，可考虑应用地西泮、苯妥英钠或冬眠合剂控制抽搐，具体参见镇静药物的应用。

③控制血压　当收缩压大于 160mmHg，舒张压大于 110mmHg 时要积极降压以预防心脑血管并发症。

④适时终止妊娠　子痫患者抽搐控制 2 小时后可考虑终止妊娠。

（10）其他治疗　子痫前期尤其是重度子痫前期患者，存在高凝倾向时可考虑预防性抗凝治疗。卧床期间应注意血栓形成。小剂量阿司匹林对预防子痫前期有一定作用，但对其治疗未见明显影响，子痫前期患者不建议常规给予小剂量阿司匹林治疗。

不主张常规应用利尿剂，出现全身性水肿、肺水肿、脑水肿、肾功能不全、急性心力衰竭时，可酌情使用呋塞米等快速利尿剂。甘露醇主要用于脑水肿。严重低蛋白血症有胸、腹水和心包积液者应补充白蛋白并应用利尿剂。有指征性选择抗凝。

（11）严重并发症处理原则：

1）注意多学科诊治和必要的院内外会诊和转诊。

2）对于高血压性心脏病：①强心利尿同时抗高血压；②进行液体管理　整体状况评估后，保证出量 > 入量或出入量平衡；24 小时总入量 1500~2000ml，必要时液体总入量限制在 100ml；补液速度 < 100ml/h。

3）HELLP 综合征的诊断和治疗。

【诊断标准】

（1）血管内溶血　外周血涂片见破碎红细胞、球形红细胞，胆红素 ≥20.5μmol/L 或 1.2mg/dl，血清结合珠蛋白 < 25mg/dl。

（2）肝酶升高　ALT ≥40U/L 或 AST ≥70U/L，LDH ≥600U/L 或升高达异常范围。

（3）血小板减少　血小板计数 < 100×10^9/L。

【治疗原则】

（1）有指征的输注血小板和使用肾上腺皮质激素　①血小板计数 > 50×10^9/L 且不存在过度失血或者血小板功能异常时不建议预防性输注血小板或者在剖宫产术前输注血小板；②血小板计数 < 50×10^9/L 可考虑肾上腺皮质激素治疗；③血小板计数 < 50×10^9/L 且血小板数量迅速下降或者存在凝血功能障碍时应考虑备血，包括血小板；④血小板计数 < 20×10^9/L 时阴道分娩前要输注血小板，剖宫产前输注血小板。

（2）适时终止妊娠　绝大多数 HELLP 综合征患者应在积极治疗后终止妊娠。只有当胎儿不成熟且母胎病情稳定的情况下方可在三级医疗单位进行期待治疗。

（3）分娩方式　HELLP 综合征患者可酌情放宽剖宫产指征。

（4）高血压脑病　积极抗高血压治疗，预防子痫发作，尽快终止妊娠。

（5）胎盘早剥　尽快结束分娩，预防和控制凝血功能障碍。

（6）肾功能衰竭　按产科肾功能衰竭处理。

（7）凝血功能障碍　按产科凝血功能障碍处理，注意重度子痫前期和早发型子痫前期存在的母体潜在疾病的相关处理。

第二节　早　产

妊娠满 28 周至不足 37 周间分娩称为早产。分为自发性早产和治疗性早产两种，自发性早产包括未足月分娩和未足月胎膜早破；治疗性早产为妊娠并发症或合并症而需要提前终止妊娠者。

【诊断标准】

（1）早产　妊娠 28~37 周间的分娩称为早产。

（2）早产临产　妊娠晚期（28~37 周）出现规律宫缩（每 20 分钟 4 次或 60 分钟

8 次），同时伴有宫颈的进行性改变（宫颈容受度≥80%，伴宫口扩张）。

【早产预测】

当妊娠不足 37 周，孕妇出现宫缩可以应用以下两种方法进行早产临产的预测：

（1）经阴道测量或经会阴测量或经腹测量（在可疑前置胎盘和胎膜早破及生殖道感染时）超声检测宫颈长度及宫颈内口有无开大。

妊娠期宫颈长度正常值：经腹测量为 3.2～5.3cm；经阴道测量为 3.2～4.8cm；经会阴测量为 2.9～3.5cm。

对有先兆早产症状者应动态监测宫颈长度和形态变化：宫颈长度大于 30mm 是排除早产发生较可靠的指标；漏斗状宫颈伴有宫颈长度缩短有意义。

（2）阴道后穹窿分泌物胎儿纤维连接蛋白（fFN）检测，fFN 阴性者发生早产的风险降低。1 周内不分娩的阴性预测值为 98%，2 周内不发生分娩的阴性预测值为 95%。fFN 检测前不宜行阴道检查及阴道超声检测，24 小时内禁止性生活。检测时机：妊娠 22～35 周。

（3）超声与 fFN 联合应用　两者均阴性可排除早产。

【早产高危因素】

（1）早产史。

（2）晚期流产史。

（3）年龄 <18 岁或 >40 岁。

（4）患有躯体疾病和妊娠并发症。

（5）体重过轻（体重指数≤18kg/m^2）。

（6）无产前保健，经济状况差。

（7）吸毒或酗酒者。

（8）孕期长期站立，特别是每周站立超过 40 小时。

（9）有生殖道感染或性传播感染高危史，或合并性传播疾病如梅毒等。

（10）多胎妊娠。

（11）助孕技术后妊娠。

（12）生殖系统发育畸形。

【治疗原则】

1. 休息

孕妇应卧床休息。

2. 应用糖皮质激素

糖皮质激素促胎肺成熟。

（1）糖皮质激素的应用指征：

①妊娠未满 34 周、7 天内有早产分娩可能者。

②孕周 >34 周但有临床证据证实胎肺未成熟者。

③妊娠期糖尿病血糖控制不满意者。

（2）糖皮质激素的应用方法：

①地塞米松 5mg，肌内注射，每 12 小时 1 次连续 2 天；或倍他米松 12mg，肌内注

射，每天 1 次连续 2 天。

②羊膜腔内注射地塞米松 10mg 1 次。羊膜腔内注射地塞米松的方法适用于妊娠合并糖尿病患者。

③多胎妊娠则适用地塞米松 5mg，肌内注射，每 8 小时 1 次连续 2 天，或倍他米松 12mg，肌内注射，每 18 小时 1 次连续 3 次。

（3）糖皮质激素应用注意事项　副作用有孕妇血糖升高及降低母、儿免疫力。目前一般情况下，不推荐产前反复、多疗程应用。禁忌证为临床存在宫内感染证据者。

3. 应用宫缩抑制剂

宫缩抑制剂可争取时间将胎儿在宫内及时转运到有新生儿重症监护室（NICU）设备的医料机构，并能保证产前糖皮质激素应用。目前无一线用药。所有宫缩抑制剂均有不同程度的副作用而不宜长期应用。

（1）硫酸镁　孕期用药属于 B 类。

1）用法　负荷剂量为 3～5g，半小时内静脉滴入，此后依据宫缩情况以 1～2g/h 速度静脉点滴维持，宫缩抑制后继续维持 4～6h 后可改为 1g/h，宫缩消失后继续点滴 12 小时，同时监测呼吸、心率、尿量、膝腱反射。有条件者监测血镁浓度。血镁浓度 1.5～2.5mmol/L 可抑制宫缩。

2）禁忌证　重症肌无力、肾功能不全、近期心肌梗死史和心肌病史。

3）副作用　①孕妇　发热、潮红、头痛、恶心、呕吐、肌无力、低血压、运动反射减弱，严重者呼吸抑制、肺水肿、心跳停止；②胎儿　无负荷试验（NST）无反应型增加，胎心率变异减少，基线下降，呼吸运动减少；③新生儿　呼吸抑制、低 Apgar 评分、肠蠕动降低、腹胀；④监测指标　孕妇尿量、呼吸、心率、膝腱反射，血镁浓度。

备用 10% 葡萄糖酸钙 10ml 用于解毒。

（2）β 肾上腺素受体激动剂类药物　孕期用药属于 B 类。

1）用法　心率≥140 次/分应停药。

2）绝对禁忌证　心脏病、肝功能异常、子痫前期、产前出血、未控制的糖尿病、心动过速、低血钾、肺动脉高压、甲状腺功能亢进症、绒毛膜羊膜炎。

3）相对禁忌证　糖尿病、偏头痛，偶发心动过速。

4）副作用　①孕妇　心动过速、震颤、心悸、心肌缺血、焦虑、气短、头痛、恶心、呕吐、低血钾、高血糖、肺水肿；②胎儿　心动过速、心律失常、心肌缺血、高胰岛素血症；③新生儿　心动过速、低血糖、低钙、高胆红素血症、低血压、颅内出血。

5）监测指标　心电图、血糖、血钾、心率、血压、肺部情况、用药前后动态监测心绞痛症状及尿量，总液体限制在 2400ml/24h。

（3）硝苯地平　孕期用药属于 C 类。

1）用法　首次负荷量为 30mg 口服或 10mg 舌下含，20 分钟 1 次，连续 4 次。90 分钟后改为 10～20mg/（4～6）h 口服，或 10mg/（4～6）h 舌下含服，应用不超过 3 天。

2）副作用　血压下降、心悸、胎盘血流减少、胎心率减慢。

3）禁忌证　心脏病、低血压和肾脏病。

（4）吲哚美辛　孕期用药为 B/D 类。

1）用法　150～300mg/d，首次负荷量为 100～200mg，直肠给药，或 50～100mg 口服，以后 25～50mg/（4～6）h，限于妊娠 32 周前短期内应用。

2）副作用　孕妇主要是消化道反应，恶心呕吐和上腹部不适等，阴道出血时间延长，分娩时出血增加。胎儿如在妊娠 34 周后使用可使动脉导管缩窄、胎儿心脏衰竭和肢体水肿，肾脏血流减少，羊水过少等。

3）禁忌证　消化道溃疡、吲哚美辛过敏者，凝血功能障碍及肝肾疾病患者。

（5）阿托西班（缩宫素受体拮抗剂）　国外临床试验中用法为：短期静脉治疗，首先单次静脉注射 6.75mg 阿托西班，再以 300μg/min 输入 3 小时，继以 100μg/min 输入直至 45 小时。此后开始维持治疗（皮下给予阿托西班 30μg/min）直至孕 36 周。其更广泛应用有待进一步评估。

（6）抗生素　抗生素的应用并不能延长孕周及降低早产率。①有早产史或其他早产高危因素的孕妇，应结合病情个体化应用。②早产胎膜早破的孕妇建议常规给予口服抗生素预防感染（见"早产胎膜早破"的处理）。

（7）胎儿的监测　超声测量评价胎儿生长发育和估计胎儿体重，包括羊水量和脐动脉血流监测及 NST。

（8）孕妇监测　包括生命体征监测，尤其体温和心率监测常可发现早期感染迹象。定期复查血、尿常规、C 反应蛋白等。

（9）分娩时机的选择：①对于不可避免的早产，应停用一切宫缩抑制剂；②当延长妊娠的风险大于胎儿不成熟的风险时，应选择终止妊娠；③妊娠小于 34 周时根据个体情况决定是否终止妊娠。如有明确的宫内感染则应尽快终止妊娠；④对于≥34 周的患者，有条件者可以顺其自然。

（10）分娩方式的选择　分娩方式的选择应与孕妇及家属充分沟通。①有剖宫产史者行剖宫产，但应在估计早产儿有存活可能性的基础上选择实施。②阴道分娩应密切监测胎心，慎用可能抑制胎儿呼吸的镇静剂。第二产程可常规行会阴侧切术。

【早产胎膜早破】

（1）早产胎膜早破（PPROM）定义　妊娠 37 周以前未临产而发生的胎膜破裂。

（2）PPROM 诊断　通过临床表现、病史和简单的试验及辅助检查来进行。①病史对于 PPROM 的诊断有 90% 的准确度，不应被忽视。②检查　参见"胎膜早破"节。

（3）宫内感染诊断　判断有无绒毛膜羊膜炎主要依据临床诊断。PPROM 孕妇入院后应常规进行阴道拭子细菌培养 + 药敏检测。分娩后胎盘、胎膜和脐带行病理检查，剖宫产术中行宫腔拭子及新生儿耳拭子细菌培养可以帮助确诊，并作为选用抗生素时的参考。

宫内感染的临床指标如下（有以下三项或三项以上即可诊断）：①体温升高≥38℃；②脉搏≥110 次/分；③胎心率 >160 次/分或 <110 次/分；④血白细胞升高达 $15×10^9$/L 或有中性粒细胞升高；⑤C 反应蛋白上升；⑥羊水有异味；⑦子宫有压痛。

其中胎心率增快是宫内感染的最早征象。

（4）早产胎膜早破处理　药物治疗前需做阴道细菌培养。

①抗生素　作用肯定，可用青霉素类或头孢类抗生素及广谱抗生素如红霉素类。

②糖皮质激素　可应用，用法同"早产"。

③宫缩抑制剂　如无宫缩不必应用。如有宫缩而妊娠 < 34 周，无临床感染征象可以短期应用，并根据各医院条件选择转诊。

④转诊　小于 34 周的孕妇建议在有 NICU 的医疗机构治疗。以宫内转运为宜。在给予基本评价与应急措施后，如短期内无分娩可能，尽早将胎儿在宫内转运到有 NICU 的医疗单位。

⑤终止妊娠　如孕周小，但发现感染应立即终止妊娠。妊娠 > 34 周，根据条件可不常规保胎。

第三节　过期妊娠

妊娠达到或超过 42 周，称为过期妊娠。过期妊娠的胎儿围产病率和死亡率增高，并随妊娠延长而加剧，妊娠 43 周时围产儿死亡率为正常值的 3 倍。44 周时为正常值的 5 倍。初产妇过期妊娠胎儿较经产妇者危险性增加。

【诊断标准】

注意月经史、孕期变化和超声检查综合评估，核对预产期。

（1）询问平时月经情况，有无服用避孕药等使排卵期推迟情况；B 超监测排卵情况；夫妇两地分居，根据性交日期推算；结合早孕反应时间、初感胎动时间。

（2）平时月经（LMP）规则，末次月经期明确，按 LMP 核对预产期。

（3）妊娠早期曾做妇科检查者，结合当时子宫大小推算。

（4）B 型超声检查　早孕期测定妊娠囊直径、头臀长；孕中期以后测定胎儿双顶径、股骨长等。

【判断胎盘功能和胎儿安危评估】

（1）胎动计数，胎心率。

（2）胎儿电子监护　无应激试验，注意基线变异和各种减速情况；必要时需做宫缩应力试验（CST），CST 多次反复出现胎心晚期减速或重度变异减速者，或基线变异减小，应警惕胎儿严重宫内缺氧情况。

（3）超声检查　羊水指数测定，羊水偏少或羊水过少提示胎盘功能减退；观察胎动、胎儿肌张力、胎儿呼吸样运动等。彩色超声多普勒检查可通过测定胎儿脐血流来判断胎盘功能与胎儿安危状况。

（4）羊膜镜检查　观察羊水颜色，了解胎儿是否有胎粪排出。若已破膜可直接观察到羊水流出量及其性状。

【处理】

1. 宫颈成熟度检查

通常采用 Bishop 宫颈成熟度评分法。

2. 终止妊娠

（1）确诊过期妊娠，应终止妊娠。

（2）确诊过期妊娠，若有下列情况之一应立即终止妊娠：①胎动减少；②胎儿电子监护显示胎儿宫内状况不良；③胎儿生长受限；④羊水过少；⑤羊水粪染；⑥伴有母体并发症；⑦胎死宫内。

3. 终止妊娠方式选择

（1）宫颈成熟，无剖宫产指征，行人工破膜，若羊水量不少，羊水性状清，严密监护下可经阴道试产。

（2）宫颈成熟，人工破膜后宫缩不好，可以人工破膜＋静脉滴注缩宫素引产。

（3）宫颈条件未成熟，无立即终止妊娠指征，严密监护母胎状况下，可用促宫颈成熟药物，促宫颈成熟和引产（见宫颈成熟和引产）。

（4）对于存在相对头盆不称或头浮者，适宜小剂量缩宫素静脉滴注为主，缓缓引发宫缩，诱导进入产程。

（5）出现胎盘功能不良或胎儿状况不良征象，不论宫颈条件成熟与否，行剖宫产术尽快结束分娩。

4. 产时监护

过期妊娠为高危妊娠，过期儿为高危儿，应在促宫颈成熟和引产以及各产程中对母儿实施严密监测。有条件医院连续胎儿电子监测，无条件则加倍听诊胎心率监测；观察羊水性状和产程进展。必要时胎儿头皮血 pH 检测。

5. 剖宫产指征

（1）诊断过期妊娠，有立即终止妊娠指征、不适宜阴道分娩者。

（2）臀先露伴骨盆轻度狭窄。

（3）引产失败。

（4）产程延缓或停滞（包括胎先露下降和宫颈扩张延缓或停滞）。

（5）头盆不称。

（6）产程中出现胎儿窘迫征象（胎心率变化或异常胎儿电子描记图形）。

6. 新生儿复苏准备

分娩前做好新生儿复苏准备。

【延期妊娠】

对于妊娠期限已经超过预产期未满 42 孕周的延期妊娠，需要严密监测母胎情况，41 周后宜收入院观察，适时促宫颈成熟和引产。建议 42 周前结束分娩。

附：宫颈成熟度评估

目前多采用 Bishop 评分法。评分 ≥6 分提示宫颈成熟，评分 <6 分提示宫颈不成熟，需要促宫颈成熟（表 26 –1）。

表 26 - 1　宫颈 Bishop 评分

指标	0	1	2	3
宫颈口开大（cm）	未开	1～2	3～4	5
宫颈管长度（cm）及消容（%）	>3（0～30）	≥1.5（40～50）	≥0.5（60～70）	0（≥80）
宫颈软硬度	硬	中	软	
宫颈位置	后	中	前	
先露部高低（-3～+3）	-3	-2	-1→0	+1，+2

【促宫颈成熟方法】

1. 前列腺素制剂促宫颈成熟

药物有 PGE$_2$ 制剂，如阴道内栓剂（可控释地诺前列酮栓，Dinoprostone，商品名：欣普贝生）；PGE$_1$ 类制剂如米索前列醇（Misoprostol，简称米索）。欣普贝生通过美国 FDA 和中国食品和药品管理局（SFDA）批准可用于妊娠晚期引产前的促宫颈成熟。2003 年美国 FDA 已将米索禁用于晚期妊娠的条文删除。

前列腺素制剂促宫颈成熟的注意事项：①严格掌握用药方法和注意事项。②孕妇患有心脏病、急性肝肾疾病、严重贫血、青光眼、哮喘、癫痫禁用。③有剖宫产史和其他子宫手术史禁用。④主要副作用是宫缩过频、过强，发现宫缩过强或过频及胎心异常者及时取出阴道内药物，必要时使用宫缩抑制剂。⑤已临产者及时取出促宫颈成熟药物。

2. 其他促宫颈成熟方法

机械性扩张法包括：低位水囊、Foleys 管、昆布条、海藻棒等，在无感染及胎膜完整时使用。

【引产方法】

（1）缩宫素静脉点滴引产方法。

（2）人工破膜术引产　适用于宫颈成熟者。不适用于头浮的孕妇。

（3）人工破膜术加缩宫素静脉滴注方法。

第四节　双胎妊娠

一次妊娠子宫腔内同时有两个或两个以上胎儿，称为多胎妊娠。多胎妊娠的发生率与种族、年龄及遗传等因素有关。近年来，由于促排卵药物及辅助生育技术的广泛应用，多胎妊娠的发生率明显上升。多胎妊娠中以双胎妊娠最多见。双胎妊娠分为双卵双胎（70%）和单卵双胎（30%）。

一、双胎妊娠分类及特点

1. 双卵双胎

由两个卵子分别受精形成两个受精卵，两个受精卵往往着床在子宫蜕膜不同部位，可形成自己独立的胎盘，胎儿面见两个羊膜腔，中隔由两层羊膜及绒毛膜组成；有时两个胎盘紧邻融合在一起，但胎盘血循环互不相通。双卵双胎与遗传、应用促排卵药物及多胚胎宫腔内移植有关。如果两个卵子在短期内不同时间受精而形成的双卵双胎称为同期复孕。

2. 单卵双胎

由一个受精卵分裂而成两个胎儿，单卵双胎的发生不受年龄、遗传、种族、胎次的影响。单卵双胎由于受精卵分裂的时间不同有四种形式。

（1）双绒毛膜及双羊膜囊　若分裂发生在受精后72小时内（桑葚期），内细胞团形成而囊胚层绒毛膜未形成前即分裂成为两个胚胎。有两层绒毛膜及两层羊膜，胎盘为两个或一个。约占单卵双胎的18%～36%。

（2）单绒毛膜双羊膜囊　若分裂发生在受精后72小时至8天内（囊胚期）分裂为双胎，内细胞团及绒毛膜已分化形成之后，而羊膜囊尚未出现前形成的双胎，在单卵双胎中约占70%。共同拥有一个胎盘及绒毛膜，其中隔有两层羊膜。

（3）单绒毛膜单羊膜囊　在受精后8～13天，羊膜腔形成后分裂为双胎。两个胎儿共用一个胎盘，并共存于同一个羊膜腔内。约占单卵双胎的1%～2%，围生儿死亡率甚高。

（4）联体双胎　分裂若发生在受精后的13天以后，可导致不同程度、不同形式的联体双胎。

【诊断标准】

1. 病史及临床表现

（1）双胎妊娠多有家族史。

（2）孕前有应用促排卵药物史或体外受精多个胚胎移植史。

（3）早孕反应往往较重，持续时间较长。

（4）子宫体积明显大于单胎妊娠。

（5）妊娠晚期，因过度增大的子宫，使横膈升高，呼吸困难，胃部饱满，行走不便，下肢静脉曲张和水肿等压迫症状。

2. 产科检查

如有以下情况应考虑双胎。

（1）子宫大于孕周且明显比同孕周单胎妊娠大，羊水量也较多。

（2）在妊娠晚期腹部触及多个肢体及两个胎头或三个胎极。

（3）子宫较大，胎头较小，不成比例。

（4）在不同部位听到两个很强、不同频率的胎心，或两个胎心音间有音区相隔，或同时计数1分钟同时听胎心频率不一致。

3. 辅助检查

（1）B超检查　在妊娠早期可以见到两个胎囊；妊娠中、晚期依据胎儿颅骨及脊柱等声像图，B超诊断符合率达100%。

（2）双胎妊娠卵膜性诊断　主要依靠早孕期B超检查，最佳诊断时间为10～14孕周。早孕期妊娠囊分开很远，如果在各自的妊娠囊中各有1个羊膜腔，则是双绒毛膜双羊膜双胎；如果在胎膜相接部位有"lambda"或"双峰"征的为双绒毛膜。在1个妊娠囊中观察到2个羊膜腔，则为单绒毛膜双羊膜双胎。如果在1个绒毛膜腔中同时显示2个卵黄囊，则为单绒毛膜双羊膜双胎，如仅显示1个卵黄囊，则为单绒毛膜单羊膜双胎。中孕期胎儿性别不同双胎是双绒毛膜（双卵双胎）。

二、双胎妊娠并发症

1. 母体并发症

贫血，早产，先兆子痫，羊水过多/过少，胎膜早破及脐带脱垂，子宫收缩乏力，产程延长；胎位异常；胎盘早剥；胎头交锁；梗阻性难产；产后出血等。

2. 胎儿并发症

胎儿宫内生长受限（包括2胎或2胎之一）；胎儿畸形；脐带异常；单绒毛膜双胎特有并发症。

（1）双胎输血综合征　①Ⅰ期　受血胎儿羊水过多，供血胎儿羊水过少，胎儿膀胱内可以见到尿液；②Ⅱ期　受血胎儿羊水过多，供血胎儿羊水过少，胎儿膀胱内看不见尿液；③Ⅲ期　两胎分别呈羊水过多和羊水过少同时伴有不正常的脐血流；④Ⅳ期　供血或受血胎儿中有腹水；⑤Ⅴ期　任何一个胎儿死亡。

（2）双胎中一胎死亡　在早孕期如双胎的一胎发生胎死宫内尚未发现其对幸存者有任何影响，在中孕的早期仍然如此。在中孕的晚期如果发生一胎胎死宫内，则有导致晚期流产发生的可能性。而且在胎儿死亡4周左右还有可能发生凝血功能异常。存活胎儿预后与双胎类型、胎儿死亡原因、孕周及胎儿死亡距存活胎儿分娩时间长短等因素有关。在双绒毛膜双胎中，幸存者的预后主要受孕周的影响。单绒毛膜双胎一胎死亡，另一胎也有死亡风险（大约占20%）或脑损伤风险（大约占25%）。

（3）双胎逆转动脉灌流（无心畸形 TRAP）。

（4）双胎生长不一致（选择性 IMGR）　指两胎儿间体重差异≥20%（25%）。可能与胎盘因素（胎盘发育异常，如过小等）、染色体异常及双胎输血综合征等有关。

（5）双胎中一胎畸形。

3. 完全葡萄胎和共存胎儿

一个是伴有一个胎儿的正常胎盘，而另一个则是完全性葡萄胎。大约60%的完全性葡萄胎与正常胎儿共存的双胎妊娠者将会因持续性滋养细胞肿瘤而需要化疗。目前尚无理想处理方法，但应监测孕妇血清HCG及呼吸道症状。

三、双胎妊娠产前诊断

（1）双胎妊娠胎儿先天性畸形的发生率是单胎妊娠的2倍。

（2）产前血清学筛查（单胎风险值计算）目前尚不适宜推广应用于双胎妊娠。

（3）早孕期10～14周B超胎儿颈后透明层（NT）测量对于发生胎儿染色体异常风险较高孕妇有重要价值。

（4）产前诊断指征同单胎。羊膜腔穿刺抽吸羊水进行染色体分析，可以提高双胎妊娠染色体异常诊断率。对于双卵双胎妊娠需要注意羊水样本来源之羊膜囊，分别提取2样本。单卵双胎提取1个样本，若单卵单绒毛膜双羊膜囊双胎之一畸形需提取2个样本。

（5）绒毛活检对双胎妊娠不适宜，很难确定两个胎盘都取到样本，尤其是当两者很靠近时。

四、多胎妊娠产科处理

1. 妊娠期

（1）定期产前检查，尽早确诊双胎妊娠。

（2）在妊娠早期尽早 B 超确定卵膜性质；单绒毛膜双胎妊娠在妊娠 16 周始每 2 周 B 超检查；双绒毛膜双胎妊娠每 4 周 B 超检查，包括胎儿生长发育、脐血流、羊水、宫颈等。

（3）加强营养，注意补充足够的蛋白质、铁剂、维生素、叶酸、钙剂等，避免过度劳累。

（4）预防并发症。

（5）预防早产。

（6）如果胎儿之一在妊娠早期死亡，可被活胎压缩变平而成纸样儿，两者均不需要处理；妊娠晚期死亡，一般不造成母体损害，但如有少量凝血活酶向母体释放，应监测母体凝血功能。

（7）若发现双胎输血综合征、双胎生长不一致、双胎逆转动脉灌流、双胎中一胎畸形应及早转诊；在有条件和资质医疗机构可以采取多次反复抽取受血儿羊水过多侧羊水、选择性减胎术、脐带血管凝固或结扎、胎儿镜下胎盘血管交通支激光凝固术、羊膜隔造口术、在 B 超引导下经胎儿腹壁穿刺胎儿腹腔或脐静脉输血等医疗干预措施。

2. 分娩期处理

双胎妊娠多能经阴道分娩，需做好输血、输液及抢救孕妇的应急设备，并熟练掌握新生儿抢救和复苏的技术。

（1）终止妊娠指征　合并急性羊水过多，引起压迫症状；母体合并严重并发症，如子痫前期或子痫，不允许继续妊娠时；胎儿畸形；已达预产期（38 周）尚未临产，胎盘功能逐渐减退或羊水减少者。

（2）分娩方式选择　结合孕妇年龄、胎次、孕龄、胎先露、不孕史及产科合并症等因素综合考虑，原则上适当放宽剖宫产指征。①阴道试产　选择双胎均为头先露或胎 1 为头位，胎 2 为臀位。②剖宫产分娩指征　异常胎先露如第一胎儿为肩先露、臀先露；宫缩乏力导致产程延长，经处理无改善；胎儿窘迫短时间不能经阴道分娩者；严重并发症需要立即终止妊娠者，如子痫前期、胎盘早剥或脐带脱垂者；联体畸形无法经阴道分娩者。

3. 产程中和产后处理

（1）严密母胎安危监测。

（2）产程中注意宫缩及产程进展，宫缩乏力，可以给予低浓度缩宫素缓慢滴注。

（3）第一个胎儿娩出后，但绒毛膜双胎妊娠注意小儿所置的高低水平位置，并立即钳夹脐带，防第二胎儿失血。

（4）第一个胎儿娩出后，固定胎 2 成纵位，监测胎心。

（5）第一个胎儿娩出后，若无阴道出血，胎 2 胎心正常，等待自然分娩，一般在 20 分钟左右第二胎儿可以娩出。若等待 10 分钟仍无宫缩，可以给予人工破膜或给予低浓度缩宫素滴注促进子宫收缩。

（6）第一个胎儿娩出后，若发现脐带脱垂或可疑胎盘早剥或胎心异常，立即用产钳或臀牵引，尽快娩出第二个胎儿。

（7）预防产后出血　产程中开放静脉通道，做好输液及输血准备；第二胎儿娩出后立即给予缩宫素促进子宫收缩；产后严密观察子宫收缩及阴道出血量，尤其注意产后出血多发生在产后 2 小时内。必要时应用抗生素预防感染。

第五节　羊水过多

羊水过多指妊娠期间羊水量超过 2000ml 者。在较长时期内形成，称为慢性羊水过多；在数日内羊水急剧增加，称为急性羊水过多。一旦诊断为羊水过多，应进行一系列检查以确定潜在的胎儿先天缺陷或染色体异常、一些潜在的异常如控制不佳的妊娠前糖尿病或妊娠期糖尿病，另外，Rh 同族免疫，微小病毒感染，或母 – 胎溶血导致胎儿贫血，胎儿心输出量增加引起羊水过多。妊娠合并羊水过多母胎病率甚至病死率风险明显增加，需加强监护，同时要考虑可行的干预措施。

【诊断标准】

1. 病史

了解和检查是否存在发生羊水过多的相关病因，包括胎儿和母体双方因素。

2. 症状体征

（1）急性羊水过多　多发生在妊娠 20 ~ 24 周，数日内子宫迅速增大，横膈上抬，呼吸困难，不能平卧，甚至出现紫绀，腹部张力过大，皮肤绷紧发亮，胎位不清，由于胀大的子宫压迫下腔静脉，影响静脉回流，引起下肢及外阴部水肿及静脉曲张。

（2）慢性羊水过多　多发生在妊娠 28 ~ 32 周，羊水可在数周内逐渐增多，属缓慢增长，孕妇多能适应，常在产前检查时发现宫高、腹围大于停经孕周。腹壁皮肤发亮、变薄，触诊时感到皮肤张力大，胎位不清，有时扪及胎儿部分有浮沉感。

（3）羊水过多容易并发妊娠高血压、胎位异常、早产。破膜后因子宫骤然缩小，可以引起胎盘早剥，破膜时脐带可随羊水滑出造成脐带脱垂。产后因子宫过大容易引起子宫收缩乏力导致产后出血。

3. 辅助检查

通常是因腹部触诊及宫高过度增加而怀疑，并通过 B 超检查确诊。

（1）B 超检查羊水指数（AFI）测定：妊娠晚期 AFI > 20cm。

（2）B 超测定单个最大羊水暗区深度（AFV）：另一种方法是 B 超测定单个最大羊水暗区深度（AFV）≥7cm。

（3）同孕龄正常妊娠 AFI 的百分位数判定：也有认为羊水过多为 AFI 超过同孕龄正常妊娠 AFI 的第 95 个百分位数（≥95th）。

（4）B 超胎儿发育检查。

（5）母血相关指标检查　血糖代谢、感染指标、血型，AFP 等。

（6）胎儿染色体检查，羊水 AFP 测定等。

【治疗原则】

处理主要取决于胎儿有无畸形、孕周和孕妇症状的严重程度。

1. 羊水过多合并胎儿畸形

处理原则为及时终止妊娠。

（1）利凡诺引产　中期妊娠，慢性羊水过多，孕妇的一般情况尚好，无明显心肺压迫症状，经腹羊膜腔穿刺，放出适量羊水后注入利凡诺 50 ~ 100mg 引产。

（2）采用高位破膜器，自宫颈口沿胎膜向上送 15 ~ 16cm 刺破胎膜，使羊水以每小时 500ml 的速度缓慢流出，以免宫腔内压力骤减引起胎盘早剥。破膜放羊水过程中注意血压、脉搏及阴道流血情况。放羊水后，腹部放置沙袋或加腹带包扎以防休克。破膜后 12 小时仍无宫缩，需用抗生素。若 24 小时仍无宫缩，适当应用硫酸普拉酮钠促宫颈成熟，或用催产素、前列腺素等引产。

（3）注意监测阴道出血和宫高变化，及早发现胎盘早剥

2. 羊水过多合并正常胎儿

应根据羊水过多的程度与胎龄而决定处理方法：

（1）症状严重孕妇无法忍受（胎龄不足 37 周），应穿刺放羊水，用 15 ~ 18 号腰椎穿刺针行羊膜腔穿刺，以每小时 500ml 的速度放出羊水，一次放羊水量不超过 1500ml，以孕妇症状缓解为度。放出羊水过多可引起早产。放羊水应在 B 型超声监测下进行，防止损伤胎盘及胎儿。严格消毒防止感染，酌情用镇静保胎药以防早产。3 ~ 4 周后可重复以减低宫腔内压力。

（2）吲哚美辛（Indomethacin）在孕 32 周前可考虑使用该药，超过 32 周使用可导致胎儿动脉导管过早闭合、胎儿大脑血管收缩和肾功能损害。起始剂量为母亲 25mg 口服，每天 4 次。每周测量 AFI 2 ~ 3 次，一旦 AFI 恢复正常即停药。鉴于吲哚美辛有使动脉导管闭合的副作用，故不宜广泛应用。

（3）如果患者因羊水过多出现先兆早产，胎龄未满 34 周应使用糖皮质激素并给予宫缩抑制剂。在使用宫缩抑制剂后如仍不能控制宫缩可考虑羊水抽吸。

（4）妊娠已近 37 周，在确定胎儿已成熟的情况下，行人工破膜，终止妊娠。注意羊水流出速度控制，防止胎盘早剥。

（5）症状较轻可以继续妊娠，注意休息，低盐饮食，酌情用镇静药。

（6）严密动态观察羊水量变化。

（7）病因治疗。

（8）预防并发症。

3. 分娩期和产后处理

（1）注意产程进展和母儿监测。

（2）保证先露为顶部。

（3）及早发现胎盘早剥、脐带脱垂。

（4）预防产后出血。

第六节　羊水过少

妊娠晚期羊水量少于 300ml 者为羊水过少。

【诊断标准】

1. 临床表现

（1）宫高腹围小于停经孕周。

（2）子宫紧裹胎体，子宫外形不规整感。

（3）胎膜早破者有阴道流液。

（4）临产后阴道检查可见前羊水囊不明显。

（5）破膜时羊水少，或稠厚黄绿。

2. 胎心电子监护

取决于对胎儿影响程度。

（1）基线变异减少。

（2）NST 无反应型。

（3）胎心监护可有变异减速、晚期减速。

3. B 型超声检查

（1）羊水量检查 ①目前确定羊水量主要通过 B 超测量，包括测定羊水指数（amniotic fluid index，AFI）和单个最大羊水暗区深度。因为单个最大羊水暗区深度未考虑到胎儿位置可能相对于子宫并不对称，诊断羊水过少主要依靠 AFI。②B 超诊断羊水过少标准是妊娠晚期羊水指数（AFI）<5cm，5～8cm 考虑羊水较少。最大羊水池深度 <2cm 为羊水过少，≤1cm 为严重羊水过少。③因羊水量随着妊娠进展而发生改变，所以仅以足月时的 AFI 作为诊断标准。④也有将羊水过少定义为 AFI 小于同孕龄正常妊娠 AFI 第五百分位数（≤5th）。

（2）胎盘－胎儿检查 ①胎儿畸形检查。②胎儿生长大小检查。③胎儿脐动脉血流 S/D 比值。

（3）并发症相关指标检查。①子宫胎盘功能不良相关 如高血压、慢性胎盘早剥、系统红斑性狼疮、抗磷脂综合征等相关检查。②过期妊娠。③胎膜早破检查 包括阴道流液 pH 检测和羊齿状结晶检查。

【治疗原则】

晚期妊娠羊水过少处理原则是针对病因治疗，同时给予对症处理。

（1）未足月胎膜早破、妊娠高血压、胎儿宫内生长受限、过期妊娠、胎儿畸形参见相应章节。

（2）羊水过少，胎儿无畸形，胎盘功能严重不良，短时间不能阴道分娩，剖宫产结束妊娠。

（3）先行 OCT 试验，如 OCT（－），胎儿储备能力尚好，宫颈成熟，严密监护下破膜后观察宫缩，必要时行缩宫素引产。

（4）孕周较小，胎儿不成熟，羊膜腔灌注法期待治疗。

（5）母体输液水化 羊水量与母亲血容量间存在相关性，给予母亲输液提升体液量或降低母亲渗透压可增加胎儿尿流量从而改善羊水过少。

（6）产程中严密监测胎儿安危，包括持续胎儿电子监护。

（7）产程中注意母体供氧和监测。

（8）新生儿复苏准备。

（9）羊膜腔灌注法临床应用。①经腹壁羊膜腔灌注　通常在未破膜情况下，B超引导避开胎盘，以 10ml/min 输入 37℃ 的 0.9% 生理盐水 200～500ml，注意监测羊水指数，预防感染和保胎处理。②经阴道羊膜腔灌注　通常在产程中或已经破膜时。以 10ml/min 输入 37℃ 的 0.9% 生理盐水 200～500ml，使 AFI 达 8cm。如 AFI 已 ≥8cm，胎心减速无改善，停止输注，考虑剖宫产尽快结束分娩。

羊水较少者动态监测，病因查找，及时处理。

第七节　胎膜早破

胎膜破裂发生于产程正式开始前称为胎膜早破。胎膜早破的影响因素有：创伤，宫颈内口松弛，生殖道病原微生物上行性感染，支原体感染，羊膜腔压力增高，胎儿先露部与骨盆入口衔接不好，胎膜发育不良，孕妇缺乏铜、锌等微量元素，此外有羊膜腔侵入性医疗操作等，不同的影响因素对胎膜早破的发生时间有一定影响。孕龄 < 37 孕周的胎膜早破又称为早产（未足月）胎膜早破（见"早产"节）。

【诊断标准】

1. 临床表现

（1）孕妇突感较多液体自阴道流出，继而有少量间断性或持续性的阴道流液。

（2）腹压增加时，如咳嗽、负重时阴道流出较多液体。

（3）有些病例并无明显的阴道流液突增感，仅为持续的少量阴道流液主诉。

（4）检查可见阴道口有液体流出，或阴道窥视见宫颈口有液体流出。

（5）感染时阴道排液可有臭味。

（6）存在相关诱发因素的临床表现。

2. 辅助检查

（1）阴道检查见阴道流液，或见阴道后穹窿有羊水池，或见宫颈口有液体流出；必要时将胎先露部上推或增加腹压如咳嗽等。

（2）阴道液酸碱度检查　pH≥7.0 时，胎膜早破可能性极大。注意排除血液、尿液、精液及感染因素影响。

（3）阴道液涂片检查　阴道液干燥片检查有羊齿状结晶为羊水；涂片用 0.5% 美蓝染色，可见淡蓝色或不着色的胎儿上皮及毳毛；用苏丹Ⅲ染色可见橘黄色脂肪小粒；用 0.5% 硫酸尼罗蓝染色可见橘黄色胎儿上皮细胞等可确定为羊水。

（4）B超检查　羊水减少，必要时动态观察。

（5）羊膜镜检查　可以直视胎先露部，看不到前羊膜囊，即可确诊胎膜早破。

【治疗原则】

（1）足月前胎膜早破见"早产"节，足月胎膜早破收入院。臀位等胎位异常按相应处理原则。有剖宫产指征则行剖宫产。

（2）足月妊娠伴胎膜早破者约 80%～90% 在破膜 24 小时内临产。

（3）监测 T、P、R、BP 等。

（4）监测伴发影响因素的相关指标，例如监测感染指标；如感染存在，原则是尽快结束分娩。

（5）胎儿电子监护　基线率、加速、减速及宫缩情况。

（6）卧床休息，尤指胎头高浮者。

（7）破膜后 12 小时应用抗生素预防感染。

（8）宫颈条件成熟，12 小时无宫缩者引产。

（9）宫颈条件未成熟者，促宫颈成熟后引产。

（10）引产过程中及产程中注意严密观察产程进展及母胎监测。

（11）破膜时间长，建议产后行宫腔内容物细菌培养，胎盘送病理检查，小儿出生后做咽或耳拭子细菌培养。

（12）注意预防产后出血及产后感染。

第八节　前置胎盘

前置胎盘是指胎盘全部或部分位于子宫下段，甚至达到或覆盖宫颈内口，其位置低于胎儿先露部。

1. 前置胎盘分类

根据胎盘边缘和宫颈内口的位置关系，将前置胎盘分为 4 类。

（1）完全性前置胎盘　胎盘组织完全覆盖宫颈内口。

（2）部分性前置胎盘　胎盘组织部分覆盖宫颈内口。

（3）边缘性前置胎盘　胎盘下缘达宫颈内口，但未覆盖宫颈内口。

（4）低置胎盘　胎盘位于子宫下段，边缘接近但未达宫颈内口。

2. 前置胎盘诊断

（1）既往史多次人工流产清宫史、分娩史、引产史、剖宫产史；此次妊娠中、晚期或临产时突然发生无诱因的无痛性反复性阴道流血，出血量多少不一。

（2）根据失血量不同而表现不同，多次出血，呈贫血貌；急性大量出血，可发生休克。失血过多可出现胎儿宫内缺氧，严重者胎死宫内。腹部检查胎先露高浮或胎位异常，如臀位、斜位或横位。于耻骨联合上方可能听到胎盘杂音（胎盘附着在子宫下段前壁时），可能有宫缩，但宫缩间歇期子宫松弛好，无明显频繁的低张宫缩。

（3）阴道检查　一般只做阴道窥诊，仅适用于无规律产前检查以及缺乏孕期超声检查的紧急就诊者。在备血、输液或输血及可立即手术的条件下进行，不应盲目行指诊检查。

（4）超声检查　①B 型超声是诊断前置胎盘的基本方法，可显示子宫壁、胎先露部、胎盘和宫颈的位置和关系，进一步明确前置胎盘类型。②B 型超声诊断前置胎盘时须注意妊娠周数和胎盘附着部位，对于妊娠中期前壁附着的低置胎盘不宜过早诊断。无出血可在 34～36 周复查超声，有出血者可以在 28～34 周依据病情动态检查。③经腹部超声检查对于子宫后壁前置胎盘确诊有一定难度。经会阴超声或经阴道超声准确性高于经腹超声，但需要注意探头位置和方向。④提示胎盘植入征象　胎盘与膀胱或浆膜层之间的正常低回声边界消失；胎盘位置接近膀胱壁；胎盘内接近子宫壁的地方可见到低回声区；彩色多普勒显示在胎盘基底部和子宫肌层之间有持续的血流影像。

（5）磁共振（MRI）检查　适用于剖宫产术后瘢痕处胎盘附着或对于胎盘在子宫后壁附着而超声不能明确诊断的病例。

（6）剖宫产术中见胎盘附着与子宫下段或覆盖宫颈内口。

（7）产后检查胎盘及胎膜　以便核实诊断。阴道分娩者若胎膜破口距胎盘边缘距离＜7cm提示部分性前置胎盘。

3. 鉴别诊断

（1）胎盘早剥　依据病史、妊娠并发症伴发情况、症状体征、B超进行鉴别。

（2）帆状胎盘前置血管破裂　为产科急症，对胎儿威胁大。通过病史、妊娠并发症伴发情况、症状体征、B超检查鉴别；阴道血涂片见有核红细胞考虑此病可能性大。

（3）胎盘边缘血窦破裂及宫颈病变如息肉、糜烂、宫颈癌等，结合病史通过阴道检查或活检、B型超声检查及分娩后胎盘检查可以明确诊断。

【治疗原则】

1. 期待疗法

（1）处理原则是抑制宫缩、止血、纠正贫血预防感染及促进胎儿生长。

（2）适用于妊娠36周以前或胎儿体重估计＜2300g，阴道出血不多，患者一般情况好，胎儿存活者。

（3）有出血应住院观察，B型超声明确诊断，禁止阴道指诊肛诊。

（4）绝对卧床休息，左侧卧位，适当镇静。

（5）严密注意出血，必要时配血备用，注意补血药应用纠正贫血。

（6）观察宫缩，有宫缩给予宫缩抑制剂（见"早产"节）。

（7）反复出血需要监测感染指标；预防感染用广谱抗生素。

（8）监测胎儿生长情况，注意孕妇营养和进食。

（9）估计在34周前分娩者，给予促胎肺成熟；反复出血者，在32周后促胎肺成熟；紧急时羊膜腔内注射。

（10）若在观察期间发生大量阴道流血或反复流血，终止妊娠。

2. 终止妊娠

（1）大量出血、出血不止，甚至休克，有孕妇生命危险时，不论孕周如何，迅速选择剖宫产。

（2）无症状的完全性前置胎盘妊娠达37周后终止妊娠。

（3）部分性或边缘性前置胎盘可在妊娠达38周终止妊娠。

3. 终止妊娠方式

（1）剖宫产是处理前置胎盘的主要手段。

（2）完全性前置胎盘必须以剖宫产结束分娩。

（3）部分性或初产妇边缘性前置胎盘，近年倾向行剖宫产。

（4）前置胎盘伴发严重出血以剖宫产结束分娩。

（5）低置胎盘或前壁附着的边缘性前置胎盘，胎头已衔接，无头盆不称和胎位异常，估计短时内分娩者，可尝试阴道分娩；需要备血，开放静脉，严密观察。做好随时剖宫产可能的准备。

4. 剖宫产术前、术中注意事项

（1）术前应积极纠正休克，输液、输血，补充血容量；备血。

（2）腹部切口依据手术操作者和病情个案化处理。剖宫产瘢痕处妊娠尤其怀疑或诊断胎盘植入者可以腹部纵切口。

（3）子宫切口应根据胎盘附着位置确定，原则上应避开胎盘做下段横切口；或依据具体情况选择子宫下段纵切口或体部切口；胎儿/新生儿存活可能性小者，子宫切口选择有必要考虑再次妊娠问题，避免宫体部切口为宜。

（4）胎儿娩出后及时应用缩宫素，持续静脉点滴缩宫素。

（5）有效止血　酌情选择局部缝扎、局部楔形切除、压迫、填塞、B–lynch缝合术；子宫动脉结扎术（上行支、下行支）；髂内动脉结扎术。

（6）子宫动脉、髂内动脉介入治疗；有条件医院，对于术前诊断剖宫产瘢痕处胎盘附着尤其怀疑或诊断胎盘植入者，在术前行髂内动脉介入置管。

（7）注意出血量评估和凝血功能检查。

（8）各种止血方法无效，或胎盘植入止血困难者，子宫切除术。

5. 产后处理

（1）应用子宫收缩剂预防产后出血。

（2）抗生素预防感染。

6. 孕妇转诊

（1）无条件救治大出血的医院、对于前置胎盘的胎盘植入病例，建议在终止妊娠前转诊到有条件的3级医院。

（2）分娩中和术中发生大出血，建议在险情出现前及时启动院外援助系统。

（3）紧急情况转院时处理　若阴道大量流血，而当地无条件处理，应在静脉输液或输血，并在消毒下进行阴道填塞，暂时压迫止血，迅速护送转院。

第九节　胎盘早剥

正常位置的胎盘，在妊娠20周以后至胎儿娩出之前的任何时期，从子宫壁部分或全部分离称胎盘早剥。是一种严重妊娠并发症，发病急、危害大，可引起母体低血容量休克、肾衰、DIC、产后出血。若对其诊断及处理延误，均可造成母儿死亡。

【诊断标准】

主要根据病史、临床症状及体征，以及伴发的相关妊娠并发症。轻型胎盘早剥临床症状与体征不典型，需仔细观察分析。重型胎盘早剥常具有典型症状与体征，临床诊断多无困难。B超检查主要在与前置胎盘的鉴别上更有意义。后壁胎盘附着排除诊断时应谨慎。

1. 临床分型

（1）隐性型　胎盘剥离后形成胎盘后血肿，无阴道出血。

（2）显性型　胎盘剥离后出血沿胎膜下行经子宫颈口向外流出。

（3）混合型　既有胎盘后血肿，又有外出血。

2. 临床表现

胎盘早剥的严重程度与剥离面的大小及剥离部位有关。

（1）显性剥离或外出血型　胎盘剥离面小，出血停止、血液凝固，临床多无症状。如继续出血，血液直接冲开胎盘边缘，并沿着胎膜与子宫壁之间自宫颈流出。

（2）隐性剥离或内出血型　血液在胎盘后形成血肿使剥离面逐渐扩大。当血肿不断增大，胎盘边缘仍然附着在子宫壁上，或胎膜与子宫壁未分离，或胎头固定于骨盆入口，均使胎盘后的血液不能外流而积聚在胎盘与子宫壁之间，此时子宫容积增大，宫底升高。

（3）混合型　胎盘后的血肿达到一定程度时血液冲破了胎盘边缘，经宫颈管流出时表现混合性出血。

（4）子宫胎盘卒中　当血液冲破羊膜渗入羊水中，致血性羊水。在隐性出血时，血肿积聚在胎盘及子宫壁之间，由于胎盘后血肿的压力加大，使血液渗入子宫肌层，引起肌纤维的分离、断裂、变性，当血液浸及子宫肌层至浆膜层时，子宫表面呈紫蓝色的瘀斑，在胎盘附着处更明显，此种情况称子宫胎盘卒中。

3. 体征

临床表现与体征主要与胎盘剥离面积的大小及出血的严重程度有关。

（1）轻型　以外出血为主。胎盘剥离面＜1/3 胎盘面积，多在胎盘边缘部位。主要症状为阴道流血，量较多，色暗红，可有轻微腹痛或无腹痛，无明显贫血征，如在分娩期则产程进展较快。腹部检查：子宫软，压痛不明显或局部有轻压痛，宫缩有间歇，子宫大小与孕周相符，胎位清楚，胎心正常或异常。在轻度胎盘早剥中，产后检查胎盘可见 35% 胎盘母面有血块压迹。

（2）重型　内出血为主。胎盘剥离面＞1/3 胎盘面积。多伴有严重的妊娠期高血压疾病、慢性高血压等。主要症状为突然发生的持续性腹痛和（或）腰酸、腰痛，疼痛的程度与胎盘后积血的多少有关，积血越多，疼痛越重。严重时可出现恶心、呕吐、面色苍白、出汗、脉细数及血压下降等休克症状，皮肤可见出血点及牙龈出血。可无或少量阴道出血，或有血性羊水流出。贫血程度与失血量不成比例。腹部检查：子宫张力大，宫缩间歇子宫松弛不完全，重者硬如板状，压痛明显，胎位触不清。若胎盘附着在子宫后壁，压痛可不明显。随胎盘后血肿的增大，宫底随之升高，检查子宫大于孕周。因胎盘剥离面积大，胎儿宫内缺氧严重，致胎儿死亡。

4. 辅助检查

对可疑胎盘早剥患者，B 超可协助诊断。若胎盘后出现血肿，B 超图像显示胎盘与子宫壁间出现液性暗区，界限不太清楚。若血肿较大时显示胎盘胎儿面向羊膜腔凸出。如血液流出未形成血肿时 B 超则无特异图像，后壁胎盘 B 超往往显示不清楚，故不能完全依赖 B 超检查。

5. 实验室检查

血、尿常规及凝血功能，主要了解贫血程度及凝血功能有无障碍。重型患者应做 DIC 筛选试验，包括血小板计数、凝血酶原时间、纤维蛋白原测定和血浆鱼精蛋白副凝试验（3P 试验），以及纤溶确诊试验（Fi 试验即 FDP 免疫试验）、凝血酶时间及优球蛋白溶解时间等。还应做相关疾病的病因检查，如肝功能、肾功能、LDH等。注意动态监测。

【治疗原则】

1. 住院治疗

胎盘早剥者立即收住院，包括有疑似胎盘早剥者。

（1）严密监测生命体征。

（2）监测子宫体、子宫底变化，包括高度、宫缩、压痛情况。

（3）监测胎儿安危。

（4）B超监测　注意动态监测，重型和紧急情况不必等待和依赖B超检查。

（5）完成和完善实验室检查指标。

（6）依据病史、症状和体征及辅助检查项目尽早做出判断和诊断。

2. 纠正休克

（1）立即开放静脉，建立有效静脉通道，补液。

（2）配血，输新鲜血，补充血容量。

（3）根据临床表现和实验室指标补充有关凝血因子。

3. 终止妊娠

胎盘早剥一旦诊断，为抢救母亲及胎儿生命，应尽快终止妊娠，减少并发症发生。

4. 分娩方式

（1）阴道分娩　适合轻型胎盘早剥而患者一般情况好，或经产妇宫口已开大、估计短时间内迅速结束分娩时。应先行人工破膜以减少子宫内张力，防止胎盘继续剥离及子宫胎盘卒中发生。需要严密监测病情进展或胎心率变化，胎儿状况不良，立即结束阴道试产急行剖宫产。

（2）剖宫产　轻型早剥、初产妇胎儿可存活，但不具备短期内阴道分娩的条件；重型早剥胎儿存活，立即行剖宫产终术止妊娠，避免胎儿缺氧和死亡；重型早剥胎儿死亡，但患者状况不良或紧急亦需要考虑行剖宫产。

5. 阴道分娩注意要点

（1）继续严密监测各项临床指标。

（2）严密监测产程进展。

（3）严密监测胎儿安危。

（4）母胎任一方出现危险和病情加重立即停止阴道试产急行剖宫产。

（5）胎儿娩肩后立即给予缩宫剂，并注意持续静脉维持。

（6）胎盘娩出后注意子宫收缩情况，包括缩宫剂和按摩子宫。

（7）注意阴道出血的性状变化，及早发现DIC。

（8）抗生素预防感染。

6. 剖宫产注意要点

（1）防止术中出血　胎儿娩出后，立即给予宫缩剂并注意持续静脉维持。

（2）胎盘娩出后，注意结合子宫按摩，促进子宫收缩。

（3）术中和术后都需注意实验室指标动态监测，包括血小板、纤维蛋白原等。

（4）存在子宫胎盘卒中时，更要注意应用缩宫剂、子宫按摩、热盐水纱垫湿敷子宫等措施。子宫胎盘卒中，不是子宫切除指征。可选择的治疗方法还包括局部缝合、捆绑术及子宫动脉结扎等，可选择药物有各种宫缩剂（如缩宫素、米索前列醇、卡前列甲酯等）和凝血活性因子，仍无好转，最后考虑子宫切除术。

（5）抗生素预防感染。

7. 凝血功能障碍治疗

胎盘早剥持续时间越长，发生凝血功能障碍的概率越高，所以及时终止妊娠是减少 DIC 的重要手段。

（1）输新鲜血　及时、足量输入新鲜血液是补充血容量及凝血因子的有效措施。库存血若超过 4 小时，血小板功能即受破坏，效果差。为纠正血小板减少，有条件可输血小板浓缩液。

（2）输纤维蛋白原　若血纤维蛋白原低，同时伴有活动出血，且血不凝，经输入新鲜血等效果不佳时，可输纤维蛋白原 4g，将纤维蛋白原溶于注射用水 100ml 中静脉滴注。通常给予 4～6g 纤维蛋白原即可收到较好效果。每 4g 纤维蛋白原可提高血纤维蛋白原 1g/L。

（3）输新鲜血浆　新鲜冰冻血浆疗效仅次于新鲜血，尽管缺少红细胞但含有多种凝血因子，一般 1L 新鲜冰冻血浆中含纤维蛋白原 3g，且可将 V、Ⅷ 因子提高到最低有效水平。因此，在无法及时得到新鲜血时，可选用新鲜冰冻血浆作应急措施。

（4）肝素　肝素有较强的抗凝作用，适用于 DIC 高凝阶段及不能直接去除病因者。胎盘早剥患者 DIC 的处理主要是终止妊娠以中断凝血活酶继续进入血内。对于处于凝血障碍的活动性出血阶段，应用肝素可加重出血，故一般不主张应用肝素治疗。

（5）抗纤溶剂　6-氨基己酸等能抑制纤溶系统的活动，若仍有进行性血管内凝血时，用此类药物可加重血管内凝血，故不宜使用。若病因已去除，DIC 处于纤溶亢进阶段，出血不止时则可应用，如 6-氨基己酸 4～6g、止血环酸 0.25～0.5g 或对羧基苄胺 0.1～0.2g 溶于 5% 葡萄糖液 100ml 内静脉滴注。

8. 预防急性肾衰

（1）在治疗中，注意留置导尿管，监测尿量。

（2）血容量不足时尿量少于 30ml/h，需及时补充血容量。

（3）当可疑肾功能衰竭时每小时尿量则少于 17ml 或表现为无尿，此时应静脉注射呋塞米（速尿）40mg，尿量仍不增加可重复使用，一般在 1～2 日内症状可好转。

（4）若短期内尿量不增多，血尿素氮、肌酐、血钾增高，CO_2 结合力下降，提示肾功能已严重衰竭，如出现尿毒症应及时抢救孕妇的生命，进行血液透析。

第十节　妊娠期肝内胆汁淤积症

妊娠期肝内胆汁淤积症（intrahepatic cholestasis of pregnancy，ICP）主要发生在妊娠晚期，少数发生在妊娠中期，以皮肤瘙痒和胆汁酸升高为特征。是一种严重的妊娠期并发症，此病仍是导致围产儿病死率升高的主要原因之一。

其病因可能与体内雌激素大量增加影响肝细胞的功能有关，有明显的地域和种族差异；有家族史及复发倾向。

其对孕、产妇的主要影响是瘙痒及凝血功能异常导致产后出血。其对胎儿的主要危害是早产、胎儿宫内窘迫，胎儿死亡常发生。

【高危因素】

1. 母亲因素

（1）孕妇年龄 >35 岁以上。

（2）具有慢性肝胆疾病。

（3）家族中有 ICP 者。

（4）前次妊娠为 ICP 史。

2. 本次妊娠因素

（1）双胎妊娠 ICP 患病率较单胎显著升高。

（2）人工授精后孕妇 ICP 发病相对危险度增加。

【临床表现】

1. 瘙痒

主要首发症状，初起为手掌、脚掌，逐渐加剧而延及四肢、躯干，瘙痒程度各有不同，夜间加重，70% 以上发生在妊娠晚期，平均发病孕周为 30 周。

2. 黄疸

瘙痒发生后 2~4 周内部分患者可出现黄疸，发生率为 20%~50%。

3. 皮肤抓痕

皮肤抓痕是因瘙痒抓挠皮肤出现条状抓痕，皮肤活检无异常表现。

4. 其他表现

少数病例可有消化道非特异性表现，极少数孕妇出现体重下降及维生素 K 相关凝血因子缺乏。

【辅助检查】

1. 胆汁酸系列

（1）胆汁酸改变是 ICP 最主要的实验室证据。

（2）胆汁酸可用于评估 ICP 严重程度。

（3）甘胆酸敏感性强，可作为筛查和随访 ICP 的指标。

2. 肝功能系列

（1）丙氨酸氨基转移酶和门冬氨酸氨基转移酶　正常或轻度升高，其变化与血清胆汁酸、胆红素变化不平行。

（2）α-谷胱甘肽转移酶　其在 ICP 诊断中的敏感性及特异性可能优于胆汁酸和氨基转移酶。

（3）α-羟丁酸脱氢酶　ICP 孕妇血清中 a-羟丁酸脱氢酶较正常孕妇有显著升高，但能否作为评估 ICP 严重程度的指标未见支持研究。

3. 胆红素系列

血清总胆红素正常或轻度升高，平均为 30~40μmol/L，最高不超过 200μmol/L，以直接胆红素升高为主。

4. 肝炎系列病毒学检查

单纯 ICP 者，其肝炎病毒学系列检查结果为阴性。

5. 肝脏 B 超

ICP 患者肝脏无特征性改变，因此肝脏 B 超对于 ICP 诊断意义不大，仅对排除孕妇有无肝胆系统基础疾病有一定意义。

6. 肝脏病理学检查

仅在诊断不明，而病情严重时进行。

7. 胎盘病理学检查

ICP 胎盘绒毛间腔狭窄，但胎盘重量、容积及厚度是否差异不明。

【诊断标准】

1. 妊娠期筛查

（1）产前检查发现黄疸，肝酶和胆红素升高、瘙痒，即测定并跟踪血甘胆酸变化。

（2）ICP 高危因素者　28 周测定血甘胆酸，结果正常者 3~4 周后重复。

（3）孕 32~34 周常规测定血甘胆酸。

2. 诊断基本要点

（1）以皮肤瘙痒为主要症状，无皮疹，少数孕妇可出现轻度黄疸。

（2）全身情况良好，无明显消化道症状。

（3）可伴肝功能异常，胆红素升高。

（4）分娩后瘙痒、黄疸迅速消退，肝功能恢复正常。

3. 确诊要点

鉴于甘胆酸敏感性强而特异性弱，总胆汁酸特异性强而敏感性弱，因此确诊 ICP 可根据临床表现并结合这两个指标综合评估。一般空腹检测血甘胆酸升高 $>500\mu g/dl$（$>10.75\mu mol/L$）或总胆汁酸升高 $\geqslant 10\mu mol/L$，可诊断为 ICP。

4. 疾病严重程度判断

常用的分型指标包括瘙痒程度和时间、血清甘胆酸、总胆汁酸、氨基转移酶、胆红素水平，但没有一项指标能单独预测与不良围产儿结局间的确切关系，比较一致的观点认为总胆汁酸水平与疾病程度的关系最为相关。

（1）轻型　①血清总胆汁酸 10~39$\mu mol/L$；甘胆酸 10.75~43$\mu mol/L$（500~2000$\mu g/dl$）；②总胆红素 $<21\mu mol/L$，直接胆红素 $<6\mu mol/L$；③丙氨酸氨基转移酶 $<200U/L$，天冬氨酸氨基转移酶 $<200U/L$；④临床症状　瘙痒为主，无明显其他症状。

（2）重型　①血清总胆汁酸 $\geqslant 40\mu mol/L$；甘胆酸 $>43\mu mol/L$（$>2000\mu g/dl$）；②总胆红素 $\geqslant 21\mu mol/L$，直接胆红素 $\geqslant 6\mu mol/L$；③丙氨酸氨基转移酶 $\geqslant 200U/L$，天冬氨酸氨基转移酶 $\geqslant 200U/L$；④临床症状　瘙痒严重；伴有其他症状；⑤特殊性　<34 周出现 ICP、双胎、子痫前期、复发性 ICP，曾因 ICP 致围产儿死亡者。

【治疗原则】

1. 治疗目标

缓解瘙痒症状，降低血胆酸水平，改善肝功能；延长孕周，改善妊娠结局。

2. 病情监测

（1）孕妇生化指标监测　根据孕周和程度，选择监测间隔。

（2）胎儿宫内状况监测　强调发现胎儿宫内缺氧并采取措施与治疗同样重要。①

胎动　评估胎儿宫内状态最简便、客观、即时的方法。②胎儿电子监护　NST 在 ICP 中的价值研究结果不一致，更应认识到胎心监护的局限性，并强调 ICP 具有无任何预兆胎死宫内的可能，而产程初期 OCT 异常者对围生儿预后不良的发生有良好的预测价值。

（3）脐动脉血流分析　对预测围产儿预后有意义，建议孕 34 周后每周一次。

（4）产科 B 超　只能作为了解胎儿宫内情况的瞬间指标。

（5）羊膜腔穿刺和羊膜镜检查　不建议作为 ICP 孕妇常规检查。

3. 门诊管理

（1）门诊治疗　无症状或症状较轻、血甘胆酸 < 21.5μmol/L 或总胆汁酸 < 20μmol/L、丙氨酸氨基转移酶 <100U/L，且无规律宫缩者。

（2）口服降胆酸药物，7 ~ 10 天为一个疗程。

（3）随访　缩短产前检查间隔，重点监测血甘胆酸及总胆汁酸，加强胎儿监护。

4. 住院治疗标准

（1）血甘胆酸 > 21.5μmol/L 或总胆汁酸 ≥20μmol/L，丙氨酸氨基转移酶 > 100U/L。

（2）ICP 患者出现规律宫缩、瘙痒严重者。

（3）门诊治疗无效者。

（4）伴其他情况需立即终止妊娠者。

5. 药物治疗

（1）基本原则　尽可能遵循安全、有效、经济和简便原则。目前尚无一种药物能治愈 ICP，治疗中及治疗后需及时监测治疗效果、不良反应，及时调整用药。

（2）降胆酸基本药物　①熊去氧胆酸（Ursodeoxycholic Acid，UDCA）　缺乏大样本随机对照试验，与其他药物对照治疗相比，在缓解瘙痒、降低血清学指标、延长孕周、改善母儿预后方面具有优势，为 ICP 治疗的一线药物。停药后可出现反跳情况。建议按照 15mg/（kg·d）的剂量，分三次口服。②S - 腺苷蛋氨酸（S - Adenosylmethionine，SAMe）　没有良好的循证医学证据证明其确切疗效和改良围产结局方面的有效性。建议作为 ICP 临床二线用药或联合治疗。停药后可出现反跳情况。常用剂量：静脉滴注，每日 1g，疗程 12 ~ 14 天。③地塞米松（Dexamethasone，DX）主要应用在：妊娠 34 周之前估计在 7 天之内可能发生早产的 ICP 患者。

（3）降胆酸联合治疗　比较集中的联合方案是：UDCA + SAMe。

【产科处理】

1. 继续妊娠，严密观察

（1）血甘胆 <43μmol/L 或总胆汁酸浓度 <30μmol/L，肝酶正常或轻度升高，无黄疸，孕周 <37 周。

（2）孕周 <34 周，尽可能延长孕周。

2. 需尽早终止妊娠

（1）孕周 >37 周　血甘胆酸 >43μmol/L 或总胆汁酸 >30μmol/L，伴有黄疸，胆红素 >20μmol/L。

（2）孕周 34 ~ 37 周　血甘胆酸 >64.5μmol/L 或总胆汁酸 >40μmol/L；伴有黄疸，

胆红素 >20μmol/L；或既往因 ICP 致围产儿死亡者，此次妊娠已达 34 周，又诊断重症 ICP。

（3）孕 32 ~ 34 周　重症 ICP，宫缩 >4 次/小时或强度 >30mmHg，保胎药物治疗无效者。

（4）重症 ICP，孕周 >28 周，高度怀疑胎儿宫内窘迫。

3. 权衡后综合考虑

（1）孕周 34 ~ 37 周，血甘胆酸 43 ~ 64.5μmol/L 或总胆汁酸 30 ~ 40μmol/L。

（2）孕周 <34 周，血甘胆酸 >64.5μmol/L 或总胆汁酸 >40μmol/L。

（3）ICP 合并其他产科合并症，如双胎妊娠、子痫前期等。

4. 阴道分娩指征

（1）血甘胆酸 <21.5μmol/L，肝酶正常或轻度升高，无黄疸。

（2）无其他产科剖宫产指征者。

（3）<40 周。

5. 剖宫产指征

（1）重症 ICP。

（2）既往死胎死产、新生儿窒息或死亡史。

（3）胎盘功能严重下降或高度怀疑胎儿窘迫。

（4）合并双胎或多胎、重度子痫前期等。

（5）存在其他阴道分娩禁忌证。

第十一节　母儿血型不合

胎儿从父亲和母亲各接受一半基因成分，胎儿红细胞可能携带来自父亲的抗原，表现为胎儿的血型与母亲不同。当胎儿红细胞经胎盘进入母体的血液循环后，诱导母体的免疫系统产生抗体，抗体又经胎盘入胎儿血液循环系统，结合胎儿红细胞，使胎儿红细胞被破坏，导致胎儿和新生儿溶血性疾病（hemotyticdisease of the newborn, HDN）。发生在胎儿期和新生儿早期。主要表现为胎儿的溶血性贫血、心衰、水肿及新生儿早期黄疸。

常见有 ABO 血型系统及 Rh 血型系统不合两大类。

【诊断标准】

1. 病史

孕妇以往有不明显原因的死胎、流产、早产及新生儿死亡或出生后迅速出现黄疸等病史。

2. 辅助检查

（1）孕妇及丈夫血型检查　孕妇为 O 型，而丈夫血型为 A、B 或 AB 型者有发生 ABO 血型不合的可能，孕妇为 Rh 阴性，丈夫为 Rh 阳性者，则可能发生 Rh 血型不合。

（2）抗体效价测定　①Rh 阴性女性，未产生 Rh 抗体（未致敏 Rh 阴性）　对于未致敏 Rh 阴性血孕妇，应从孕 18 ~ 20 周开始每月行一次间接 Coomb′试验。如果孕妇是 Rh 阴性，第一次产检抗体为阴性，需在孕 28 周重复筛查，另一次抗体筛查在分娩时。②Rh 阴性女性，已产生 Rh 抗体（致敏的 Rh 阴性）　　Rh 抗体效价评估：应定期测抗体效价，效价在 1：16 以上提示病情较严重。③ABO 血型抗体效价与新生儿溶血病的发生率关系尚无统一结论，孕晚期 ABO 血型抗体效价≥1：512 时，新生儿溶血病的可能性大。脐血 ABO 血型抗体筛查对预测新生儿溶血病很有意义，其准确性可达 70%。

（3）B 超下胎儿大脑中动脉血液监测胎儿宫内变化　　①胎儿贫血的发生伴随着胎儿大脑中动脉收缩期峰值流速的升高。虽然至少有一半的贫血胎儿可能表现为正常的峰值流速，但相对于胎儿孕周的高峰值流速可以提示胎儿贫血的严重程度。②胎儿水肿状态，包括胸、腹腔是否有积液，有无头皮水肿（双重光环），有无心脏扩大、肝脾肿大及胎盘增大、增厚。一般 2～4 周检查 1 次，必要时每周 1 次。

（4）胎心监护　　妊娠 32 周起进行 NST 检查，如出现正弦曲线提示可能出现贫血、缺氧。

（5）羊水穿刺　　羊水颜色及光密度（ΔOD450）、羊水中胆红素测定。

（6）脐带血管穿刺　　脐带血管穿刺取样检查胎儿血型、Rh 因子、Hb、Bil 等。

【治疗原则】

1. 妊娠期处理

（1）免疫球蛋白　　Rh 母胎血型不合的母亲，间接 Coomb′试验阴性，可分别于妊娠 28 周、40 周肌内注射抗 D 免疫球蛋白。

Rh 母胎血型不合的母亲，已产生 Rh 抗体（致敏的 Rh 阴性），母体静脉输注免疫球蛋白（400～500mg/kg，每 4 周一次）可降低胎儿溶血病发生的严重程度。

（2）血浆置换　　在测抗体效价高时做血浆置换。Rh 血型不合孕妇，在孕中期（24～26 周）抗体滴度高，但胎儿水肿尚未出现时，进行血浆置换，可降低抗体的浓度达 80%，但这种下降是暂时的。

（3）宫内输血　　在无胎儿水肿时，有直接证据显示胎儿显著贫血，才可进行胎儿输血治疗。宫内输血具有一定的风险。

（4）终止妊娠时间和方式　　根据既往分娩史、血型不合类型、抗体滴度、胎儿溶血的严重程度、胎儿成熟度以及胎盘功能状态综合分析。轻者原则上不超过预产期；重者一般经保守治疗后维持妊娠达 32～34 周可终止妊娠。对 ABO 血型不合其抗体效价达 1：512，对 Rh 血型不合效价达 1：32，应考虑终止妊娠。

轻者无其他剖宫产指征可以阴道分娩，产程过程中严密监测胎心变化；重者可行剖宫产术终止妊娠。

2. 分娩期处理

（1）做好新生儿复苏准备，尽可能准备好血源、器械，做好换血准备。

（2）新生儿娩出后，尽快钳夹脐带，立即在距脐轮处夹住，应保留脐带 5～6cm，以浸泡有 1：5000 呋喃西林溶液的消毒纱布包裹，外套消毒避孕套以免干燥，固定于腹部，以备必要换血之用。自胎盘端收集脐血，查血型、血红蛋白、网织细胞计数、有核红细胞计数、胆红素及 Coomb′试验。

3. 新生儿处理

（1）光照疗法　　以蓝色荧光为好。患儿应戴黑罩，男婴尚需保护睾丸，每日 8～12

小时，光照期间每小时翻身一次。

（2）白蛋白或血浆疗法　25%白蛋白每次 1g/kg，或血浆 25ml/次。静脉注射。

（3）肾上腺皮质激素　泼尼松 2.5mg，每日 3 次，或地塞米松 1mg 稀释于葡萄糖液内静脉滴注。

（4）苯巴比妥　每日 3 次，口服，共 7 日。

（5）换血疗法　当血清胆红素＞205μmol/L（200mg/dl）可考虑换血。

【预防】

（1）抗 D 免疫球蛋白的应用使 Rh 阴性血导致的新生儿溶血病成为一种可预防的疾病。

（2）抗 D 免疫球蛋白是从血液中提取的，含有血红细胞的 Rh 抗原产生的高滴度抗体。它来自于人血浆，可以有效地预防 Rh 阴性血导致的同种异体免疫反应。

①Rh 母胎血型不合的母亲，间接 Coomb′ 试验阴性，建议可分别于妊娠 28 周、足月、产后 72 小时内，肌内注射抗 D 免疫球蛋白 300μg，如条件不允许，至少于产后注射一次。

②如果分娩后或其他潜在的致敏过程（自然流产或人工流产后、宫外孕、葡萄胎、羊水穿刺、脐血穿刺、产后出血等）的 72 小时之内没有注射抗 D 免疫球蛋白，一旦发现马上注射抗 D 免疫球蛋白，最长可在 28 天之内有效。

第十二节　胎儿窘迫

胎儿窘迫（fetal distress）是指胎儿在子宫内因急性或慢性缺氧和酸中毒所致的一系列病理状态，严重者危及其健康和生命或发生胎死宫内。胎儿窘迫可分急性及慢性两种，急性常发生在分娩期，慢性发生在妊娠晚期，但可延续至分娩期并加重。

【诊断标准】

1. 病史

（1）慢性胎儿窘迫常伴有妊娠期高血压疾病、妊娠合并慢性肾炎、过期妊娠、妊娠期肝内胆汁淤积症、糖尿病、羊水过少、胎儿宫内生长受限、严重贫血等病史。

（2）急性胎儿窘迫常伴有脐带脱垂或脐带受压、前置胎盘大出血、帆状血管前置、胎盘早期剥离、急产、催产素静脉滴注引产或加速产程，或产程中有严重头盆不称等病史。

2. 临床表现

（1）胎动减少，每 12 小时内少于 10 次，甚至消失。

（2）破膜后，羊水持续绿色或由清变为绿色，混浊、稠厚、量少。

（3）无宫缩时，胎心率持续在 160 次/分以上或在 110 次/分以下。

3. 辅助检查

（1）NST 表现为无反应型，OCT 及 CST 有频繁的变异减速及晚期减速。

（2）B 超羊水少，特别是动态观察羊水量变化更有意义；B 超检测脐动脉血流 S/D 比值。

（3）胎儿血气测定 pH <7.20（正常值 7.25 ~ 7.35），PO_2 <10mmHg（正常值 15 ~ 30mmHg），PCO_2 >60mmHg（正常值 35 ~ 55mmHg）。

【治疗原则】

1. 急性胎儿窘迫

（1）立即改变体位，可纠正仰卧位的低血压，也可缓解脐带受压。

（2）应积极寻找原因并立即给予治疗，如宫缩过强而出现心率显著变化，如在滴注催产素者应立即停用宫缩剂，必要时使用宫缩抑制剂，若入量不足要纠正电解质紊乱及酸中毒等。

（3）给母亲吸氧，最好采用面罩高流量纯氧间断给氧。

（4）尽快终止妊娠 对多次宫缩中反复出现变异减速或晚期减速而宫口未开全者，宜以剖宫产终止妊娠，如宫已开全而头位较低者，可行产钳助产；宫口未开全者，可以剖宫产终止妊娠。

2. 慢性胎儿窘迫

（1）查明有无妊娠并发症或合并症及严重程度，将母体情况及胎儿窘迫程度作全盘考虑，作出处理决定。

（2）定期作产前检查，估计胎儿大小及其情况，嘱孕妇卧床休息，取左侧卧位，定时低流量吸氧，每日 2 ~ 3 次，每次 30 分钟。积极治疗妊娠合并症及并发症。

（3）对孕龄小于 34 周有合并症或并发症者，可用地塞米松使胎儿成熟，以备及早终止妊娠。

（4）终止妊娠，妊娠接近足月胎动已减少，NST 表现为无反应型，B 超羊水量已逐步减少者，OCT 出现晚期减速等不必顾及宫颈成熟度，应考虑及时终止妊娠，以剖宫产为宜。

（5）凡距离预产期越远，胎儿娩出后存活可能性越小，预产越差，须根据条件尽量采取保守治疗，以期延长孕龄，同时促胎肺成熟，应向家属说明情况。

第十三节 胎儿生长受限

胎儿生长受限（fetal growth restriction，FGR）是胎儿在子宫内生长发育受到遗传、营养、环境、疾病等因素的影响未能达到其潜在所应有的生长速率，表现为足月胎儿出生体重 <2500g；或胎儿体重低于同孕龄平均体重的 2 个标准差；或低于同孕龄正常体重的第 10 百分位数。

【诊断标准】

1. 病史

（1）孕妇及丈夫身高、体重的影响 如身材短、体重低者易发生胎儿生长受限。

（2）营养 如孕妇在孕前或妊娠时有严重营养不良，其摄入热量明显减少者，偏食，可发生胎儿生长受限。

（3）高原地区 海拔 3000 ~ 3500m 地区因氧分压低，胎儿生长受限发生率高。

（4）双胎与多胎　　在双胎及多胎中，胎儿平均体重明显低于同胎龄单胎，FGR 发生率亦显著增高。

（5）孕妇有长期大量吸烟、饮酒，甚至毒瘾史者。

（6）胎儿因素　　①染色体异常　　如 21 – 三体、18 – 三体及 13 – 三体等胎儿生长受限发生率高。②感染　　已肯定风疹病毒及巨细胞病毒感染，可引胎儿生长受限。

（7）母体妊娠并发症或合并症　　如妊娠高血压疾病、妊娠合并慢性高血压、妊娠合并慢性肾炎、妊娠合并伴有血管病变的糖尿病，均可影响子宫血流量，子宫 – 胎盘血流量降低，营养的传递及氧供减少，导致胎儿生长受限。

（8）胎盘病变　　胎盘小或伴有滋养细胞增生，血管合体膜增厚及广泛梗死，可发生胎儿生长受限。另外，胎盘血管瘤，脐带病变如脐带帆状附着及单脐动脉均可导致胎儿生长受限。

2. 临床指标

（1）准确判断孕周　　核实预产期。根据末次月经、早孕反应、初感胎动日期、初次产前检查时子宫大小及 B 超情况核实预产期。

（2）产前检查　　①测量子宫底高度（耻骨联合中点至宫底的腹壁弧度实长）　　若小于平均宫底高度 3cm，或连续 2 次在妊娠同上位于第 10 百分位数或以下提示胎儿生长受限。②测孕妇体重　　妊娠晚期体重增加缓慢，明显低于平均水平，< 0.3kg/周，应考虑胎儿生长受限。

3. B 超检查

（1）测双顶径、头围、腹围、股骨长度等项目，按计算式预测胎儿体重。如估计胎儿体重在同孕周平均体重的第 10 百分位数或以下注意动态观察变化情况。

（2）仔细检查胎儿有无畸形。

（3）测羊水量与胎盘成熟度。

（4）测子宫动脉血流及脐动脉血流，S/D、脉搏指数（PI）、阻力指数（RI）。

（5）胎儿生物物理评分。

（6）胎盘成熟度及胎盘功能检查。

4. 实验室检查

（1）孕早、中期发现胎儿生长受限，可考虑做羊水细胞培养以除外染色体异常的可能。

（2）血液黏稠，血细胞比容高。

（3）胎儿胎盘功能监测。

【治疗原则】

1. 一般治疗

（1）纠正不良生活习惯，加强营养，注意营养均衡。

（2）卧床休息，取左侧卧位改善子宫胎盘血液循环。

（3）给予面罩低流量吸氧，每日 2~3 次，每次 30 分钟。

（4）胎儿安危状况监测　　NST、胎儿生物物理评分、胎盘功能监测等。

2. 合并症

积极治疗妊娠合并症及并发症。

3. 宫内治疗

（1）给予葡萄糖，复方氨基酸、ATP、脂肪乳、复合维生素。

（2）补充锌、铁、钙、维生素 E 及叶酸。

（3）改善子宫血流　β-肾上腺素受体激动剂、低分子肝素、阿司匹林。

（4）预计 34 周前分娩的胎儿，应促胎肺成熟治疗。

4. 产科处理

（1）产前诊断明确有染色体异常或严重先天畸形者，征得患者同意后，终止妊娠。

（2）对胎盘功能不良者，经治疗有效，胎儿宫内情况良好，可在严密监护下继续期待至足月，不宜超过预产期。

（3）终止妊娠　出现下列情况者，应终止妊娠：①一般治疗效果差，孕龄超过 34 周；②胎儿窘迫，胎盘功能减退或胎儿停止生长 3 周以上；③妊娠合并症或并发症加重，继续妊娠对母儿均不利，应尽快终止妊娠；④孕龄小于 34 周，已用地塞米松以促肺成熟 2～3 日，并做好新生儿复苏准备。

（4）终止妊娠方式选择　根据有无胎儿畸形、孕妇合并症及并发症严重情况，胎儿宫内状况综合分析决定分娩方式，适当放宽剖宫产指征。

①阴道产　胎儿情况良好，NST 及脐动脉血流正常，胎儿成熟，宫颈条件较好，无其他并发症，密切观察产程，胎心监护下，可经阴道分娩。

②合并胎盘功能不良，发现羊水有胎粪污染或胎心有重度变异减速、晚期减速，立即行剖宫产。

分娩时应有新生儿科医师在旁，并做好新生儿窒息抢救准备，并做认真查体。

第十四节　死　胎

妊娠 20 周后胎儿在宫内死亡者称死胎，胎儿在分娩过程中死亡称为死产，亦是死胎的一种。

死胎在宫内滞留过久，因坏死的蜕膜及变性绒毛所释放的组织凝血活酶进入母体，可引起母体凝血功能障碍。一般胎儿死亡后，母血中纤维蛋白原以每周 0.2～0.85g/L（20～85mg/dl）的速度递减，当血中纤维蛋白原浓度降至 1g/L（100mg/dl）以下时可发生凝血功能障碍，故胎儿死亡时间在 3 周以上，有可能发生因凝血功能障碍所致的产后出血。

【诊断标准】

1. 临床表现

（1）孕妇自觉胎动消失。

（2）孕妇自觉腹部不再增大，反而缩小。

（3）子宫较应有的妊娠月份为小，腹围缩小，乳房亦缩小。

（4）听不到胎心。

2. 辅助检查

B 超示胎心消失，胎体变形包括颅骨重叠、脊柱成角等。

【治疗原则】

（1）确诊胎儿已死亡，应尽早引产，死亡不久的可直接采取羊膜腔内注射药物或前列腺素引产终止妊娠。

（2）胎儿死亡后超过 3 周尚未排出者，应做凝血功能检查，除血小板计数、凝血时间、凝血酶原及凝血酶时间检查外，重点检查纤维蛋白原，如 $<1.5g/L$，血小板 $<100 \times 10^9/L$ 时，应给予治疗，同时监测血纤维蛋白原水平，恢复至 $2g/L$ 时再行引产。应作好预防产后出血的准备，准备好治疗 DIC 的物品。

（3）应用抗生素预防感染。

（4）排出的胎盘、脐带、胎膜及胎儿均做病理检查，以寻找死亡原因。

（5）疑有宫内感染者应对产妇、胎儿及胎盘做各种血的特殊测定及特殊的病理检查。

第二十七章　分娩期并发症

第一节　先兆子宫破裂及子宫破裂

阻塞性难产时，随着子宫收缩的加强，子宫下段逐渐伸展变薄，如不及时处理，有可能发生破裂，此时称先兆子宫破裂；子宫下段或体部已发生破裂，称子宫破裂。一旦发生子宫破裂，母婴病死率都很高。

【诊断标准】

1. 原因和诱因

（1）子宫瘢痕，如剖宫史、肌瘤剔除史、宫腔操作穿孔史。

（2）阻塞性难产，头盆不称、胎位不正、胎儿畸形、产程停滞或延长。

（3）宫缩剂使用不当，人为造成宫缩过频或过强。

2. 先兆子宫破裂的症状

（1）子宫下段或原有手术瘢痕部位有压痛。

（2）病理性缩复环。

（3）血尿及血露多于正常。

（4）脱水、酸中毒等衰竭表现。

3. 子宫破裂症状

（1）产程中急骤腹痛后宫缩停止，产妇迅速呈休克状态。

（2）全腹压痛、反跳痛。

（3）胎心音消失，胎儿部分经腹部触诊特别明显。

（4）阴道检查先露部升高或消失。

【治疗原则】

（1）一经诊断，无论是先兆破裂、部分破裂还是完全破裂，均应分秒必争抓紧手术。

（2）配血、输液、维持静脉通路，抗休克。

（3）手术方式应根据子宫裂口的整齐与否、有无感染、对生育的要求来决定行修补术、次全子宫或全子宫切除术。①子宫破裂口不大、边缘整齐、无明显感染者，经修补后血运仍佳且组织够厚，应尽量修补。②子宫破裂口较大或不整齐，且有感染可能者，产妇一般状态差，可考虑次全子宫切除术。③子宫破裂口不仅在下段，且向下延及宫颈管或为多发性撕裂者应考虑做全子宫切除术。④术中应仔细检查子宫，除前壁及下段外还应仔细检查子宫侧壁及后壁有无破裂。

（4）应用广谱抗生素防治感染。

第二节　脐带脱垂

胎膜破裂后，脐带脱出位于子宫颈口以下者，称脐带脱垂。脐带脱垂多发生在胎位异常，如横位、臀位、羊水过多破膜时、骨盆狭窄或头盆不称等情况。

【诊断标准】

（1）有胎膜破裂（自然破膜或人工破膜）。

（2）阴道检查发现阴道内有脐带，或先露部前方及侧方有条索状物。

（3）若脱垂刚发生，胎儿尚存活，则可扪及脐带内有血管搏动；若时间较长，胎儿死亡，则脐带血管搏动消失。

（4）发生常较突然，在孕妇体位改变或羊水过多胎膜破裂时随羊水冲出。

（5）胎心监护发现异常图形，疑有脐带问题，应立即阴道检查。

（6）遇有初产头浮、羊水过多、胎位不正等情况，行阴道操作时应随时警惕脐带脱垂的可能。

【治疗原则】

（1）孕妇吸氧，头低脚高位。

（2）估计不能立即阴道分娩者应用25%硫酸镁16ml加5%葡萄糖20ml静脉推注。

（3）如胎儿存活，应选择最快捷、安全娩出胎儿的生产方式。①宫口开全，胎儿头位，先露部位低，应立即用阴道器械助产。②宫口开全，臀位，应立即臀助产，出头困难时可应用后出头产钳。③宫口未开全，立即还纳脐带于阴道内，用手上托儿头，防止压迫脐带。同时准备急诊剖宫产术，不需去手术室，应在产房就地手术。④准备新生儿复苏，请儿科医生到场。

（4）胎儿心跳消失，等待自然分娩，阴道分娩有困难者，可行穿颅术。

第三节　羊水栓塞

羊水栓塞是分娩过程中或产后短期内羊水及其有形成分进入母体血液循环，引起肺栓塞、休克、弥散性血管内凝血及肾功能衰竭等一系列严重症状的综合征。临床上少见，但来势凶险，产妇死亡率高，可达80%以上。近年来，对其认识提高了，死亡率有所下降。

【诊断标准】

1. 临床症状

（1）病史　常为胎膜已破及宫缩过强，尤其易发生在产前静脉滴注催产素者。也可发生在子宫有异常血窦开放而致羊水进入母血循环，如剖宫产、胎盘早剥、前置胎盘等。

（2）呼吸系统衰竭　胸闷、气短、呼吸困难、发绀、咳嗽。

（3）循环系统衰竭　心率加快、血压下降、昏迷、休克。

（4）DIC表现　全身多处出血及血不凝。

（5）羊水栓塞的临床经过可分三期，即休克期、出血期、急性肾功能衰竭期。症状不一定同时出现，也不一定按阶段出现。

2. 辅助检查

（1）腔静脉插管取血，血中查见羊水成分如鳞状上皮、毳毛、头发等，或尸检心脏穿刺抽血及肺小动脉内找到羊水成分。

（2）血液检查符合 DIC 表现（见"弥散性血管内凝血"节）。

（3）床边 X 线心肺摄片可见肺部有弥漫性、片状浸润影，沿肺门周围分布，伴右心扩大及轻度肺不张。

（4）晚期可有肾功能改变。

【治疗原则】

1. 纠正呼吸循环衰竭

（1）纠正缺氧　面罩吸氧或气管插管机械通气，积极阻断 ARDS 的发生。

（2）纠正肺动脉高压　盐酸罂粟碱 30～60mg 加入 10% 葡萄糖溶液中静脉注射；酚妥拉明 10mg 加入 5% 葡萄糖溶液 100ml 中静脉滴注。

（3）防止心力衰竭　西地兰 0.4mg 加入 25% 葡萄糖溶液 20ml 中静脉注射。

（4）呼吸心跳骤停时实施心肺复苏。

2. 抗休克

（1）补充血容量　可用晶体液、胶体液，输血时最好用新鲜血。最好有中心静脉压监测。

（2）血管活性药物　补充血容量后血压仍不稳可用多巴胺 40mg 加入 10% 葡萄糖溶液 500ml 中静脉滴注。

3. 抗过敏

地塞米松 20～40mg 静脉注射或小壶，抑或氢化可的松 200mg 静脉滴注。

4. 防治 DIC

详见"弥散性血管内凝血"。

5. 防治肾功能衰竭

（1）少尿时，给予呋塞米或甘露醇

（2）必要时透析。

6. 预防感染

选用对肾脏影响小的广谱抗生素。

7. 产科处理

（1）宫口未开全，临产或静脉滴注催产素时发生羊水栓塞，首先停止催产素，按上述处理同时行剖宫产术。

（2）宫口开全接近分娩，先露低，行产钳或胎头吸引器助娩。

（3）已分娩，DIC、产后出血无法控制者，可做全子宫切除。

第四节　产后出血

胎儿娩出后 24 小时内出血量超过 500ml，则为产后出血。一般多发生于产后 2 小时内超过 400ml，是导致孕产妇死亡的主要原因之一。

【诊断标准】

1. 临床表现

（1）显性出血　胎儿娩出后，接产者立即于产妇臀下置一贮血器，收集阴道出血并测量。接产过程中所用纱布及敷料上的吸血量，均应较正确估计后加入。

（2）隐性失血　产妇一般情况与外出血量不符时，应考虑隐性出血，如宫底升高应注意宫腔积血，产妇有持续排便感应注意阴囊血肿。

2. 寻找出血原因

宫缩乏力是最常见的产后出血原因。

（1）胎盘尚未排出而出血过多者，则首先考虑为胎盘滞留；胎盘已排出经检查有缺损或边缘有离断的血管，应考虑为胎盘或副胎盘残留。

（2）胎盘已排出，经检查无缺损及副胎盘残留，应观察子宫收缩力是否良好。

（3）阴道手术产后，应常规立即检查软产道，包括阴道、穹窿、子宫颈颈管、子宫下段。宫颈管检查应在良好照明下，用两把无齿卵圆钳轻轻夹持宫颈，按顺时针或逆时针方向交替移行，环视一圈确定有无撕裂。

（4）产妇过去有凝血功能障碍史或此次有可能引起凝血功能障碍的病史，如胎盘早剥、死胎滞留、羊水栓塞等，应考虑凝血功能障碍。可行凝血酶原时间及纤维蛋白原测定等。

【治疗原则】

（1）子宫收缩乏力

①经腹壁按摩子宫或一手置于阴道前穹窿另一手握住腹部的子宫后壁，两手相对压迫。

②药物　催产素、PGF_{2a}（卡孕栓、欣母沛）、长效催产素受体激动剂（卡贝缩宫素）。

③手术止血　B－lynch 缝合；缝扎子宫动脉上行支或双侧髂内动脉；子宫次全或全切术。

④宫腔填塞。

（2）胎盘滞留或残留　迅速在消毒情况下行人工剥离胎盘术，必要时产后刮宫。次日后应追随血 HCG 水平，如持续不降至正常，应考虑为胎盘残留或滋养细胞肿瘤。

（3）软产道损伤　及时进行出血点的缝扎及裂伤的缝合。

（4）凝血功能障碍　见"弥散性血管内凝血"节。

（5）抗生素预防感染。

（6）输血等支持治疗。

第五节　晚期产后出血

分娩 24 小时后，在产褥期内发生阴道多量流血（出血量无明确规定，但明显多于月经量），需用药物、手术甚至输血干预的称晚期产后出血。最常见的原因为子宫复旧不全、部分胎盘或副胎盘残留、子宫内膜炎等；发生于剖宫产者，应考虑子宫切口肌壁感染或坏死；极少见有绒毛膜癌。

【诊断标准】

1. 病史

产后 24 小时至产后 42 天内阴道多量流血。

2. 临床表现

（1）阴道出血　常发生在分娩后 1～2 周，偶有更晚者。

（2）剖宫产后出血　常发生在分娩后 2 周左右，可突然大量阴道流血，达 500ml 以上，甚至发生休克。

（3）检查　子宫正常或稍大而且软，宫口松弛，有时可在子宫颈管内触及残留的胎盘组织。

3. 辅助检查

B 超能提示子宫腔内有无胎盘残留迹象及子宫下段切口愈合情况。

【治疗原则】

（1）阴道分娩且 B 超示无宫内残留组织者，可用宫缩剂，并给予抗感染药物治疗。

（2）阴道分娩后 B 超示有宫内组织残留时，应在补液、配血情况下做清宫术，刮出物应送病理检查。

（3）剖宫产术后出血，B 超除外胎盘残留者，绝对卧床，大量广谱抗生素和宫缩剂静脉滴注。如反复多量出血，应考虑子宫切口裂开，不宜刮宫及填塞，应剖腹探查，视情况决定子宫切除。

（4）剖宫产术后如疑有胎盘残留，应在手术室做好输液、输血及开腹手术准备，由有经验的医生行清宫术，或在 B 超引导下清宫，一旦出血不止立即开腹手术。

第六节　产科休克

【分类】

1. 失血性休克

任何原因的产科出血，量多时都可发生休克，是产科最常见的休克。

2. 非失血性休克

（1）阻塞性休克　羊水栓塞、血栓栓塞。

（2）感染性休克　产科原因、非产科原因。

（3）心源性休克　围产期心肌病、先心病。

（4）过敏性休克及神经源性休克　少见。

一、产科失血性休克

【诊断标准】

（1）有显性或隐性出血的病史。

（2）休克代偿期　烦躁、面色苍白、手足湿冷、过度换气、心率增快、血压正常或增高、脉压差缩小、尿量正常或减少。

（3）休克失代偿期 淡漠、反应迟钝、昏迷、面色苍白或发绀、冷汗、脉细速、心率快、血压下降、脉压差更小、少尿或无尿。

【治疗原则】

1. 统一指挥

妥善组织在场各级医务人员，按轻重缓急，有条不紊地进行抢救。

2. 抢救休克

取平卧位，吸氧，保暖，至少开放 2 条静脉通路并保持通畅。

3. 液体复苏

（1）液体选择 ①＜15% ~20% 血容量失血，以晶体液为主，辅以胶体液。②20% ~50% 血容量失血，以晶体液为主，辅以胶体液及红细胞。③＞50% 血容量失血，需按比例输入晶体液、胶体液、红细胞、血浆及凝血物质。

（2）输液速度 宜快速加压输入，20 分钟先输入晶体液 1000ml，第 1 小时内根据情况酌情输入 2000ml 左右，根据生命体征、血化验检查酌情输血及胶体液。

（3）输液量通常为出血量的 2 ~3 倍。

4. 评估

密切监测患者的精神状态，肢体温度、色泽，血压、脉率、尿量、中心静脉压，并行血气分析及 DIC 检查，以指导治疗。

5. 止血

边抢救休克边寻找出血原因，针对性地进行止血治疗，具体参见"产后出血"节。

6. 治疗并发症

维持心脏、肾脏功能，纠正酸中毒。

二、产科感染性休克

常见于严重产褥感染引发的急性盆腔炎、腹膜炎、败血症等情况。多为革兰阴性菌、厌氧菌的混合感染，发病机制复杂。

【诊断标准】

（1）高排低阻型（暖休克） 皮肤温暖、色红，血压下降。

（2）低排高阻型（冷休克） 皮肤苍白、湿冷，血压下降，少尿、无尿。

【治疗原则】

（1）抗休克。

（2）补充血容量，以平衡液为主，配合适量的血浆和全血。

（3）应用心血管活性药物。

（4）皮质类固醇，早期应用效果好，如地塞米松 1 ~3mg/kg 加入 5% 葡萄糖溶液中静脉滴注，24 小时不超过 2 次。

（5）控制感染。①处理原发感染灶。②根据药敏试验结果，应用有效抗生素。

第七节　弥散性血管内凝血

弥散性血管内凝血（DIC）是在某些致病因素的作用下，引起毛细血管、小静脉、小动脉内广泛性的微血栓形成，在微血栓形成过程中，凝血因子大量消耗，继发性纤维蛋白溶解产物的抗凝作用，引起凝血功能障碍性出血，继而发生循环功能障碍及组织坏死的综合征。

【诊断标准】

1. 病因

存在易引起 DIC 的基础疾病，如胎盘早剥、死胎滞留过久、羊水栓塞、重度子痫前期、妊娠期急性脂肪肝、严重感染、休克持续过久等。

2. 临床表现

有下列两项以上的临床表现。

（1）多发性出血倾向，出血持续不凝，以子宫出血为主的全身出血。

（2）不易用原发病解释的微循环衰竭或休克，发生早，不宜纠正。

（3）存在多发性微血管栓塞的症状和体征以及早期出现的多脏器衰竭。

（4）抗凝治疗有效。

3. 辅助检查

（1）三项筛选试验：

①血小板 $< 100 \times 10^9/L$ 或进行性下降。

②血浆 Fbg 含量 $< 1.5g/L$，或进行性下降。

③PT 延长 3 秒以上。

（2）其他试验：

①3P 试验阳性。

②血浆 FDP $> 200mg/L$。

③D – 二聚体水平升高。

（3）三项筛选试验结果异常即可诊断，若只有两项异常则要参照其他试验中一项。

【治疗原则】

1. 病因治疗

病因治疗是 DIC 治疗的首要原则。以最快的方法终止妊娠，排除宫腔内容物。如宫缩不佳，出血不止时，可考虑子宫切除。羊水栓塞处理见有关章节。

2. 抗休克

（1）补充血容量　输血补液，维持足够血容量，最好采用新鲜血。

（2）纠正酸中毒及电解质紊乱。

3. 补充凝血因子

（1）新鲜血、新鲜冰冻血浆在产科 DIC 中最常用、最有效。

（2）血小板　1 单位可提高血小板 $(5 \sim 10) \times 10^9/L$。

（3）纤维蛋白原 $< 1.25 \sim 1g/L$ 时，每2g纤维蛋白原可提高血浆纤维蛋白原 1g。

（4）凝血酶原复合物及冷沉淀物。

4. 抗凝药物的使用

（1）适应证　诊断明确，血液高凝状态，尽早用，如羊水栓塞确诊早期。肝素用量：按照 1mg/kg，如每次 25～50mg，稀释后静脉滴注，可多次给药，同时监测凝血时间。

（2）禁忌证　明显的出血倾向；有大出血创面，未完善止血；已为纤溶亢进阶段。

5. 抗纤溶治疗

应有确切的实验室证据，只用于纤溶亢进期，病源已去除。可用 6-氨基己酸、止血芳酸、止血环酸。

6. 注意事项

DIC 出血得到纠正后注意各脏器微循环栓塞后损伤，如心、肺、脑、肾等脏器的功能。

第二十八章 难 产

第一节 产力异常

产力包括子宫肌、腹肌、膈肌及肛提肌的收缩力，以子宫肌收缩力为主。产力异常指子宫肌收缩力异常。

一、子宫收缩乏力

子宫收缩乏力指子宫收缩虽有正常的节律性、对称性和极性，但间歇期长、持续时间短、收缩力弱，既不能促使子宫颈口逐渐扩张，也不能迫使胎儿逐渐下降，临产后即表现为子宫收缩乏力，称原发性宫缩乏力，导致潜伏期延长；如发生在产程某一阶段时，则为继发性宫缩乏力，常导致活跃期延长或停滞。

原因：头盆不称；胎位异常；精神因素；内分泌失调；子宫肌纤维过度伸展（羊水过多、多胎、巨大胎儿等）或变性（多次妊娠与分娩，曾有子宫急、慢性感染等）；子宫发育不良或畸形；子宫肌瘤；临产后使用较大剂量镇静、镇痛药等引起。

【诊断标准】

1. 临床表现

（1）子宫收缩协调，但间隔时间长、持续时间短、收缩力弱 待产妇有不同程度不适和疲劳。

（2）潜伏期延长 潜伏期 >16 小时。

（3）活跃期延长 活跃期 >8 小时。

（4）活跃期停滞 活跃期 2 小时内子宫颈口扩张无进展。

（5）胎头下降延缓或停滞 初产妇活跃晚期，胎头下降速度 <1cm/h；经产妇 <2cm/h。胎头不下降达 1 小时以上，为下降停滞。

（6）第二产程延长 宫口开全后，初产妇超过 2 小时，经产妇超过 1 小时尚未分娩。

（7）总产程 >24 小时为滞产。

2. 检查

（1）腹部检查 子宫收缩时，子宫硬度用手指压子宫底部肌壁仍有凹陷出现。

（2）肛门或阴道检查 子宫口开张速度：潜伏期 <1cm/4h，活跃期 <1.2cm/h。

【治疗原则】

1. 第一产程

（1）运用四步触诊法复查胎产式及胎方位，重新估计胎儿大小。

（2）阴道检查 了解子宫颈口扩张程度，有无宫颈水肿、胎方位、胎先露高低及产瘤有无和大小；了解骨盆大小、形态，除外头盆不称（见"骨产道异常"节）。如发现产道及（或）胎位异常，估计不能经阴道分娩者，及时施行剖宫产术。

（3）估计可经阴道分娩而胎儿监测无窘迫征象，采取下列措施。

1）鼓励进食　摄入不足者，可予补液，纠正酸中毒、电解质紊乱。

2）产妇极度疲劳时，可给予哌替啶 50～100mg（潜伏期）或地西泮（活跃期）10mg 静脉或肌内注射，以期起到镇静及促进子宫颈口扩张作用。

3）经以上处理 2～4 小时后，如子宫收缩不见转强，或宫口无进展时，阴道内检查除外头盆不称后应加强子宫收缩，按下列步骤进行。①嘱排空膀胱　排尿困难而膀胱胀满者，导尿。②破膜　注意羊水流出量、颜色及性状。③静脉滴注催产素　破膜后 0.5～1 小时，如宫缩不见转强，静脉滴注催产素加强宫缩（参见"催产及引产"章）。

2. 第二产程

（1）胎头颅骨最低点未过坐骨棘，宫口开全已达或超过 2 小时或出现胎儿窘迫征象，应立即施行剖宫产术。

（2）第二产程延长，胎先露已达 S^{+3}，可行产钳或胎头负压吸引器助产。

（3）慎防产后子宫收缩乏力性出血及产褥感染。

二、子宫收缩过强

子宫收缩过强是指子宫收缩的节律性、对称性和极性均正常，仅收缩力过强、收缩持续时间长而间歇期时间短。若头盆相称，过强宫缩可致子宫颈口迅速开全，分娩在短时间内结束，总产程不足 3 小时称急产，可致母体会阴、阴道甚至子宫颈裂伤；脱落产（BBA），因未消毒引起感染和会阴裂伤。过强宫缩使胎盘血循环受阻，易发生胎儿窘迫、新生儿窒息或死亡；胎儿娩出过快，不能适应外界压力的骤变，可发生颅内血管破裂出血；生产时，新生儿坠地，可发生骨折、外伤等。如头盆明显不称，过强宫缩可造成子宫破裂，危及母、儿安全。

【诊断标准】

（1）宫缩持续时间可长达 1 分钟，而间歇期可短至 1～2 分钟。宫缩极期时，子宫硬。

（2）产程进展迅速，子宫颈口扩张及胎头下降均快。

（3）头盆不称时，在子宫颈口扩张同时胎头迟迟不下降。

【治疗原则】

（1）凡有急产史的孕妇，尤其胎先露位置较低者，应在临产前提前住院待产。

（2）产程中吸氧及监测胎儿心率。

（3）宫缩过强时酌情给予阿托品 0.5～1mg，肌内注射，或 25% 硫酸镁 10ml 溶于 5% 葡萄糖溶液 20ml 中缓慢静脉滴注。

三、子宫收缩不协调

子宫收缩丧失对称性及极性，为无效宫缩。由于宫腔内张力高，易至胎儿缺氧。多由精神过度紧张或头盆不称或胎膜早破羊水过少引起。

【诊断标准】

（1）产妇感持续腹痛，拒按，呼叫，烦躁不安，疲惫不堪。

（2）子宫收缩纤颤样，宫缩间歇时子宫壁仍不放松或有压痛。

（3）胎心过速或不规律，有时胎位扪不清。

（4）子宫颈口不扩张，胎先露不下降。

【治疗原则】

（1）哌替啶 100mg，肌内注射，使产妇入睡，醒后可能恢复协调性收缩，产程得以顺利进展。

（2）如不协调性子宫收缩已被控制，头盆相称，但宫缩不强，可采用催产素静脉滴注催产。

（3）若不协调性子宫收缩未能纠正，伴有胎儿窘迫或头盆不称，应行剖宫产术。

四、子宫痉挛性狭窄环

子宫壁某段肌肉呈痉挛性不协调收缩所形成的环状狭窄，可出现于子宫任何部位，但子宫体部与下段交界处最为多见，也可围绕胎体小部位，如颈、腰处，或在子宫颈外口处。宫缩时，狭窄环上部的肌肉收缩传不到环的下部，产程停滞；环紧卡胎体，阻碍胎儿下降。多因精神过度紧张，粗暴的阴道操作使子宫局部受到强刺激，或滥用宫缩剂等引起。

【诊断标准】

（1）宫缩时，胎先露部不但不下降，反而上升；子宫颈口不但不扩张，反而缩小。

（2）腹部在子宫上、下段处有狭窄环使子宫呈葫芦形，此环不随宫缩上移。

（3）阴道检查　有时可在子宫腔内触及坚硬而无弹性的环状狭窄，环的上、下部分均不紧张。

【治疗原则】

（1）立即停止阴道操作或停用宫缩剂。

（2）给予镇静解痉剂，哌替啶 100mg，肌内注射或阿托品 1mg 或 25% 硫酸镁 20ml 稀释后，在 5～10 分钟内缓慢静脉推注。

（3）若经上述处理，狭窄环仍不松弛，且出现胎儿窘迫，应行剖宫术，子宫切口视术中狭窄环的位置而定。

（4）如宫口已开全，胎先露已入盆，可在麻醉下，试行阴道助产结束分娩。

第二节　骨产道异常

骨产道即骨盆。畸形骨盆经线较正常短，称狭窄骨盆。

【诊断标准】

1. 病史

曾患影响骨骼、脊柱或髋关节的疾病，如脊柱后突或侧突、佝偻病、结核病、脊髓灰质炎等;曾有下肢外伤而致跛足等。既往异常分娩史,如产程延长、分娩困难及新生儿产伤等。

2. 检查

(1)全身检查 注意孕妇身材、体型及步态,有无悬垂腹、驼背,米氏菱形窝是否对称等。

(2)腹部检查 注意有无胎先露及胎位异常。初产近预产期、经产妇临产后胎头仍未入盆,检查胎头是否有无跨耻征阳性。

(3)骨盆测量:

1)外测量 可间接判断骨盆大小及形态。①髂前上棘间径 正常值 23～26cm,临界值为22cm;②髂嵴间径 正常值 25～28cm,临界值为24cm;③骶耻外径 正常值18～20cm;④骨盆出口横径,正常值 8～9cm,加测出口后矢状径<8cm,两径之和应>15cm。

2)内测量 骨盆外测量疑有狭窄,应补充内测量,以明确狭窄程度。①骨盆入口平面前后径,以骶耻外径表示,此径短则测骶耻内径。耻骨联合下缘至骶岬上缘中点的距离,即对角径,如<11.5cm为狭窄,减去 1.5～2cm 相当于骨盆入口前后径的长度。②中骨盆横径即坐骨棘间径,正常值10cm即容6指松;坐骨切迹底部宽度,可容3指正常值4.5cm。坐骨棘间径不能精确测得,从坐骨棘突出程度及坐骨切迹宽窄,约略估计。

3. 狭窄骨盆类型

(1)均小骨盆 骨盆形态属女性型,骨盆各平面径线皆较正常低值小2cm或更多。

(2)扁平骨盆 入口呈横扁圆形,骶耻外径<18cm,骶耻内径<11.5cm。

(3)男性型骨盆 入口平面各径线尚正常,但骨盆两侧壁自上向下逐渐向内倾斜呈漏斗状,故又称漏斗型骨盆。坐骨棘间径<10cm;坐骨结节间径<8cm,坐骨结节间径与后矢状之和<15cm;耻骨弓角<90°。

(4)横径狭窄骨盆 曾称类猿型骨盆,入口、中骨盆和出口的横径均短而前后径稍长,坐骨切迹增宽。

此外,尚有因骨科疾患致骨盆外形失去正常形态及对称性的畸形骨盆。

【治疗原则】

1. 骨盆入口平面狭窄

(1)骶耻外径≤16cm(入口前后径小于等于8.5cm),正常大小的足月活胎常不能入盆,以剖宫产为宜。

(2)骶耻外径 17～18cm(入口前后径 8.5～9.5cm),足月活胎,胎儿中等大小不宜试产,若胎儿偏小可以试产。进入产程后观察胎头下降。若发生胎膜早破或胎头始终不见下降,或产程无明显进展,或胎儿窘迫,均应考虑行剖宫产术。

(3)骨盆临界性狭窄,初产臀位,不宜试产,应行剖宫产术。

2. 中骨盆狭窄

(1)如宫口已开全,胎头双顶径已降至坐骨棘水平以下,可经阴道行产钳或负压吸引器助产。

（2）如胎头双顶径停留在坐骨棘水平之上，或出现胎儿窘迫，应行剖宫产术。

3. 骨盆出口狭窄

（1）出口横径显著狭窄，或出口横径与出口后矢状径之和＜15cm，足月胎儿（3000g左右）应行剖宫产术。

（2）出口横径与出口后矢状径之和＞15cm，可经阴道分娩，应做较大的会阴侧切以防发生严重会阴裂伤。

4. 畸形骨盆

凡畸形严重，头盆明显不称者，均应行剖宫产。

第三节　软产道异常

一、子宫宫颈异常

1. 双子宫

双宫颈：一侧子宫妊娠而另侧子宫可稍增长，如胎位正常并已入盆，则根据骨盆大小有自然分娩可能。若另侧子宫阻塞产道则需剖宫产，产后未孕侧子宫可排出大块蜕膜组织。

2. 双角子宫

子宫形态呈元宝状鞍形子宫，有时宫底部凹陷较深，易致胎位异常。

3. 子宫下段或宫颈部肿瘤

经 B 超确定部位，凡影响儿头入盆者均需行剖宫产术。

4. 宫颈坚韧

高年初产、既往有慢性宫颈炎，既往宫颈手术史（锥切、电烙、激光、冷冻等）产程中宫缩强、先露下降但宫颈组织缺乏弹性扩张延缓或宫颈扩张停滞，经处理后不改善，为宫颈难产宜行剖宫产术。

二、外阴阴道异常

1. 阴道纵隔

组织薄或不全纵隔可阴道分娩，产时切断并缝合止血。如坚韧则以剖宫产为宜。

2. 阴道横膈

位置低、薄、可在产程中行"X"切开，产后缝扎。位置高、厚、坚韧，应计划性行剖宫产术。

3. 外阴白色病变

严重者弹性消失，组织萎缩，宜行剖宫产术。

4. 其他

陈旧性会阴Ⅲ度修补术后、生殖性瘘修补术后，应行剖宫产。

第四节　胎位异常

一、臀位

因先露不同，分为单臀先露（腿直臀先露），完全臀先露（先露为臀和双足）及不完全臀先露［足及（或）膝先露］。均以胎儿骶骨为指示点，有骶左前、骶左横、骶左后、骶右前、骶右横、骶右后 6 种胎方位。

【诊断标准】

1. 腹部检查

胎体纵轴与母体纵轴一致，于子宫底部触及圆而硬的胎头；在耻骨联合上方扪及较软、宽而不规则的胎臀；胎心音以脐部左上方或右上方最为清楚。

2. 肛门检查或阴道检查

胎先露较低时，可触及较软、形状不规则的胎臀、足或膝，如宫颈已扩张 2cm 以上、胎膜已破，可扪及胎臀、肛门。

3. 辅助检查

B 超检查可提示臀先露类型。并可测量胎儿双顶径等各径线以推算胎儿体重，了解胎头仰伸程度。

【治疗原则】

1. 妊娠期

妊娠 32 周后发现臀位，无合并症、无不良孕产史、无脐带绕颈者可试予矫正。

（1）膝胸卧位　每日 2 次，每次 15 分钟。1 周为一疗程，如有不适或胎动改变立即停止。

（2）艾灸或激光照射至阴穴　每日 1 次，每次 15 分钟，共 1 周。

2. 分娩期

胎儿无畸形，初产、足月单胎臀位，足先露、胎儿估计 ≥3500g，胎头仰伸，骨盆任一平面狭窄，高年初产，珍贵胎儿，以选择性剖宫产结束妊娠为妥。产道正常，经产臀位、胎儿较小，单臀先露，应争取阴道分娩。决定试产者，处理如下。

（1）第一产程：

①产妇取左侧卧位，不灌肠，不作肛查，尽可能保持胎膜完整。

②胎膜自破时，立即听胎心，并检查有无脐带脱出。持续胎心监护或每 10～15 分钟听胎心 1 次。堵臀过程中每次宫缩后听胎心。

③严密观察产程，进入活跃期后，子宫颈扩张进度在初产妇至少应为 1cm/h，经产妇应达 1.5cm/h；胎先露下降进度应与子宫颈扩张平行。

④如宫缩时在阴道口见到胎臀或胎足，应消毒外阴部做阴道检查以明确子宫颈扩张情况。即使子宫颈口已开全，为使阴道得以充分扩张、胎臀得以继续下降，应于宫缩时，用消毒治疗巾以手掌堵住阴道口，直至冲力甚大，估计胎臀即将娩出时，才准备接产。注意胎心变化，排空膀胱，并作好新生儿窒息的抢救准备。

⑤如活跃期子宫颈扩张停滞、宫颈口开全而胎臀仍在坐骨棘水平以上，一般不用催产素静脉滴注，改行剖宫产术结束分娩。

⑥产程中发生脐带脱垂，如宫颈开全有条件阴道分娩即作臀牵引术，若宫口未开全立即取臀高位将脐带轻轻还纳并手托在阴道内以最快速度在原地行剖宫产术。

（2）第二产程：

①经产妇，胎儿不大，产力良好，等待自然分娩。

②初产妇行会阴侧切术。避免在胎儿脐孔达会阴之前牵引。待胎儿脐部娩出会阴，接产者用双手按分娩机转协助胎肩、胎手及胎头娩出。娩出胎头时，不可猛力牵拉，慎防造成颅内出血或臂丛神经损伤；亦可用后出头产钳助娩。胎儿脐部娩出后，一般须在 7 分钟内娩出胎头。

二、横位

根据胎头在母体左或右侧、胎儿肩胛朝向前方或后方，分为肩左前、肩左后、肩右前、肩右后 4 种胎方位。

【诊断标准】

1. 腹部检查

子宫呈横椭圆形，子宫底高度较妊娠月份为低，耻骨联合上方空虚。在母体腹部一侧触及胎头，另侧为胎臀。胎心音在脐周最清楚。

2. 肛门或阴道检查

胎膜未破时，先露部在骨盆入口上方，不能触及。若胎膜已破、子宫颈已扩张，可触及胎儿肩胛骨、肋骨及腋窝。如胎手已脱出子宫颈口，可用握手法鉴别为胎儿左手或右手。

3. 辅助检查

B 超检查能准确探清肩先露，并能确定具体胎位。

【治疗原则】

1. 妊娠期

妊娠 30 周后发现横位，有明确的原因不必纠正，否则可试用膝胸卧式、艾灸或激光照射至阴穴位等方法纠正。

2. 分娩期

（1）有骨盆狭窄、难产史、前置胎盘等产科指征者，行剖宫产术结束分娩。

（2）经产妇临产早期，腹壁松弛，胎膜未破，行外倒转术后，用腹带固定胎位。倒转术失败或胎膜已破者，行剖宫产手术。

（3）子宫先兆破裂，无论胎儿是否存活，立即行剖宫产术。子宫感染严重者，同时行子宫切除术。

（4）胎儿已死亡，无子宫先兆破裂者，待宫口开全或接近开全时，在全身麻醉下行断头术或碎胎术。

（5）凡经阴道分娩者，胎盘娩出后应常规探查子宫颈、子宫下段及子宫体腔有无裂伤，及时处理。术前、术后应用抗生素防治感染。

三、持续性枕后位

分娩过程中，胎头枕部位于母体骨盆后方，经充分试产，当分娩以任何方式结束时不论胎头在骨盆哪个平面胎头枕部仍位于骨盆后方者称持续性枕后位。

【诊断标准】

1. 腹部检查

头位，在母体腹前壁扪及胎儿肢体，胎背偏向侧方。胎心音在脐下偏外侧较响亮。如胎头俯屈不良，胎背直伸，前胸贴近母体腹壁，则胎心音可在腹中线处闻及。

2. 肛门检查或阴道检查

胎头矢状缝在骨盆右或左斜径上，大囟门在骨盆前方，小囟门在骨盆后方。若因胎头水肿、颅骨重叠，囟门扪不清，可从胎儿耳廓及耳屏位置、方向确定胎头方位。

3. 辅助检查

B超检查时，根据胎头双顶径、颜面及枕部位置，可准确判断胎头方位。

【治疗原则】

（1）体位纠正，向胎背方向侧卧，即左枕后向左侧，右枕后向右侧以利胎头枕部转向前方。

（2）活跃晚期，若胎头下降延缓（进度 < 1cm/h）或阻滞（停滞不下 1 小时以上）；或宫颈严重水肿；或出现胎儿窘迫现象，经处理后不进展应行剖宫产术。

（3）宫口开全，胎头下降，先露达 $\geq S^{+3}$ 时，准备产钳助娩。注意胎头塑形严重造成先露低的假象，先试用手旋转胎头枕部向前，使矢状缝与骨盆出口前后一致，如转成枕前位困难，可转成枕后位，然后产钳助产。

（4）胎盘排出后，立即检查软产道损伤。

四、持续性枕横位

临产后，胎头矢状缝取骨盆入口横或斜径入盆，在下降过程中未能完成内旋转者，经充分试产，分娩结束时仍持续于枕横位者称持续性枕横位。

【诊断标准】

1. 腹部检查

胎背在母腹一侧，对侧为小肢体。胎头横阔。胎心音在胎背侧最清楚。

2. 肛门或阴道检查

胎头矢状缝位于骨盆横径上。

【治疗原则】

（1）密切观察胎头下降情况。

（2）胎头已入盆而出现第二产程停滞时，做阴道检查，徒手旋转胎头使其矢状缝与骨盆出口前后径一致，继续等待。若不成功，第二产程延长，胎头矢状缝仍位于骨盆出口横位上而先露已达 S^{+3}，可用吸引器边旋转边牵引。也可用手转儿头为枕前位产钳助产。如手转儿头困难，亦可用 K 氏产钳回转助产。

五、高直位

胎儿以不屈不伸姿势位于骨盆入口之上，其矢状缝与骨盆入口前后径相一致，偏离不超过15°，称高直位。胎头枕骨贴近耻骨联合者，为高直前位；枕骨靠近骶岬者，为高直后位。

【诊断标准】

1. 腹部检查

高直前位时，胎背靠近母体腹前壁，耻骨联合后方正中稍显隆起，触摸胎头有较正常狭小感。高直后位时，胎儿小肢体靠近母体腹前壁，在下腹正中可触及胎儿下颏。无论高直前位还是高直后位，胎儿躯干较直，胎心音位置较高，在母体腹中线上。

2. 阴道检查

胎头矢状缝与骨盆前入口后径一致。根据大小囟门位置，判断为高直后位（枕骶位）或高直前位（枕耻位）。

3. 辅助检查

B超可探明胎头矢状缝位于骨盆入口前后径上，而双顶径位于骨盆入口横径上。

【治疗原则】

1. 高直后位

多需行剖宫产术结束分娩。

2. 高直前位

如胎儿较小、宫缩较强，可严密观察胎头是否俯屈、下降。如胎头双顶径达到或超过坐骨棘水平，有可能产钳助产。若胎头进一步仰伸成为颜面先露或额先露，产程无进展，应行剖宫产术。

六、颜面位

颜面先露，颜部最低，以下颏为指示点，其有颏左前、颏左横、颏左后、颏右前、颏右横、颏右后6种方位。

【诊断标准】

1. 腹部检查

胎体伸直，故子宫底较高，在子宫底部扪及胎臀，颏前位时胎儿肢体靠近母体腹壁，故易于触及，而胎心音由胸部传出，故在胎儿肢体侧最响亮。颏后位时，耻骨联合上方触及胎儿枕骨隆突与胎背间有明显凹沟，胎心音多较远且轻。

2. 阴道检查

触及软硬不均、不规则的颜面部，能辨明胎儿的口、鼻、颧、眼、颏各部。按颏部位置确定颏前或颏后位。

3. 辅助检查

B超可较早确定胎位及除外胎儿畸形。

【治疗原则】

（1）凡骨盆狭窄、高龄产妇、胎儿窘迫，无论颏前或颏后位，尽早行剖宫产术结束分娩。

（2）经产妇，产道与产力正常，颏前位者，可考虑等待其自然分娩，必要时子宫颈口开全且颏部抵达骨盆底后，以产钳助产。颏后位者，不能经阴道分娩，必须行剖宫产术。

第五节　胎儿因素

一、巨大胎儿

胎儿出生体重≥4000g，称为巨大胎儿。由于胎儿较大及胎头不易变形，即使胎位、产道及产力均正常，也常造成难产。

【诊断标准】

1. 腹部检查

子宫底高度，腹围的增长超过正常范围；妊娠图显示在第90百分位数以上；无羊水过多征象；触诊胎体大、胎头也大。

2. 辅助检查

B超检查胎儿双顶径、股骨长、腹围等值均超过正常范围。宫高＋腹围≥140cm，双顶径＋股骨长＞17cm常提示巨大儿可能性大。

【治疗原则】

（1）孕期筛查有无糖尿病，如合并GDM，予以积极治疗。

（2）妊娠晚期估计有无头盆不称，估计胎儿体重＞4500g者，为防止发生肩难产，应选择剖宫产。

（3）如估计胎儿体重4000g左右，无明显头盆不称，可予试产，但试产时间不宜过久，临产后密切观察胎头下降和枕位情况，必要时行剖宫产术。

（4）试产成功，胎头娩出后，尚需警惕肩难产，应作好处理准备。

二、脑积水

【诊断标准】

1. 腹部检查

在子宫底部或耻骨联合上方扪及宽大、较软、似有弹性的胎头。

2. 阴道检查

如为头先露而宫颈口已扩张，可扪及胎头颅缝增宽，囟门大且紧张，颅骨骨质软而薄，触之有乒乓球样感觉。

3. 辅助检查

（1）B超　胎头双顶径增宽，脑室扩大，脑室宽度＞1/3大脑半球直径，脑积水可疑；＞1/2大脑半球直径，可以诊断。

（2）X线　腹部摄片可见胎儿颅骨轮廓增大、骨质薄，颅缝增宽，囟门宽大，颜面部分相对变小等影像。

【治疗原则】

一旦确诊，应及早引产。临产后可行穿颅术，避免母体损害。臀先露者，待胎体娩出后，穿刺胎头后液。使胎头体积缩小后再牵出。

三、无脑儿

【诊断标准】

1. 腹部检查

感觉胎头较小。

2. 阴道检查

扪及凹凸不平的颅底部，应与臀位或颜面位鉴别。

3. 辅助检查

（1）B 超　胎儿颅骨不显像。

（2）X 线　腹部平片显示无头盖骨的胎头。

（3）生化测定　羊水或母血中甲胎蛋白值升高。

【治疗原则】

一旦确诊，应及早引产，等待胎儿自然娩出。如发生胎肩娩出困难，可等待或行毁胎术。

第二十九章　产褥期疾患

第一节　产褥感染

产褥感染指产后 42 日的产褥期内，生殖道创面受感染所引起的局部或全身的炎症性变化。一般指子宫腔及其以上感染，如急性子宫内膜炎、急性子宫周围结缔组织炎、急性盆腔腹膜炎及弥漫性腹膜炎、败血症、盆腔及下肢血栓性静脉炎等，其中主要为急性子宫内膜炎。产褥感染是孕产妇死亡的四大原因之一。

【诊断标准】

1. 临床表现

（1）发热　凡分娩 24 小时后的 10 日内，4 ~ 6 小时测体温一次。连续或断续 2 次达 38℃ 或以上者，除外生殖器以外的感染。产褥感染常于产后 2 ~ 3 日发病，有时体温可在 38℃ 至 ≥40℃，重者可有寒战。

（2）腹痛　常有下腹痛。盆腔或下肢血栓性静脉炎者有腿痛伴行走不便。

2. 检查

子宫复旧较差，子宫底有压痛，恶露浑浊伴有臭味；延及子宫周围结缔组织时则下腹一侧或双侧有压痛及反跳痛；有下肢血栓性静脉炎者则患肢红肿、静脉压痛或呈红线状。深部静脉炎时患肢粗于对侧，俗称"股白肿"。下肢血栓静脉炎多继发于盆腔静脉炎。

3. 辅助检查

（1）血常规　白细胞计数可在 $20 \times 10^9/L$ 以上。检测血清急性期的 C 反应蛋白，有助于早期诊断感染。

（2）中段尿常规　必要时做尿培养，以除外尿路感染。

（3）高热或寒战者，抽血做血培养及药敏试验，有条件时加做厌氧菌培养。

（4）子宫底有压痛者，或恶露有腥臭味，取宫颈管分泌物做细菌培养及药敏试验、病原体抗原和特异抗体检测。

（5）怀疑有脓肿形成或静脉血栓者做 B 超检查。

4. 鉴别诊断

应排除产后常见的发热病变，如上呼吸道感染、急性肾盂肾炎、乳腺炎，夏季应排除中暑。

【治疗原则】

（1）支持疗法加强营养，增强全身抵抗力，纠正水、电解质失衡。

（2）清除宫腔残留物，脓肿切开引流，半卧位以利于引流。体温过高时给予物理降温。注意血压、脉率，慎防败血症及中毒性休克。

（3）药物治疗　致病菌常为需氧菌与厌氧菌的混合感染，需氧菌以溶血性链球菌、金黄色葡萄球菌和大肠埃希菌为主，厌氧菌以脆弱类杆菌及消化链球菌居多，故常以2～3种药物的联合应用为宜。重症时更应根据药物的半衰期如4～8小时用药一次，待体温正常后继续用药48小时，如曾有脓肿形成者继续用药7日。

①首选青霉素和氨基糖苷类药的联合应用。如普鲁卡因青霉素80万U；庆大霉素8万U肌内注射，每日2次；青霉素160万U，静脉滴注，每小时一次，庆大霉素8万U，静脉滴注，每8小时一次；亦可用头孢拉定1～2g，肌内注射、静脉注射或静脉滴注，每6小时一次。在上述用药同时，可加用甲硝唑（灭滴灵）0.915g/250ml静脉滴注，每12小时一次。

②青霉素过敏者，可改用林可霉素600mg，静脉滴注，每8小时一次；或红霉素600mg静脉滴注，每8小时一次。

③重症或上述治疗效果不明显时，可酌情选用下列药物，其中以克林霉素为首选，因其抗菌活性较林可霉素强4～8倍，对革兰阳性菌及厌氧菌中的脆弱类杆菌及消化链球菌有良好的抗菌作用，可与下列头孢菌素之一合用：克林霉素0.6g，静脉注射，每8小时一次；或头孢西汀2g，静脉注射，每6小时一次；或头孢替坦2g，静脉注射，每6小时一次；或头孢孟多2g，静脉注射，每6小时一次；或头孢曲松2g，静脉注射，每日1次。

④细菌培养或临床怀疑为厌氧菌者，亦可用甲硝唑注射液0.915g/250ml，静脉注射，每12小时1次。

⑤怀疑为衣原体感染者，可加用多西环素0.1g，或红霉素口服，每日2次，连服2周。

⑥适当服用子宫收缩剂如益母草浸膏4～6ml，每日3次，口服。

⑦中毒症状严重者，短期选用肾上腺皮质激素，提高机体应激能力。

⑧对血栓静脉炎，在应用大量抗生素的同时，可加用肝素，即50mg肝素加于5%葡萄糖液中静脉滴注，每6小时一次，体温下降后改为每日2次，连用4～7日，并口服双香豆素、双嘧达莫等。也可用活血化瘀中药等溶栓类药物治疗。

（4）如药物治疗无效，高热持续不退，疑有子宫肌壁间多发性脓肿形成者，必要时行全子宫切除术。

（5）确诊为盆腔脓肿者，如局限在直肠陷凹，可经后穹窿做切开排脓；否则可在B超指引下，经腹或后穹窿做穿刺，置入硅橡胶管，吸净脓液后用生理盐水反复冲洗，并注入抗感染药物，以后每日从此外留置硅橡胶管中吸取脓液及冲洗，直至无脓液吸出至少2日为止。

第二节 乳胀及乳头皲裂

一、乳胀

【诊断标准】

乳胀指产后乳房内血液、体液和乳汁积聚。常发生于不经常哺乳时，经有效护理后将有助于减轻症状。

【治疗原则】

1. 哺乳前

（1）先做乳房湿敷 3 ~ 5 分钟，随后柔和地按摩、拍打和抖动乳房。

（2）用手或吸奶器挤出或吸出少量奶汁，使乳晕变软，以利婴儿能正确地含吮乳头和大部分乳晕。

2. 哺乳时

频繁哺乳，使乳汁排空，或用吸奶器吸尽，以防乳汁淤积。

3. 哺乳后

佩戴支持胸罩，以改善血液循环。

二、乳头皲裂

【诊断标准】

乳头皲裂是指乳头皮肤皲裂。常发生于婴儿含吮不正确，过度地在乳头上使用肥皂和乙醇干燥剂之类刺激物，以及婴儿口腔运动失调等所引起。

【治疗原则】

1. 哺乳前

采取舒适松弛的喂哺姿势。

2. 哺乳时

（1）先在损伤轻的一侧乳房哺乳，以减轻对另一侧乳房的吸吮力。

（2）待婴儿吸吮结束放下乳头后，再将婴儿抱离。或因产妇原因需暂时中断喂乳时，则用示指轻轻按压婴儿下颏，温和地中断吸吮。

3. 哺乳后

（1）挤出少许乳汁涂在乳头和乳晕上，短暂暴露和干燥乳头。因乳汁具有抑菌作用，且含有丰富蛋白质，有助于皲裂的修复。

（2）穿宽松内衣和戴合适的胸罩，以利空气流通，促进皲裂皮肤的愈合。

（3）可敷 10% 复方安息香酊油膏或鱼肝油铋剂等，于下次哺乳前用温开水洗净。

（4）必要时加用抗感染药物。

第三节　乳腺炎

乳腺炎常由乳头皲裂引起，也可因未及时治疗乳腺管阻塞或乳房过度充盈，在此基础上继发感染。常见的致病菌为存在于婴儿咽喉部的金黄色葡萄球菌，其次为链球菌。病菌可经淋巴管蔓延至乳腺小叶间形成蜂窝织炎。

【诊断标准】

1. 病史

常于产后 7 日左右发病，产妇可出现畏寒、发热，患侧乳房肿胀、疼痛。

2. 检查

感染灶常局限于一侧乳房的某一象限，该处局部皮肤发红，有明显肿块，质硬触痛，常伴同侧的腋下淋巴结肿大并有压痛。

3. 实验室检查

血白细胞增加，有时可在乳汁中培养出致病菌。

4. B 超检查

如有液性暗区，示有脓肿形成。

【治疗原则】

（1）早期乳腺炎　此时感染常在乳腺管外的结缔组织内，并非乳腺管内发炎，可以继续喂乳。用胸罩将乳房托起，尽量使乳汁排空，局部置冷敷。同时应用抗感染药物。

（2）炎症明显时应停止哺乳，但必须使乳汁排空，可用吸奶器吸空。抗感染药物以肌内注射、静脉注射或静脉滴注为宜，由于金黄色葡萄球菌可能对青霉素耐药，可选用半合成耐酶青霉素苯唑西林（Oxacillin），头孢菌素类药物及克林霉素、林可霉素、红霉素等。

（3）有脓肿形成时，对较小的脓肿可做局部穿刺，抽尽脓液后注入抗感染药物，每日 1 次，直至无脓液抽出为止；脓肿较大，且为多房性时，常需切开排脓，切开时应注意沿乳腺管方向，即以乳头为中心，行放射状切开。

第四节　产褥期中暑

产褥期中暑是在产褥期因高温闷热，通风不良，产妇体质虚弱，体内余热不能及时散发，引起中枢性体温调节功能障碍的急性热病。

【诊断标准】

1. 病史

气候炎热，房间通风不良，产妇分娩不久。

2. 临床表现

（1）先兆中暑　可有胸闷气急，头晕眼花，四肢乏力，大量出汗等不适。

（2）轻度中暑　可有体温上升，面色潮红，头痛，呼吸增快，汗闭，脉搏细数。

（3）重度中暑　体温继续上升可达 40℃ 以上，出现昏迷、谵妄、抽搐、呕吐、脉搏细数、血压下降、呼吸急促、面色苍白等。

【治疗原则】

1. 先兆中暑

（1）宜将产妇移至通风处。

（2）解开衣服，短暂休息。

（3）补充水分及电解质。

2. 轻度中暑

（1）除上述处理外，可用物理降温，在头颈、腋下、腹股沟处放置冰袋。

（2）肌内注射退热药。

3. 重度中暑

（1）物理降温　在空调室用空气调节器降温，或用电扇吹风，冰水或乙醇擦浴。已发生循环衰竭者慎用物理降温，以避免血管收缩加重循环衰竭。

（2）药物降温　如盐酸氯丙嗪 25～50mg 加入生理盐水 500ml 中静脉滴注；血压下降时，停用盐酸氯丙嗪改用氢化可的松 100～200mg 加入生理盐水 500ml 中静脉滴注。

（3）对症治疗：

①血压下降者用右旋糖酐静脉滴注以扩充血容量，多巴胺等静脉滴注以提升血压。

②心衰者用西地兰或毒毛旋花子苷静脉注射。

③抽搐者用地西泮 10mg 静脉注射。

④注意水和电解质平衡。

⑤抗生素预防感染。

第五节　产褥期精神疾患

产褥期精神疾患包括产后抑郁和产后重症抑郁等，较多发生在产后 3～7 日，产后 2 周内发病者占半数以上，80% 发生在产后 4 周内。

一、产后抑郁

产后抑郁是指产妇在分娩后出现抑郁症状，是产褥期精神综合征中最常见的一种类型。

【诊断标准】

1. 病史

原有抑郁性格，而于产后出现持续性的抑郁反应。

2. 临床表现

（1）症状　表现为情绪低落、沮丧、忧伤、苦闷。有的无任何诱因；有的仅为琐事如家属未来探视、丈夫沉默不语、希望生男婴却为女婴，或为新生儿担心如曾有窒息经抢救，或现有黄疸或自觉奶少、婴儿夜间哭吵等；有的因产后发热、尿潴留、伤口愈合不良以致拖延出院时期等。多数产妇的流泪是无声的哭泣而非放声大哭。

（2）检查　有自知能力，有治疗要求；无明显的运动型抑制、幻觉、妄想、思维及行为紊乱等精神病情症状，日常生活未受严重影响。

产褥期抑郁症至今尚无统一的诊断标准。目前多采用 Edinburgh 产后抑郁量表，总分≥13 分者可诊断。

【治疗原则】

（1）以心理治疗为主，以亲切和同情态度，鼓励产妇谈出内心的郁闷，给予指导和帮助，使之能适应环境。必要时做好家属的工作，取得他们对产妇的关心和支持。

（2）药物常用三环类抗抑郁药，如氯丙咪嗪、多虑平；或单胺氧化酶抑制剂如氟西汀。

①氯米帕明（Clomipramine）每片 25mg，可于早餐及中餐后各服 1 片；睡前另服

阿普唑仑，每片0.4mg，共2片。两周后症状可望明显改善，3个月为一疗程。

②多虑平（Dorepine）每次25mg，每日2~3次，4~6周为一疗程。

③氟西汀（Fluocetine，百忧解）为单胺氧化酶抑制剂中的5-羟色胺摄取抑制剂，每片20mg，早餐后服；或20mg，每日2次，早餐和中餐后服。2周后症状可望改善，4周后明显改善。

二、产后重症抑郁

产后重症抑郁属于情感障碍，但未达精神病的严重程度。

【诊断标准】

1. 病史

本病与遗传因素密切相关，常有家族史。

2. 临床表现

主要表现为情绪低落（如不愉快、悲观、失望等）、思维迟钝（如话少、声低、应答缓慢）、动作减少（如动作减少或缓慢、甚至木僵），称为抑郁三联症。伴有失眠，食欲减退，常伴便秘。也有因绝望而自杀及杀害婴儿的倾向，理由是"免得我死亡孩子受苦"。

【治疗原则】

（1）心理治疗。

（2）提高警惕，谨防自杀；隔离婴儿以防他杀。

（3）精神卫生医师会诊，转院治疗。

第三十章　产科特殊检查

第一节　羊膜腔穿刺

【适应证】

1. 产前诊断

有医学指征的孕 16～22 周胎儿的产前诊断，用羊水经细胞培养后，做染色体核型分析，用于诊断染色体疾病，也可进行 DNA 突变分析以诊断单基因遗传性疾病或行生化测定遗传性代谢病，指征如下：

（1）孕妇预产年龄大于或等于 35 岁。

（2）曾分娩过染色体异常的婴儿，如先天愚型。

（3）夫妇一方有染色体结构异常者。

（4）孕妇有曾生育过单基因病患儿或遗传性代谢病患儿史。

（5）母血清生化筛查高风险。

（6）超声检查发现胎儿异常。

2. 判断胎儿预后

母儿血型不合，判断胎儿预后。

3. 了解胎儿成熟度

对高危妊娠孕妇，因病情发展而需提前终止妊娠者，了解胎儿成熟度，结合胎盘功能测定，决定引产时间。

4. 羊膜腔注药

（1）死胎引产。

（2）有终止妊娠指征的中期引产。

（3）胎儿尚未成熟而必须在短期内终止妊娠者，可经羊膜腔内注射肾上腺皮质激素，促胎肺成熟。

（4）因母儿血型不合而需作胎儿输血者。

（5）为排除胎儿体表畸形或消化道畸形等，羊膜腔内注入造影剂可显示胎儿体表形态，并当胎儿吞入造影剂后可显示胃肠道有否畸形。

5. 治疗羊水过多、过少

羊水过多胎儿无明显畸形时，做羊膜腔穿刺放出适量羊水；羊水过少则向羊膜腔中注入生理盐水，以延长妊娠期限，提高胎儿存活率。

【注意事项】

（1）手术需在手术室进行，要注意严格消毒，谨防感染。

（2）穿刺前必须排空膀胱以防损伤，如有腹部手术史高度疑有肠粘连者，最好在超声引导下操作。

（3）有条件应尽量在 B 型超声显像下进行手术，先 B 超测定胎盘位置，然后避开胎盘选择羊水较多区做穿刺，穿刺点宜在中线附近，以防因穿刺针损伤宫旁血管引起内出血。

（4）进针不宜过深，以防伤及胎儿。

（5）穿刺针头以 20～21 号腰穿针为宜。

（6）抽出血液可能来自腹壁、子宫壁、胎盘或胎儿；应即刻将针拔出，压迫穿刺点。如出血较多或羊水已血染，应密切观察胎儿变化，如无异常变化，可等待 1 周左右待羊水内血液被吸收后，再行穿刺以免影响检查结果。

（7）手术尽量做到一次成功，避免多次穿刺。

【并发症及其处理】

（1）胎膜破裂是最常见的并发症，特别是在胎顶前区穿刺时更易发生，由于胎膜早破可致流产、早产，故尽量避免该区的穿刺。

（2）损伤胎儿，多为刺伤胎儿胸背等处的皮肤，故有条件时宜在 B 型超声监视下或经 B 超定位后进行。

（3）穿刺点出血或引起胎盘早期剥离而致出血、脐带血肿等。

（4）引起羊水栓塞，如有发生及时予以抢救治疗。

（5）宫内感染，一旦发生可危及母儿安全，应用大量抗生素，并及时终止妊娠，故手术需注意无菌操作。

（6）引起宫缩，出现先兆早产或先兆流产征兆，需给予保胎处理。

第二节　胎儿宫内储备力测定

一、胎动计数

自妊娠 18～20 周起，孕妇即感觉腹中轻微跳动，次数少。以后胎动数随孕周而逐渐增多、增强，至妊娠 29～38 周时胎动次数及强度达最高点，38 孕周后又减少。胎动次数正常，表示胎儿舒适，情况良好。当胎儿有某些疾病或胎儿、胎盘功能不良时，胎动常减少甚至消失，故胎动减少是胎儿缺氧的早期临床表现，是为了维持能量平衡的一种反应。因此，胎动计数有助于临床及早发现胎儿缺氧情况。

1. 方法

因胎动次数不是均匀不变的，每日早、中、晚有一定的变化，因此胎动计数应在早、中、晚各取一定的时间计数。每段时间数为 1 小时，然后把三个数字相加乘 4，即为 12 小时的胎动数。

2. 临床判断与处理

正常胎动数每 12 小时约 30～40 次，20～30 次为交界值，＜20 次提示胎儿处于危险状态；或较前 3 日，12 小时胎动数减少 30% 时，表示胎儿在宫内有缺氧情况。孕妇服用镇静剂后可使胎动减少，且自数胎动是一种主观感觉，可受孕妇敏感程度、腹壁肥厚、腹水、羊水过多等影响，因此胎动次数减少时，应结合其他检查，综合分析考虑。当胎动消失时，必须采取相应措施以挽救胎儿。胎动骤增而剧烈，有时是胎儿垂死挣扎的表现，但并非严重缺氧时都发生此现象。

二、胎心监护

（一）胎心监护方法及图形定义

1. 直接法（内监护）

用于胎膜已破，宫口开大时，使用胎儿头皮电极（螺旋式或夹子式）固定于胎儿头皮上，可直接反映胎心率情况，同时通过宫腔内导管测量宫腔内压，不受产妇翻身活动的影响，可准确反映宫缩的强度。其缺点是宫内操作比较复杂，配件尚无国产化，故难以在临床上广泛应用。

2. 间接法（外监护）

超声 Doppler 换能器和宫缩传感器放至孕妇腹壁，记录胎心率和子宫收缩的频率。本法简便，在产前或临产时均可应用，对母、胎无影响，同时可记录胎动。缺点是不能测宫腔内压，翻身活动影响记录的准确性。此法已在临床上广泛应用。

3. 检测结果

（1）胎心基线率　是指一定时间胎儿的胎心率的平均值，除外加速、减速期及胎心率变异超过25bpm。在任何一个10分钟内，必须存在至少2分钟的可辨认的基线段，否则此时段的基线不确定，需参考先前10分钟的胎心监护基线结果。正常胎心率为110～160bpm。小于110bpm为胎儿心动过缓，大于160bpm为胎儿心动过速。

（2）胎心基线率的变异　胎心基线在振幅和频率上的不规则波动，这种波动由胎心率曲线的波峰至波谷的测定来决定。可分为以下几类：①胎心率基线变异消失　不能检测到振幅的变化。②胎心率基线轻度变异　振幅变化可被检测但小于等于5bpm。③胎心率基线中度变异　振幅变化在6～25bpm。④胎心率基线显著变异　振幅变化大于25bpm。

（二）无负荷试验（non stress test，NST）

观察胎动后胎心率的变化以了解胎儿在宫内的安危。试验时间一般为20～40分钟。

1. 反应型

胎儿情况良好，诊断标准：20分钟内出现≥2次的胎动；胎动时伴胎心率的加速（上升）＞15bpm；时间持续≥15秒。此加速表现为突然上升，从起始到波峰的加速时间小于30秒。妊娠32周前，胎心率加速（上升）＞10bpm；时间持续≥10秒。

2. 无反应型

诊断标准：监护时间40分钟内未见胎动或有胎动但胎心率无加速反应，提示胎儿宫内窘迫的可能，但NST无反应型的假阳性率为80%左右，故一次无反应后应再复查。

（三）宫缩应激试验

包括自然宫缩应激试验（contraction stress test，CST）或催产素应激试验（oxytocin challenge test，OCT）。

OCT 试验为：将催产素2.5U加入5%葡萄糖液500ml中静脉滴注，从5～10滴/分开始，每30分可增加10滴/分直至10分内出现3次规律宫缩，每次宫缩持续30秒以上，质地中等强度，最大滴注速度不超过40滴/分。产前出血、多胎妊娠、胎儿未成熟、胎儿窘迫等禁忌作OCT。宫缩应激试验有下述结果。

1. 早期减速（early deceleration，ED）

（1）图形特点　胎心率通常表现为均匀的逐渐减速和恢复，与宫缩相关联。胎心率的逐渐减速，指从胎心率出现减速到最低点≥30 秒。胎心率的减速幅度，是从起始到减速的最低点来计算。减速的最低点与宫缩的峰值同时出现。在大多数情况下，减速的起始点、最低点以及减速的恢复分别与宫缩的开始、峰值、结束同时发生。

（2）意义　产生的原因是胎头受压，引起颅内压上升，大脑血流减少，使迷走神经兴奋所致。若 ED 连续出现，减慢幅度大，可能与脐带受压，血流短暂中断有关，应引起重视。

2. 晚期减速（late deceleration，LD）

（1）图形特点　胎心率通常表现为均匀的逐渐减速和恢复，与宫缩相关联。胎心率的逐渐减速，指从胎心率出现减速到最低点≥30 秒。胎心率的减速幅度，是从起始到减速的最低点来计算。减速在时间上延迟，表现为胎心率减速的最低点发生在宫缩的高峰之后。在大多数情况下，减速的起始点、最低点以及减速的恢复分别发生于宫缩的开始、峰值、结束后。

（2）意义　常为胎儿胎盘储备功能欠佳，胎儿处于低氧情况下，提示有胎儿窘迫。

3. 可变减速（variable deceleration，VD）

（1）图形特点　通常表现为胎心率的突然减速，指从起始到胎心率的最低点所用时间 <30 秒。胎心率减速幅度计算指从起始到减速的最低点。胎心率的减速≥15bpm，持续时间≥15 秒。当可变减速与子宫收缩相互关联时，其起始、加深以及持续时间通常随逐次宫缩而变化。

（2）意义　通常是由于脐带受压，或强烈宫缩引起的胎盘血流量突然减少，致胎儿循环血量降低所致。根据胎心率减速幅度与恢复时间长短，提示胎儿预后不良程度，一般以 U 形波减慢的胎儿缺氧最严重。轻度：胎心率下降后立即恢复，持续时间 <30 秒，V 字形；中度：胎心率下降 60～70bpm，持续 30～60 秒；重度：胎心率下降 >60bpm，持续时间 >60 秒。

（四）对于胎心率图形的判读意义

胎心率图形的三级分类及意义见表 30 - 1。

表 30 - 1　胎心率图形的三级分类及意义

类型	分类	意义
I 型	胎心率图形包含以下各项： 　基线率：110～160bpm 　胎心率基线变异：中度 　晚期：减速或可变减速：不存在 　早期减速存在与否均可 　加速：存在与否均可	正常图形，胎儿处于正常酸碱平衡状态。可遵从常规临床操作，不需要特别处理
II 型	胎心率图形包含除外 I 型和 III 型的所有图形，包含： 　基线率：心动过缓不伴有基线变异消失，心动过速 　胎心率基线变异：轻度基线变异；不伴反复减速的基线变异消失；显著的基线变异 　加速：胎儿受刺激后没有发生加速 　周期间断减速：反复可变减速伴有轻度或中度基线变异；延长减速，2～10 分钟；反复晚期减速伴有中度基线变异；可变减速伴有其他特性，如恢复至基线缓慢，"基线型"或"双峰型"	为不确定图形。不能用以预测胎儿酸碱状态的异常，但目前尚无足够证据可以将其归类于 I 型或 III 型。II 型需要评估和继续监护并重新评估，要考虑综合的临床状况

类型	分类	意义
Ⅲ型	胎心率图形包含以下任意一种情况： 胎心率基线变异消失并伴有以下任意一种情况；反复晚期减速；反复可变减速；心动过缓 正弦曲线图形	在进行监测时，预测胎儿酸碱状态异常，需要进行即时性评估。根据临床特点，采取迅速的临床处理，包括：母体吸氧，改变母亲体位，停止产程中宫缩剂应用和纠正母体低血压等

三、胎儿生物物理评分

胎儿生物物理（biophysical profile，BPP）评分是综合胎心电子监护及 B 型超声动态观察胎儿的某些生物物理的活动，来判断胎儿有无缺氧的一种产前监护方法。

1. 指标内容

包括无负荷试验（NST）、胎儿呼吸样运动（FBM）、胎动（FM）、胎儿肌张力（FT）及羊水指数（AFI）。

2. 评分标准改良法

评分标准改良法见表30 – 2。

表 30 – 2　生物物理五项指标评分标准

项目	评分数	标准
NST	2	20 分钟内，胎动出现 2 次及以上，胎动时胎心率加速反应，振幅≥15bpm，持续≥15 秒，胎心率 110 ~ 160 次/分
	1	20 分钟内，胎动出现 <2 次，或者胎心率加速反应的振幅 <15bpm，持续时间 <15 秒，或者 40 分钟内未出现睡眠觉醒周期，或者胎心率低于 120 次/分钟或大于 160 次/分钟
	0	40 分钟内，未见胎心率的加速反应
FBM	2	30 分钟至少有 1 次胎儿呼吸样运动，持续时间 >60 秒
	1	30 分钟至少有 1 次胎儿呼吸样运动，持续时间 30 ~ 60 秒
	0	30 分钟内无 1 次胎儿呼吸样运动或呼吸样运动持续 <30 秒
FM	2	30 分钟内，至少有 ≥3 次以上胎儿躯干或肢体活动，如果躯干和肢体同时运动算作一次
	1	30 分钟内有 1 ~ 2 次胎动
	0	30 分钟内无胎动出现
FT	2	30 分钟内至少有 1 次胎儿肢体和躯干伸展，并回复原屈曲位置，或胎儿以握拳的姿势
	1	30 分钟内有 1 次胎儿四肢伸展回复到原屈曲位置，或有 1 次躯干伸展回复到原屈曲位置
	0	30 分钟内胎儿无躯干和四肢伸展活动，或一直处于弛张状态，即四肢和躯干均处于伸展状
AFI	2	测定四个象限最深羊水液区之和 >80mm
	1	测定四个象限最深羊水液区之和在 51 ~ 80mm
	0	测定四个象限最深羊水液区之和 ≤50mm

3. 临床意义

（1）≥8 分　无胎儿宫内窘迫。

（2）5 ~ 7 分　胎儿宫内窘迫可疑，24 小时内复测，如仍 <6 分考虑终止妊娠。

（3）≤5 分　胎儿宫内窘迫，严重缺氧，须终止妊娠。

第三节　胎儿成熟度检查

一、检查方法

（1）核实孕周　36 周以后分娩的新生儿，其存活能力和足月儿相似。

（2）超声测量胎头双顶径，如大于 8.5cm，胎盘Ⅲ级也是成熟指标，如胎盘Ⅱ级，有 10% 的可能胎肺不成熟，尤其糖尿病患者。

（3）估计胎儿体重 >2500g，提示胎儿成熟。

（4）羊水检查胎儿成熟度（表 30－3）。

也可做简便的羊水震荡泡沫试验，取羊水上清液 0.5ml 加等量生理盐水 0.5ml 稀释混合，再加 95% 乙醇 1ml，然后将试管强力震荡 15 秒后，静置 15 分钟，阳性者液面有一层完整的泡沫环。阳性示胎儿肺成熟，相当于 L/S≥2。

表 30－3　羊水胎儿成熟度检测

测定指标	目的	判定成熟值
卵磷脂/鞘磷脂（L/S）	了解胎肺成熟度	≥2
磷脂酰甘油（PG）	了解胎肺成熟度	阳性
羊水中脂肪细胞出现率	了解胎儿皮肤成熟度	≥20%
肌酐含量	了解胎儿肾成熟度	≥176.8μmol（2mg/dl）

二、不成熟的处理

1. 单胎妊娠

（1）地塞米松　5mg，肌内注射，每日 2 次，连续 2 日。

（2）倍他米松　12mg，肌内注射，每日 1 次，连续 2 日。

（3）羊水穿刺的同时向羊膜腔内注入地塞米松 10mg。

2. 双胎妊娠

（1）地塞米松　5mg，肌内注射，8 小时 1 次，连续 2 日。

（2）倍他米松　12mg，肌内注射，18 小时 1 次，连续 3 次。

第三十一章　引产与催产

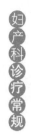

一、引产

【适应证】

1. 母体方面

（1）各种妊娠合并症　如慢性肾炎、心脏病、糖尿病等继续妊娠将严重威胁母儿生命时。

（2）妊娠并发症　如妊娠期高血压疾病，经治疗效果欠佳，而病情严重威胁母儿安全时，终止妊娠是处理本病的重要手段。

（3）孕足月胎膜早破未临产者，或早产胎膜早破孕周＞34周未临床已促胎肺成熟者。

2. 胎儿方面

（1）延期妊娠（妊娠达41周仍未临产）或过期妊娠。

（2）确诊死胎与严重胎儿畸形，如脑积水、无脑儿、内脏外翻等。

（3）母儿血型不合，胎儿宫内溶血或宫内窘迫。

（4）胎儿宫内生长受限，在积极治疗同时检查胎儿成熟度，如已具有宫外生活能力时可行引产。

【禁忌证】

1. 绝对禁忌证

孕妇严重合并症及并发症不能耐受阴道分娩或不能阴道分娩。

（1）明显头盆不称。

（2）子宫手术史　古典式剖宫产、未知子宫切口位置的剖宫产、穿透子宫内膜的子宫肌瘤剔除术，子宫破裂史。

（3）胎位异常　如横位，初产如臀位估计阴道分娩困难者。

（4）胎儿胎盘功能严重低下者，胎儿宫内窘迫不能耐受宫缩。

（5）前置胎盘和前置血管。

2. 相对禁忌证

（1）子宫下段剖宫产史。

（2）臀位。

（3）羊水过多。

（4）双胎或多胎妊娠。

（5）经产妇分娩次数大于等于5次。

【方法】

1. 促宫颈成熟

宫颈 Bishop 评分小于 6 分者，如时间允许时可先予促宫颈成熟。

方法有下列两种。

（1）机械性方法：

①机械刺激　海藻棒经消毒后或 Foley 尿管插入宫颈管内，上端需越过宫颈内口，下端留在宫颈外口，以无菌纱布包裹，12 小时后取出，一般能增加宫颈评分 3 分以上。低位水囊也可应用。以上机械刺激方法需阴道无感染迹象及胎膜完整时应用。

②乳房刺激　采用自动乳房按摩器或手按摩交替按摩双侧乳房，可望增加宫颈评分。但应警惕诱发强直宫缩。

（2）应用药物：

①缩宫素　小剂量缩宫素静脉滴注，即缩宫素 2.5U 溶于 5% 葡萄糖液 500ml 内，起始剂量为 2.5mU/min，根据宫缩调整滴数，每 30 分钟调整一次，直至出现有效宫缩 10 分钟内 3 次宫缩，每次 30～60 秒。最大滴数一般不超过 10mU/min，可连续 3 日。缩宫素可刺激子宫内膜释放前列腺素，使宫颈管退缩扩张宫颈口。但单独使用缩宫素促宫颈成熟，效果较差。

②前列腺素　前列腺素 PGE_2 及 $PGE_{1\alpha}$ 能使宫颈组织内胶原纤维溶解，促使宫颈软化成熟。

可控释地诺前列酮栓（普贝生）是可控制释放的前列腺素 E_2 栓剂，含 10mg 地诺前列酮，以 0.3mg/h 速度缓慢释放，低温保存。消毒外阴后将可控释地诺前列酮栓放置于阴道后穹窿处，放置后观察宫缩情况。下列情况下应取出：①临产。②出现过强和过频宫缩、过敏反应或胎心异常。如取出后仍宫缩过强、过频不缓解，可使用宫缩抑制剂。

应用前列腺素促宫颈成熟的注意事项：①孕妇患有心脏病、急性肝肾疾病、严重贫血、青光眼、哮喘、癫痫等禁用。②有剖宫产史或其他子宫手术史者禁用。③主要副作用为宫缩过频、过强，要加强观察和记录，发现宫缩过强、过频及胎心率异常时及时取出。④临产者取出促宫颈成熟药物。

2. 引产方法

（1）人工破膜引产　适用于宫颈成熟孕妇，引产效果较好。注意无菌操作。羊水过多者可人工破膜放羊水减张，用长针头于高位刺破胎膜，使羊水沿针头缓缓流出，否则易引起胎盘早剥或脐带脱垂，如羊膜腔内压力大，胎膜破裂大量羊水涌出时，则应握拳入阴道，或堵塞阴道口，勿使羊水流出过急；破膜后应注意羊水颜色和量，并立即听胎心，注意有无脐带脱垂及胎盘早剥；破膜后 30～60 分钟无宫缩可静脉滴注催产素引产。如超过 12 小时仍未临产者，应给予抗生素预防感染。

（2）催产素静脉滴注引产　常用的引产方法，但宫颈不成熟时，引产效果不佳。5% 葡萄糖液 500ml，控制滴速为 8 滴/分，然后加入 2.5U 催产素，摇匀，溶成每毫升含催产素 0.005U。按目前采用的一次性塑料输液器作静脉滴注时，每毫升约含 20 滴，从 8 滴/分钟即 2.5mU/分钟开始，根据宫缩强弱进行调整，可按 30 分钟增加 8 滴的速度进行调整，直至 10 分钟内有三次宫缩。最高滴注速度以不超过 40 滴/分钟为宜。

【注意事项】

（1）静脉滴注时瓶上作醒目标记。

（2）有专人密切观察孕妇血压、脉搏、宫缩频率和持续时间以及胎心音，每15～30分钟记录一次，有条件的可使用胎心监护仪。如发现宫缩呈强直性，胎心异常等，应立即行静脉滴注。

（3）催产素引产一般在白日进行，一次引产用液以不超过 1000ml 葡萄糖为宜，不成功者第 2 日继续进行或考虑改用其他引产方法。

（4）注意催产素过敏问题，过敏的临床表现为胸闷、气急、寒战以致休克，需用抗过敏药物及对症处理。

【并发症及其处理】

1. 子宫破裂

滴速、浓度不当时诱发强烈子宫收缩或有头盆不称未及时发现，如发生须即刻剖腹探查行子宫修补术或子宫切除术。

2. 强直性子宫收缩

应立即停药或应用宫缩抑制剂如硫酸镁、安宝（盐酸利托君）等。

3. 急产

及时发现软产道裂伤等并给予修补缝合，需警惕产后出血。

4. 羊水栓塞

按羊水栓塞处理（见"羊水栓塞"节）。

5. 胎儿窘迫

立即停药，吸氧，应用宫缩抑制剂，如胎儿窘迫继续存在则行剖宫产术终止妊娠，并做好新生儿复苏的抢救准备工作。

二、催产

【适应证】

无明显头盆不称及胎位异常者，发生低张性宫缩乏力并导致潜伏期、活跃期延缓或停滞，胎头下降延缓。

【禁忌证】

（1）头盆不称、胎儿窘迫、先兆子宫破裂。

（2）催产素过敏者。

（3）不协调性子宫收缩乏力者。

（4）严重的心肺功能不良者。

（5）严重的宫内感染者。

（6）瘢痕子宫者慎用。

【剂量与使用方法】

（1）应有专人监护，每15～30分钟记录一次血压、脉搏、呼吸，宫缩的频率、强度及持续时间，胎心情况，羊水的色、质量等。按宫缩情况随时调节催产素用量。

（2）警惕过敏反应，即使是常用量，甚至小剂量催产素也可发生过敏反应。如发生则及时停用，抗休克，抗过敏。

（3）禁止肌内注射及穴位注射。滴鼻给药法，因难以掌握实际进入体内剂量，故亦不用。

（4）宫口扩张 2～3cm 发现潜伏期延长需催产时，最好先行人工破膜观察 1 小时再用缩宫素催产。

【并发症及其处理】

（1）子宫破裂，子宫强直性收缩，胎儿窘迫，见"引产"。

（2）羊水栓塞，见"羊水栓塞"。

第三十二章 产科手术

第一节 会阴、阴道裂伤修补术

会阴、阴道裂伤按裂伤程度的轻重分为发下几度：

（1）Ⅰ度 会阴部皮肤及黏膜、阴唇系带、前庭黏膜、阴道黏膜等处有撕裂但未累及肌层者。

（2）Ⅱ度 除上述组织的撕裂外，还累及骨盆底的肌肉和筋膜，如球海绵体肌，会阴深、浅横肌以及肛提肌等，如累及阴道后壁黏膜，可致后壁两侧沟向上撕裂，出血较多，缝合困难。但肛门括约肌是完整的。

（3）Ⅲ度 指肛门括约肌全部或部分撕裂。

（4）Ⅳ度 裂伤累及直肠阴道膈、直肠壁及黏膜。

【手术注意事项】

（1）分娩后阴道壁松弛，术时应仔细检查，认清解剖关系，按撕裂的大小与深浅，将组织对合整齐，分层缝合。如阴道壁裂伤较高，无法暴露，可于顶端下方用可吸收肠线先缝合一针作牵引，然后于顶端上方 0.5～1cm 处缝合，以防撕裂的血管回缩出血形成血肿。

（2）在保证有效止血的前提下，缝线不宜过紧、过密，组织间不留间隙。

（3）修补完毕应常规做肛查，如发现有肠线误缝入直肠腔内时，立即拆除重缝，以防发生感染和引起肠瘘并发症。

（4）会阴Ⅳ度裂伤者，缝合前用消毒液冲洗伤口，用 2－0 号可吸收线或一号丝线间断缝合直肠前壁肌层，注意勿缝穿直肠黏膜，必要时可间断缝合加强。用鼠齿钳寻找、钳夹与拉拢肛门括约肌的两端，以 1 号可吸收肠线或粗丝线间断缝合 2 针，这是Ⅳ度裂伤缝合的关键。然后缝合肛提肌，会阴深、浅横肌及球海绵体肌等组织。

【术后注意事项】

Ⅳ度裂伤修补术后注意以下各点。

（1）术后进少渣饮食。

（2）口服抗生素，控制肠道细菌感染。

（3）缝合后住院期间每日予外阴护理 2 次；每次大、小便后清洁会阴。

（4）第 4 天改普食，当日晚服缓泻剂。

（5）术后禁止灌肠或放置肛管。

第二节 会阴切开缝合术

会阴切开缝合术是切开会阴组织以扩大外阴口的手术，为产科常用手术之一。主要目的在于防止会阴造成的分娩阻滞，以及自然分娩或手术产所引起的严重会阴损伤。方法有侧斜切开及正中切开两种，手术助产则一般多采用左侧斜切开。

【适应证】

（1）初产妇阴道手术助产。

（2）初产妇臀位。

（3）会阴体过长、过短及伸展不良或胎儿较大。

（4）早产时预防胎儿颅内出血。

（5）需缩短第二产程　如胎心监护异常、妊娠合并心脏病、高血压等。

（6）困难的阴道瘘修补术。

【手术注意事项】

（1）会阴正中切口一般不宜用于产钳术或臀牵引术，以及会阴体过短或胎儿过大者。

（2）左侧斜切开术自会阴后联合中线向左侧45°方向剪开会阴，但如会阴高度膨隆时，剪开角度应为60°～70°，长约4～5cm，并切开部分肛提肌。正中切开则沿会阴后联合中间垂直切开，长约2.5～3cm，注意不要损伤肛门括约肌。

（3）行产钳术时如胎儿过大，枕后位时，切口可适当增大。

（4）剪刀刀面需与皮肤垂直，皮肤与阴道黏膜切口宜大小相仿。

（5）较大的会阴侧斜切口时，球海绵体肌、会阴深横肌、会阴浅横肌及肛提肌一部分将被切断，因此会阴切开后出血较多，应立即采用纱布压迫止血，必要时将活跃出血点钳夹结扎止血。

（6）缝合阴道黏膜应从切口顶端上方0.5～1cm处开始，以免切开处的血管回缩未能缝合引起出血。缝合肌层必须两侧对齐，关闭死腔，缝针也不可太深，防止穿透直肠壁。缝合皮肤的丝线只求对合即可，不可扎得过紧，以免水肿疼痛。

（7）缝合结束后，必须检查阴道内有无纱布遗留，做肛门直肠检查有无肠线穿透直肠壁，如有则拆除重建。

【术后注意事项】

（1）保持会阴清洁。

（2）常向健侧卧，以免恶露浸泡伤口。

（3）术后3～5日拆线，外阴伤口肿胀疼痛者，可用95%乙醇湿敷或50%硫酸镁热敷。

【并发症及处理】

会阴切开并发Ⅳ度撕裂的处理见"会阴裂伤修补术"。

第三节　人工破膜术

人工破膜常用于引产、催产，了解羊水性状，有助于鉴别胎儿是否缺氧。

【适应证】

（1）羊水过多者。

（2）胎盘早剥或低置胎盘者。

（3）因各种原因需终止妊娠，且宫颈已成熟者。

（4）临产后宫口扩张 3cm 以上，产程进展缓慢者，头盆相称或胎位无异常者，可施行人工破膜，以加速产程。

（5）决定分娩方式之前，按所流出的羊水性状，了解胎儿是否缺氧。

【禁忌证】

（1）胎位异常　臀位、横位等。

（2）高度可疑脐带隐形脱垂或脐带先露者。

（3）头盆不称、产道梗阻、宫颈不成熟者。

【手术注意事项】

（1）宫颈未成熟者则引产的成功率低，先促宫颈成熟后，再决定是否破膜。

（2）羊水过多者，可在破膜前先做经腹壁羊膜腔穿刺放液，或用长针头做高位破膜，使羊水沿针头缓慢流出，以防引起脐带脱垂或胎盘早剥；如羊膜腔内压力很大，胎膜很快破裂，羊水大量涌出时，可握拳置入阴道或堵塞阴道口，尽力使羊水勿流出过急。

（3）钳破胎膜，观察羊水量及性状，如量不多可稍上推胎头或用手指扩张破口，以利羊水流出。羊水过少者应予重视，如羊水呈黄色或黄绿色或呈稠厚糊状深绿色均提示有胎粪污染，可能为胎儿宫内窘迫的表现，应予重视。

（4）破膜后手指在阴道内检查有无脐带脱垂，同时听胎心有无变化。

【术后注意事项】

（1）胎头未入盆者，应卧床休息以防脐带脱垂。

（2）保存外阴清洁，臀下置无菌会阴垫。

（3）如破膜 12 小时后仍未分娩者，应给予抗生素预防感染。

（4）常听胎心，注意胎心音变化。

（5）破膜 0.5～1 小时无规律宫缩，给予催产素点滴引产。

【并发症及处理】

如胎头先露不能与骨盆入口相衔接，在羊水涌出时，可发生脐带脱垂。一旦发生脐带脱垂，应将孕妇臀部垫高，以减轻胎先露对脐带的压迫，同时给予吸氧，胎心率正常而胎儿不能于短期内分娩者，应迅速就地进行剖宫产术。同时必须有人在阴道内将先露部持续上推，并手托脐带勿受压直至胎儿娩出，并应做好抢救新生儿的准备。

第四节　人工剥离胎盘术

人工剥离胎盘术是用手伸入宫腔内将胎盘剥离的手术。

【适应证】

（1）第三产程已达 30 分钟，或虽未到半小时而出血已超过 200ml 以上，或有产后出血高危因素。

（2）某些阴道手术产后需及早排出胎盘者。

【手术注意事项】

（1）外阴必须重新消毒。术者更换手术衣及手套。

（2）保持静脉通道通畅，注意产妇一般情况和血压，必要时可给予镇痛剂。

（3）若胎盘与子宫壁紧密相连不能分离，可在 B 超引导下进行剥离，如考虑植入性胎盘，不应强行撕拉胎盘，以免损伤宫壁或造成不能控制的产后出血。

（4）取出的胎盘必须立即检查是否完整，如有缺损应再次以手伸入宫腔清除残留的胎盘及胎膜，但尽量减少宫腔内操作次数。

（5）操作必须轻柔，勿损伤子宫。

（6）术时应用宫缩剂。

【术后注意事项】

（1）注意宫缩及阴道出血情况，如宫缩不佳，阴道出血多需用缩宫剂。

（2）应用抗生素预防感染。

第五节　宫腔填塞术

一、宫腔纱布填塞术

【适应证】

子宫收缩乏力致产后出血，用宫缩剂及其他治疗方法无效者。另因前置胎盘行剖宫产术时，子宫下段收缩不佳大量出血时，应用此术或可免除子宫切除。

【手术注意事项】

（1）纱布宽 4～6cm，厚四层，长 5～10m，将纱条毛边叠在里面或经缝制后边缘光整。

（2）用碘伏或灭滴灵浸透并拧干。

（3）从左至右有序填塞，并压紧不留空隙。

（4）前置胎盘出血时先自宫颈往上填，其他情况先自宫底往下填，填至切口位置打结或缝合。

（5）小心缝合子宫切口，建议采用切口两端连续缝合，中间 3 针间断 8 字缝合，避免缝到纱条致取出困难。

【术后注意事项】

（1）加强宫缩并密切注意子宫底高度及阴道出血情况。

（2）24 小时应取出填塞的纱布条，取出前需静脉滴注缩宫剂，然后缓慢取出纱布条。

（3）如疑有感染，取出末端的纱布条时取样，做细菌培养和药敏试验。

（4）术后用广谱抗生素预防感染。

二、宫腔水囊填塞术

【适应证】

（1）阴道分娩后宫缩乏力致产后出血应用宫缩剂无效。

（2）在放射介入或者手术干预之前。

（3）剖宫产术中、术后或者既往有剖宫产者阴道分娩中出现产后出血也适用。

【手术注意事项】

（1）根据子宫腔大小注入生理盐水 500～1000ml（37℃）膨胀宫腔。

（2）为防止球囊脱出，阴道内填塞无菌纱布。

（3）适当将臀部抬高。

【术后注意事项】

（1）加强宫缩，注意宫底高度及阴道出血情况。

（2）保持适当臀高位。

（3）放置 24～48 小时后取出。

（4）在球囊填充期间预防性使用抗生素。

第六节　胎头负压吸引术

胎头负压吸引术是用胎头负压吸引器置于胎儿的头顶部，形成一定负压后吸住胎头，并通过牵引使儿头娩出的手术。

【适应证】

（1）第二产程延长，初产妇宫口开全已达 2 小时，经产妇宫口开全已达 1 小时，无明显头盆不称，胎头已较低时。

（2）胎头位置不正，只能用于枕先露，如持续性枕横位及枕后位时手法回转有困难者。

（3）产妇全身情况不宜在分娩时施用负压者，如心脏病、子痫前期（中、重度）、肺结核活动期、支气管哮喘等。

（4）有剖宫产史或子宫有瘢痕者。

（5）胎儿窘迫者。

【禁忌证】

（1）不适用于臀位、颜面位、额位等其他异常胎位。

（2）头盆不称，胎儿双顶径未达到坐骨棘水平以下者。

（3）胎膜未破，宫口未开全。

（4）胎儿宫内发育不良及早产儿因颅骨较脆弱易受损不宜做此手术。

【手术注意事项】

（1）排空膀胱，查清枕位。

（2）吸引器杯放置在后囟前 3cm 处，牵拉时应使胎头俯屈（俯屈点），并与吸引器头的平面垂直牵拉，这是吸引器助产的关键。

（3）可用针筒抽气形成负压，一般抽 120 ~ 150ml 空气较适合（相当于 39.23 ~ 49.03kPa 负压）。抽气必须缓慢，约每分钟制成负压 9.8kPa，使胎头在缓慢负压下形成产瘤再牵引，可减少吸引器滑脱失败，减少对胎头损伤。

（4）放置后再做阴道检查，除外宫颈或阴道壁夹入。

（5）牵引中如有漏气或脱落，表示吸引器与胎头未能紧密接合，应寻找原因。如无组织嵌入吸引器，需了解胎头方位是否矫正；如吸引器脱落常由于阻力过大，应改用产钳术；如系牵引方向有误，负压不够以及吸引器未与胎头紧密附着，可重新放置。

（6）吸引器滑脱 3 次，或连续 3 次牵拉没有进展，应停止操作。

（7）整个牵引时间不宜超过 10 ~ 20 分钟，否则增加胎儿损伤。

【术后注意事项】

（1）产后检查产道，如有宫颈或阴道裂伤，应即缝合。

（2）产后新生儿给予维生素 K 预防颅内出血。

（3）对于牵引困难者，应密切观察新生儿有无头皮损伤，头皮血肿，颅内出血，并及时予以处理。

【并发症及其处理】

1. 产妇方面

（1）阴道血肿　这是阴道壁挫伤或组织吸引入吸引器内所致。安置吸引器后必须仔细检查，有否阴道壁组织嵌入。一旦发现血肿，于血肿外侧缘用可吸收线向深处做间断缝合，或予切开清除血块，寻找活跃出血点予以结扎，然后缝合切口阴道壁。

（2）外阴、阴道及宫颈裂伤　术毕常规检查宫颈及阴道有无撕裂，有撕裂者予以缝合。

2. 新生儿方面

（1）新生儿头皮水泡形成，保持新生儿皮肤干燥及清洁，预防感染。

（2）头皮血肿　胎头吸引部位的产瘤一般很快于术后 24 小时内消失。血肿多在 1 个月内吸收，不需特别处理，应避免穿刺防止感染，并应嘱咐产妇不要搓揉血肿。

（3）颅内出血　按"新生儿颅内出血"处理。

第七节　产钳术

利用双叶产钳放置于胎头两侧，通过牵引及旋转，协助胎头娩出，是难产手术中常用的方法。

【分类】

产钳术根据胎头位置高低和胎头旋转角度分为中位、低位、出口产钳三种。

1. 出口产钳

胎头骨性部分已达盆底，宫缩间歇可于阴道口看到头皮。

2. 低位产钳

胎头骨性部分达到或低于 +2 水平。

3. 中位产钳

胎头衔接但骨性部分在＋2水平以上。中位产钳仅限于受过专门训练的医生使用，对中位助产及旋转没有足够经验者建议选择剖宫产。

【适应证】

（1）同"胎头吸引术"适应证。

（2）胎头负压吸引术因阻力较大而失败时。

（3）臀位产后出胎头娩出有困难者。

【禁忌证】

（1）明显头盆不称，双顶径在坐骨棘水平以上者。

在临床上需特别注意枕横位时的不均倾入盆，当骨盆有狭窄时，胎头被迫单顶入盆。由于胎头明显变形，胎儿颅骨最低点部可能在坐骨棘水平或以下，造成一种假象似乎胎头已很低。但当做阴道检查时，发觉骶骨凹部比较空虚，腹部触诊胎头大径在骨盆入口平面以上，这种情况往往使产钳术很难成功，故如发现胎头有不均倾入盆者，应正确估计能否阴道分娩。

（2）只能应用于顶先露及少数颏前位的胎儿，偶用于臀位后出头的分娩，不适用于其他异常者。

（3）胎膜未破，宫口未开全者。

【产钳的种类及选择】

产钳的种类很多，目前常用者有两种。

1. 变形产钳

常用的是辛氏产钳（Simpson 产钳），即产钳具有头弯及盆弯，是应用最多的一种。适用于一般枕前位，且胎头位置较低者。

2. 直形产钳

常用的是凯氏产钳（Kielland 产钳），其特点为只有较浅的头弯无盆弯，有利于胎头的旋转。钳饼较长，仅左叶上有锁扣，右叶可滑动。故适用于持续枕横位及枕后位，胎头倾势不均或变形较大者。

【手术注意事项】

（1）在放置钳叶时，遇有阻力而不能向深处插入时，可能钳端在阴道穹窿部，此时切勿强行推进钳叶，必须取出检查原因，否则可能引起严重的阴道壁损伤。

（2）检查产钳放置的安全位置　后囟中部位于手柄中间，手柄平面上1cm处；钳窗中间的缝隙不能容1指尖；骨缝：上部为人字缝，每叶上部平面同等距离，矢状缝位于中间。

（3）钳叶扣合有困难时，必须注意：①胎头方位有否误诊，这是最常见的原因，应重做检查，如胎头位置过高，应正确估计牵拉的难度，决定取舍。②胎头是否变形过大，一般弯形产钳因头弯较深，往往不易扣合，可改用直形产钳。③如果两叶产钳不在一个平面上，扣合亦困难，可用手伸入阴道内，轻轻推动位置不正确的一叶，切勿用力在钳柄上强行扣合。

（4）牵引有困难（即胎头下降不明显）时，其原因可能为：①牵引方向不正确。

②骨盆与胎头不相称。③不适合的胎头方位，注意切勿用强力牵引，必须查出原因进行纠正，否则易致胎儿及产道损伤。

（5）牵引时产钳滑脱，其原因可能为：①产钳位置不正确，钳叶位置较浅或径线不合适。②胎头过大或过小。产钳过大或过小。不论在什么情况下，产钳滑脱对胎儿及产道都可引起严重损伤，故在扣合产钳时，必须检查钳叶位置深浅，是否紧贴胎头。并应作试牵，有滑脱可能时立即停止牵引，重新检查胎头方位及放置产钳。

（6）牵引产钳时用力要均匀，按产柄方向向外略向下而后成 J 形。速度也不要过快，也不能将钳柄左右摇摆。

（7）当胎头即将牵出时应立即停止用力，与助手协作，注意保护会阴，再缓慢牵出。否则易造成严重的会阴裂伤。

【术后注意事项】

同"胎头负压吸引术"。

【并发症及其处理】

（1）会阴Ⅲ度撕裂　见"会阴裂伤修补术"。

（2）撕裂术毕常规检查宫颈、阴道两侧壁及穹窿、会阴侧切伤口有无撕裂，有撕裂者予以缝合。

（3）阴道血肿　切开阴道壁，清除血块，找到活跃出血点予以结扎或缝扎，缝合血肿腔及阴道壁，必要时纱布局部压迫。

（4）新生儿颅内出血　按"新生儿颅内出血"处理。

第八节　宫颈、宫腔探查术

【适应证】

（1）阴道手术助产术后，应常规探查子宫颈。

（2）胎盘排除后检查有缺损者或胎膜有大片残留者，应做宫腔探查。

（3）部分产妇阴道分娩后需探查宫腔，如瘢痕子宫、横位内倒转术后、毁胎术后。

（4）产后子宫收缩良好而阴道持续出血者，应做子宫颈、宫腔探查。

【手术注意事项】

（1）外阴必须重新消毒，术者亦应更换手术衣及手套。

（2）在良好照明下，以两个单叶阴道拉钩暴露宫颈，用两把无齿卵圆钳夹持宫颈，按顺时针方向交替移行，检查宫颈一周有无裂伤。如有裂伤应予缝合，其最高一针需超过裂口的顶端，防止退缩的血管出血。如裂口顶端部位过高，缝合达不到顶点，可先间断缝扎一针，作为牵引后再补缝上面的裂口。

（3）宫腔探查应沿宫体底部向前、后壁及两侧壁与宫角处及柔软的子宫下段，依次探查是否完整，有无撕裂。若有胎盘、胎膜残留，可手取或用卵圆钳夹住，轻轻地向外边牵引，必要时用刮匙取直到取尽为止。

（4）操作尽量一次完成，避免手多次进出宫腔导致感染。

（5）操作宜轻柔勿损伤子宫。

【术后注意事项】

（1）术后应用抗生素预防感染。

（2）预防产后出血，用宫缩剂促使子宫收缩，如出血多需补足失血量。

第九节 剖宫产术

剖宫产术是指妊娠 28 周后，切开腹壁与子宫壁，取出胎儿及胎盘的手术。

【适应证】

（1）头盆不称 骨盆显著狭小或畸形；相对头盆不称者，经过充分试产即有良好的子宫收缩 4~8 小时，产程进展不佳，临产破膜后 2~6 小时胎头仍未入盆者。

（2）软产道异常 瘢痕组织或盆腔肿瘤阻碍先露下降；宫颈水肿坚硬不容易扩张；阴道横膈者。

（3）原发或继发性宫缩乏力 出现滞产或产妇衰竭，经处理无效者。

（4）胎位异常 横位，颏后位，高直后位，前不均倾，臀位足先露，完全臀位而有不良分娩史者，臀位且估计胎儿在 3500g 以上者。

（5）产前出血 如前置胎盘、胎盘早剥。

（6）瘢痕子宫 有前次剖宫产史，前次的手术指征在此次妊娠依然存在，或估计原子宫切口愈合欠佳者；子宫体部剖宫产史者；子宫肌瘤剔除病史产程中有子宫破裂风险者；子宫发育畸形矫形术后。

（7）严重妊娠合并症或并发症 不能耐受分娩过程，需行选择性剖宫产术，如妊娠合并严重的心脏病、糖尿病、肾病等；重度子痫前期，肝内胆汁淤积综合征等。

（8）有生殖道瘘修补或陈旧性会阴Ⅲ度撕裂修补术病史者，或有生殖器官畸形如双子宫，非孕子宫嵌顿骨盆中阻碍分娩者。

（9）先兆子宫破裂 不论胎儿存活与否均应行剖宫产术。

（10）高龄初产妇合并臀位。

（11）胎儿窘迫 如过期妊娠，胎盘功能不良，存在胎儿窘迫，脐带绕颈或肢体，脐带脱垂有急性胎儿缺氧者。

（12）胎儿珍贵 如以往有难产史又无胎儿存活者，多年不育，反复自然流产史者。

（13）胎儿畸形 如双胎联胎。

【分类及其适用范围】

剖宫产术式有子宫下段剖宫产、子宫体部剖宫产、腹膜外剖宫产。

1. 子宫下段剖宫术

为目前临床上最常用的剖宫产术，切口在子宫下段，宫壁较薄，血窦少，术中出血少，也便于止血；子宫切口因有膀胱腹膜反折覆盖，伤口愈合较好，瘢痕组织少，术后与大网膜、肠管粘连或腹膜炎较少见；术后切口愈合好，再次妊娠分娩时破裂率较低，故该术式已成为目前临床上常规剖宫产术的方法。多选用子宫下段横切口术。

2. 子宫体部剖宫产术

子宫体部剖宫产术又称古典式剖宫产术，切口在子宫体部，为直切口，操作简单、方便。体部切口位置较高，术时宫腔内容物易进入腹腔；缝合后子宫切口无腹膜遮盖，一旦宫腔感染易引起腹膜炎；宫体部肌层壁较厚，血窦丰富，故术中出血较多，术后愈合较差；切口易与大网膜、肠管、腹壁粘连，术后肠胀气、肠麻痹也易发生；再次分娩时较易与膀胱和腹膜粘连。古典式切口的适应证有：早产孕周小，子宫下段狭窄，发育较差，粘连致密；子宫结构异常，如下段肌瘤或子宫缩复环，也适合于某些前置胎盘或胎位异常的孕妇，如背朝下的横位、早产臀位及交锁双胎。

3. 腹膜外剖宫产术

整个手术操作在腹膜外，可避免感染的宫腔内容物进入腹腔，故一般用于已有明显宫腔感染的病例。因其操作较复杂，费时亦长，有胎儿窘迫存在或胎儿巨大者，技术操作不熟练者不适用。

【手术注意事项】

（1）应掌握适应证　剖宫产术有一定的并发症，故在决定手术时应根据孕妇的情况，全面综合分析，慎重考虑。

（2）注意勿损伤膀胱　分层切开腹壁、腹膜、膀胱子宫反折腹膜，推膀胱时层次应分辨清楚，尤在腹膜外剖宫产时，分离膀胱是关键，应认清解剖关系，找到正确膀胱腹膜间隙，必须将膀胱筋膜切开，从左侧找到膀胱边缘开始，一旦分离出间歇后，其余则较易分离。

（3）勿损伤胎儿　因子宫下段较薄，故在切开子宫壁时应逐渐深入，勿一次切透。延长子宫下段横切口可用手指撕开。如用剪刀剪，刀刃必须紧贴宫壁，并以左手示指引导。

（4）子宫切口长度适宜　过大容易损伤侧旁血管丛，过小易引起撕裂，尤其是子宫下段剖宫产，宫壁薄，若横切口撕裂时甚至可波及后壁，于止血及缝合时损伤输尿管。

（5）注意出血　出血多为子宫壁静脉窦出血或子宫收缩不佳所致。子宫下段横切口剖宫产时，由于该处肌壁薄，容易向两侧角撕裂，致血管裂伤易出血。手术时应注意子宫右旋转的特点，防止切口偏于左侧。切口要够大，娩出胎头时要沉着，稳妥。如有裂伤，一边吸血，一边用卵圆钳夹住裂口边缘，弄清解剖后迅速将出血点缝扎止血。缝合子宫下段横切口时，两角处应超过顶部0.5cm，以防因血管回缩而引起出血或血肿。

（6）娩出胎儿后如无特殊情况应等待胎盘自然剥离，否则子宫肌纤维尚未缩复时取出胎盘，易引起出血增多。

（7）切缘正确对合后再予以缝合，子宫下段横切口时，切勿将子宫下段后壁缝于切口前缘上。

（8）缝合腹膜前应探查两侧附件是否有异常。

【术后注意事项】

（1）术毕应将宫腔及阴道内积血清除，可按压宫底及用手指按压阴道后壁，清除阴道内积血。

（2）术后当日取平卧位，第 2 日改半卧位。

（3）术后 12 小时内密切注意子宫收缩及阴道出血情况。

（4）术后留置导尿管 24 小时。取出导尿管后可适当起床活动，以利恶露排出及减少腹腔脏器粘连。

（5）酌情补液及应用抗生素预防感染。

【并发症及其处理】

1. 出血

出血可为子宫切口出血，子宫血管裂伤及子宫收缩不佳而致，处理见"手术注意事项（5）"。

2. 膀胱损伤

膀胱损伤多在切开腹壁腹膜、膀胱子宫反折腹膜，以及下段纵切口撕裂或娩出胎头时撕裂所致。术前应放置导尿管，注意腹膜膀胱界限，娩出胎头应沉着、稳妥，如膀胱被胎头压迫不能推下时，子宫切口位置可稍高些。一经发现膀胱损伤应即修补，膀胱破口用 0/3 号肠线作全层间断缝合，其外再用 0/3 号肠线作间断包埋缝合。

3. 损伤胎儿

多为切开子宫时不谨慎所切伤，如新生儿被切开伤口较表浅，局部涂消毒药水，如切开伤口较深应予细针细线缝合。

4. 宫腔感染，腹壁切口感染

如胎膜早破，术前阴道操作较多，产程较长，估计有术后感染可能时可采取腹膜外剖宫产，术中做宫腔培养，术后用广谱抗生素。注意子宫缩复及恶露情况，体温变化，血白细胞计数及分类的检查。腹壁伤口有硬结可局部物理治疗，如有化脓则清创换药。

第三十三章 新生儿常见病

第一节 新生儿窒息

新生儿窒息是由于产前、产时或产后的各种病因引起气体交换障碍，在出生后无自主呼吸或未能建立规律呼吸，引起缺氧并导致全身多脏器损害，是围产期新生儿死亡和致残的主要原因之一。新生儿窒息多为胎儿窒息（宫内窘迫）的延续。在分娩过程中，胎儿呼吸、循环系统经历剧烈变化，绝大多数胎儿能够顺利地完成这种从子宫内到子宫外环境的转变，建立有效的呼吸及循环，保证机体新陈代谢和各器官系统功能的正常进行。

【病因】

1. 母体与胎儿间血液气体交换障碍

（1）脐带血流受阻　如脐带脱垂、绕颈、打结、压迫、扭转而造成胎儿供血不足或供血中断而引起缺氧，使中枢受抑制以致发生窒息。

（2）胎盘气体交换障碍　如胎盘功能不全、前置胎盘、胎盘早期剥离、低位胎盘等。

（3）胎盘的母体侧面灌流不足　如妊娠高血压、出血、严重贫血、休克以及慢性心、肺、肾疾病或分娩过程中使用麻醉、镇静药物等。

2. 分娩过程异常

（1）胎头过大或母亲骨盆过小，胎儿位置不正、急产、产程延长、宫缩过强或因产钳助产等均可抑制呼吸中枢。

（2）产伤引起膈肌麻痹、气胸、纵隔气肿、胸导管撕裂造成乳糜胸等致窒息。

（3）胎儿经过产道时吸入羊水或血液，使呼吸道阻塞造成窒息。

3. 胎儿本身的疾病

如呼吸道疾病、心血管的先天畸形、新生儿溶血病、严重贫血、代谢及电解质的紊乱以及肺透明膜病、严重感染等，均可造成窒息。

【诊断标准】

新生儿窒息标准：新生儿生后1分钟、5分钟分别进行Apgar评分，以1分钟评分结果作为诊断标准，0~3分为重度窒息，4~7分为轻度窒息，≥8分为正常。当5分钟评分≤7分时，应每隔5分钟评分一次，直到20分钟。

【窒息复苏】

评估主要基于以下3个体征：呼吸、心率、肤色（或经皮氧饱和度）。

复苏的步骤如下：

1. 快速评估

出生后立即用几秒的时间快速评估4项指标：

（1）羊水清吗？

（2）是否有哭声或呼吸？

（3）肌张力是否好？

（4）是否足月？

如以上任何1项为"否"，则进行以下初步复苏。

2. 初步复苏

（1）保暖　将新生儿放在辐射保暖台上或因地制宜采取保温措施，如用预热的毯子裹住新生儿以减少热量散失等，因会引发呼吸抑制也要避免高温。

（2）体位　置新生儿头轻度仰伸位（鼻吸气位）。

（3）清理呼吸道　在肩娩出前助产者用手挤捏新生儿的口咽、鼻中的分泌物。娩出后，用吸球或吸管（12F 或 14F）先口咽后鼻腔清理分泌物。过度用力吸引可能导致喉痉挛和迷走神经性的心动过缓并使自主呼吸出现延迟。应限制吸管的深度和吸引时间（<10 秒），吸引器的负压不超过 100mmHg（1mmHg = 0.133kPa）。

羊水胎粪污染时的处理：当羊水有胎粪污染时，无论胎粪是稠或稀，头部一旦娩出，先吸引口、咽和鼻，可用大孔吸管（12F 或 14F）或吸球吸胎粪。接着评估新生儿有无活力。新生儿有活力时，继续初步复苏；如无活力，采用胎粪吸引管进行气管内吸引。

有活力的定义是：呼吸规则或哭声响亮、肌力张力好及心率 > 100 次/分。

（4）擦干　快速擦干全身。

（5）刺激　用手拍打或手指弹患儿的足底或摩擦背部 2 次以诱发自主呼吸，如这些努力无效表明新生儿处于继发性呼吸暂停，需要正压人工呼吸。

3. 气囊面罩正压人工呼吸

（1）指征　①呼吸暂停或喘息样呼吸。②心率 <100 次/分。

（2）方法　①最初的几次正压呼吸需要 30 ~ 40cmH$_2$O（1cmH$_2$O = 0.098kPa），以后维持在 20cmH$_2$O。②频率 40 ~ 60 次/分（胸外按压时为 30 次/分）。③充分的人工呼吸应显示双肺扩张，由胸廓起伏、呼吸音、心率及肤色来评价。④如正压人工呼吸达不到有效通气，需检查面罩和面部之间的密闭性；是否有气道阻塞（可调整头位，清除分泌物，使新生儿的口张开）或气囊是否漏气；面罩型号应正好封住口鼻，但不能盖住眼睛或超过下颌。⑤经 30 秒 100% 氧的充分人工呼吸后，如有自主呼吸，且心率≥100 次/分，可逐步减少并停止正压人工呼吸。如自主呼吸不充分，或心率 <100 次/分，需继续用气囊面罩或气管导管施行人工呼吸，如心率 <60 次/分，继续正压人工呼吸并开始胸外按压。⑥持续气囊面罩人工呼吸（>2 分钟）可产生胃充盈，应常规插入 8F 胃管，用注射器抽气和在空气中敞开胃管端口来缓解。

新生儿复苏成功的关键是建立充分的正压人工呼吸。用 90% ~ 100% 氧气快速恢复缺氧症状，如不能得到氧气可给新生儿用空气进行正压通气。国内使用的新生儿复苏囊为自动充气式气囊（250ml）。有条件最好配备压力表。要达到高浓度氧（90% ~ 100%）需要连接储氧器。

正压人工呼吸不能产生肺部充分通气的特殊复苏情况见表 33 - 1。

表 33 - 1   正压人工呼吸不能产生肺部充分通气的特殊复苏情况

情况	病史/临床症状	措施
气道机械性阻塞		
胎粪或黏液阻塞	胎粪污染羊水	气管导管吸引胎粪/正压人工呼吸
	胸廓运动不良	
后鼻孔闭锁	哭时红润，安静时发绀	口腔气道，气管插管
咽部气道畸形（Robin 综合征）	舌后坠进入咽喉上方将其堵塞，空气进入困难	俯卧体位，后鼻咽插管或喉罩气道
肺功能损害		
气胸	呼吸困难，双肺呼吸音不对称	胸腔穿刺术
	持续发绀/心动过缓	
胸腔积液	呼吸音减低	立即插管
	持续发绀/心动过缓	胸腔穿刺术，引流放液
先天性膈疝	双肺呼吸音不对称	气管插管
	持续发绀/心动过缓，舟状腹	插入胃管
心脏功能损害		
先天性心脏病	持续发绀/心动过缓	诊断评价
胎儿失血/母出血	苍白；对复苏反应不良	扩容，可能包括输血

摘自王丹华 - 新生儿窒息复苏的有关进展。

新生儿持续发绀或心动过缓，可能为先天性心脏病。此类患儿很少在出生后立即发病。所有无法成功复苏的原因几乎都是通气问题。

4. 喉镜下经口气管插管

（1）气管插管的指征　①需要气管内吸引清除胎粪时。②气囊面罩人工呼吸无效或要延长时。③经气管内注入药物时。④特殊复苏情况，如先天性膈疝、Robin 综合征或超低出生体重儿。⑤需要配合胸外按压时。

（2）气管插管的内径型号及长度：

$$气管插管的型号内径（mm）= 体重（kg）/2 + 2$$
$$经口的气管插管长度（cm）= 体重（kg）+ 6$$
$$经鼻的气管插管长度（cm）= 体重（kg）× 2 + 6$$

心率增加和 CO_2 检测（仪）是确定气管内导管位置正确的首选方法。

（3）气管插管方法　①左手持喉镜，使用带直镜片的喉镜（早产儿用 0 号，足月儿用 1 号）进行经口气管插管。将喉镜夹在拇指与前 3 个手指间，镜片朝前。小指靠在新生儿颏部提供稳定性。喉镜镜片应沿着舌面右边滑入，将舌头推至口腔左边，推进镜片直至其顶端达会厌软骨谷。②暴露声门，采用一抬一压手法，轻轻抬起镜片，上抬时需将整个镜片平行朝镜柄方向移动使会厌软骨抬起，即可暴露声门和声带。如未完全暴露，操作者用自己的小指或由助手的示指向下稍用力压环状软骨使气管下移有助于看到声门。在暴露声门时不可上撬镜片顶端来抬起镜片。③插入有金属管芯的气管导管，将管端置于声门与气管隆凸之间，接近气管中点。④整个操作要求在 20 秒内完成并常规做 1 次气管吸引。插入导管时，如声带关闭，可采用 Hemlish 手法，助手用右手示、中两指在胸外按压的部位向脊柱方向快速按压 1 次，促使呼气产生，声门就会张开。

（4）胎粪吸引管的使用　施行气管内吸引胎粪时，将胎粪吸引管直接连接气管导管，以清除气管内残留的胎粪。吸引时复苏者用右手示指将气管导管固定在新生儿的上腭，左手示指按压胎粪吸引管的手控口使其产生负压，边退气管导管边吸引，3～5秒将气管导管撤出。必要时可重复插管再吸引。

（5）判断导管管端位于气管中点的常用方法　①声带线法（导管声带线与声带水平吻合）。②胸骨上切迹摸管法　操作者或助手的小指尖垂直置于胸骨上切迹，当导管在气管内前进中小指尖触摸到管端示管端已达气管中点。③体重法　体重 1kg、2kg、3kg，唇－端距离分别为 6cm、7cm、8cm。头位改变会影响插入深度。

（6）确定导管的位置正确方法：

①胸廓起伏对称。

②听诊双肺呼吸音一致，尤其是腋下，且胃部无呼吸音。

③无胃部扩张。

④呼气时导管内有雾气。

⑤心率、肤色和新生儿反应好转。

5. 胸外按压

（1）指征　100% 氧充分正压人工呼吸 30 秒后心率 <60 次/分。在正压人工呼吸同时需进行胸外按压。

（2）方法　应在胸骨体下 1/3 进行按压。①拇指法　双手拇指端压胸骨，根据新生儿体型不同，双拇指重叠或并列，双手环抱胸廓支撑背部。此法不易疲劳，能较好地控制下压深度并有较好的增强心脏收缩和冠状动脉灌流的效果。②双指法　右手示、中两个手指尖放在胸骨上，左手支撑背部。其优点是不受患儿体型大小及操作者手大小的限制。

按压深度约为前后胸直径的 1/3，产生可触及脉搏的效果。按压和放松的比例为按压时间稍短于放松时间，放松时拇指或其他手指应不离开胸壁。

（3）胸外按压和正压人工呼吸需默契配合　避免同时施行。胸外按压和人工呼吸的比例应为 3∶1，即 90 次/分按压和 30 次/分呼吸，达到每分钟约 120 个动作。因此，每个动作约 1/2 秒，2 秒内 3 次胸外按压 1 次正压呼吸。30 秒重新评估心率，如心率仍 <60 次/分，除继续胸外按压外，考虑使用肾上腺素。

6. 药物

在新生儿复苏时，很少需要用药。新生儿心动过缓通常是因为肺部充盈不充分或严重缺氧，而纠正心动过缓的最重要步骤是充分的正压人工呼吸。

（1）肾上腺素　①指征　心搏停止或在 30s 的正压人工呼吸和胸外按压后，心率持续 <60 次/分。②剂量　静脉：0.1～0.3ml/kg 的 1∶10000 溶液；气管注入：0.3～1ml/kg 的 1∶10000 溶液，需要时 3～5 分钟重复 1 次。浓度为 1∶1000 肾上腺素会增加早产儿颅内出血的危险。③用药方法　首选脐静脉导管（或脐静脉）注入，有条件的医院可经脐静脉导管给药。如在进行脐静脉插管操作过程尚未完成时，该初生窒息儿具有使用肾上腺素指征者可气管内注入肾上腺素。

（2）扩容剂 ①指征 有低血容量、怀疑失血或休克的新生儿在对其他复苏措施无反应时考虑扩充血容量。②扩容剂的选择 可选择等渗晶体溶液，推荐生理盐水。大量失血则需要输入与患儿交叉配血无凝集的同型血或 O 型红细胞悬液。③方法 首次剂量为 10ml/kg，经外周静脉或脐静脉缓慢推入（>10 分钟）。在进一步的临床评估和反应观察后可重复注入 1 次。窒息新生儿和早产儿不恰当扩容会导致血容量超负荷或发生并发症，如颅内出血。

（3）在新生儿复苏过程中于必要时推荐使用碳酸氢钠和纳洛酮。

在复苏的最初步骤中的不推荐使用纳洛酮。给婴儿使用纳洛酮时需要以下两个条件同时存在：①正压通气后心率和肤色已恢复正常，仍有持续的呼吸抑制。②其母在分娩前 4 小时内，用过麻醉药。

目前尚无研究报道纳洛酮经气管内给药有效，此途径不推荐。首选静脉内给药，肌内注射给药途径可选，但起效时间会延迟。

（4）脐静脉插管 脐静脉是静脉注射的最佳途径，用于注射肾上腺素或纳洛酮以及扩容剂和碳酸氢钠。可插入 3.5F 或 5F 的不透射线的脐静脉导管，导管尖端应仅达皮下进入静脉，轻轻抽吸就有回血流出。插入过深，则高渗透性和影响血管的药物可能直接损伤肝脏。务必避免将空气推入脐静脉。

【复苏后监护】

复苏后的新生儿可能有多器官损害的危险，应继续监护，包括：

（1）体温管理。

（2）生命体征监测。

（3）早期发现并发症。

继续监测维持内环境稳定包括：氧饱和度、心率、血压、血细胞比容、血糖、血气分析及血电解质等。复苏后立即进行血气分析有助于估计窒息的程度。及时对脑、心、肺、肾及胃肠等器官功能进行监测，早期发现异常并适当干预，以减少窒息的死亡和伤残。

【早产儿复苏需关注的问题】

（1）体温管理 置于合适中性温度的暖箱。对 < 1500g 的极低出生体重儿（VLBWI），尤其是 <1000g 的超低出生体重儿（ELBWI）需复苏者可采用塑料袋保温。

（2）对 <1500g 的 VLBWI，尤其是 <1000g 的 ELBWI，因肺发育不成熟，缺乏肺泡表面活性物质，可发生呼吸窘迫综合征。出生后有可能立即需要气管插管气管内注入肺泡表面活性物质（PS）进行防治。

（3）早产儿由于肺发育不成熟，通气阻力大，间歇正压给氧易受伤害。复苏时使用正压需要有恒定的最大的吸气压（PIP）及呼气末正压（PEEP）。

（4）由于生发层基质的存在，易造成室管膜下 - 脑室内出血。心肺复苏时保温、避免使用高渗药物、注意操作轻柔、维持颅内压稳定。

（5）围产期窒息的早产儿因缺氧、缺血易发生坏死性小肠结肠炎，应密切观察、延迟或微量喂养。

【停止或撤销复苏】

（1）对每个病案，产科、儿科、家长之间相互配合，达成一致的抢救方案非常重要。不进行复苏和复苏过程中或复苏后停止生命支持治疗在伦理学角度意义是相同的。当功能性存活已经毫无可能的时候医生应停止支持。

（2）对于有较高的存活可能，病残率能够接受的情况，通常需要进行复苏抢救。这种情况通常包括：孕周≥25 周（除非胎儿有受伤害的证据，如宫内感染或缺氧、缺血）和大多数的先天畸形。

（3）对于预后不能确定的情况（存活率不定，发病率相对较高，对患儿预期责任是高的），父母希望进行复苏抢救的想法应该支持。

（4）停止复苏努力　持续和充分的复苏 10 分钟后，如果仍无生命指征（无心跳且无呼吸），则停止复苏是正当的。

第二节　新生儿产伤

新生儿产伤是指分娩过程中因机械因素对胎儿或新生儿造成的损伤。产伤的原因，包括有产程异常，胎儿大小形状异常，产位不正常等。

一、软组织损伤

软组织损伤部位与先露方位有关。头位自然产容易发生产瘤，系胎头在产道持续受压，使局部血液循环受阻，血管通透性增加，致淋巴液淤积，造成局部头皮水肿。临床表现为顶枕部弥漫性头皮与皮下组织可凹性水肿，边界不清，无囊样感，局部可有瘀点或瘀斑，其范围可超越中线和骨缝。有时可同时存在头颅血肿和颅骨腱膜下血肿。临床上不需要任何治疗，通常 3 天左右会消失。

二、出血

1. 头颅血肿

头颅血肿系产伤导致顶枕部骨膜下血管破裂出血引起。常与胎位不正、头盆不称、胎头吸引术或产钳助产有关。临床所见为顶部不对称性边缘清晰的局限性肿块。肿块不超越骨缝，触之有囊样感，皮肤表面颜色正常。因很少合并感染，无需抽取积血，多能在 6~8 周自动吸收。积血多时，血红蛋白分解增多，可使新生儿黄疸加重或引起贫血。

2. 颅骨腱膜下血肿

常见于胎头吸引术与产钳术后。其特点为腱膜下与骨膜之间出血。因无骨缝限制，有时出血量可较多。表现为头颅部较广泛的肿胀，有囊样感，可超越骨缝。出血多时可出现贫血、休克。损伤严重时可能合并颅骨骨折。

3. 颅内出血

产伤所致颅内出血可发生在脑外如硬膜外、硬膜下与蛛网膜下隙，也可发生在脑实质与脑室内。病因有胎位异常或头盆不称所致难产及分娩时使用胎头吸引器或产钳用力不当。治疗手段目前仍以非手术治疗为主。必要时可手术去除血肿。预后与脑内出血与脑积水程度有关。

三、神经损伤

1. 面神经损伤

【病因】

面神经损伤部分病例继发于产钳助产或胎头在产道下降时面神经受压所致周围性面神经损伤。但并非所有病例都有产钳助产与难产史。

【诊断要点】

可有产钳助产等难产史，患侧鼻唇沟变浅或消失，啼哭时对侧口角下斜，患侧眼睑不能闭合。

【治疗原则】

面神经损伤通常多为暂时性，症状多在出生后几天内随面神经周围水肿消退或出血被吸收而消失或好转。如无好转并疑有面神经本身被撕裂者，恢复较困难，必要时考虑外科手术治疗。

2. 臂丛神经损伤

【病因】

本病的发生与难产、巨大儿、臀位、肩关节娩出困难等因素有关。

【诊断标准】

（1）上臂型　主要损伤颈5、颈6神经根。表现为整个上肢下垂。肩关节表现为上臂内收，不能外展、外旋。肘关节表现为前臂内收，伸直，旋前不能旋后或弯曲。腕关节表现为屈腕与屈指。

（2）前臂型　主要损伤颈8、胸1神经根。症状不明显，生后多日才发现。表现为患侧手大小鱼际肌萎缩，屈指深肌肌力减弱，常有臂部感觉障碍。如颈交感神经受损，则上睑下垂，瞳孔缩小。

（3）全臂型　主要影响颈5至胸1神经根。表现为全上肢瘫痪，感觉消失，可能合并 Horner'综合征。

【治疗原则】

臂丛神经损伤的早期治疗为保守治疗。功能的恢复依赖于臂丛神经损伤的程度。对上臂型需将患臂置于外展，外旋位固定 8~12 周，使肘关节呈屈曲位置，手掌向上。前臂型使手指置于全功能握物位，腕关节 15° 屈曲 4 周。大部分患者会复原，6 个月内完全恢复功能，少部分患者若无法恢复可考虑外科手术治疗。

3. 膈神经损伤

【病因】

膈神经由颈3、颈4、颈5脊神经组成，临床上常与臂丛上部损伤同时出现。

【诊断标准】

临床上表现为 Erb 麻痹，同时有呼吸困难。胸片表现为麻痹侧膈面升高。透视可见膈肌反常运动。

【治疗原则】

损伤不严重可自行恢复。重症需行机械通气改善症状，大部分患者 6～12 个月内会恢复，严重者需手术治疗。

4. 脊柱损伤

通常发生于颈椎，常起因于复杂性臀位生产，临床症状和伤害的严重度及位置有相关性。高位脊柱伤害可能会造成死亡、呼吸衰竭、脊髓休克症候群；低位脊柱伤害可能会造成四肢或下肢无力、括约肌无力、感觉消失等症状。临床诊断以磁共振摄影为主。

四、骨折

1. 颅骨骨折

【病因】

常为产钳放置不当，用力不均匀所致，分娩时儿头受骶骨岬部压迫也可引起颅骨骨折。

【诊断标准】

颅骨可见凹陷性、线性骨折，可同时伴有脑组织损伤。

【治疗原则】

可通过 X 线确诊。若骨折无症状可自愈，如骨折断端伤及脑组织，同时有颅内压增高症状，应考虑手术治疗。

2. 锁骨骨折

【病因】

锁骨骨折是产伤性骨折中最常见的一种，与分娩方式、胎儿娩出方位及出生体重有关。肩娩出困难时若牵引用力不当容易造成锁骨损伤。

【诊断标准】

骨折多发生在锁骨中段外 1/3 处，可为青枝性或横断性骨折。新生儿锁骨骨折多数属青枝骨折，骨膜完整，临床症状常不明显，有的患儿出现上臂活动减少或被动活动时哭闹。查体时发现锁骨区软组织肿胀、局部压痛、有或无骨摩擦感，患侧拥抱反射减弱或消失。后期可扪及骨痂硬块。多为单侧性，X 线摄片可确诊。

【治疗原则】

产伤性锁骨骨折 3 周以内不要牵动伤侧上肢。青枝骨折一般不需治疗，对于横断骨折有学者认为也无需固定。1 周后形成骨痂，2 周后愈合。一般预后好，比较显著的错位畸形在生长过程中会自行矫正。

3. 肱骨干骨折

【病因】

多见于臀位分娩和内倒转时直接外力损伤或当上肢通过耻骨联合时压力过大造成肱骨骨折。

【诊断要点】

骨折多半发生在肱骨上、中 1/3 交界处。往往完全断离，因疼痛引起患儿哭闹，局部肿胀，运动障碍。检查时可有骨摩擦音，合并桡神经损伤时出现腕下垂，伸拇，伸指活动障碍。X 线摄片可以证实。

【治疗原则】

对错位肱骨面牵引后，用压舌板、棉花和绷带做固定，患肢呈小于 90° 角的姿势，手指指向对侧肩部，用绷带固定于胸壁约 3~4 周，一般不留后遗症。

4. 股骨骨折

【病因】

多见于臀牵引和内倒转术时，术者用手指勾出下肢时用力不当所致。

【诊断要点】

骨折部位大多在股骨中段 1/3，呈斜形。由于腰肌的强力收缩，近端骨折片向前上方移位，远端骨折片向内移位，故患肢短缩明显而向前外方隆起，病腿外旋，局部肿胀，少动，被动活动时有哭吵，可感觉到有骨摩擦音。X 线摄片证实。

【治疗原则】

悬垂牵引治疗 2~4 周，个别病儿可配合应用小夹板固定。2 周左右出现骨痂，3~4 周骨性连接，不留后遗畸形。

五、其他产伤

1. 眼损伤

最常见的眼的产伤性眼损伤是使用产钳不当所致眼损伤。它包括角膜擦伤、球结膜水肿、结膜下出血和眼睑水肿。这些损伤只要及时发现和给予保护，多能很好恢复。角膜水肿和眼球破裂后果严重可产生后遗症。产伤性眼损伤的诊断和处理应请眼科医生会诊。

2. 胸骨乳突肌损伤

过去认为是因分娩时胸锁乳突肌受牵拉引起血管破裂，肌纤维断裂形成血肿所致。但病理检查并无出血，而是胸骨乳突肌纤维肌内膜纤维化及胶原纤维与纤维母细胞沉积，之后形成萎缩，纤维性挛缩后所致畸形。其原因不明，它的发病与臀位有一定关系。生后出现头向一侧倾斜及扪及胸锁乳突肌无痛性、质硬、卵圆形肿块。但它并不一定合并斜颈。时间较久，面部不对称。肿块有可能在 6~12 个月消散。先用手法治疗。无效者，在 1 岁左右手术纠正。

3. 内脏损伤

内脏损伤很少见，因肝脏相对较大，胸壁肌内容薄弱，故在分娩过程中肝脏承受力过大时易致肝破裂。多见于巨大儿。临床表现为全身状况极差，呈急性失血性休克，腹胀进行性加重，腹部移动性浊音。X 线表现为肝影增大，膈肌上升，超声波可见液平。治疗需积极抢救失血性休克，输血，开腹做引流或肝部分切除术。

第三节　呼吸系统常见疾病

一、新生儿肺炎

根据肺炎发生原因分为吸入性肺炎综合征：胎粪吸入、羊水吸入、血液或奶汁吸入性肺炎。感染性肺炎：宫内、分娩过程中、出生后，由细菌、病毒或原虫引起。两种肺炎可独立存在也可同时存在。

（一）感染性肺炎

宫内感染性肺炎见于胎膜早破 12～24 小时以上，绒毛膜羊膜炎，产道上行感染，孕母在妊娠后期感染，本人可无症状，但病原体通过胎盘屏障，经血性传播给胎儿；胎儿在分娩过程中吸入孕母产道内被病原菌污染的分泌物；生后经接触交叉感染，败血症时经血行传播致肺炎。

【诊断标准】

1. 病史

早破水史，母孕晚期感染史。

2. 临床表现

出生时常有窒息，复苏后呼吸快，呻吟，肺部呼吸音粗或有啰音。有胎膜早破，胎粪污染史，呼吸增快，呼吸音粗或啰音，三凹征。生后感染见于病房过于拥挤，消毒制度不严，多种侵入性操作，出生体重＜1500g。

3. X 线表现

点片状影，可伴肺气肿、肺不张。

【治疗原则】

（1）保暖　保持中性温度。

（2）吸氧　保持呼吸道通畅，使氧分压维持在 50～80mmHg。

（3）抗感染　抗生素静脉给药，多采用青霉素类和头孢菌素。用抗生素前要做血培养及药敏试验，更改敏感药物。

（二）吸入综合征

吸入综合征是指新生儿吸入胎粪、大量羊水、血液或吸入奶汁等引起的呼吸系统病理改变。胎粪吸入综合征是产前或产时发生的最常见的吸入性肺炎。由于胎儿在宫内排出胎粪污染羊水，宫内或产时吸入被污染的羊水而出现新生儿呼吸困难。多见于足月儿或过期产儿。

【诊断标准】

1. 病史

宫内窘迫。

2. 临床表现

出生后有窒息史，复苏后呼吸不规律，发绀、呻吟、鼻翼煽动、三凹征、气促或青紫。肺内可闻及啰音，呼吸困难常持续数天至数周。

3. X 线表现

肺纹理增粗，炎症呈斑片状，以两肺内侧及肺底部明显。

【治疗原则】

（1）保暖　保持中性温度。

（2）吸氧、纠正酸中毒、抗炎。

（3）胎粪吸入综合征　做好产前及分娩时处理，生后无活力，采用气管插管吸引胎粪。如果发生严重低氧血症给予机械通气治疗，也可给予肺表面活性物质治疗。

（4）维持营养及水电解质平衡　喂奶以少量多次为宜，重症不能哺乳者给予静脉营养，适当限制液体入量。

二、新生儿呼吸窘迫综合征

新生儿呼吸窘迫综合征又称肺透明膜病，由于肺表面活性物质缺乏所致，多见于早产儿，亦可发生于糖尿病母亲所生新生儿或剖宫产儿。

【诊断标准】

1. 临床表现

（1）出生后数分钟或数小时出现呼吸急促 60 次/分，呼气性呻吟，吸气时三凹征，病情呈进行性加重。

（2）两肺呼吸音减弱，呼吸不规则，呼吸暂停，青紫，呼吸衰竭。

2. 辅助检查

（1）血气分析　$PaCO_2$ 升高，PaO_2 下降，BE 负值增加。

（2）X 线表现　有特征性表现。按病情程度分为 4 级：①Ⅰ级　两肺野普遍透亮度降低，可见均匀散在的细小颗粒和网状阴影。②Ⅱ级　出现支气管充气征，延伸至肺野中外带。③Ⅲ级　肺野透亮度更加降低，心膈边缘模糊不清。④Ⅳ级　整个肺野呈白肺，支气管充气征更加明显。

【治疗原则】

（1）保暖。

（2）肺表面活性物质治疗　早期给药：一旦出现呼吸困难、呻吟，立即给药，不要等到 X 线出现典型的 RDS 改变。100 ~ 200mg/kg，可给 2 ~ 3 次，间隔 10 ~ 12 小时。

（3）CPAP　对轻症 RDS 应早期使用，压力 3 ~ 5cmH$_2$O。

（4）机械通气　对重症 RDS 进行机械通气，呼吸频率 35 ~ 45 次/分，呼吸峰压 20 ~ 25cmH$_2$O，PEEP 4 ~ 5cmH$_2$O。

（5）支持治疗　纠正酸中毒及电解质紊乱；液体量，第 1 ~ 2 天 60 ~ 80ml/kg，第 3 ~ 5 天，80 ~ 100ml/kg。

（6）并发症治疗　动脉导管未闭、肺动脉高压、感染、支气管肺发育不良、颅内出血。

三、新生儿湿肺

新生儿湿肺因肺内液体积聚引起，是一种自限性疾病，又称暂时性呼吸困难。

【诊断标准】

1. 病史

足月儿多见，剖宫产、窒息早产儿。

2. 临床表现

生后出现呼吸窘迫、呼吸急促，发绀，呻吟，吐沫，肺部呼吸音减低或出现粗湿啰音。

3. X 线表现

（1）肺泡积液征，肺野呈斑片状，面纱或云雾状密度增深。

（2）间质积液网状条纹影。

（3）叶间胸膜和胸膜腔积液，量少。

（4）肺门血管淤血扩张，呈肺纹理影增粗，且边缘清楚。自肺门呈放射状向外周伸展。

（5）肺气肿征，透光度增加。

【治疗原则】

本病为自限性疾病，病程轻者 1 ~ 2 天，重者 3 ~ 5 天恢复。

（1）氧疗　如有青紫可吸氧，呼吸困难明显者给予 CPAP 治疗，个别危重患者需机械通气。

（2）纠酸，利尿。

（3）维持营养。

四、新生儿呼吸衰竭

各种原因导致的中枢和（或）外周性呼吸功能障碍，使动脉血氧分压降低和（或）二氧化碳分压增加。

【诊断标准】

1. 临床指标

（1）呼吸困难　安静时呼吸频率大于 60 次/分或呼吸小于 30 次/分，伴三凹征明显，呻吟。

（2）发绀　除外周围性青紫。

（3）神智改变　精神反应差、肌张力低下。

（4）循环改变　毛细血管再充盈时间延长，心率 <100 次/分。

2. 血气分析

（1）Ⅰ型呼吸衰竭　$PaO_2 < 50mmHg$。

（2）Ⅱ型呼吸衰竭　$PaO_2 < 50mmHg$ 和（或）$PCO_2 > 50mmHg$。

【治疗原则】

（1）一般治疗　镇静、保暖。

（2）治疗原发疾病。

（3）呼吸支持　吸氧、保持呼吸道通畅。

（4）维持营养及水、电解质平衡。

五、新生儿持续性肺动脉高压

新生儿持续性肺动脉高压又称持续胎儿循环，指由于多种原因引起的新生儿出生后肺循环压力和阻力正常下降障碍，动脉导管和（或）卵圆孔水平的右向左分流持续存在所致的一种新生儿持续缺氧和发绀的病理状态。

【诊断标准】

（1）产前和产时窘迫，胎粪污染羊水、窒息复苏史。

（2）生后数小时内出现严重青紫、呼吸急促。

（3）血气分析　$FiO_2 > 0.6$、$PaO_2 < 50mmHg$、$PaCO_2 > 60mmHg$、$pH < 7.10$。

（4）左右桡动脉血氧分压差值20%。

（5）X线表现　原发性肺动脉高压肺部无异常与临床青紫不相符，继发肺动脉高压为疾病表现。

（6）超声心动图　以动脉导管持续开放并右向左分流为主，同时可以存在经卵圆孔的右向左分流和三尖瓣反流征象。

【治疗原则】

1. 支持治疗

纠酸、抗炎、解痉，改善循环。

2. 机械通气

气管插管间歇正压通气。

3. 药物

（1）吸入NO。

（2）应用硫酸镁、西地那非、硝普钠。

六、呼吸暂停

呼吸暂停是新生儿尤其是早产儿的常见症状，如不及时发现和处理，可致缺氧性脑损伤，甚至猝死。

【诊断标准】

1. 原发性呼吸暂停

多见于早产儿，无引起呼吸暂停的相关疾病。常见于胎龄 < 34 周，体重 < 1800g 的早产儿，多发生于生后 3~5 天，呼吸暂停与早产儿脑干呼吸中枢发育不成熟有关。

2. 继发性呼吸暂停

多见于足月儿，也可见于早产儿。包括新生儿脑损伤，感染，低血糖，红细胞增多症，化脓性脑膜炎等。

3. 心、肺及脑功能异常　呼吸暂停≥20秒，伴有心率 < 100 次/分，青紫及肌张力异常，往往提示心肺及脑功能异常。

4. 辅助检查

血糖、颅脑超声、血常规、脑脊液等。

【治疗原则】

1. 物理刺激

发作时先给物理刺激,促使呼吸恢复,如弹足底、摇床等,或气囊面罩加压呼吸。

2. 病因治疗

控制感染,纠正低血糖及电解质紊乱,纠正贫血,治疗胃食管反流。

3. 药物治疗

(1) 氨茶碱　首次负荷量 5mg/kg,20 分钟内静脉滴注,12 小时后给予维持量,2mg/kg,每隔 12 小时一次,静脉滴注或口服,疗程 5～7 天。

(2) 纳洛酮　首次 0.1mg/kg,静脉推注,1 小时后按 0.5μg/(kg·min),持续静脉滴注。

4. 正压通气

对频繁发作的呼吸暂停,可采用 NCPAP,使患儿气道持续保持吸气末正压和功能残气量,以保持气道通畅,兴奋肺泡牵张感受器,减少呼吸暂停的发作。

5. 机械通气

如果药物治疗和 NCPAP 不能控制发作,应气管插管使用人工呼吸机进行机械通气。初调参数:PIP 10～15cmH$_2$O,PEEP 2～4cmH$_2$O,FiO$_2$　0.21～0.4,呼吸频率 10～20 次/分,吸呼比 1:3。

第四节　新生儿硬肿症

新生儿硬肿症(scleredema neonatorum)也称新生儿寒冷损伤综合征,是由于寒冷损伤、感染或早产引起的皮肤和皮下脂肪变硬,常伴低体温,甚至出现多器官功能损害。

【病因】

(1) 新生儿体温调节功能低下,同时皮下脂肪中的饱和脂肪酸(WAT)比不饱和脂肪酸(SFA)含量多,WAT 融点高,当体温降低时,容易发生硬化。

(2) 寒冷损伤　环境温度过低时,失热增加,体温即会下降,皮下脂肪容易凝固而变硬,结果产生硬肿。同时低体温时周围循环阻力下降,血液淤滞,组织缺氧。中心血循环量减少,又由于呼吸减慢和糖消耗的增高,血液黏稠度增高,可引起组织缺氧和酸中毒,甚至诱发弥散性血管内凝血(DIC)。

(3) 感染　新生儿感染时消耗增加,摄入不足,能量代谢紊乱,这些因素都可成为硬肿的促发因素,硬肿发生常是严重感染的指征,病死率高。

【诊断标准】

1. 病史

寒冷季节或环境温度过低,严重感染,窒息、产伤等所致的摄入不足或能量供给低下史。

2. 临床表现

多发生在出生后 7～10 天内,体温不升(35℃以下,重症低于 30℃),皮肤和皮下组织出现硬肿，皮肤呈紫红或苍黄色，硬肿多为对称性，累及部位顺序依次为下肢、臂、面颊、上肢、背、腹、胸等。重型硬肿症可发生全身多器官和系统的损害，肺出血和DIC。临床上按皮肤硬肿面积占全身的百分数分为轻、中、重三度（表33-2），病情越重，病死率越高。

表33-2 新生儿硬肿分度及评分标准

评分	体温		硬肿范围（%）	器官功能改变
	肛温（℃）	腋-肛温差（℃）		
0	≥35		<20	无明显改变
1	<35	0或正值	20~50	明显改变
4	<30	负值	>50	功能衰竭

0分为轻度，1~3分为中度，4分以上为重度。

3. 辅助检查

根据需要检测动脉血气，检测血糖，钠、钾、钙、磷，尿素氮或肌酐，进行心电图、胸部X线检查。

【治疗原则】

1. 复温

复温是治疗的首要措施。

（1）复温时注意监护 生命体征、体温调节状况和出入量。

（2）方法 ①轻、中度患儿用暖箱复温，置于30℃~34℃的暖箱中，使患儿在6~12小时内恢复正常体温。乡村或基层医疗单位可用热水袋、电热毯包裹或母亲怀抱取暖等方法，如无效立即转上级医院。②重度患儿（体温<30℃），可先以高于患儿体温1℃~2℃的暖箱温度（低于34℃）开始复温，每小时升高箱温1℃，12~24小时内恢复正常体温。或用远红外抢救台快速复温，床面温度从30℃开始，每15~30分钟升高体温1℃，恢复正常后可移至封闭式保暖箱中。为减少辐射失热，可以塑料薄膜覆盖患儿。

2. 热量和液体供给

要保证供应足够的热量和液体。开始时热量至少应达到基础代谢的需要，以后渐加至正常需要量。液体量一般控制在60~80ml/（kg·d），重症伴有少尿或明显心肾功能损害者，应严格限制输液速度和液量。

3. 纠正器官功能紊乱

（1）循环障碍 纠正休克，改善微循环，纠正酸中毒。扩容可用2:1含钠液15~10ml/kg（明显酸中毒者用1.4%碳酸氢钠等量代替），在1小时内静脉滴入，继用1/3或1/4张液，按生理需要量每天给予70~90ml/kg。纠正酸中毒可给予5%碳酸钠，每次3~5ml/kg，或根据血气结果计算补充。血管活性药物的应用：首选多巴胺5~10μg/（kg·min），静脉滴入，或酚妥拉明、山莨菪碱（654-2）。

（2）DIC 经实验室检查证实为高凝状态可立即使用肝素，首剂1mg/kg，6小时后按0.5~1mg/kg给予。若病情好转，改为每8小时1次，逐渐停用。给予第2次肝素后应予新鲜全血或血浆每次20~25ml。

（3）急性肾功能衰竭　少尿或无尿应严格限制入液量，给予呋塞米每次 $1\sim2mg/kg$。无效时可加用多巴胺或氨茶碱。

（4）肺出血　一经确诊应尽早气管内插管，进行正压呼吸治疗，同时积极治疗引起肺出血的病因，如 DIC、肺水肿、急性心肾功能衰竭等。

4. 控制感染

应积极控制感染。

5. 其他

应用维生素 E 及中药治疗。

第五节　新生儿黄疸

新生儿黄疸（jaundice）是新生儿期常见症状之一，尤其是早期新生儿，可为新生儿正常发育过程中出现的症状，也可为某些疾病的表现，严重者可致脑损伤。

一、新生儿生理性黄疸

新生儿生理性黄疸是指新生儿早期，由于胆红素代谢的特点所致，除外各种病理因素，血清未结合胆红素增高在一定范围内的黄疸，约有 $50\%\sim80\%$ 的早期新生儿可出现生理性黄疸。

【诊断标准】

1. 临床表现

足月儿多于生后 $2\sim3$ 天出现，$4\sim5$ 天达高峰，黄疸程度轻重不一，一般无症状，也可有轻度嗜睡和纳差，足月儿在生后 $10\sim14$ 天消退，早产儿可延长到 3 周。

2. 实验室检查

（1）血清胆红素（主要是未结和胆红素）增高，其增高的生理范围因日龄而异。足月儿 24 小时内 $<102.6\mu mol/L$（$6mg/dl$），48 小时内 $<153.9\mu mol/L$（$9mg/dl$），72 小时内及以后 $<220.6.6\mu mol/L$（$12.9mg/dl$）。早产儿 24 小时内 $<136.8\mu mol/L$（$8mg/dl$），48 小时内 $<205.2\mu mol/L$（$12mg/dl$），72 小时内 $<256.5\mu mol/L$（$15mg/dl$）。

（2）红细胞、血红蛋白、网织细胞均在正常范围；肝功能正常。

【治疗原则】

生理性黄疸不需特殊治疗，可自行消退。早期喂养，供给充足奶量，可刺激胃肠蠕动，建立肠道正常菌群，减少胆红素的肠肝循环，有助于减轻黄疸程度。

二、新生儿病理性黄疸

新生儿黄疸出现下列情况之一时要考虑为病理性黄疸：

（1）生后 24 小时内出现黄疸，胆红素浓度 $>102\mu mol/L$（$6mg/dl$）。

（2）足月儿血清胆红素浓度 $>220.6\mu mol/L$（$12.9mg/dl$），早产儿 $>256.5\mu mol/L$（$15mg/dl$）。

（3）血清结合胆红素 $>36\mu mol/L$（$1.5mg/dl$）。

（4）血清胆红素每天上升 >85μmol/L（5mg/dl）。

（5）黄疸持续时间较长，超过 2~3 周（足月儿为 2 周，早产儿为 3 周），或进行性加重，或黄疸消退后又复现。

【病因】

新生儿病理性黄疸的病因较多，并常有多种病因同时存在。

1. 以间接胆红素增高为主

（1）胆红素产生过多　①同族免疫性溶血　ABO 血型不合溶血病、Rh 血型不合溶血病。②红细胞酶缺陷　如 G-6-PD 缺乏、丙酮酸激酶缺乏等。③红细胞形态异常　如遗传性球形、椭圆形、口形及固缩红细胞增多症。④血红蛋白病　如地中海贫血。⑤红细胞增多症　如母-胎或胎-胎输血，脐带结扎延迟等。⑥体内出血　如头颅血肿、颅内出血等。⑦感染　细菌或病毒感染。⑧药物。

（2）肝细胞摄取和结合胆红素能力低下　感染、窒息、缺氧、酸中毒、低体温、低血糖、低蛋白血症及药物影响。

2. 以直接胆红素增高为主

（1）肝细胞对胆红素排泄功能障碍　新生儿肝炎综合征、先天性遗传代谢疾病等。

（2）胆管排泄胆红素障碍　先天性胆道闭锁、胆总管囊肿等。

【诊断标准】

1. 病史

详细询问母妊娠及生产史、感染史，引起溶血的各种疾病，家族史、喂养史、输血史等。

2. 临床表现

（1）黄疸出现时间　生后 24 小时内即出现黄疸多为新生儿溶血病。围产因素所致者多于生后 2~3 天内出现黄疸。生后 1 周才出现黄疸或生理黄疸退而复现见于感染性黄疸。生理性黄疸迁延不退多为母乳性黄疸。

（2）黄疸程度　黄疸仅限于面颈部及巩膜为轻度黄疸，胆红素约 102.6μmol/L（6mg/dl）；躯干及大腿黄染，胆红素约 153.9~205.2μmol/L（9~12mg/dl）；上肢、膝关节以下也出现黄疸，胆红素约 256.5μmol/L（15mg/dl）；手、足心黄染时为重度，胆红素已达到 307.8~342.0μmol/L（18~20mg/dl）。

（3）皮肤色泽　间接胆红素增高呈杏黄或金黄色，如伴有贫血则呈苍黄色；直接胆红素增高呈灰黄或暗黄色，重症呈黄绿色。

（4）伴随症状　溶血性黄疸多伴贫血，重者可有水肿、心力衰竭。感染性黄疸多伴发热及感染中毒症状。梗阻性黄疸多伴肝肿大，大便色发白，尿色黄。

（5）病情进展快，胆红素 >342μmol/L（20mg/dl），可发生胆红素脑病（先有精神萎靡、厌食，继而易激惹、高声尖叫、呼吸困难、惊厥或角弓反张、肌张力增高等）。而早产儿伴有窒息、缺氧、酸中毒者，即使胆红素 <342μmol，也有发生胆红素脑病的危险。

（6）黄疸消退时间　母乳性黄疸多延迟，可经 3~12 周黄疸才能消退。

3. 实验室检查

（1）检查血清总胆红素、间接和直接胆红素。

（2）直接胆红素增高为主的应查肝功、腹部 B 超等。

（3）怀疑新生儿溶血症者做母子交叉试验。

（4）感染性　疑为败血症做血培养，疑宫内感染做 TORCH 特异性检查。考虑肝炎做有关血清学检查，如 HBsAg、抗 – HCV 等。

（5）先天性代谢缺陷的相关检查。

【治疗原则】

目的是防止胆红素进一步升高，减少胆红素脑病发生的危险性。

1. 一般治疗

注意保暖，生后尽早开奶，入量不足者静脉输葡萄糖。及时纠正缺氧、酸中毒、低血糖等。

2. 光疗

（1）指征　见表 33 – 3，表 33 – 4。

表 33 – 3　足月儿黄疸推荐干预方案

总血清胆红素水平（mg/dl）				
时龄（小时）	考虑光疗	光疗	光疗失败考虑换血	换血加光疗
< 24	≥6	≥9	≥12	≥15
~48	≥9	≥12	≥17	≥20
~72	≥12	≥15	≥20	≥25
>72	≥15	≥17	≥22	≥25

表 33 – 4　早产儿黄疸推荐干预方案

出生孕周/体重	24 小时		48 小时		≥72 小时	
	光疗	换血	光疗	换血	光疗	换血
< 28 周/1000g	≥5	≥7	≥7	≥9	≥7	≥10
28 ~ 31 周/1000 ~ 1500g	≥6	≥9	≥9	≥13	≥9	≥15
32 ~ 34 周/1500 ~ 2000g	≥6	≥10	≥10	≥15	≥12	≥17
35 ~ 36 周/2000 ~ 2500g	≥7	≥11	≥12	≥17	≥14	≥18
36 周/ > 2500	≥8	≥14	≥13	≥18	≥15	≥20

（2）方法　双面光疗优于单面光疗，根据病情选择照射时间。

（3）副作用　可引起发热、腹泻、皮疹等，停光疗后自愈。

3. 药物治疗

肝酶诱导剂、白蛋白、免疫球蛋白、肾上腺皮质激素、锡原卟啉。

4. 换血疗法

途径有经脐血管（传统方法），脐动脉与脐静脉、脐静脉与周围静脉；经外周动静脉双管同步换血法（普遍应用）；以及经外周静脉与静脉（很少应用）。血源应选用新鲜血，库血储存时间不要超过 3 天，Rh 溶血症选择和母亲相同的 Rh 血型，ABO 血型用与新生儿同型或O型血，在Rh（D）溶血病无Rh阴性血时，亦可用无抗D（IgG）的Rh阳性血。ABO溶血症选择O型红细胞和AB型血浆的混合血，也可选用O型或新生儿同型血。换血量为体内总血量的2倍，即150～180ml/kg，标准换血速度为5ml/min。

三、母乳性黄疸

随着母乳喂养率的提高，母乳性黄疸的发生率逐年提高，目前已达20%～30%。但其病因及发病机制尚未完全明确。

【诊断标准】

1. 临床表现

主要表现为母乳喂养的新生儿出现黄疸，足月儿多见，黄疸一般出现在生理性黄疸发生的时间内，峰值可高于生理性黄疸，消退时间可晚于生理性黄疸。一般情况良好，吃奶好，大便色黄，不影响生长发育，肝脏不大，肝功正常。

2. 临床分型

（1）早发型母乳性黄疸　发生在母乳喂养的1周以内。生后2～3天出现，高峰时间为4～5天，血清胆红素的最高值要超过生理性黄疸，且黄疸消退时间晚于生理性黄疸。

（2）晚发型母乳性黄疸　临床出现时间较晚，常在生后7～14天出现，可紧接着生理性黄疸发生，也可在生理性黄疸减轻后又加重。胆红素峰值可在生后2～3周，持续4～6周或延长到2～3个月。

3. 诊断要点

（1）足月儿多见，纯母乳喂养或母乳喂养为主的新生儿。

（2）黄疸出现在生理性黄疸期，血清胆红素>220.6μmol/L（12.9mg/dl）；或黄疸迁延不退。

（3）逐一排除引起病理性黄疸的所有原因。

（4）一般情况好，生长发育正常。

（5）停止母乳喂养1～3天后黄疸明显消退，血清胆红素下降30%～50%。

【治疗原则】

1. 早发型母乳性黄疸

鼓励少量多次喂母乳，保证足够乳量及能量的摄入，如果血清胆红素超过生理性黄疸范围，应予以干预，可继续母乳喂养，同时进行光疗。

2. 晚发型母乳性黄疸

过去主要为暂停母乳喂养。近年来认为，在血清胆红素达到256.5～342.0μmol/L（15～20mg/dl）或更高时，可采取光疗，光疗期间可继续母乳喂养。但对于日龄、胎龄较小的患儿，处理应积极。

第六节　新生儿感染性疾病

感染性疾病是新生儿期疾病及死亡的重要原因，目前在我国其发生率及病死率仍占新生儿疾病的首位。病原中以病毒及细菌多见。

一、病毒感染

新生儿病毒感染的病原较多，有巨细胞病毒（CMV）、风疹病毒（RV）、单纯疱疹病毒（HSV）、肝炎病毒（HV）、柯萨奇病毒、埃可病毒（ECHO）、EB病毒（EBV）、腺病毒、呼吸道合胞病毒（RSV）、轮状病毒、人类免疫缺陷病毒（HIV）等。感染的主要方式有：宫内感染（先天感染）、分娩时感染及出生后感染。三种感染方式中以宫内感染为主要，是造成死胎、流产、先天畸形以及新生儿期急性病毒感染或慢性潜伏感染的重要原因。

（一）巨细胞病毒感染

巨细胞病毒感染（cytomegalovirusinfection）是巨细胞病毒（CMV）引起的一种全身性感染综合征，在人类先天性病毒感染中最常见，是造成儿童听力丧失和神经发育伤残的主要原因。

【感染途径】

1. 垂直传播

（1）出生前感染　经胎盘或子宫颈的感染。

（2）出生时感染　分娩过程中吸入生殖道中污染的分泌物的感染。

（3）出生后感染　接触被污染的母亲的唾液、尿液或母乳的感染。

2. 水平传播

出生后接触亲属、抚育人员含有CMV的体液。

3. 医源性感染

输血后感染。

【临床表现】

1. 先天性症状性CMV感染

为宫内感染所致，占CMV宫内感染的5%～10%。

（1）发育落后　早产儿、低出生体重儿、小于胎龄儿及出生后发育迟缓。

（2）肝脏损害　主要表现为黄疸、肝脾肿大及肝功能损害。

（3）血液系统损害　可表现为轻～中度贫血、血小板减少性紫癜等。

（4）间质性肺炎　起病缓慢，可有呼吸急促、呼吸暂停等表现。

（5）中枢神经系统感染　表现为小头畸形、抽搐、肌张力障碍及智力发育落后。

（6）其他损害　心肌炎、关节炎、视网膜脉络膜炎等。

2. 出生时及出生后CMV感染

多数表现为与先天性感染相同的黄疸、肝脾肿大及肝功能损害。

【诊断标准】

1. CMV感染

出生后14天内确诊，为宫内感染；生后3～12周确诊，为围产期感染；生后12周后发现的感染为生后感染。具有以下四项之一即可确诊：

（1）病毒分离阳性。

（2）检测出病毒抗原。

（3）检测出 CMV – mRNA。

（4）CMV – IgM 抗体阳性，就可断定是先天性感染。

2. CMV 病

具有 CMV 感染的相关症状、体征及实验室证据，并排除其他病因，受损器官、系统超过两个或两个以上。主要集中于某一器官或系统，如肝脏或肺部时则称为 CMV 肝炎或 CMV 肺炎。

【治疗原则】

（1）对于新生儿先天性 CMV 感染目前仅有更昔洛韦的用药经验，用药倾向于早期、高剂量、足疗程。每次 7.5mg/kg，每 12 小时 1 次，疗程 6~12 周。用药期间密切监测血常规和肝、肾功能。

（2）其他药物　CMV 高价免疫球蛋白及 CMV 免疫核糖核酸等对治疗有一定帮助。干扰素治疗效果不满意。

【预后】

先天性 CMV 感染病死率高，存活者常留有后遗症，如智力低下、自闭症、学习障碍、脑瘫、癫痫、耳聋或听力损害、视觉缺陷等。

【预防】

对妊娠或先天性感染，目前尚无有效的预防母亲感染的手段。获得性 CMV 感染的预防手段主要是减少传播的危险性。

（二）**乙型肝炎病毒感染**

乙型肝炎（hepatitis B）是由乙型肝炎病毒（HBV）感染引起，新生儿 HBV 感染主要来源于母婴传播。

【感染途径】

主要通过 HBsAg 阳性的母亲经过母婴宫内传播及围产期传播。

1. 宫内传播

见于母亲 HBsAg 高滴度、HBsAg 阳性和 HBV – DNA 高载量。

2. 分娩时传播

见于分娩时母血渗入胎儿血或胎儿吞咽病毒污染的羊水所致。

3. 出生后感染

与母亲生活上的密切接触，通过母亲的唾液、初乳、汗液、粪便等传播。

【临床表现】

感染后可有数周到 6 个月的潜伏期，新生儿出生时多无症状，常在 1~6 个月间有慢性抗原血症和氨基转移酶的持续性轻度增高。部分病例出现黄疸、发热、肝大、粪色变浅及纳差等表现。实验室检查出现轻度肝功能异常或仅有氨基转移酶升高，血清胆红素增高，或呈慢性肝炎经过，极少数病例呈暴发型。

【诊断标准】

1. 病史及临床表现

在乙肝高发地区，孕母为 HBsAg 阳性的婴儿或新生儿有食欲欠佳、发热、黄疸、肝大等表现应考虑此症。

2. 实验室检查

为本病确诊依据。除血清酶及胆红素增高外，HBsAg 阳性示 HBV 现正在感染，抗 HBc – IgG 阳性示既往感染，HBeAg 阳性见于 HBV 病毒复制活跃，HBV – DNA 阳性是病毒复制和传染性的直接标志。

【治疗原则】

无特效治疗方法。加强营养，补充维生素，必要时使用激素。可试用干扰素、转移因子、免疫核糖核酸等激活免疫功能的药物。

【预后】

多数预后良好，少数呈暴发型经过，黄疸出现后迅速加重，短期内发展到肝性脑病、出血等肝功能衰竭症状，死亡率高。

【预防】

阻断母婴传播是减少及最终消灭 HBsAg 慢性携带的关键措施。

1. 阻断母婴传播

对 HBsAg 阳性的育龄妇女进行健康教育，分娩时对胎儿进行保护，生后对新生儿积极采取主动免疫和被动免疫措施。

2. 被动免疫

采用乙肝免疫球蛋白（HBIG），HBsAg 阳性或 HBsAg/HBeAg 双阳性的孕妇所生婴儿，应注射 HBIG，其方法为出生后 24 小时内（越早越好）肌内注射一次，剂量 100 ~ 200IU，1 个月后再肌内注射一次，剂量同前。

3. 主动免疫

对 HBsAg 阳性或 HBsAg/HBeAg 双阳性的母亲所生新生儿乙肝疫苗与 HBIG 联合应用，出生后 6 小时内接种乙肝疫苗 10μg 1 次，此后 1 个月和 6 个月各接种 1 次乙肝疫苗 10μg。这种方法可使 95% ~97% 的婴儿得到保护。

二、细菌感染

新生儿细菌感染发病率高，尤其是早产儿、极低出生体重儿，是导致新生儿死亡的重要原因。主要感染途径为产前感染、产时感染、产后感染。按照感染部位可分为全身性感染、肺炎、尿路感染、化脓性关节炎、骨髓炎、腹泻、皮肤化脓性感染、化脓性结膜炎、中耳炎。

（一）新生儿败血症

新生儿败血症（neonatal septicemia）指新生儿期细菌侵入血液循环，并在其中繁殖和产生毒素所造成的全身性感染，其发生率约占活产婴儿的 1‰ ~ 8‰，出生体重越轻，发病率越高。

新生儿常表现为非特异性的症状。

【感染途径】

（1）宫内感染　母亲孕期有感染时，细菌可经胎盘血行感染胎儿。

（2）产时感染　产程延长、难产、胎膜早破时，细菌可由产道上行进入羊膜腔，胎儿可因吸入或吞下污染的羊水而患肺炎、胃肠炎、中耳炎等，进一步发展成为败血症。也可因消毒不严、助产不当、复苏损伤等使细菌直接从皮肤、黏膜破损处进入血中。

（3）产后感染　最常见，细菌可从皮肤、黏膜、呼吸道、消化道、泌尿道等途径侵入血循环，脐部是细菌最易侵入的门户。

【临床表现】

1. 全身表现

（1）体温改变　可有发热和体温不升。

（2）一般状况　可表现为精神、食欲欠佳，哭声减弱、体温不稳定、体重不增等，不需很长时间即可出现不吃、不哭、不动、面色不好、精神萎靡、嗜睡。

（3）黄疸　可能是本症的主要表现，表现为生理性黄疸加重或减退后又复现。

（4）休克表现　面色苍白，四肢冰凉，皮肤出现大理石样花纹，脉细而速，低血压等。

2. 各系统表现

（1）皮肤、黏膜　硬肿症、皮下坏疽等。

（2）消化系统　厌食、腹胀、呕吐、腹泻，严重时可出现 NEC。

（3）呼吸系统　气促、发绀、呼吸不规则或呼吸暂停。

（4）中枢神经系统　易合并化脓性脑膜炎。

（5）血液系统　可合并血小板减少，瘀点或瘀斑甚至 DIC，呕血、便血、血尿或肺出血。

（6）泌尿系统感染。

（7）其他　骨关节化脓性炎症及深部脓肿。

【实验室检查】

1. 细菌学检查

（1）细菌培养　血培养是诊断的"金指标"，尽量在用抗生素前取周围血做培养，并应严格遵守无菌操作，防止污染。

（2）病原菌抗原及 DNA 检测　可采用对流免疫电泳、乳胶凝集试验及 ELISA 等方法。

2. 非特异性检查

（1）白细胞计数　WBC $<5 \times 10^9$/L 为白细胞减少；≤3 天者 WBC $>25 \times 10^9$/L，>3 天者 WBC $>20 \times 10^9$/L 为白细胞增多。

（2）白细胞分类　未成熟白细胞和中性粒细胞比例≥0.16 提示有细菌感染。

（3）C 反应蛋白（CRP）　C 反应蛋白 $>8\mu g/ml$（末梢血方法）提示有细菌感染。

（4）血清降钙素原（PCT）或白细胞介素 6（IL-6）测定　PCT $>2.0\mu g$/L 为临界值，IL-6 阳性预测值 $>95\%$。

（5）血小板计数　≤100×10^9/L 有意义。

（6）微量红细胞沉降率　ESR≥5mm/h 提示败血症。

3. 其他检查

脐部、尿液、大便或其他局部感染灶的培养，脑脊液检查等。

【诊断标准】

1. 确诊败血症

具有临床表现并符合下列任一条：

（1）血培养或无菌体腔内培养出致病菌。

（2）如果血培养出条件致病菌，则必须于另次（份）血，或无菌体腔内或导管头培养出同种病菌。

2. 临床诊断败血症

具有临床表现且具备下列任一条：

（1）非特异性检查≥2条。

（2）血标本病原菌抗原或 DNA 检测阳性。

【治疗原则】

1. 抗菌治疗

（1）一般原则 临床诊断败血症收集标本后不需等病原学结果即应即时应用抗生素，通常应用对 G（＋）菌及 G（－）菌均有效的抗生素。一旦有药敏试验结果及时选用敏感抗生素，疗程 7～14 天。

（2）主要针对 G（＋）菌的抗生素 青霉素与青霉素类，第一、二代头孢菌素，万古霉素。

（3）主要针对 G（－）菌的抗生素 第三代头孢菌素，哌拉西林、氨苄西林、氨曲南。

（4）针对厌氧菌的抗生素 甲硝唑。

（5）其他广谱抗生素 亚胺培南＋西司他丁，帕尼培南＋倍他米隆，头孢吡肟。

2. 支持疗法

静脉补液，维持水、电解质平衡及补充热量，及时纠正酸中毒及缺氧，注意保暖，光疗预防核黄疸，纠正休克等。

3. 其他治疗

（1）输注中性粒细胞。

（2）交换输血。

（3）静脉注射免疫球蛋白。

（4）清除局部感染灶。

（二）脐炎

脐炎（omphalitis）是由于断脐时或出生后处理不当，脐带残端细菌入侵、繁殖所引起的急性炎症。常见病原为金黄色葡萄球菌，其次为大肠埃希菌、铜绿假单胞菌、溶血性链球菌等。

【诊断标准】

（1）轻者除脐轮与脐周皮肤轻度红肿，可伴有少量脓性分泌物。重者脐部及脐周围明显红肿发硬，脓性分泌物较多，常有臭味。可向周围皮肤扩散形成蜂窝织炎及皮下坏疽，或向临近腹膜蔓延导致腹膜炎。慢性炎症常形成脐肉芽肿。

（2）具有脐炎的炎症局部表现，久治不愈应与脐肠瘘、脐窦、脐尿管瘘、脐带炎等疾病鉴别。

【预防原则】

断脐应严格无菌，生后勤换尿布，保持脐部清洁干燥，护理脐残端注意无菌操作。

【治疗原则】

轻症者局部用2%碘酒及75%酒精清洗，每日2~3次。有明显脓液、蜂窝织炎或出现全身症状者可选用适当抗生素治疗。慢性肉芽肿形成可用10%硝酸银溶液涂搽，如肉芽肿较大，可做手术切除。

（三）脓疱疮

新生儿脓疱疮是发生在新生儿中的一种以周围红晕不明显的薄壁水脓疱为特点的葡萄球菌感染。发病急骤，传染性很强，容易造成流行。

【病原及传播途径】

病原为凝固酶阴性葡萄球菌，传播途径为通过存在皮肤感染或带菌的家属或医务人员传播。

【诊断标准】

多发生在生后4~10天。在头面部、躯干和四肢突然发生大疱。脓疱表皮薄，大小不等，周围无红晕，易于破裂，痂皮脱落后不留痕迹。初期可无全身症状，随后可有发热，严重者可并发菌血症。

【治疗原则】

（1）避免与有皮肤感染病的人接触，护理新生儿前要认真洗手。
（2）注意新生儿皮肤清洁，尿布应勤洗勤换。
（3）抗感染　及早给予有效抗生素。
（4）局部治疗　无菌消毒后可刺破脓疱，用0.05%的依沙吖啶溶液或0.1%呋喃西林溶液湿敷或清洗创面。皮肤无破损的可用抗生素软膏涂抹。

三、其他感染性疾病

（一）新生儿鹅口疮

新生儿鹅口疮，是口腔黏膜受白色念珠菌（属霉菌）感染所致，占新生儿黏膜念珠菌感染的首位。多发生在口腔、唇、舌和颊部黏膜，牙龈及咽喉部也可累及，表现为局部黏膜呈潮红斑片，表面覆大小不等的乳白色块状物，不易剥离，强行剥离可有出血。

【感染途径】

（1）母亲阴道有霉菌感染，婴儿出生时通过产道，接触母体的分泌物而感染。
（2）奶瓶、奶嘴消毒不彻底，母乳喂养时，妈妈的奶头不清洁都可以是感染的途径。
（3）接触感染念珠菌的食物、衣物和玩具。

（4）长期应用抗生素或激素治疗，造成体内菌群失调，霉菌乘虚而入并大量繁殖，引起鹅口疮。

【诊断标准】

（1）口腔黏膜出现乳白色微高起斑膜，周围无炎症反应，擦去斑膜后，可见下方不出血的红色创面斑膜面积大小不等，可出现在舌、颊腭或唇内黏膜上。

（2）好发于颊舌、软腭及口唇部的黏膜，白色的斑块不易擦掉。

（3）严重时宝宝会因疼痛而烦躁不安、哺乳困难，有时伴有轻度发热。

（4）受损的黏膜治疗不及时可不断扩大蔓延到咽部、扁桃体、牙龈等，更为严重者病变可蔓延至食管、支气管，引起念珠菌性食管炎或肺念珠菌病而出现呼吸、吞咽困难，甚至可继发其他细菌感染，造成败血症。

【治疗原则】

（1）加强护理及营养，健康新生儿一般可自限。

（2）局部用制霉菌素研成末与鱼肝油滴剂调匀，涂搽在创面上，每4小时用药1次。症状严重的也可应用抗真菌的药物进行综合治疗。

（3）近年国外报道氟康唑治疗新生儿反复发生的鹅口疮，3～6mg/（kg·d），每日1次口服或静脉滴注。应用时需注意观察肝、肾功能。

（二）**新生儿先天性梅毒**

先天性梅毒又称胎传梅毒，是梅毒螺旋体由母体经胎盘进入胎儿血液循环中所致的疾病。

【传播途径】

主要是经胎盘传播。胎儿的感染与母亲的梅毒病程及妊娠期是否治疗有关。

【诊断标准】

主要根据母亲病史、临床表现、实验室检查和X线检查进行诊断。

1. 症状和体征

多数新生儿刚出生后症状和体征不明显，约2/3的病例在生后3～8周渐出现症状。如未在早期作出诊断，进行治疗，常发展为晚期先天性梅毒。

2. 早期先天性梅毒常见表现

（1）全身症状　患儿多为早产儿、低体重儿或小于胎龄儿，营养障碍、消瘦。可有发热、贫血、烦躁、易激惹，肝脾大，黄疸及肝功能异常。

（2）皮肤黏膜损害　占20%～30%，可在出生时即存在，多于生后2～3周左右出现。皮疹为散发或多发性，呈圆形、卵圆形或虹彩状，紫红或铜红色浸润性斑块，外围有丘疹，带有鳞屑。分布比外观更具特征性，多见于口周、臀部、手掌、足跖，重者全身分布。掌跖部损害多表现为大疱或大片脱屑。口周病损呈放射状裂纹，持续多年，愈合后遗留放射状瘢痕，有一定诊断价值。

（3）鼻炎　常见为梅毒性鼻炎，表现为鼻塞，张口呼吸，可有脓血样分泌物，鼻前庭皮肤湿疹样溃疡，可损及鼻软骨及鼻骨。

（4）骨损害　受累者占20%～95%，X线发现异常更多，主要长骨多发性对称性损害。

（5）中枢神经系统梅毒　症状在新生儿期罕见，多出现在生后 3 个月以后。可表现有低热、前囟突起、颈强直、惊厥、昏迷、角弓反张、脑积水等。

（6）其他　约 1/6 患儿有非免疫性水肿，其原因主要由于低蛋白血症，先天性肾病或梅毒性肾炎。少见的还有脉络膜视网膜炎、指甲炎、青光眼等。

3. 实验室检查

（1）梅毒螺旋体检查　取胎盘、脐带或皮肤黏膜病损的渗出物或刮取物涂片，如发现病原体或螺旋体 DNA 阳性，均有助于诊断。

（2）血清学试验　①非特异性试验　即非梅毒螺旋体抗原血清试验，常用快速血浆反应素试验（RPR）。②特异性试验　即梅毒螺旋体抗原试验。③脑脊液检查　对梅毒婴儿腰穿应作为常规。若脑脊液检查有单核细胞增加，蛋白质升高，VDRL 阳性，无论有无症状都可诊断为神经梅毒。

4. 辅助检查

X 线检查骨骼主要表现为骨膜炎、骨髓炎、骨质破坏，胸部摄片显示肺部炎性浸润。

【治疗原则】

1. 一般措施

先天梅毒婴儿应严格隔离，孕妇一经查出患有梅毒，应立即开始正规治疗。青霉素是首选药物，且能通过胎盘到达胎儿体内。

2. 先天性梅毒的治疗

水剂青霉素 G 10 万～15 万 U/（kg·d），头 7 天按 10 万 U/（kg·d），分 2 次，之后 15 万 U/（kg·d），分 3 次，共 10～14 天。脑脊液正常者，主要选用苄星青霉素 G 或普鲁卡因青霉素 G，脑脊液异常者（神经梅毒）选用青霉素 G 5 万 U/（kg·d），共 10～15 日；或普鲁卡因青霉素 G 5 万 U/（kg·d）肌内注射，共 10 日。

3. 随访

疗程完后需在 2、4、6、9、12 个月追踪观察血清学试验，如治疗较晚者应追踪更久，直至 VDRL 滴度持续下降最终阴性。

（三）新生儿衣原体感染

由沙眼衣原体感染，可引起包涵体结膜炎及沙眼衣原体肺炎。新生儿衣原体感染主要通过产道时获得。沙眼衣原体在孕妇可累及子宫颈的柱状上皮细胞，很少累及阴道鳞状上皮细胞，还可逆行感染子宫内膜，损伤胚胎，可造成死产、早产、胎膜早破等。新生儿在通过感染衣原体的母亲产道时，可感染衣原体引起结膜炎和肺炎。

【诊断标准】

根据病史、临床表现及实验室检查做出诊断。

1. 新生儿沙眼衣原体结膜炎

多在生后 5～14 天发病，常单侧发病，多有自限性，先有卡他性结膜炎症状，后出现黏液脓性分泌物，眼睑及结合膜肿胀、充血，眼睑结合膜滤泡形成，持续数周而愈。偶可转为慢性。

2. 衣原体肺炎

主要见于新生儿和婴幼儿，临床可先有上呼吸道感染的表现，一般不发热或仅有低热，呼吸增快，阵发性咳嗽，重者有呼吸困难和呼吸暂停，甚至死亡。一般病情不重，但重症早产儿有时需要呼吸机辅助呼吸。

3. 实验室检查

（1）显微镜直接检查　黏膜表面拭子或刮片分泌物找包涵体及衣原体原始小体。

（2）组织细胞培养分离衣原体　取结合膜标本或支气管肺泡灌洗液做细胞培养分离衣原体。

（3）衣原体抗体　血清或分泌物查衣原体抗体应用最广，包括免疫荧光试验、酶联免疫测定法和 PCR 法。

（4）血象　白细胞数一般正常，可有嗜酸粒细胞增多 $>300/mm^3$。

【治疗原则】

首选红霉素类治疗，$20\sim50mg/$（kg·d），分 3 次，口服，疗程 2 周。新生儿结膜炎，局部可用 0.1% 利福平或 0.3% 诺氟沙星眼药水滴眼。阿奇霉素半衰期长，剂量为 $10mg/$（kg·d），每日 1 次，连用 3 天。

第七节　消化系统疾病

一、新生儿呕吐

呕吐（vomiting）是新生儿期常见症状之一，由于新生儿消化道解剖和生理特点，使新生儿很容易发生呕吐。呕吐物易呛入气道而引起窒息和（或）吸入性肺炎，长时间呕吐可引起水、电解质紊乱和酸碱平衡失调，甚至导致营养不良。

引起新生儿呕吐的原因临床上分为内科疾病和外科疾病两种，内科方面原因有咽下综合征、溢乳、喂养不当、胃食管反流、贲门失弛缓症、幽门痉挛、胎粪性便秘、感染性疾病、颅内压升高、应激性消化道溃疡、胃扭转、坏死性小肠炎以及遗传代谢病等。外科方面原因有先天性食管闭锁及食管气管瘘、膈疝、肥厚性幽门狭窄、胃穿孔、肠闭锁和肠狭窄、肠旋转不良、肠套叠、消化道重复畸形、巨结肠、肛门直肠闭锁等。

【诊断标准】

（1）根据呕吐出现时间、呕吐物有无胆汁、呕吐程度轻或重、呕吐后食欲如何、是否伴有明显的消化系统以外的症状和体征、有无腹胀及腹胀部位、肠鸣音是否消失或亢进等，综合其临床表现及体征查找可能的病因。

（2）寻找是否有感染因素及病灶，以排除感染引起的呕吐。

（3）如可疑为外科方面因素，可行腹部立位 X 线和腹部 B 超检查，是否有液平面、肠充气如何是确诊的重要手段之一。

【治疗原则】

1. 内科方面因素

根据病因给予相应的处理。

（1）咽下综合征 呕吐轻者，多不需治疗，24～48 小时内可自愈。呕吐重者或进食差有低血糖高危因素存在者，可用 1% 碳酸氢钠溶液或 1/2 张温盐水洗胃 1～2 次。同时注意新生儿血糖及水、电解质平衡，必要时应经静脉补充液体和电解质。

（2）喂养不当 指导合理喂养。

（3）胎粪性便秘 用等渗温盐水 15～30ml 或甘油 5～10ml 灌肠。

（4）贲门或幽门括约肌痉挛 可试用 1∶1000 的阿托品溶液，每次喂奶前 15 分钟给予 1 滴，每天增加 1 滴至面红为止，呕吐停止即可停药。但在病因未明确前禁用解痉止吐剂。

（5）体位治疗 采用上半身抬高（斜度为 30°以上）向左侧卧位，防止呕吐物呛入气道。

（6）胃扭转时 除体位治疗还可药物治疗，如多潘立酮（吗丁啉）增加食管下括约肌（LES）张力，防止反流，喂奶前 30 分钟服用，每次 0.3mg/kg，日服 2～3 次，连续 7～10 天。红霉素及其衍生物，可增加 LES 张力、胃底胃窦强烈收缩及小肠收缩，促进胃的排空，用小剂量，5mg/（kg·d）分 3 次服。西咪替丁（每次 3～5mg/kg，日服 2～3 次）或雷尼替丁（每次 3～4mg/kg，日服 2 次）抑制胃酸分泌。蒙脱石散每次 1/3 袋，日服 3 次以保护黏膜。治疗 6 周无效或有严重并发症应外科治疗。

2. 外科方面因素

常需请外科会诊，行手术治疗。

二、新生儿感染性腹泻

新生儿感染性腹泻是由病毒和细菌引起的肠道感染。细菌以大肠埃希菌多见，有致病性、产毒性、侵袭性、肠出血性和肠凝聚黏附性大肠埃希菌；鼠伤寒沙门菌可引起暴发性流行性腹泻；还有空肠弯曲杆菌、产气单胞菌、金黄色葡萄球菌、痢疾杆菌等。病毒以轮状病毒、柯萨奇病毒、埃可病毒、肠道腺病毒等为多见。其他如真菌、寄生虫等也可引起新生儿感染性腹泻。由于新生儿免疫系统发育不完善，肠道内缺乏能中和大肠埃希菌的分泌型 IgA、消化功能差、无菌肠道突然暴露在各种细菌存在的环境中，故新生儿感染性腹泻常见于人工喂养儿。

【诊断标准】

（1）临床表现和严重程度因病原的不同而不一样。

（2）轻型者主要以消化道症状为主，每日腹泻数次至十多次，大便呈水样，黄或绿色伴有黏液，可伴有低热、呕吐、食欲差、精神稍萎靡或哭闹，也可出现轻度脱水和酸中毒。

（3）重型者发病急，也可由轻型发展而成，每日腹泻 10 次以上，全身症状重，体温高或体温不升、拒食、腹胀、呕吐、尿少、四肢冰凉、面色苍白、精神差、嗜睡或昏迷；脱水征明显如皮肤弹性差、眼窝凹陷、囟门下塌，甚至休克；有明显水、电解质紊乱及酸中毒。

（4）辅助检查　大便常规可见红细胞、白细胞。细菌性腹泻的早期大便培养阳性率较高。病毒性腹泻可做大便涂片电镜检查、病原体抗体检测、PCR 技术进行病原学检测。其他检查如电解质和血气监测、血常规、C 反应蛋白等。

【治疗原则】

（1）做好隔离，查找致病途径，彻底消毒，防止感染播散。

（2）监测病情如脱水、中毒症状，心肾功能、体温、出入量、大便性状及次数等。

（3）继续母乳喂养，因母乳易于消化，而且其含有的免疫物质可协助疾病的恢复。人工喂养儿则应禁食 8～12 小时，再喂配方奶应从少量淡奶开始，然后逐渐增加浓度和奶量，不足部分应从静脉补充。

（4）纠正水、电解质紊乱及酸中毒。根据脱水程度决定补液量、补液的性质和补液速度。口服补液适用于轻型患儿，但要慎用。电解质紊乱及酸中毒根据检验结果予以纠正，轻度酸中毒无需用碱性药物，中或重度酸中毒，碳酸氢钠量（mmol）＝（22－测得 HCO_3^-）×0.5×体重（kg），一般先给予计算量的 1/2，之后再根据临床表现和血气分析来定。

（5）病因治疗　①肠毒型大肠埃希菌性腹泻，因细菌较少侵入组织，应用非肠道吸收型口服药为好，如多黏菌素 E 5 万～10 万 U/（kg·d），分 3～4 次，口服。②如为侵袭性大肠埃希菌感染则应全身用药为好，如氨苄青霉素 50～150mg/（kg·d）分 3～4 次静脉滴注，或先锋霉素 50～100mg/（kg·d）分 2～3 次静脉滴注。目前对上述药物耐药菌株较多，可用头孢哌酮、头孢曲松或头孢克肟等第三代头孢类药物。③鼠伤寒沙门菌可用羧苄青霉素 100～200mg/（kg·d）。④病毒性腹泻不用抗生素，腹泻时乳糖酶减少，故以无（或少）乳糖配方奶代替母乳可减轻胃肠道症状和缩短病程。

（6）微生态调节剂和肠黏膜保护剂的应用　常见益生菌有双歧杆菌、乳酸杆菌、粪链球菌和蜡样芽孢杆菌等，药品有双歧三联活菌、金双歧、促菌生和整肠生等。蒙脱石散每次 1/3 袋，每日 3 次。

（7）流行性腹泻的处理　凡同时有 2 个或 2 个以上新生儿患感染性腹泻，应想到可能发生暴发性流行性腹泻。①切断感染源，及时将患儿与健康儿隔离，并分开护理，工作人员要严格执行消毒隔离制度。②有直接或间接接触的新生儿，应集中隔离，每天做大便培养，严密观察腹泻发生。大便培养阳性者再另外集中隔离。③密切观察健康儿是否发病，如不发病，过潜伏期后方可出院。④待全部患儿痊愈，全部检疫儿过潜伏期，不再有新发病例后，病区经彻底消毒后方重新接收新入院者。⑤工作人员、患儿母亲及其他家属，对设备、用具进行采样做病原体检测，并进行治疗及消毒。⑥消毒方法根据病原体不同而异。⑦报上级有关单位。

三、新生儿坏死性小肠炎

新生儿坏死性小肠炎（NEC）临床上以腹胀、呕吐、便血（或潜血）为主要表现；腹部 X 线平片以肠壁囊样积气为特征；病理以回肠远端和结肠近端坏死为特点。大多发生于出生后 2～12 天，病因不清楚，多见于早产儿、小于胎龄儿、窒息儿、人工喂养儿和感染性疾病儿，或换血术后的新生儿，其中早产是坏死性小肠炎的主要高危因素。

【诊断标准】

（1）NEC 的三大临床症状为腹胀、呕吐、腹泻便血（或潜血）。腹胀为首发症状，肠鸣音减弱或消失；呕吐物带胆汁或咖啡样物；一般先水样腹泻 1～2 天后出现便血。多数病情发展快，出现严重感染中毒表现，精神和反应差，体温不升，皮肤青紫。严重者出现休克、DIC 表现。

（2）腹部 X 线平片早期表现为小肠轻中度胀气，结肠少气或无气或小肠结肠均普遍胀气；之后出现部分肠管扩张、梗阻、肠壁积气。进展期除肠管扩张、梗阻、肠壁积气外，门静脉积气和（或）腹水；肠穿孔后常有气腹，下腹部有积液。如一次腹部平片无阳性发现应多次摄片，在发病开始 48～72 小时间每 6～8 小时复查 1 次。

（3）下列 4 项特征具备 2 项可考虑临床诊断：①腹胀；②便血；③嗜睡、呼吸暂停、肌张力低下；④肠壁积气。若无 NEC 放射影像学及组织学证据，则视为可疑。及早诊断很重要，可降低死亡率。

（4）Bell - NEC 分级：ⅠA（疑似 NEC）、ⅠB（疑似 NEC）、ⅡA［确诊 NEC（轻度）］、ⅡB［确诊 NEC（中度）］、ⅢA［NEC 进展（重度、肠壁完整）］、ⅢB［NEC 进展（重度、肠壁穿孔）］。

【治疗原则】

（1）一旦疑似为 NEC，应先行绝对禁食，胃肠减压，这一过程一般需要 7～15 天，直至腹胀、呕吐消失，有食欲，便潜血转阴为止。

（2）临床上情况明显好转后可开始喂养，先喂开水 1 次，再试喂 5% 葡萄糖水 2 次，每次均为 3～5ml，如无呕吐、无腹胀再喂母乳，从每次 3～5ml 开始，每 2～3 小时喂一次，以后可渐增加，每次增加 2ml，切忌用高渗乳汁。

（3）禁食和喂养不足期间给予静脉高营养（糖、氨基酸和脂肪乳）。

（4）根据情况选用抗生素。

（5）对症处理，如机械通气，纠正酸碱平衡、电解质紊乱和休克等。

（6）肠穿孔者及时外科治疗。

第八节 血液系统疾病

一、新生儿贫血

新生儿贫血一般原因为失血、溶血以及红细胞生成障碍引起。失血性贫血可发生在产前、产时及产后，临床表现因失血过程的急缓和失血量多少而异，急性失血量多者可出现休克；而慢性小量失血者可无或仅出现轻度贫血，常无临床症状。产前失血主要是经胎盘失血，包括胎儿 - 胎盘输血、胎儿 - 母体输血和胎儿 - 胎儿间输血；产时失血常发生于前置胎盘、胎盘早剥或剖宫产时误切胎盘、帆状胎盘、脐带被过度牵扯而突然出血等，可导致出生时重度窒息、休克，甚至死胎、死产；生后失血因脐带、胃肠道失血和内出血。

【诊断标准】

（1）出生后 1 周，血红蛋白（Hb）≤140g/L（14.0g/dl）可诊断为贫血。足月儿出生 7 天内 Hb 和 HCT 与出生时一致，如 Hb 水平明显下降，即使 Hb 在正常范围，也要考虑可能存在出血或溶血。

（2）新生儿有失血病史；母亲 Rh 阴性或"O"型血，有较重的黄疸。

（3）新生儿皮肤、口唇特别是口腔黏膜及牙龈苍白。

（4）急性失血时新生儿除皮肤黏膜苍白外，还伴有心率快、呼吸急促、烦躁不安，低血压甚至休克、心力衰竭。

【治疗原则】

（1）急性失血，应立即采取紧急抢救措施，先进行有效复苏，如出现休克，应马上扩容，给予 10ml/kg 生理盐水静脉推注，时间为 5~10 分钟。如纠正不满意，可再给予一次 10ml/kg 生理盐水。

（2）慢性贫血时除皮肤黏膜苍白外无临床表现，给予补充铁剂，但贫血严重者应输血。

（3）输血指征　①慢性失血无贫血症状者，血红蛋白 <100g/L。②急性失血≥10% 总血容量。③患有肺部疾病或先天性心脏病有大量左向右分流者，应维持其血红蛋白≥130g/L。④出现与贫血有关的症状如气促、呼吸困难、呼吸暂停、心动过速或过缓、进食困难和淡漠等。急性失血者应输新鲜全血，量为 10~20ml/kg。

（4）铁剂治疗　贫血诊断确定，均要补充铁剂，增加体内铁的贮存以备后用。剂量为元素铁 2~3mg/（kg·d），时间至少 3 个月，甚至持续 1 年。

（5）合并症治疗　当心功能衰竭出现时，可在输血前给予快速作用的利尿剂。

二、新生儿红细胞增多症

红细胞增多症——高黏滞度综合征在新生儿期发生率约为 1%~5%，多见于小于胎龄儿、足月小样儿、延迟结扎脐带或挤勒脐带、糖尿病母亲的婴儿、双胎输血之受血者、21-三体综合征患儿等。血液高黏滞度将减少各脏器的供氧，特别是大脑的供氧，同时降低新生儿血糖，甚至引起血管栓塞。其常见合并症有高胆红素血症、低血糖、充血性心力衰竭、急性肾功能不全、坏死性小肠炎等。

【诊断标准】

（1）有高危因素的新生儿。

（2）多无临床症状，仅表现为活动后皮肤发红，呈多血质貌，皮肤弹性差、发暗，口唇、舌尖和甲床发绀。少数可有气促、面色深红、呼吸暂停、进食差、嗜睡、醒后易激惹、肌张力差、肝肿大、心率快等心功能不全的表现。

（3）早期新生儿血细胞比容 ≥ 0.65（65%），血黏度 > 18cps（切变率为 11.5sec^{-1}）即可确诊。

【治疗原则】

（1）对有症状者进行部分换血治疗，无症状者是否需要治疗还存在争议。一般血细胞比容在 0.65~0.70 而无症状者给予密切观察；但如血细胞比容 >0.70 应给予换血。

（2）对症治疗，如监测血糖；对有呼吸窘迫者给予吸氧；摄入差者应适当补液；治疗高胆红素血症。

（3）换血疗法　多用新鲜冰冻血浆或白蛋白进行部分换血，换血量 = 血容量 × （实际血细胞比容 - 预期血细胞比容）÷实际血细胞比容，血容量 = 体重（kg）× 血管内容量（80~90ml/kg，极低体重儿为100ml/kg）。

三、新生儿血小板减少症

由于血小板生成减少和（或）破坏增加称为新生儿血小板减少症，引起新生儿血小板减少症的原因可分为免疫性、感染性、先天性或遗传性等。免疫性有母儿血小板抗原性不合、母亲特发性血小板减少性紫癜、母亲系统性红斑狼疮、药物致新生儿血小板减少和新生儿溶血病合并血小板减少；感染性为 TORCH 和细菌感染；先天或遗传性有先天巨核细胞再生不良、遗传性（慢性）血小板减少；其他还有新生儿硬肿症、红细胞增多症、围产期缺氧、呼吸窘迫综合征和坏死性小肠结肠炎等。

【诊断标准】

（1）血小板计数低于 100×10^9/L 为血小板减少症，一般新生儿出生时血小板计数 > 150×10^9/L，如在（100~150）× 10^9/L 应视为可疑异常。

（2）免疫性血小板减少症如轻者可无临床表现，数日即好转；重者皮肤出现广泛性瘀点、瘀斑（严重者还可有胃肠道、针眼孔和颅内出血等），尤其以骨骼突出部或受压部位明显，常伴有较严重黄疸，病程为 2 周至 2 个月不等，甚至可长至 4~6 个月。实验室检查其出血时间延长，血块收缩时间延长且不完全，而凝血时间在正常范围。

（3）感染性血小板减少症有感染的临床表现，宫内感染常见病原为弓形虫、风疹、巨细胞病毒、疱疹病毒、梅毒螺旋体、乙肝病毒、柯萨奇病毒、麻疹、埃可病毒和HIV 等；出生后感染以细菌为主，多见于金黄色葡萄球菌和革兰阴性杆菌，50% ~ 70% 在感染开始即有血小板减少。

（4）先天性或遗传性血小板减少症较少见，可以是单纯性的先天性巨核细胞增生不良，也可以是一组综合征中的共同表现，如骨骼畸形（短肢或桡骨缺失）、小头畸形、13 - 三体综合征或 18 - 三体综合征、心血管畸形、范可尼综合征、Wiskott - Aldrich 综合征（伴性隐性遗传）或 May - Hegglin 异常综合征（常染色体显性遗传）等。

【治疗原则】

（1）新生儿出生后要注意复苏，查血常规和血小板计数，必要时查 PT 和 PTT。

（2）免疫性血小板减少症病情轻者无需特殊治疗；如血小板计数 ≤ 30×10^9/L 或出血较重者，应给予治疗。可用丙种球蛋白，每天 6~10g，连用 3~5 天。口服泼尼松 1~2mg/（kg·d）或地塞米松 0.5~1mg/（kg·次），每日 1~2 次。如出血严重，危及生命，或考虑输注血小板、新鲜血或换血。

（3）感染性血小板减少症除积极控制感染外，必要时输注新鲜血或血小板，静脉大量应用免疫球蛋白对治疗细菌感染引起的血小板减少非常有利。

（4）先天性或遗传性血小板减少症对治疗不敏感，可用肾上腺皮质激素或输血浆等。

四、新生儿出血病

新生儿出血病又称新生儿自然出血、新生儿低凝血酶原血症、维生素 K 缺乏症、新生儿黑粪等。是由于维生素 K 缺乏而造成依赖维生素 K 的凝血因子活力低下所致的自限性出血性疾病。维生素 K 不易通过胎盘，新生儿出生后体内维生素 K 储存普遍较低。母乳中维生素 K 含量（15μg/L）远较牛奶中（60μg/L）少，新生儿肠道细菌少，以及婴儿慢性腹泻或口服抗生素等可抑制肠道菌群，均使维生素 K 合成减少。当存在肝胆疾病（如先天性胆道闭锁或肝炎综合征等）时，胆汁分泌减少可影响肠黏膜对维生素 K 的吸收；或母亲产前用某些药，如抗惊厥药（苯妥因钠、苯巴比妥）、抗凝血药（双香豆素）、抗结核药（利福平和异烟肼）等，影响维生素 K 的代谢。

【诊断标准】

（1）新生儿有维生素 K 缺乏的易患因素存在。

（2）多数于生后 2~3 天发病，最迟可于生后 1 周发病，个别纯母乳喂养儿于出生 1~3 个月发生出血。其特点为突然发生出血，无其他临床症状，也无严重的潜在疾病。常见出血部位为脐残端、胃肠道（呕血或便血）、皮肤受压处及穿刺处。

（3）血小板计数、出血时间和纤维蛋白原均正常，无纤维蛋白降解产物，但凝血酶原时间及部分凝血活酶时间延长，PIVKA－Ⅱ≥2μg/L 为阳性。

（4）注射维生素 K 后可在数小时内停止出血。

【治疗原则】

（1）预防为主，全部活产儿出生后立即肌内注射维生素 K_1 1~3mg。

（2）妊娠期有使用抗惊厥药、抗凝血药和抗结核药者，应于妊娠最后 3 个月肌内注射维生素K_1 10mg，共 3~5 次，临产前 1~4 小时再注射 1 次。

（3）对纯母乳喂养儿，除出生时肌内注射维生素 K_1外，应每周口服维生素 $K_1$1mg 1 次至出生 3 个月；或给乳母口服维生素 K_1（5mg/d），可使乳汁中维生素 K_1达到配方奶水平。对慢性腹泻、肝胆疾病、脂肪吸不良或长期用抗生素者应每月肌内注射维生素 K_1。

（4）对已发病者，立即肌内注射维生素 K_1 1~3mg；严重或紧急情况下可静脉推注维生素 K_1（静脉注射制剂）1~5mg，静脉用有一定危险，可引起过敏性休克、心跳或呼吸骤停等。出血重者可输新鲜血或血浆 10~20ml/kg，纠正低血压和贫血。

第九节　新生儿常见代谢性疾病

一、新生儿低血糖

新生儿血糖低于 2.2mmol/L（40mg/dl）称为低血糖，目前有学者认为血糖在

2.2～2.6mmol/L 时也有出现低血糖症状，永久氏曾提出血糖以 2.8mmol/L（50mg/dl）作为最低限值较为合理。新生儿低血糖多见于母亲患糖尿病、妊娠高血压综合征，胎盘功能不全、小于胎龄儿、双胎、早产儿、巨大儿、红细胞增多症、窒息儿、RDS、ABO 或 Rh 溶血，遗传代谢病、硬肿症和败血症等严重疾病时，还有哺乳迟或摄入不足等。新生儿低血糖多数无临床症状，故需靠血糖监测来确诊。新生儿血糖在出生后 3 小时内为逐渐下降的趋势，故在这期间更易于发生低血糖。

（1）有低血糖高危病史。

（2）新生儿低血糖常缺乏症状，症状和体征也常无特异性，主要为反应差、体温不升、不哭、不吃、嗜睡、呼吸暂停、阵发性青紫、烦躁不安、激惹、震颤、眼球不正常转动、多汗，甚至抽搐。

（3）血糖测定是确诊低血糖的惟一依据，必要时需查血型、血红蛋白、血钙、血镁、尿常规和酮体，做脑脊液、X 线片、EKG、超声波或 CT 检查等。

【治疗原则】

（1）新生儿有低血糖高危者，在出生 3 小时内应每小时监测 1 次血糖，之后可延长监测的间期，如出生 6 小时、12 小时、24 小时。

（2）新生儿低血糖的预防比治疗更为重要，对可能发生低血糖者从生后 1 小时即开始喂 10% 葡萄糖 5～10ml/（kg·h），连续 3～4 次，并尽早开奶。

（3）出现低血糖症状者应先静脉注入 25% 葡萄糖 2～4ml/kg（早产儿用 10%）葡萄糖 2ml/kg，3 分钟内给完，之后用 10% 葡萄糖维持（无低血糖症状但不能口服者也给予 10% 葡萄糖静脉滴注），速度为 3～5ml/（kg·h），葡萄糖滴入速度为 5～8mg/（kg·min），以维持血糖在正常水平。如 10% 葡萄糖不能维持正常血糖，可将葡萄糖液改为 12.5%～15%，以 8～10mg/（kg·min）的速度输入。如血糖已正常 2 天，可改为 5% 葡萄糖，以后逐渐停止。

（4）如上述方法仍不能维持血糖在正常水平可用氢化可的松 5～10mg/（kg·d）或波尼松 1mg/（kg·d），至症状消失、血糖恢复 24～48 小时后停止，激素疗法可持续数日至 1 周。

二、新生儿低血钙

血钙低于 1.8mmol/L（7.0mg/dl）或游离钙低于 0.9mmol/L（3.5mg/dl）时为新生儿低血钙，多发生于新生儿出生 2 周内。低血钙多见于低体重儿，各种难产儿，患颅内出血、窒息、RDS、败血症、低血糖者，酸中毒用碱性液纠正后，母亲患糖尿病、妊娠高血压综合征、产前出血、饮食中钙及维生素 D 不足和甲状旁腺功能亢进者。

【诊断标准】

（1）低血钙常发生在春季，特别是有低血钙高危病史者。

（2）主要表现为神经、肌肉的兴奋性增高，易激惹、烦躁不安、惊跳、手足搐搦、震颤、惊厥等。抽搐时常伴有不同程度的呼吸改变、心率增快和发绀或胃肠平滑肌痉挛引起呕吐、便血等。最严重的表现是喉痉挛和呼吸暂停。

（3）发作间期一般情况良好，但肌张力稍高，腱反射增强，踝阵挛可阳性。

（4）查血钙、血磷、血糖，心电图示 Q－T 间期延长。对持久而顽固的低钙血症应摄胸片，必要时应检测母亲血钙、血磷和 PTH 浓度。

【治疗原则】

（1）用 10% 葡萄糖酸钙每次 2ml/kg，以 5% 葡萄糖液稀释 1 倍缓慢静脉注射（1ml/min）。必要时可间隔 6～8 小时再给予 1 次，最大剂量为元素钙 50～60mg/（kg·d）（10% 葡萄糖酸钙含元素钙 9mg/ml）。

（2）在注钙过程中，注意心率保持在 80 次/分钟以上，否则应暂停。若症状在短期内不能缓解，应同时给予镇静剂。惊厥停止后改为口服钙维持，可用乳酸钙或葡萄糖酸钙 1g/d。

（3）低钙血症伴有低镁血症（血清镁低于 0.6mmol/L）时，单纯补钙惊厥不易控制，甚至反使镁更低，此时要单独用硫酸镁治疗，不仅可升高血镁浓度，还使血钙恢复正常。

第十节　新生儿转运

新生儿转运是对基层医院中的高危新生儿进行积极抢救，待病情稳定后再转送至三级医院的 NICU 进行治疗，是新生儿急救医疗工作的重要环节。即使是在同一医院内或同一级医院之间，因病情的需要需将患儿送到某一科室进行诊断和治疗也同样存在转运问题。新生儿转运有两种模式：单程转运和双程转运。单程转运是由基层单位直接转运患儿至 NICU；双程转运是由三级医院 NICU 到基层医院去接患儿。双程转运能更有计划、有组织地将基层医院与 NICU 建立关系，在NICU 指导及参与下，就地抢救高危新生儿，待病情稳定后转入 NICU，能有效降低病死率及致残率。

【转运工作的实施】

（1）三级医院 NICU 设有接受基层医院转诊的服务组织，由新生儿专家具体负责，指派参加转运的医生、护士。该组织应 24 小时值班，备有直通电话。

（2）三级医院 NICU 接到要求转院的电话时，应了解转诊医院的地址、患儿的诊断、病情、转诊理由。在安排参加本次转运患儿的医师、护士的同时，根据初步了解到的患儿情况，提出具体建议使患儿体内环境得以稳定。

（3）在转运前尽快使患儿内环境保持稳定，转诊单位应执行 NICU 专家的建议。具体负责转运的医师、护士抵达后应不急于立即转运患儿，而要先详细检查患儿，判断其生命体征及体内环境是否稳定，是否适于转运。一般要开放静脉通道，适当放宽气管插管及机械呼吸的指征。在转运途中要对患儿进行监护和治疗，应随时与 NICU 联系，报告患儿情况，并接受指导，也便于 NICU 及早做出必要的准备。

【转运指征】

我国新生儿转运标准见《实用新生儿学》。

（1）早产儿　出生体重 <2000g 或胎龄 <34 周。

（2）呼吸窘迫　不论何种呼吸道疾患，有下列情况之一者：$FiO_2 > 0.4$ 仍缺氧者；需机械呼吸者；呼吸道有梗阻症状者；反复呼吸暂停者。

（3）循环衰竭　血压低，少尿，皮肤充盈不佳者。

（4）窒息后　神经系统异常（肌张力低、抽搐、抑制状态）；酸中毒难以纠正；低血糖、低血钙等代谢紊乱。

（5）外科疾患　膈疝、气管食管瘘、胃肠道畸形等。

（6）产伤。

（7）先天性心脏病。

（8）其他　母患糖尿病；新生儿溶血病；胎儿宫内生长受限；出血性疾病；严重感染等。还有其他需要监护治疗的高危儿。

【新生儿危重病例单项指标】

凡符合下列指标一项或以上者可确诊为新生儿危重病例。

（1）需行气管插管机械辅助呼吸者或反复呼吸暂停对刺激无反应者。

（2）严重心律紊乱，如阵发性室上性心动过速合并心力衰竭、心房扑动和心房纤颤、阵发性室性心动过速、心室扑动和纤颤、房室传导阻滞（Ⅱ度Ⅱ型以上）、心室内传导阻滞（双束支以上）。

（3）弥散性血管内凝血者。

（4）反复抽搐，经处理抽搐仍持续 24 小时以上不能缓解者。

（5）昏迷患儿，弹足底 5 次无反应。

（6）体温 ≤30℃ 或 >41℃。

（7）硬肿面积 ≥70%。

（8）血糖 <1.1mmol/L（20mg/dl）。

（9）有换血指征的高胆红素血症患者。

（10）出生体重 ≤1000g。

【转运前的处理及判断】

（1）选择一个就近、技术力量雄厚的上级医院，及时通知上级医院进行转运。

（2）转运前应积极治疗，密切监护和稳定患儿的体内环境，不能认为患儿马上要被转运而不闻不问。

（3）转运前应对患儿的下列状态作出判断。

①心血管功能　有无心力衰竭，什么原因引起？如有心衰则限制入液量，选用利尿剂及地高辛。皮肤灌注不好者，分析原因：失血？严重感染？心功能不全？酸碱紊乱？采取相应的措施，用多巴胺、碳酸氢钠或机械呼吸等措施。若有严重心律失常，给予相应药物治疗。

②肺部情况　呼吸功能如何（结合体格检查及血气分析），是否需气管插管？如存在缺氧、青紫应调整 FiO_2，做持续气道正压（CPAP）呼吸，若已做机械通气则调整呼吸器参数，并应了解有无气胸存在，做相应处理。

③了解体温及环境温度。

④了解生化/代谢状态　如低血糖、酸中毒、低钠血症。低血糖，应迅速纠正，酸

中毒者纠正至pH≥7.2，低钠血症应逐渐纠正。

⑤有无重度细菌感染　根据病史、体检、血白细胞计数等检查分析细菌感染的可能性，若考虑有细菌感染即应抽血培养，并开始抗生素治疗。

⑥了解中枢神经系统情况　是否过度兴奋或抑制，有无颅内出血？如有惊厥注射苯巴比妥。

⑦有无外科疾患。

【制定规范转诊同意书及转运情况介绍】

（1）转诊前要填写转诊记录单　包括病史、辅助检查结果和治疗进行详细登记，有助于减少转运风险及后续处理。

（2）向家长解释患儿病情、转院的原因、预后的估计和转运风险等问题，取得家长的理解与合作是成功转运的基础。

（3）患者及其家属的知情同意、医院间资料的一致是减少医疗纠纷或在医疗纠纷中取得主动的关键。

（4）家长在转运同意书签字后才能转运，对那些确属无法挽救的患儿则不必转运。

（5）转运小组在返回时应带患儿的X线片或CT片及病历复印件。同族免疫性溶血、血小板减少等疾患时，应取母血10ml备检验之需。

（6）将患儿接回后填写转运记录并小结本例转运工作。

【转运设备、药品及人员】

新生儿转运救护车内应设有：电源、氧气、压缩空气、转运暖箱、监护仪（血压监测仪、体温检测仪、经皮氧分压仪、二氧化碳分压仪）、呼吸器等。

1. 转运暖箱

暖箱是转运必不可少的设备，患儿能否保持正常体温对预后有很大影响，它应能很好地固定在抢救车内，并有安置呼吸器，心率、呼吸监护仪，输液泵等医疗器械的支架。转运暖箱应有蓄电池，以便在无外接电源的条件下继续工作。暖箱应预热，超低出生体重儿的箱温调节到35℃，箱温应根据不同出生体重来设置。

2. 监护仪

（1）具声、光报警功能的心率、氧饱和度与呼吸监护仪。

（2）微量血糖监测仪。

（3）血压监测仪。

（4）体温检测仪。

（5）经皮氧分压仪。

（6）二氧化碳分压仪等。

3. 呼吸器

有持续气流、压力限制，具有IPPV、IMV、PEEP/CPAP的通气方式，并有湿化装置，空氧混合仪的呼吸器。

4. 药品包括

5%葡萄糖、10%葡萄糖、25%葡萄糖、生理盐水、注射用水、5%碳酸氢钠、10%葡萄糖酸钙、苯巴比妥、地高辛、地西泮、维生素K_1、氨茶碱、肺表面活性物质、白蛋白、泮库溴铵、氨苄西林、头孢噻肟、肾上腺素、异丙肾上腺素、多巴胺、多巴酚丁胺、利多卡因、酚妥拉明、呋塞米、氢化可的松、肝素。

5. 人员

一般派新生儿科专业医师或经过新生儿专业培训的儿科医师 1 名与合格的护士 1 名前往转诊医院，接运病儿。

【转运中病情的观察和处理】

（1）要保持所有转运设备良好的工作状态。

（2）持续监测患儿生命体征，包括体温、心率、呼吸、意识、肌张力及末梢循环情况。

（3）置暖箱保暖，根据患儿体重设定不同的温度：

① < 1000g   为 36℃ ~ 35℃。

②1000 ~ 1500g   为 35℃ ~ 34℃。

③1501 ~ 2500g   为 34℃ ~ 33℃。

④ > 2500g   为 32℃ ~ 33℃。

（4）注意患儿体位，予侧卧位，防止呕吐，及时清理呼吸道分泌物，保证气道通畅，以安全带缚好患儿身体，头肩部保持同一水平线，尽量减少途中震荡。

（5）将转运暖箱与救护车呈垂直方向放置，锁定箱轮，以减少途中颠簸对患儿脑部血流的影响。

（6）如途中患儿病情恶化，应将救护车暂停路边进行抢救，待病情稳定后继续转运。

（7）途中注意保持各种管道通畅，防止脱落及移位。

（8）需要氧疗的患儿可选择头罩吸氧、气囊面罩加压给氧，人工辅助通气及持续气道正压呼吸（CPAP）等方式，但要进行氧疗监测。

（9）使用静脉留置针穿刺技术迅速建立静脉通路，方便急救用药及补液。

（10）及时控制惊厥、降低颅内压，纠正酸中毒、低血糖，维持途中患儿的内平衡。

（11）转运外科疾患的病儿时要注意体位：

①脑脊膜膨出、骶尾部畸胎瘤取俯卧位。

②后鼻孔闭锁、小下颌畸形等引起呼吸道梗阻亦取俯卧位。

③食管闭锁、气管 - 食管瘘取半卧位。

④膈疝取侧卧位，正常侧在上，并抬高头部。胃肠道梗阻及膈疝患儿应放鼻胃管以减压，隔 15 分钟抽取内容物一次；食管闭锁者放引流管至食管盲端，应经常抽取内容物，口咽部亦要经常吸引，以避免吸入。

转动患儿应填写转运患儿记录单（表 33 - 5）。

表 33 – 5　转运患儿记录单

日期：　　年　月　日　　　　　　　　　　　　　　　转诊单位

医院

接转诊电话　　　点　　分　　　　　　　抵达转诊单位　点　　分

离转诊单位　　　点　　分

返回医院：　　　点　　分

患儿姓名：　　　性别：　　日龄：　　诊断：_____

	途中措施	出发时	返回时
患儿情况	皮肤温度/肛温	℃	℃
	暖箱温度	℃	℃
	体位		
	心率	次/分	次/分
	呼吸	次/分	次/分
	血糖	mmol/L	mmol/L
	血细胞压积	%	%
	PaO_2/$TcPO_2$	kPa	kPa
	$PaCO_2$/$TcPCO_2$	kPa	kPa
	$TcSaO_2$	%	%
	pH		
	血压	kPa	kPa
呼吸管理	供氧方式：鼻塞　　　　　　　口罩　　　　　　　　头罩		
	CPAP		
	FiO_2		
	呼吸器参数		
	频率　　　　次/分；流量　　　　L/min；压力（PIP/PEEP）　　　　kPa		
	吸：呼		
药物治疗	药名　　　　　剂量　　　　　　途径		
	时间		
	1.		
	2.		
	3.		
	4.		
小结			
			签名：

第三篇

计划生育诊疗常规

第三十四章　节育技术常规

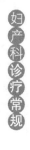

第一节　甾体避孕药使用常规

【适应证】

育龄妇女，要求避孕，无禁忌证者。

【禁忌证】

（1）急慢性肝、肾疾病，肝、肾功能异常者。

（2）静脉血栓或有血栓病史者。

（3）缺血性、瓣膜性心脏病，有并发症者。

（4）高血压患者平时血压≥140/100mmHg者。

（5）乳房或生殖器官良、恶性肿瘤，其他器官良、恶性肿瘤患者。

（6）原因不明的不规则阴道出血者。

（7）内分泌系统疾病者。

（8）妊娠期或可疑妊娠者。

（9）反复性发作的严重头痛及偏头痛者。

（10）糖尿病有并发症者。

（11）癫痫病或精神抑郁症者。

（12）葡萄胎史者。

（13）脑血管意外史、高血脂者。

（14）年龄≥35岁吸烟妇女（每天15支以上）。

【慎用对象】

（1）年龄≥40岁无高危因素（高血压、心血管疾病家族史）者。

（2）哺乳期（单孕激素制剂除外）。

（3）轻度高血压，BP＜140/100mmHg，在医师指导下用药。

（4）长期服用抗结核、抗生素类、抗癫痫药、巴比妥类药者。

（5）妊娠糖尿病病史者。

（6）胆道疾患或胆汁淤积症患者。

（7）慢性甲状腺疾患，但无症状者。

（8）良性乳腺病患者。

【用药常规】

1. 服药前检查

（1）服药前进行咨询宣教。

（2）详细询问病史，排除禁忌证。

（3）必要时做全身体检，包括：测体重、血压，进行乳房及妇科检查等。

（4）必要时做宫颈细胞学检查，超声检查。

2. 药物种类及使用方法

（1）复方短效口服避孕药：

①复方炔诺酮片（Ⅰ号口服避孕药）　含炔雌醇 0.035mg、炔诺酮 0.625mg。

②复方甲地孕酮片（Ⅱ号口服避孕药）　含炔雌醇 0.035mg、甲地孕酮 1mg。

③0 号避孕药片　含炔雌醇 0.035mg、炔诺酮 0.3mg、甲地孕酮 0.5mg。

④复方左炔诺孕酮片　含炔雌醇 0.03mg、左炔诺孕酮 0.15mg。

上述 4 种短效避孕药（包装 22 片）服法：月经周期第 5 天起每晚服 1 片，直至服完整个包装。如漏服需在 24 小时内加服 1 片。停药 7 天无撤退性出血，排除妊娠后可继续服下周期药，连续 2 ~ 3 周期闭经需停药。

⑤妈富隆　含炔雌醇 0.03mg、地索高诺酮 0.15mg。

⑥敏定偶　含炔雌醇 0.03mg、孕二烯酮 0.075mg。

妈富隆、敏定偶所配伍的孕激素为第 3 代孕激素。21 片包装，服法：月经周期第 1 天起每晚服 1 片，连服 21 天，停药 7 天（或服 7 片安慰剂）再服下一周期药。

⑦优思明　含炔雌醇 0.03mg、屈螺酮 3mg。屈螺酮的药理学特性是最接近天然孕酮的孕激素，具有抗盐皮质激素活性和对抗水钠潴留的作用。21 片包装，服用方法：月经周期第 1 天起每晚服 1 片，连服 21 天。月经第 1 天或停药 7 天再服下一周期药。

以上复方短效避孕药均为单相片。

⑧特居乐　含炔雌醇和左炔诺孕酮的三相片。第一时相含炔雌醇 0.03mg、左炔诺孕酮 0.05mg，第二时相含炔雌醇 0.04mg、左炔诺孕酮 0.075mg，第三时相含炔雌醇 0.03mg、左炔诺孕酮 0.125mg。月经周期第 1 天起从第一时相药开始服用，每晚 1 片，共 6 片；然后开始服用第二时相药，每晚 1 片，共 5 片；接着再服第三时相药，每晚 1 片，共 10 片。停药 7 天，再服下一周期药。

（2）复方长效口服避孕药：

复方左炔诺孕酮全量药片含炔雌醚 3.0mg、左炔诺孕酮 6mg。

①服法 1　月经周期第 5 天中午服 1 片，隔 20 天后（月经的第 25 天）服第 2 片，以后按第 2 次服药日期每月服药 1 片。

②服法 2　月经周期第 5 天中午服 1 片，隔 5 天后再加服 1 片，以后按第 1 次服药日期每月服药 1 片。

由服用短效避孕药改为服用长效避孕药时，可于服完 22 片短效药第 2 天服本药 1 片，以后每月服药 1 片。

（3）长效避孕针：

①复方己酸孕酮避孕针　含戊酸雌二醇 5mg，己酸孕酮 250mg。

用法：首次应用周期，在月经第 5 天肌内注射 2 支。以后每个月经周期第 10 ~ 12 天肌内注射 1 支。

②复方炔诺酮庚酸酯避孕针（Mesigyna）含戊酸雌二醇 5mg、庚炔诺酮 50mg。

用法：首次周期，在月经第 1 ~ 5 天，肌内注射 1 支。以后每个月经周期第 10 日肌内注射 1 支，或每隔 30 天肌内注射 1 支。

③醋酸甲羟孕酮长效避孕针（DMPA，狄波普维拉）含醋酸甲羟孕酮 150mg，为单纯孕激素制剂。

用法：月经周期第 5 天或产后 6 周后肌内注射 1 支，每 3 个月肌内注射 1 次。

（4）速效（探亲）口服避孕药：

①炔诺酮片　含炔诺酮 5mg。

用法：探亲前一天或当日中午起服用 1 片，之后每晚服 1 片，连服 10～14 片。探亲期未满可接服复方短效口服避孕药，至探亲结束。

②左炔诺孕酮片　含左炔诺孕酮 1.5mg。服法同上。

③甲地孕酮片　含甲地孕酮 2mg。

用法：探亲当日中午服 1 片，当晚加服 1 片，以后每晚服 1 片，探亲结束加服 1 片。

④双炔失碳酯（53 号抗孕片非孕激素）含双炔失碳酯 7.5mg、咖啡因 10mg、维生素 B_6 15mg。

用法：每次房事后服 1 片，第 1 次房事后次晨加服 1 片，总量不少于每月 12 片。

（5）缓释避孕系统：

①左炔诺孕酮硅胶埋植剂（国产 6 根）含左炔诺孕酮 216mg，每日释放 30μg。经期埋植，术后 24 小时产生避孕作用，使用 5 年。

②左炔诺孕酮硅胶埋植剂（国产 2 根）含左炔诺孕酮 150mg，每日释放 30μg。经期埋植，术后 24 小时后产生避孕作用，使用 4 年。

③去氧孕烯单根埋植剂（Implanon，依伴依）含 3 - 酮 - 去氧孕烯（地索高诺酮）68mg，每日释放 30μg。经期放置，术后 8 小时产生避孕作用，使用 3 年。

④甲地孕酮阴道环（甲硅环）含甲地孕酮 250mg。每日释放 150μg。月经周期第 5 天置入阴道深部，使用 1 年。

⑤Nura 阴道环（Nura ring）含依托孕烯 11.7mg + 炔雌醇 2.7mg，每月持续释放依托孕烯 120μg 和炔雌醇 15μg，其活性代谢产物为去氧孕烯。月经周期的第 1～5 天放入，连续放置 21 天后取出。下一周期更换新的。

⑥左炔诺孕酮宫内缓释避孕系统 LNG - IUS（Mirena，曼月乐）含左炔诺孕酮 52mg，释放药量 20μg/d。经期（非量多日子）放置，使用 5 年。

⑦含吲哚美辛 - 铜 - IUD　含药量因不同类型的含铜宫内节育器有异。常用的包括：吉妮致美、药铜 365、活性 γ - IUD 等。释放特点是先快且量大，后慢而量小。使用期限依据含铜宫内节育器的类型。

（6）紧急避孕药：

在无避孕防护措施性生活后或避孕失败后在 72 小时内采用口服避孕药，以防止非意愿妊娠。

①米非司酮　米非司酮每片 25mg 或 10mg。72 小时内服一片。也可在 12 小时后加服一片。

②左炔诺孕酮　左炔诺孕酮 0.75mg/片。72 小时内服第 1 片，12 小时加服一片。

注意事项：①首次服药时间越早越好；②仅可能防护本次性生活；③本周期内再有性生活需严格避孕；④紧急避孕不能当作常规避孕措施。

3. 皮下埋植剂放置常规

（1）埋植时间　①月经来潮后 7 天内，Implanon 选择在月经来潮后 5 天内。②人工流产术后，无妊娠组织残留。③产后 6 周 ~6 个月，哺乳闭经除外妊娠。

（2）埋植部位　根据功能习惯而定，一般选左上臂内侧。

（3）采用普鲁卡因麻醉，术前做过敏试验。亦可采用 0.5% ~1% 利多卡因。

（4）手术步骤　①受术者平卧位，左手臂外展、外旋平放于托板上。②术者按外科手术消毒隔离，要求穿戴手术帽、口罩、手术衣裤或隔离衣，刷手、戴无菌手套。③助手打开消毒手术包。④3% 碘伏消毒上臂皮肤。⑤打开皮下埋植剂的包装，置于手术台手术包内消毒巾上，清点埋植剂数目。⑥取肘关节上 6 ~8cm 处，以 2ml 注射器、5 号针头在拟定切口部位注射皮丘后，按埋植剂长度逐行皮下浸润麻醉呈扇形。⑦用尖刀横形切开皮肤长达 2 ~3mm。⑧确认套管针的刻度，进入皮肤切口，边将皮肤轻挑起，紧贴皮下斜向刺入皮下组织内，达第 2 或第 3 刻度处，拔出针芯，放入一根埋植剂，用针芯将其推送到遇阻力时停止并固定针芯，后退套管达第 1 刻度处，再行下个穿刺。从扇形的一侧开始，以 15° 角移动，同法推送。2 根型则呈 45° 角扇形排列，6 根形则呈 75° 角扇形排列。⑨放置完毕拔出套管针，碘伏或酒精消毒后以创可贴封闭切口，外敷纱布绷带包扎。

（5）术中注意事项　①将麻醉剂注入真皮下方，分离真皮与皮下组织。②套管针进行时，应将皮肤轻轻挑起，保证胶囊埋植于真皮下方的组织内。③穿刺中如遇阻力应稍微改变方向，不可强行穿刺。④每做下一次穿刺时，左手示指固定已植入的前一根胶囊（棒），避免重叠或刺破。⑤后退套管必须固定针芯，以免胶囊（棒）移位。

术中若发现皮下出血较多，可以压迫止血，术毕稍紧裹绷带，嘱术后 4 ~6 小时自行放松绷带。或嘱一日后返诊。

注：Implanon 的放置方法：由于是使用带有埋植剂、与注射器相似的专用的植入器，故埋植剂置入操作略有不同。局部麻醉后不需要做皮肤切口，直接使用放置器穿刺植入。体位与术前准备和术中注意事项等同前述。由于带有埋植剂装置是一次性使用，因此需要严格培训后再实施操作。

（6）术后注意事项　① 3 天后取下绷带和纱布，第 5 天取下创可贴，1 周内保持伤口干燥。②伤口局部可能出现轻微肿胀、疼痛和轻度皮下淤血，一般不需特殊处理；术后 1 个月内随访一次，了解手术局部有无异常。6 个月随访一次，以后每年随访一次。

4. 皮下埋植剂取出常规

【适应证】

（1）埋植剂使用期已满。

（2）计划妊娠。

（3）改换避孕措施。

（4）不需要继续避孕（绝经、丧夫或离婚）。

（5）因副反应要求取出。

（6）避孕失败。

【禁忌证】

(1) 疾病急性期，待病情稳定后再取。

(2) 局部皮肤感染时，先积极控制感染后再取。如感染系埋植剂引起，则在抗感染同时取出。

【手术步骤】

(1) 体位消毒及麻醉与埋植术相同。

(2) 摸清胶囊（棒）的分布及深浅。

(3) 在胶囊（棒）近端下方注入麻醉剂 2～3ml，使胶囊（棒）近端上举接近皮肤表面。

(4) 于胶囊（棒）近端根部原切口切开皮肤 3～4mm。

(5) 左手指将接近切口的一根胶囊（棒）推向切口，暴露末端，小弯血管钳夹住，钝或锐性剥离胶囊（棒）表面的纤维，胶囊（棒）外露后再用另一把小弯钳将其抽出。同法再取出其余胶囊（棒），直到全部取出。如胶囊（棒）不易推向切口处，分离纤维膜后取出。

(6) 局部消毒后用创可贴封闭伤口，纱布或绷带包扎压迫止血。

【注意事项】

(1) 一定要夹住胶囊（棒）末端，避免断裂，造成取出困难。

(2) 取出困难时，不要勉强，必要时可行第 2 切口或 6～8 周后再行取出。

(3) 全部取出后清点根数，确认埋植剂的完整性，核对每根长度，并记录埋植剂的外观和有无缺损。

(4) 保持手术部位局部干燥，5 天后取下创可贴。

(5) 指导避孕。

(6) 取出后 3～6 个月随访一次，了解月经情况。

5. 甾体避孕药不良反应处理

(1) 类早孕反应　短效药反应轻微，一般不需处理。长效避孕药反应较重，对症处理。速效避孕药、避孕针剂及缓释系统均反应轻微。

(2) 突破性出血　多由于漏服药或药片破损导致剂量不足，或体内激素水平不平衡引起。指导使用者正确补服漏服的药片，每日在相对固定的时间服药。避免同时应用干扰肝酶药物。服药前半周期出血，可每晚加服炔雌醇 5～12.5μg，直到本周期药服完。服药后半期出血，可每晚加服一片短效避孕药。突破性出血量同月经则停药。使用超过 3 个月，症状未改善，更换不同配方的复方口服避孕药。

(3) 不规则阴道出血　多发生于单孕激素针剂、皮埋剂、含激素宫内节育器等。表现为不定期阴道出血，出血量时多时少，持续天数不定。治疗方法除应用止血药外，可配合口服激素治疗（炔雌醇 25～50μg，连服 20 天，或口服短效避孕药 2～3 周期）。出血量多继发贫血可做诊断性刮宫。

(4) 闭经　停药后无撤退性出血连续 3 个周期者为闭经。超过 6 个月仍未行经应进一步诊断处理，注意排除妊娠、卵巢早衰、垂体微腺瘤等疾病，服用复方短效口服避孕药可停药，单孕激素制剂可继续使用。

（5）白带增多　常发生于口服长效避孕药妇女，可选用中药或低剂量孕激素治疗。

（6）其他　个别妇女可有头痛、乳房胀痛、食欲亢进、体重增加、皮肤痤疮、色素沉着等反应，轻者不必处理，重者可停药对症处理。偏头痛渐重、视力异常时应及时停用。

6. 管理及注意事项

（1）建议初次使用者进行咨询和必要体检，以排除禁忌证。或在药店购置时询问药师。

（2）按规定方法指导用药。

（3）发药时要核对，杜绝错服、漏服、服药过量、小儿误服等事件发生。

（4）一次发药量以 3 个月为宜。首次应用 1 个月后建议随诊 1 次。

（5）避孕药片有效成分多位于糖衣上，存放时注意避光防潮。

（6）应用针剂注意将药液吸净，用粗针头做深部肌内注射。

（7）每年体检 1 次，询问病史、月经史，测血压、体重和进行体检（包括乳房检查、妇科检查及宫颈防癌刮片）。

7. 停用指征

（1）年龄≥40 岁，有高危因素者。

（2）年龄≥35 岁吸烟（＞15 支）妇女。

（3）可疑妊娠者。

（4）肝功能异常、黄疸者。

（5）血压≥150/100mmHg 者。

（6）高血脂者。

（7）糖尿病患者。

（8）血管栓塞性疾病患者。

（9）原因不明头痛、偏头痛、视力异常者。

（10）发生恶性肿瘤或激素依赖性肿瘤。

（11）精神抑郁症者。

（12）使用年限已到者。

第二节　宫内节育器

宫内节育器（IUD）隶属长效避孕方法，安全、高效、简便、可逆。分惰性和活性两大类，活性 IUD 能释放单一或混合的活性物质，以增强其避孕效果。目前包括：含铜 IUD、含孕激素（左炔诺孕酮）IUD。由于避孕效果活性宫内节育器明显高于惰性的，所以目前临床普遍使用的是活性宫内节育器。

一、宫内节育器放置常规

【适应证】

凡已婚妇女，要求长效避孕，自愿放置，无禁忌证者。

【禁忌证】

（1）妊娠或可疑妊娠者。

（2）生殖器官炎症，如急、慢性盆腔炎，阴道炎、宫颈急性炎症和宫颈重度糜烂者。

（3）性传播性疾病和各种性病未治愈者。

（4）3个月内频发月经、月经过多（含消炎痛或LNG节育器除外）或有不规则阴道出血者。

（5）生殖器肿瘤，如多方或较大子宫肌瘤、卵巢肿瘤或恶性肿瘤者。

（6）生殖器畸形，如双子宫、子宫纵隔、双角子宫者。

（7）子宫颈内口过松或宫颈重度裂伤（吉妮节育器除外）、宫颈狭窄及子宫脱垂Ⅱ度以上者。

（8）子宫腔小于6.0cm（哺乳期小于5.5cm）或大于9.0cm（人流同时和有剖宫产史例外）者。

（9）各种较严重的全身疾病，如心力衰竭、心瓣膜疾病、重度贫血、血液病和各种疾病的急性期。

（10）宫外孕和葡萄胎史者慎用。

（11）有铜过敏者，不能放置带铜节育器。

（12）人工流产后、中期妊娠引产后，产时和剖宫产同时放置节育器必须除外宫缩不良，妊娠组织物残留及感染可能。

（13）严重痛经者慎用（含消炎痛和LNG节育器除外）。

（14）中度贫血，Hb<90g/L者慎用（含LNG节育器除外）。

【手术常规】

1. 术前准备

（1）详细了解病史和避孕史。

（2）妇科检查　滴虫、真菌、清洁度（必要时查宫颈防癌刮片和衣原体、淋球菌检查）、Hb。

（3）测体温　术前2次体温在37.5℃以上者暂不放置。

（4）排空小便。

（5）认真消毒外阴及阴道　顺序如下：①受术者取膀胱截石位。②10%肥皂水纱布（棉球）擦洗外阴（顺序为阴阜、大小阴唇、前庭、股内1/3部位、会阴、肛门）用清水冲净外阴肥皂液。另换10%肥皂水纱布（棉球）擦洗阴道。用阴道窥器暴露阴道及宫颈，用清水冲净阴道及外阴的肥皂液。③消毒冲洗液冲洗阴道和外阴。

2. 放置时间

（1）月经干净3~7天内。

（2）月经过期或哺乳期闭经，应除外早孕后再行手术。

（3）人工流产负压吸引术和钳刮术后可即时放置。

（4）人工流产或自然流产转经后，药物流产2次正常月经后。

（5）剖宫产术后半年，正常产后42天。

（6）用于紧急避孕，在无保护性交后 5 天内放置。

（7）中期妊娠引产及自然分娩后、剖宫产同时，需放置节育器时应由有经验医师操作。

3. 宫内节育器选择

宫内节育器选择见表 34 - 1。

表 34 - 1 各种节育器型号选择（参考值）

节育器型号种类 ＼ 宫腔深度（cm）	5.5 ~	6.0 ~	7.0 ~	8.0 ~ 9.0	建议使用年限
宫腔型节育器（铜）	20	22	22 或 24	24	10 年以上
T 型节育器（铜）	28	3	32		10 年以上
母体乐节育器（铜）	短杆型	短杆型	标准型	标准型	8 ~ 10 年以上
环形节育器（铜）	20	20 ~ 21	21	22 ~ 23	10 年以上
V 形节育器（铜）	24	24 ~ 26	26	28	5 ~ 8 年
吉妮节育器（铜）	同一型号				5 ~ 10 年
曼月乐节育器（LNG）	同一型号				5 年

4. 节育器消毒

宫内节育器单个包装，均已用环氧乙烷消毒。请注意消毒有效期。如有包装破损或超过消毒有效期者禁止放置。需用环氧乙烷或 γ 射线重新消毒。

5. 放置步骤

（1）手术者穿清洁工作服、戴口罩、帽子，刷手后戴消毒手套、袖套。

（2）铺臀下消毒治疗巾，套无菌三角裤腿，外阴铺无菌孔巾。

（3）内诊查明子宫大小、位置倾屈度和附件情况，换手套。

（4）用手术窥阴器撑开阴道，干棉球拭净阴道内积液。

（5）用 2.5% 碘酒、75% 酒精棉球或 0.5% 碘伏消毒宫颈表面、阴道及穹窿，用 0.5% 碘伏棉拭子消毒宫颈管。

（6）用子宫颈钳钳夹宫颈前唇或后唇。

（7）用子宫探针按宫腔方向探测宫腔深度。

（8）根据宫颈松紧及节育器种类决定是否扩张宫颈口，放置金属铜环及型带铜节育器宜扩到 6 号。

（9）取出选用的节育器，带包装的节育器需用 75% 酒精消毒包装袋，并用无菌剪刀剪开或撕开包装袋取出节育器。

（10）牵拉宫颈，拉直子宫轴。

（11）不同类型的节育器放置方法有所不同。

（12）环形节育器如金属铜环可用叉式或钳式放置器，术中将选定型号的节育器放在放置器下，按宫腔方向和深度将放置器送到宫底，然后轻轻退出达子宫内口处，再用放置器推节育器的下缘，使其保持在宫腔底部。

（13）V 铜、T 铜等类型节育器 均用套管式放置器，放置前将节育器按要求插入套管内，按宫腔深度调整好套管外的刻度标记，将套管沿宫腔方向送达底部，固定中心轴。后退出放置套管，节育器即置于宫腔内，再用外套管轻推节育器的双臂后，将内芯及外套管取出，在距宫颈外口 1.5～2cm 处剪断尾丝。

（14）宫形节育器　可用放环叉放置，将放置叉叉在横臂正中，下端用一根丝线牵拉，使其变长后按环形的节育器的放置方法将节育器置入宫腔底部，取出丝线，上推节育器下缘，将叉取出。也可用特制的专用放置钳放置。

（15）母体乐宫内节育器　将带有节育器的放置管按 IUD 的平面与宫腔平面相同的方向小心置入宫腔内，直到宫腔底部。停留片刻，抽出放置管，母体乐节育器即置入宫腔。在距宫颈外口 1.5～2cm 处剪断尾丝。

（16）吉妮宫内节育器　握住放置器后端从包装中取出宫内节育器及放置器以防其向后滑动。调整定位器到所测宫腔长度的位置。将放置器穿过子宫颈直到放置管顶端接触到子宫底，继续向前稳稳推进放置插入器进入子宫肌层 0.5～1cm。再固定住放置器使其紧紧地抵住子宫底，同时轻轻从插入器上松开吉妮的尾丝，取出放置插入器及放置管。在距宫颈外口 2cm 处剪断尾丝。

6. 术后注意事项

（1）酌情给予消炎药，告知放置节育器种类、使用年限、随访时间及注意事项。

（2）填写手术记录和登记本。

（3）几天内有少量阴道出血或下腹部不适，一般可自行恢复。如出血过多，腹痛剧烈，发热时应随时就诊。

（4）休息 2 天，1 周内避免重体力劳动。

（5）2 周内禁性生活和盆浴。

（6）3 个月内注意节育器有无脱落。

（7）1、3、6 个月各随访一次，以后每年随访一次。随访内容包括主诉、月经情况，做妇科检查，注意检查节育器尾丝长度。无尾丝的 IUD 需做 X 线或 B 超检查。

（8）如伴有严重反应及并发症及时返诊。

二、宫内节育器取出常规

【适应证】

（1）因不良反应或并发症治疗无效者。

（2）带器妊娠（包括宫内孕或宫外孕)者。

（3）改换避孕措施者。

（4）节育器到期更换者。

（5）更年期已闭经 0.5～1 年者。

（6）计划妊娠者。

【禁忌证】

（1）并发生殖道炎症时，一般需在抗感染后再取出节育器，情况严重者可在积极抗感染同时取出节育器。

（2）全身情况不良、各种疾患的急性期暂不取，待好转后再取。

【手术常规】

1. 术前检查

（1）了解病史及月经史。

（2）妇科检查。

（3）术前应测血压、听心肺，40 岁以上取器者必要时做心电图检查。

（4）绝经 1 年以上妇女，无雌激素禁忌证可于术前 7 天顿服雌激素，以改善宫颈和外生殖道的局部条件。

2. 取出时间

（1）一般以月经干净后 3~7 天为宜。

（2）如因子宫出血需要取出者，则随时可取。月经失调者可在经前或月经第 1 天行诊断性刮宫，刮出物送病理检查。术后预防感染。

（3）带器妊娠则于人工流产同时取出，带器妊娠不宜在门诊采用药物流产。

（4）带器异位妊娠原则上宜同时取出节育器，如病情危重可在以后取出。

3. 操作步骤

（1）无尾丝节育器　①在取器之前，应确定节育器是否在宫腔内。②取出宫内节育器术前准备同"放置术"。③阴道宫颈管消毒同"放置术"。④轻轻地用探针在宫腔内探查节育器的位置，扩张宫颈口后用取出器勾住宫内节育器的下缘后轻轻拉出，如遇困难，酌情扩张宫口，切勿强拉，以免损伤宫壁。必要时将带出子宫内膜送病理检查。⑤节育器嵌顿肌壁内可拉丝，剪断后取出。⑥节育器断裂或残留可用特殊取环器钳夹取或在 B 超监导下取出。⑦节育器部分嵌顿、断裂、残留、迷失可在宫腔镜下取出。⑧节育器异位子宫外需在腹腔镜下或开腹手术取出。

（2）有尾丝节育器　①同上述①~③步骤。②用钳或镊子在近宫颈外口处夹住尾丝，轻轻向外牵引取出节育器。③如尾丝断裂则按无尾丝节育器方法取出。④T 型节育器纵臂嵌顿颈管造成取出困难时，可酌情扩张宫口，用止血钳或填塞钳夹住 T 型节育器纵臂向宫腔内推入 1cm，旋转后即可顺利取出。

4. 术后注意事项

（1）2 周内禁性生活及盆浴。

（2）如有出血、腹痛、发热随时就诊。

第三节　人工流产负压吸宫术常规

【适应证】

（1）妊娠 10 周以内要求终止妊娠而无禁忌证者。

（2）因某种疾病或遗传性疾病不宜继续妊娠者。

【禁忌证】

（1）各种疾病的急性期。

（2）生殖器炎症，如外阴炎、阴道炎、宫颈重度糜烂、盆腔炎、性传播疾病等，应经过治疗后再手术。

（3）全身情况不良，不能胜任手术者。

（4）术前 2 次体温在 37.5℃ 以上暂缓手术。

【手术常规】

1. 术前检查

（1）术前进行咨询宣教，解除思想顾虑。

（2）详细询问病史及避孕史，符合高危节育手术标准者，在病历右上角标记高危记号。

（3）作妇科检查及尿妊娠试验及血常规和 HBsAg、HIV、TP 检查，测血压、心肺听诊，取阴道分泌物检查滴虫、念珠菌、清洁度。

（4）生殖器炎症术前进行治疗后手术。

（5）有以下情况酌情住院或建议去综合性医院手术。①高血压 BP≥150/100mmHg 以上者。②Hb≤80g/L 者。③子宫肌瘤合并妊娠，子宫体在 11～12 周以上者。④先天性心脏病、风湿性心脏病患者。⑤妊娠 10 周以上者。⑥急性肝炎、浸润性肺结核（去传染病医院）患者以及严重内、外科疾患患者。⑦早孕反应重，尿酮体（＋＋）以上者。⑧生殖道畸形合并妊娠者。⑨剖宫产半年内，足月产后 3 个月内妊娠，一年内 3 次人工流产者。⑩可疑剖宫产切口妊娠。⑪盆腔或脊柱、肢体畸形不能采取膀胱截石位者。

2. 术前准备

（1）测体温。

（2）排空膀胱。

（3）消毒外阴，灌洗阴道，同"放置宫内节育器"常规。

3. 手术步骤

（1）同"放置宫内节育器"常规（1）～（7）。

（2）用宫颈扩张器以执笔式逐号从小到大轻轻扩张宫颈口（需扩大到比所用吸管号大半号到一号）。

（3）如孕周数大、哺乳期或子宫壁较软时，给予宫缩剂，加强子宫收缩。

（4）吸引管及负压的选择，应根据妊娠天数及宫颈口大小，选择适当的吸管，负压一般在 53～66kPa（400～500mmHg）。

（5）负压吸引。①将吸管与术前准备的负压装置连接，如用电吸机，则应先测试负压。②依子宫方向将吸管轻轻送入宫腔（不带负压），达到宫底部退出 0.5cm。③用专用电动负压吸引机（设有安全阀和负压装置），踩吸引机的踏板开关。待负压上升到需要的高度时，将吸管沿宫壁顺时针或逆时针方向顺序转动并上、下移动，待感到有物流向吸管，同时子宫收缩而宫壁粗糙时，可折叠捏住皮管，待负压降低后将吸管取出，必要时用 40～53kPa（300～400mmHg）负压再继续吸引 1～2 次。

（6）用刮匙轻轻搔刮宫底及宫角，检查是否吸净。

（7）再次探宫腔深度，吸净阴道血迹，如需放置宫内节育器可按常规操作放置。

（8）检查吸出物中胎囊、绒毛是否完整，测量出血量，如发现异常情况送病理检查。

（9）确认手术无异常时，用纱布拭净阴道血液，除去宫颈钳，取出窥器，手术完毕。

（10）如遇持续性出血，需查清原因，可用缩宫剂以加强子宫收缩。子宫收缩好转仍出血，应注意检查有无生殖道损伤。

（11）填写手术记录，术后可给予促宫缩和预防感染治疗。

4. 术后注意事项

（1）在观察室休息 0.5～1 小时，注意出血，腹痛，无异常方可离院。

（2）一个月内禁止性交、盆浴。

（3）术中未吸出绒毛、胎囊者应将吸出物送病理检查，术后复查妊娠试验。对尿妊娠试验仍阳性者应做重点随诊，动态观察血 HCG 结果及 B 超检查，警惕宫外孕、残角子宫妊娠及滋养细胞疾病。

（4）指导避孕方法。

5. 人工流产随诊

（1）人工流产后阴道多量出血、腹痛、发热可随诊。

（2）术后 14 天以上仍有阴道出血，则进一步检查治疗。

（3）术后 1 个月应随诊一次。

第四节　钳刮术常规

【适应证】

（1）妊娠 10～14 周以内，要求终止妊娠而无禁忌证者。

（2）因某种疾病或遗传性疾病不宜继续妊娠者。

（3）其他方法引产失败者。

【禁忌证】

与负压吸引术相同。

【手术常规】

1. 术前准备

除与负压吸引术相同外，需做尿常规、血型、出凝血时间检查。收住院者需做肝肾功能，甲、乙、丙肝抗原抗体，HIV、TP 检查。

2. 宫颈准备

钳刮术前应行宫颈准备（可选下列方法之一）。

（1）术前 12 小时宫腔插 18 号无菌导尿管一根，进入宫腔约半根导尿管，将留在阴道内导尿管尾端扎紧，用无菌纱布包裹放入阴道后穹窿，手术前取出。

（2）术前 12 小时放置宫颈扩张棒。

（3）术前 1 小时口服米索前列醇 400～600μg。

（4）术前 1 小时阴道置卡孕栓 1mg。

3. 手术步骤

（1）同"负压吸引"（1）～（8）。

（2）用胎盘钳进入宫腔夹破羊膜，流尽羊水后，于宫颈注射催产素 10U。

（3）取胎盘　用胎盘钳沿子宫壁逐渐滑入越过胎体达到宫底后，退出 1cm，在子宫后壁、前壁、侧壁寻找胎盘附着部位，夹住胎盘后左右轻轻转动，使胎盘逐渐剥离，以便能完整或大块将胎盘夹出。

（4）取胎体　应尽可能保持胎儿纵位为宜，注意勿使胎儿骨骼伤及宫壁，也可用 8 号吸管低负压将破碎胎体吸出。如妊娠月份较大，也可先取出胎体后取胎盘。

（5）核对胎儿是否完整，胎盘是否完整。

（6）用中号钝刮匙或用 6~7 号吸管低负压顺宫壁四周轻轻搔刮或吸净残留组织。

（7）测量宫腔深度，观察出血及宫缩情况。

（8）取出宫颈钳，检查钳夹部位有无出血，擦净阴道血迹，取下手术窥阴器。

（9）填写手术记录。给予促宫缩及预防感染治疗。

4. 术时注意事项

（1）凡进入宫腔任何器械严禁碰触阴道壁，以防感染。

（2）凡胎儿骨骼通过颈管时不宜用暴力，钳出时以胎儿纵位为宜，以免损伤颈管组织。

（3）出血较多时应及时给予缩宫素。

（4）警惕羊水栓塞，及时诊断、抢救。

5. 术后注意事项

同"负压吸引"。

第五节　药物流产常规

开展药物流产（药流）单位必须在具备有急诊刮宫、输氧、输血条件的医疗单位进行。

【适应证】

（1）停经天数不超过 49 天的宫内妊娠者（最好为 35~45 天）。

（2）自愿要求药流的 18~40 岁健康者。

（3）人工流产手术高危对象（生殖道畸形、严重骨盆畸形不能膀胱截石位、宫颈发育不全、瘢痕子宫等）。

（4）对手术流产有顾虑或恐惧心理者。

【禁忌证】

（1）米非司酮禁忌证　肾上腺、糖尿病、甲状腺等内分泌疾患，肝肾功能异常、妊娠期皮肤瘙痒史、血液病和血管栓塞病史与甾体激素有关的肿瘤。

（2）前列腺素禁忌证　心血管系统疾病如二尖瓣狭窄，高血压、低血压、青光眼、胃肠功能紊乱、哮喘、癫痫等。

（3）过敏体质者。

（4）带器妊娠者。

（5）异位妊娠或葡萄胎者。

（6）贫血（Hb≤100g/L）者。

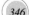

（7）妊娠剧吐者。

（8）吸烟超过 10 支/天或嗜酒者。

（9）经常出差、外地来京、居住远离医疗单位妇女及不能及时就诊随访者。

【操作常规】

1. 药物流产接纳程序

（1）做好咨询 说明药物流产成功率、优缺点、可能出现不良反应及随访重要性。

（2）详细询问病史，进行体检及妇科检查，测血压、听心肺。

（3）化验检查 尿妊娠试验、阴道清洁度、滴虫、真菌、血常规及血小板。

（4）B 超检查 确诊为宫内妊娠，如胎囊单一直径≥3.0cm，平均直径≥2.5cm，有胎芽、胎心搏动者不宜药流。

（5）填写病历，确定服药日期、随访日期，告知注意事项。

2. 药物流产用药方法（米非司酮配伍前列腺素方法）

（1）顿服法 用药第 1 天空腹顿服米非司酮 150mg，第 3 天加用前列腺素。

（2）分服法 用药第 1 天晨空腹服米非司酮 50mg，隔 12 小时服米非司酮 25mg，连服 3 次后。第 3 天晨再空腹服米非司酮 25mg（总量 150mg），1 小时后加用前列腺素。

（3）前列腺素用法 第 3 天晨空腹服米索前列醇 600μg，或于第 3 天晨阴道置卡孕栓 1mg。留院观察 6 小时。

3. 用药后观察

（1）服用米非司酮后应注意观察米非司酮引起的不良反应，阴道出血情况，有无组织物排出，应将排出的组织物留置小瓶内，用酒精浸泡，第 3 天去医院交医师检查。

（2）用前列腺素后留院观察 6 小时，观察恶心、呕吐、腹泻、头晕、腹痛、药物过敏等反应，密切注意阴道出血及胎囊排出情况。胎囊排出后（有活动出血及时刮宫），观察 1 小时离院，离院前测血压及脉搏，登记记录，并嘱随访日期及注意事项（流产后 2 周、6 周）。肉眼不能确诊为绒毛胎囊应送病理检查。

（3）胎囊未排出者 6 小时离院，预约 1 周内复查 B 超及随诊。如有组织物排出，应将组织物留置小瓶内，用酒精浸泡，去医院交医师检查。

4. 随访

（1）未排囊者 1 周内复诊 阴道有组织物排出者，需肉眼鉴别是否为胎囊，不能确诊者送病理检查。B 超检查确诊宫内妊娠继续或胎停育者及时刮宫。胎囊已排出者可随诊。

（2）已排囊者 2 周内复诊 胎囊排出后 2 周，阴道出血未止，应做超声检查或 HCG 测定，诊断为不全流产及阴道出血量多于月经者应清宫处理，出血不多可继续观察，1 周后随诊。

（3）用药后 6 周随诊 作流产效果评定并了解首次月经情况。

（4）药流后发热、阴道大量出血、持续腹痛随时就诊。

（5）药物流产过程中医务人员随时注意鉴别宫外孕、葡萄胎及滋养细胞疾病、残角子宫妊娠等疾病，防止漏诊。

第六节　米非司酮配伍前列腺素终止 10～16 周妊娠（试用）常规

【适应证】

(1) 确认为正常 10～16 周宫内妊娠者。

(2) 自愿要求使用药物引产、无禁忌证、健康者。

(3) 手术流产高危对象。

【禁忌证】

(1) 米非司酮禁忌证　同"药物流产"。

(2) 前列腺素禁忌证　同"药物流产"。

(3) 过敏体质者。

(4) B 超提示胎盘位置异常者。

(5) 长期服用前列腺素抑制剂者。

(6) 有大量烟、酒嗜好者。

【操作常规】

1. 接纳程序

(1) 同"药物流产"(1)、(2)，必须住院引产。

(2) 增加检查尿常规、肝肾功能，甲、乙、丙肝抗原和抗体，心电图、血型、必要时查 Rh 因子。

(3) B 超检查确定孕周及胎盘附着部位。

2. 用药方法（所有对象均需住院给药）

(1) 用药第 1 天、第 2 天早、晚各服米非司酮 50mg，总量 200mg。

(2) 用药第 3 天晨阴道置卡孕栓 1.0mg，3 小时后根据宫缩及宫颈评分重复给药，总量不超过 5mg。也可于用药第 3 天晨口服米索前列醇 600μg，3 小时后根据宫缩及宫颈评分重复给药，总量不超过 1800μg。

3. 用药后观察

(1) 用米非司酮期间　注意药物不良反应、阴道出血量。

(2) 用前列腺素后　①注意药物不良反应　恶心、呕吐、腹痛、腹泻、头晕及过敏反应等，观察血压、脉搏变化。②观察宫缩及产程进展　如用前列腺素后宫缩过强而宫口不开时，应停止给药，必要时可肌内注射哌替啶 100mg 或地西泮 10mg，因过强宫缩可引起子宫破裂。③胎儿、胎盘娩出，需注意无菌操作，检查胎儿、胎盘、蜕膜是否完整排出。④阴道出血量多，胎盘不全，1/3 以上蜕膜及胎盘不全及时刮宫。⑤胎儿、胎盘排出 24 小时后无阴道活动性出血一般不用清宫，但对随诊有困难者应放宽清宫指征。⑥出院前注意事项及随访时间　妊娠周数大而引产者，出院前应常规检查宫颈及阴道后穹窿有无裂伤。⑦详细填写记录表格。

4. 出院后注意事项

(1) 1 个月内免性生活及盆浴，注意保护外阴清洁，防生殖道感染。

（2）半个月内门诊随诊。

（3）发生阴道活动性出血，出血量多于月经量，出血时间超过3周，持续性腹痛、发热均应随时就诊。

（4）做好避孕指导。

第七节 依沙吖啶（利凡诺）羊膜腔内注射引产常规

【适应证】

（1）妊娠14～24周要求终止妊娠者。

（2）因某种疾病不能继续妊娠者。

（3）产前诊断发现婴儿畸形者。

【禁忌证】

（1）心、肝、肾、肺疾患活动期及肝、肾功能不全者。

（2）各种疾病急性期者。

（3）血液系统疾病者。

（4）子宫体上有手术瘢痕，宫颈有陈旧裂伤，子宫发育不良者慎用。

（5）腹部穿刺部位皮肤有感染或有急性生殖道感染者。

（6）术前24小时内2次体温在37.5℃以上者。

（7）0.5%依沙吖啶滴鼻实验有过敏反应者。

【操作常规】

1. 术前准备

（1）必须住院引产，入院前门诊完善体检，妇科检查及住院所必需的化验检查（血、尿常规，出凝血时间，血小板、血型，必要时查Rh因子、胸透、心电图、超声波、肝功能、肾功能，甲、乙、丙肝抗原抗体、HIV、TP）。

（2）向患者及家属交代引产可能发生出血、感染、羊水栓塞、流产不全、流产失败等并发症，履行手术同意书签字手续。填写详细单位、地址、邮编、电话、联系人以便发生情况及时联系。

（3）询问病史、既往史、孕产史。体格检查合格，全身体检、妇科检查，测血压、脉搏、体温。

2. 操作方法

（1）受术者术前排空膀胱。

（2）引产应在手术室或产房进行。术者穿刷手衣裤，戴帽子、口罩。

（3）受术者一般取平卧位。

（4）腹部穿刺部位皮肤用碘酒、酒精消毒，范围同下腹部开腹手术，铺无菌孔巾。

（5）穿刺部位 将子宫固定于下腹部正中，在子宫底两三指下方中线上（或中线两侧）选择囊性感最明显的部位作为穿刺点，也可在术前B超定位点穿刺。

（6）羊膜腔穿刺 以7号腰麻套针垂直刺入羊膜腔内，回抽羊水确认无疑时，方可注药，如回抽羊水而有血液溢出，暂勿注药，需调整穿刺部位，重新穿刺，不得超过 2 次。

（7）注药 将准备好装有利凡诺药液的注射器与穿刺针相接，注药前再回抽少许羊水，证实在羊膜腔内再注药液，药液注入一半时需再回抽羊水，见有云雾状再将全部药液注入。注毕药液后，再回抽少量羊水冲洗针管内药液，并证实在羊膜腔内，插入针芯快速拔针，局部以纱布压迫覆盖。

（8）药量选择 一般用量为利凡诺 100mg（1% 10ml 或 2.5% 4ml）。受术者年龄 < 18 岁，体重在 45kg 以下，药物剂量可酌减为 50 ~ 80mg。

（9）如穿刺失败，重复穿刺需间隔 5 ~ 7 天。再次失败，停止操作，改用其他引产方法。

（10）填写手术记录。

3. 用药后观察与处理

（1）穿刺后 24 小时内卧床休息，必须住院观察。

（2）严密观察药物不良反应，并记录体温、宫缩、血压、脉搏、呼吸、阴道出血及阴道流水情况。

（3）规律宫缩后应严密监护孕妇状态，临产前送入产房待产，孕周小待胎儿自然流产，孕周大按分娩机转接产，注意保护会阴，外阴用消毒液冲洗消毒，臀部铺上无菌巾。

（4）胎儿娩出后常规肌内注射缩宫素，如出血不多可待胎盘自行娩出。半小时胎盘不娩出或阴道出血增多，应立即进行钳刮宫术。

（5）胎盘娩出后仔细观察胎盘、蜕膜是否完整，可疑部分胎盘残留及 1/3 以上蜕膜及胎膜残留均应行刮宫术。

（6）流产后常规检查宫颈、阴道有无裂伤，发现轻度裂伤及时缝合，流产后 1 小时测血压、脉搏及出血量。

（7）详细填写引产记录。

（8）引产后酌情用抗感染药及宫缩药。

（9）每日观察体温、恶露性状、出血量、子宫复旧情况及宫体压痛。

（10）给予回奶药。

4. 交代注意事项

1 个月内免性生活和盆浴，指导避孕方法，1 个月后门诊随诊。流产后阴道出血多，有组织物排出、发热、腹痛随时就诊。

第八节 输卵管绝育术常规

一、腹式输卵管结扎术

【适应证】

（1）经夫妇双方同意，自愿要求绝育术，无禁忌证者。

（2）因某种疾病不宜生育者。

（3）第二次剖宫产同时。

（4）剖宫取胎术同时。

（5）患有遗传性疾病，不宜生育。

【禁忌证】

（1）腹部皮肤感染，流产后、产时、产后感染，盆腔炎等。

（2）全身情况虚弱，不能耐受手术者。如产后出血、休克、心力衰竭等。

（3）神经官能症较严重者，暂缓手术。

【手术常规】

1. 术前准备工作

（1）术前进行咨询、宣教，解除顾虑。

（2）详细询问病史，做体格检查、妇科检查。

（3）辅助检查　血、尿常规，出凝血时间，血型，必要时查 Rh 因子，肝、肾功能，甲、乙、丙抗原和抗体，宫颈防癌刮片，X 线胸透，心电图。

（4）普鲁卡因过敏试验。

（5）腹部备皮。

（6）术前当日禁食，术前测体温、排空膀胱。

（7）术前 0.5 ~ 1 小时可给予镇静剂。

2. 手术时间选择

（1）月经后 3 ~ 7 天为宜，应尽量避免经前期及经期手术。

（2）分娩或中期引产 24 ~ 48 小时内、人工流产术后。

（3）自然流产正常转经后，药物流产后 2 次正常月经后。

（4）哺乳闭经手术前必须排除早孕。

（5）取出宫内节育器后，宫外孕手术同时。

（6）剖宫产同时。

3. 手术准备

（1）手术者穿手术衣裤，戴帽子、口罩，刷手、穿无菌手术衣、戴无菌手套。

（2）受术者术前排空膀胱，取平卧位，或头低臀高位。

（3）2.5% 碘酊及 75% 酒精消毒皮肤（也可用 0.5% 碘伏）。消毒范围：上达剑突下水平，下至阴阜耻骨联合及腹股沟以下水平，至股上 1/3，两侧达腋中线。

（4）用无菌巾（或大孔巾）遮盖腹部，盖开腹大单，露出手术野。

4. 麻醉

（1）切口部位注射 0.5% ~ 1% 普鲁卡因，做局部浸润麻醉。

（2）可酌选其他麻醉方法。

5. 手术步骤

（1）切口　可选纵切口或横切口，长度约 2 ~ 3cm。产后绝育手术者，切口上缘可选在宫底下二横指。月经后手术切口下缘距耻骨联合（上届）上二横指为宜。

（2）逐层切开腹壁，切开腹膜前可用丁卡因棉球涂抹，表面麻醉，确认为腹膜后切开腹膜。

（3）寻找输卵管要稳、准、轻、细，尽量减少受术者痛苦。取管方法，可采取以下方法之一：

①输卵管吊钩取管法　将输卵管吊钩沿膀胱子宫陷凹入腹腔，紧贴子宫壁由峡部向子宫体方向滑动，当滑到子宫底部后方时沿一侧子宫角向子宫体后方旋转45°钩住卵管壶腹部轻轻上拉，感觉有一定张力表示已钩住卵管，上提至切口处，在直视下，用长无齿平镊夹住，暴露伞端，行结扎术（对侧同上）。

②卵圆钳取管术　如为后位子宫，复位到前位再夹取。将无齿卵圆钳两叶合拢，沿膀胱子宫陷凹滑入子宫体部，达宫底时将卵圆钳转向一侧，至宫角处，将卵圆钳与腹壁垂直，分开两叶夹住输卵管后，轻轻提出，应作虚夹，切忌扣合，上提卵管有一定张力，上提至切口处同样在直视下以长平镊将其夹住，暴露伞端后再行结扎。

③指板取管法　术者以示指从子宫底部外沿子宫角便可触及输卵管，再将压板插入，将输卵管置位于压板与示指间，轻轻提出，适用于子宫前位者。如子宫为后位，可将子宫复成前位。

（4）确认输卵管无误，才能进行卵管结扎术。

（5）结扎输卵管方法：

①抽芯近端包围法　选择峡部外1/3无血管处，用两把组织钳相距1.5～2.0cm处夹住卵管，先于浆膜下注入少量生理盐水或普鲁卡因，使其膨起，纵行切开，游离出卵管约2cm，用两把蚊氏钳夹住两端，切除中间约1～1.5cm卵管，断端分别用4号丝线结扎，用0号丝线间断缝合卵管系膜，将近端卵管仔细包埋于输卵管系膜内，远端置于系膜之外。

②银夹法　将银夹安放在上夹钳上，钳嘴对准提起的输卵管峡部，使峡部横径全部进入银夹的两臂环抱中，缓缓紧压钳柄，压迫夹的上下臂，使银夹紧压在输卵管上，持续压迫1～2秒，然后放开上夹钳。

用同样方法阻断对侧输卵管，术中常规检查双侧卵巢。

（6）检查腹腔内无出血、血肿及组织损伤，核对手术器械及敷料后常规关腹。

（7）用无菌纱布覆盖伤口。

6. 手术注意事项

（1）非孕期手术应在排卵前。

（2）整个操作过程，均需严格执行无菌操作，防止术后感染。出血点结扎仔细，以防出血及血肿形成。

（3）使用恰当的器械，操作要稳、准、轻、细，防止损伤输卵管系膜、血管、肠管、膀胱或其他脏器。

（4）手术时术者思想要高度集中，不要盲目追求小切口及高速度，并应避免语言不当对受术者造成的不良刺激。

（5）寻找输卵管必须追溯到伞端，以免误扎；结扎线粗细要按规定标准，结扎松紧要适度，以免造成输卵管瘘或滑脱。

（6）关闭腹腔前应核对手术器械及敷料数目，严防异物遗留腹腔。

（7）不宜与阑尾切除术同时进行。

（8）认真填写手术记录。

7. 术后处理

（1）手术当日即可下地活动。

（2）4～6 小时内注意排尿，避免尿潴留。

（3）可进半流食或普通饮食。

（4）每日测体温 2 次。

（5）有其他内科合并症时，按合并症处理。

（6）术后 5 天左右拆线，无异常当日或次日即可出院。

（7）告知术后保持伤口局部清洁卫生，2 周内免性生活。流产后、引产后、产后同时绝育，术后 1 个月内或流血未净前不宜性生活及盆浴。

（8）休假期内避免重体力劳动或剧烈劳动。

8. 随访时间及内容

（1）术后 1、3 个月内随诊一次，以后可结合每年妇科普查进行随访。

（2）随访内容包括手术效果、主诉、月经情况、检查手术切口并做盆腔检查。

二、腹腔镜绝育术

这是通过内镜——腹腔镜进行绝育术。具有切口小、手术时间短、组织损伤少、疼痛轻及恢复快等优点，但需具备腹腔镜仪器设备，由掌握腔镜手术技术的医师操作。

【适应证】

同"输卵管结扎术"。

【禁忌证】

（1）严重的心肺功能障碍，不能耐受气腹者。

（2）急性弥漫性腹膜炎病史者。

（3）各个部位的疝气。

（4）腹腔内有巨大肿物者。

（5）血液病及凝血机制障碍者。

（6）多次开腹手术史，可疑腹腔或盆腔严重感染者。

（7）过度肥胖者。

（8）严重的神经官能症者。

【手术常规】

1. 手术时间

以非孕期手术为宜，也可于孕早期负压吸引术后手术。

2. 术前准备

同"腹式输卵管结扎术"。腹部皮肤的术前准备，重点为清洁脐窝内的污垢，并进行消毒。

3. 麻醉

可用全麻、连续硬膜外麻醉加基础麻醉。

4. 手术步骤

（1）体位　膀胱结石位。

（2）消毒　外阴、阴道、腹部消毒范围及消毒方法同阴道手术及腹部手术。

（3）放置举宫器　内诊后经阴道放置举宫器。

（4）切口　位于脐窝或脐轮下，切口可为纵行或弧形，长约1.2cm，切开皮肤和皮下组织。

（5）建立气腹　用两把布巾钳钳夹切口两侧皮肤，上提腹壁，也可用左手将下腹腹壁提起，将Verres充气针由切口处垂直刺入腹腔内，连接充气道管，观察腹腔内的压力，如压力表的指针在1.33kPa左右波动时，表示充气针已进入腹腔。如压力超过2.66kPa，可将腹壁提起或变动针头位置，指针无下降时，说明穿刺失败，需重新穿刺。穿刺成功后输入CO_2气体2～3L。

（6）调整体位　抬高臀部，使呈头低臀高位，便于气体流向盆腔。

（7）腹腔穿刺　再次提起腹壁，将套管针（Trocar）至于切口内，向下腹斜向行进1～1.5cm时，与腹壁垂直或呈60°角刺入腹腔，进入腹腔时可有落空感，拔出针芯时有气体溢出，证明穿刺成功。

（8）施行绝育术　方法有硅橡胶环套扎法、金属弹簧夹法及电凝法。现以常用的硅橡胶环套扎法为例介绍如下：

①现用的硅橡胶环外径为3.6mm，厚度为2.2mm，内径可扩张到6mm，10分钟内仍可恢复原来大小。此环于绝育术前利用套环器安装于腹腔镜上。

②将已装好套环的腹腔镜插入套管内，连接冷光源，探查盆腔内的脏器。

③助手操纵阴道内的举宫器，使子宫变成前位，并向左右旋转暴露两侧的输卵管和卵巢。辨认清楚输卵管的走行方向，看到伞端后，将腹腔镜内的输卵管钩推出，于峡部将输卵管提起，使成双折缓缓抽进腹腔镜的套管内，将硅胶环套于其上，推出结扎后的输卵管，可见套扎部位呈粉白色缺血状，环袢长约1～1.5cm，证明套扎成功。同时处理对侧。探查盆腔和腹腔内无损伤、出血后，取出腹腔镜，开放套管，排净腹腔内的气体，切忌挤压腹壁，以免网膜逸出。取出套管。

（9）关腹　腹部切口可用3－0肠线行皮内"8"字缝合，亦可用1号丝线贯穿缝合。

5. 术中注意事项

（1）放置举宫器前一定要做内诊，按宫腔方向放置，以防子宫穿孔。

（2）熟悉盆腔内的解剖关系，认清输卵管，避免损伤。

（3）充气针或套管针进入腹腔时要稳、准，熟悉进入腹腔的判断标准，以免造成腹壁前气肿、内脏损伤等并发症。

（4）操作中避免粗暴，牵引输卵管时应向宫角方向推进，以免输卵管牵拉过度而断裂或系膜损伤出血。

6. 术后处理

（1）术后即可下地活动。

（2）行环套扎绝育后，个别人腹痛较重，可予以对症处理。

（3）观察腹壁伤口有无感染，用肠线缝合的伤口不必拆线。

（4）术后有腹痛、发热等随时就诊。

第三十五章　节育手术并发症

第一节　放置、取出宫内节育器并发症

一、子宫穿孔

多为放置、取出节育器时手术器械（放置器、取环器、探针）穿透子宫肌壁进入腹腔，也可能将节育器放入腹腔。多为单纯性损伤，复杂性损伤常合并内出血、阔韧带血肿、膀胱及肠管损伤。

【诊断标准】

（1）施术者在手术操作中有"落空感"或"无底感"，或手术器械进入深度超过原有深度。

（2）受术者感到腹部剧痛。

（3）放器术后用探针在宫腔内触不到节育器。

（4）有内出血时，B 超检查宫腔内无节育器回声，可见盆、腹腔有游离液或阔韧带血肿。

（5）如并发膀胱、肠管损伤，可出现腹膜刺激征。

【治疗原则】

（1）如为单纯性穿孔，应停止操作，严密观察，保守治疗。

（2）发现节育器进入腹腔并伴有复杂性损伤时，应立即剖腹或腹腔镜探查，取出节育器，修补损伤脏器。

（3）延期发现节育器异位子宫外，根据节育器异位情况，可行穹窿切开、腹腔镜或开腹取器。

二、节育器异位

指节育器部分嵌入或全部嵌入子宫肌层，甚至穿透肌层至子宫浆膜外。

【诊断标准】

（1）一般症状不明显，有的可有下腹坠痛或不规则阴道出血。

（2）IUD 纵臂尖端穿出宫颈，可有性交疼痛。

（3）大多数在取器困难时进一步检查才作出诊断。

（4）可做子宫碘油造影、B 超、CT 检查必要时宫腔镜或腹腔镜检查，以明确诊断。

【治疗原则】

（1）IUD 嵌入肌层，可经阴道用取器钩勾取或用取器钳夹取。

（2）如有条件在宫腔镜下取出。

（3）IUD 纵臂嵌入宫颈，可用止血钳夹住 T 型节育器纵臂向宫腔内推入 1cm，旋转后取出。

（4）IUD 嵌入深肌层甚达浆膜下，应定位后决定行穹窿切开、腹腔镜或开腹取出。

三、出血

【诊断标准】

原无出血性疾病，放置、取出 IUD 时外出血 ≥100ml 或有内出血、阔韧带血肿等。

【治疗原则】

外出血时可用止血药和缩宫剂。内出血及阔韧带血肿则根据病情决定保守或开腹及腹腔镜手术，如 IUD 异位子宫外需开腹或腹腔镜下取出节育器。

四、盆腔炎

放置、取出节育器后近期或远期发生的盆腔感染或盆腔脓肿。

（1）诊治标准见"盆腔炎"章节

（2）治疗同时应取出节育器。

五、带器妊娠

发现带器妊娠者，首先应鉴别宫内妊娠、异位妊娠。

（一）带器宫内妊娠

【诊断标准】

（1）放置节育器后有停经、早孕反应，有时可有少许阴道出血。

（2）妇科检查子宫增大。

（3）尿妊娠试验阳性。

（4）B 超检查宫内有妊娠胎囊及宫内节育器。

【治疗原则】

（1）确诊后应取出节育器并做人工流产术。

（2）可住院行药物流产。

（二）带器异位妊娠

【诊断标准】

（1）放置节育器后有停经、阴道出血、腹痛等症状。

（2）妇科检查子宫正常大或稍大、附件可触及包块。

（3）尿妊娠试验阳性，结合血 HCG、Po 水平的变化。

（4）B 超检查宫内无妊娠胎囊，但有节育器。一侧附件区可有低回声包块，甚至可见胎囊及胎心。伴有盆腔、腹腔游离液。

（5）诊断性刮宫时宫内未刮出绒毛及胎囊。

【治疗原则】

按照异位妊娠的原则处理，应及时取出节育器。

六、节育器散开、断裂、部分残留、迷失

1. 节育器散开

常见于 V 型 IUD，一般发生在放置 5~8 年后，由于联结节育器双横臂的尼龙丝老化后断裂致双横臂散开。一般无临床症状，有时可有少许阴道出血及小腹痛。妇科检查未见到节育器尾丝。B 超及 X 线检查可作出诊断。确诊后应及时取出。

2. 节育器自发断裂

极少发生，绝大多数发生在困难取器手术时。B 超及 X 线检查可作出诊断。再次手术需充分扩张宫颈后用取器钳或胎盘钳夹取。必要时宫腔镜下取器。

3. 节育器部分残留

常发生在困难取器手术后。B 超及 X 线检查可作出诊断。再次手术需充分扩张宫颈后用取器钳或胎盘钳夹取。必要时宫腔镜下取器。如残留部分嵌入子宫肌层有可能再次手术失败。

4. 节育器迷失

指节育器仍在体内，但经阴道手术未能找到节育器。除上述节育器断裂并部分嵌入肌层外，应注意节育器异位子宫肌层或子宫外（膀胱、肠壁、肠系膜、阔韧带、后腹膜内）及宫内节育器并发宫腔、宫颈粘连等。可借助 B 超、宫腔镜、子宫碘油造影、CT 做定位诊断后决定手术方式。可在 B 超监导下、宫腔镜下、腹腔镜下或开腹手术。

七、宫腔、宫颈粘连

宫内节育器并发宫腔、宫颈粘连较为少见。放置宫内节育器数年后出现经期天数渐进性缩短、经量渐进性减少、痛经渐进性增加，甚至出现闭经伴周期性腹痛。常有取器失败史。在取器手术时探针不易探入宫腔及触及节育器，可用细号扩张器稍用力后即有突破感并可触及节育器，充分扩张宫颈后可顺利取出节育器。

第二节 负压吸引术及钳夹术并发症

一、子宫穿孔及脏器损伤

子宫穿孔是负压吸引术及钳夹术较为严重的并发症，如合并内出血、感染、内脏损伤而又诊断不及时或处理不当可危及生命。子宫穿孔分单纯性及复杂性穿孔。后者指子宫损伤面积较大或多处损伤，或有肌壁间血肿及并发腹腔内出血、阔韧带血肿、脏器损伤。

【诊断标准】

主要依据施术者操作中的感觉和受术者的表现。子宫损伤的危险信号有：

（1）探针进入宫腔深度与妊娠周数或妇科检查子宫大小不符。

（2）施术者在手术操作中有"落空感"或"无底感"。

（3）术中发现手术器械进入深度超过原探测宫腔深度。

（4）开始扩张宫颈困难、阻力大而手术中突然感到器械进出宫腔松弛（警惕宫颈

裂伤)。

（5）用吸管进行负压吸引时感到空荡而滑，但吸不出组织。

（6）术中感子宫位置发生变化或感到原查子宫位置有误。

（7）吸出或夹出异常组织，如脂肪组织、网膜组织、肠管组织、输卵管伞端或卵巢组织。

（8）受术者感到下腹部剧烈疼痛，并在术后观察中继发休克、腹腔内出血或阔韧带血肿。B超检查盆、腹腔有游离液或附件出现包块。

（9）术中有固定痛点，牵引时疼痛加剧。

（10）术后受术者腹痛、腹胀进行性加重，检查有腹膜刺激征。如腹部叩诊肝浊音界消失、X线检查见有游离气体则有肠管损伤的可能。

【治疗原则】

（1）单纯性穿孔可采用保守治疗，给予缩宫剂。如宫腔内容物已清除干净可观察数天。宫腔内妊娠组织尚未吸出，在保守治疗观察后1周，由有经验医师在B超监导下再次操作，也可采用药物流产。

（2）复杂性子宫穿孔应尽早进行剖腹探查术，术中根据子宫损伤部位、程度，有无感染和宫腔内容物是否清除干净而采取不同手术方式。一般进行子宫修补术。如胚胎及妊娠组织尚未清除干净，可在腹部手术者指引下经阴道手术；或在腹腔镜监视下经阴道手术。

（3）子宫损伤严重、多处损伤或子宫侧壁穿孔伴有阔韧带血肿，或有严重感染，必要时行子宫部分或全部切除术。

（4）剖腹探查术中必须探查肠管、膀胱、附件、输尿管等有无损伤，以免漏诊而造成严重后果。

（5）发现脏器损伤及时修补。

（6）根据受术者要求及子宫损伤程度决定是否同时绝育。

二、术中出血

常因施术者操作技术不够熟练、子宫收缩不良、子宫及宫颈裂伤所致。也要警惕罕见的宫颈妊娠及子宫下段妊娠。

【诊断标准】

原无出血性疾病而人流术中外出血量≥200ml，或有内出血、阔韧带血肿等。

【治疗原则】

（1）首先应迅速清除宫腔内容物。

（2）可宫颈、肌内、静脉注射缩宫剂。必要时可在阴道后穹隆置卡孕栓0.5～1.0mg，常可取得较好效果。

（3）子宫损伤处理同上。

（4）宫颈妊娠及子宫下段妊娠处理见妇科异位妊娠相关章节。

三、人工流产综合征

人工流产综合征又称人流术心脑综合征。本征发病急，处理及时，预后好。病情重、处理不及时，曾有心脏骤停的报道。

【诊断标准】

（1）受术者有头晕、胸闷、恶心、呕吐、面色苍白、出冷汗，甚至发生一过性意识丧失、晕厥、抽搐等症状。

（2）血压下降，收缩压比术前下降 4kPa、舒张压下降 2kPa，或血压下降到 12/8kPa 以下、心率减少到 60 次/分以下。

【治疗原则】

（1）吸氧。

（2）取平卧位。

（3）严密观察血压、脉搏变化，暂停手术。

（4）皮下注射阿托品 0.5～1.0mg。

（5）必要时给予 50% 葡萄糖 60～100ml 静脉注射，也可开放静脉给予补液。

（6）病情重或经上述处理仍不减轻者应在心电图监测下进行急救处理。

四、流产不全

【诊断标准】

（1）人流术后持续性阴道出血，量或多或少。

（2）可伴有小腹痛及腰痛。

（3）妇科检查发现子宫体增大、稍软或宫颈口松弛并堵有组织块。

（4）尿妊娠试验仍阳性。

（5）B 超提示宫腔内有异常强回声。

（6）刮出物病理检查有绒毛组织。

【治疗原则】

（1）阴道出血不多、估计宫腔残存组织物不多，可给予消炎治疗及应用中药。

（2）保守治疗无效或出血量多应及时刮宫。

（3）刮宫前、后给予抗感染治疗预防感染。

五、宫腔积血

【诊断标准】

（1）术后数小时或 2～3 天内出现较严重下腹痛伴下坠。

（2）子宫增大迅速甚至超过术前。

（3）术后无或少量阴道出血。

（4）B 超检查提示宫腔积血。

【治疗原则】

（1）行吸宫术，将宫腔内血块及残留蜕膜组织清理干净。

（2）给予缩宫素。

（3）给予抗生素预防感染。

六、感染

多表现为子宫内膜炎，其次为输卵管炎、急性盆腔炎，个别甚至发生盆腔脓肿。严重者可继发败血症、中毒性休克和弥散性血管内凝血等。

【诊断标准】

（1）术后发热、腹痛。

（2）下腹有压痛、反跳痛，甚至可有肌紧张。

（3）阴道持续性出血或有脓性分泌物排出，有臭味。

（4）子宫体稍大、稍软，宫体或宫旁组织有压痛，有的出现附件增厚或盆腔包块。

（5）白细胞计数增高。

（6）继发败血症、中毒性休克、弥散性血管内凝血诊断见产褥感染相关章节。

【治疗原则】

（1）积极控制感染，联合应用大剂量的广谱抗生素。

（2）可配合中药治疗。

（3）如流产不全继发感染，在控制感染同时行刮宫术。

（4）严重的子宫感染，有时需行子宫切除术。

（5）感染中毒性休克、弥散性血管内凝血抢救需请相关科室协同诊治。

七、人流吸空

将非妊娠子宫误认为宫内妊娠而行人工流产术。绝大多数为误诊，但要警惕异位妊娠及滋养细胞疾病的漏诊。

【诊断标准】

（1）人流术中未吸出绒毛及胎囊　术前亦无组织物排出。

（2）术后复查尿或血妊娠试验阴性，吸出物病理检查无绒毛及滋养细胞则为误诊。

（3）术后复查尿或血妊娠试验阳性，B超检查宫内无胎囊而附件有包块或盆、腹腔有游离液，病理检查无绒毛及滋养细胞应警惕异位妊娠。

（4）术后血HCG定量测定值高而上升快，B超检查宫内无胎囊而肌壁内有异常回声应警惕滋养细胞疾病。

【治疗原则】

（1）如确诊误诊，不需处理。但要做好受术者及家属工作。

（2）可疑异位妊娠，必要时开腹探查或腹腔镜探查。如有急腹痛、检查有内出血应及时开腹手术。

（3）可疑滋养细胞疾病应请有关专家会诊，确诊后按该病治疗。

八、人流漏吸

人流术中未吸出胚胎组织，术后胚胎继续发育称为漏吸。

【诊断标准】

（1）人流术后无阴道出血或有少许阴道出血。

（2）术后仍有妊娠反应。

（3）尿、血妊娠试验仍阳性。

（4）B超检查提示"宫内妊娠、活胎或停育"。

（5）要警惕罕见的残角子宫妊娠。

【治疗原则】

（1）发现漏吸而宫内妊娠在10周内，可由有经验医师行负压吸引术或钳夹术。

（2）妊娠10周以上则收住院行钳夹术或引产术。

（3）残角子宫妊娠则需开腹手术，切除残角子宫。

九、宫颈、宫腔粘连

常因术中宫颈管扩张不够充分、吸管及刮匙强行通过颈管、吸引负压过高、吸引幅大、吸管带负压进出宫腔等致子宫颈管、子宫内膜损伤。也可因宫颈病变或术后继发子宫内膜感染引起。

【诊断标准】

（1）人流术后出血量少或术后无出血。

（2）继发闭经。

（3）周期性下腹痛（腹痛发作周期与月经周期相同，持续天数与经期天数相同，腹痛数日后自行缓解）。

（4）常伴有肛门下坠、排气、排便困难。

（5）妇科检查宫颈举痛和后穹窿触痛。

（6）子宫正常或稍大，子宫及附件有压痛。

（7）B超检查宫腔有分离，宫腔有积液。

【治疗原则】

（1）探宫腔术　用探针按宫腔方向稍用力可分离粘连，并随即有陈旧血液流出，受术者腹痛随之减轻，诊断也可明确。

（2）用扩张器扩张宫颈，用探针横扫宫腔，防再次粘连。也可在术后放节育器，防再次粘连。

（3）术后给予抗生素及活血化淤药。

第三节　中期妊娠引产并发症

一、子宫损伤

1. 子宫破裂

【诊断标准】

（1）引产中宫缩过强，痉挛性腹痛，且宫体有压痛，为先兆子宫破裂症状。

（2）继之腹痛突然缓解，宫缩消失，出现内出血腹膜刺激征，伴休克，休克程度与阴道外出血量不相符合。

（3）腹部或妇科检查子宫缩小，而子宫外可清楚地扪及胎体。

（4）有时并发羊水栓塞和弥散性血管内凝血（DIC）。

（5）B超检查　盆腹腔游离液体，注意胎儿及宫壁关系。

【治疗原则】

（1）子宫破裂确诊后应立即剖腹探查，根据子宫损伤程度决定是否行子宫切除术。

（2）并发羊水栓塞或DIC应积极抢救。

（3）给予抗生素预防感染。

2. 宫颈裂伤

【诊断标准】

（1）钳夹术困难扩宫时突然感到内口松弛，伴有活动性外出血或盆腔血肿。

（2）钳夹大块胎体感到有阻力，取出胎体后有活动性外出血。

（3）引产术后或出院前检查宫颈发现宫颈裂伤。

【治疗原则】

（1）发现宫颈裂伤，应立即缝合。

（2）疑有盆腔血肿，应开腹探查或应用腹腔镜。

3. 宫颈阴道段裂伤伴后穹窿裂伤

【诊断标准】

（1）引产中宫缩过强而与宫颈开大不同步。

（2）继之腹痛减轻，宫缩消失，胎儿由阴道娩出。

（3）有时阴道出血多。

（4）检查宫颈时发现后穹窿有裂伤、宫颈阴道段裂伤。

【治疗原则】

（1）发现裂伤，应立即缝合。

（2）给予抗生素预防感染。

二、胎盘滞留与胎盘残留

【诊断标准】

（1）胎儿娩出30分钟后胎盘未能排出，伴有或不伴有活动性阴道出血，应诊断胎盘滞留。

（2）检查胎盘有小叶部分缺如，应诊断胎盘残留。

（3）流产后持续性阴道出血，或晚期阴道大出血。

（4）B超检查提示胎盘残留。

【治疗原则】

（1）及时行清宫术。

（2）给予抗生素预防感染。

三、严重感染

【诊断标准】

（1）胎儿排出前后突然寒战、高热、面色苍白、四肢厥冷、表情淡漠，甚至抽搐、昏迷。有时伴有不可控制的腹泻。

（2）血压下降、脉搏微细。

（3）阴道分泌物混浊，有臭味。

（4）下腹或宫体有压痛，甚至有反跳痛与肌紧张。

（5）白细胞计数增高、中性白细胞增多，有核左移。

（6）血或宫颈分泌物培养呈阳性。

（7）继发 DIC，可有脏器出血和心、肺、肝、肾功能衰竭。

【治疗原则】

请参考产褥感染。

（1）积极控制感染，联合应用大剂量的广谱抗生素。必要时根据细菌培养及敏感试验结果选择抗生素。

（2）静脉滴注糖皮质激素，提高机体应激能力以预防和控制休克。

（3）补充有效血容量，纠正微循环障碍，抢救休克。

（4）纠正代谢性酸中毒。

（5）血管活性物质的选择应用。

（6）尽快清除感染源。

（7）防止心肺功能不全和肾功能衰竭。

四、羊水栓塞

羊水栓塞是中期妊娠引产严重并发症。羊水栓塞的发病原因尚不清楚，但常与以下三种因素有关：胎膜早破、过强宫缩、宫壁或宫颈内膜有破裂血管。中期妊娠引产（如钳夹术、依沙吖啶羊膜腔内注射、羊膜腔外给药等）常可导致以上高危因素的出现，因此中期妊娠引产并发羊水栓塞的发病率有时会高于足月妊娠。但中期妊娠引产并发羊水栓塞时进入血循环的羊水量少，其中有形成分少，病情不如足月妊娠凶险，诊治及时常可挽救生命。但有时要警惕中期妊娠引产并发羊水栓塞症状常不典型，易于误诊，处治不及时也可危及生命。诊断与治疗详见产科相关章节。

第四节　输卵管绝育术并发症

一、脏器损伤

1. 膀胱损伤

腹式输卵管结扎术并发膀胱损伤常因术前未排空膀胱或因手术切口过低引起。误切时常从切口流出尿液即可诊断。腹腔镜并发膀胱损伤较为少见。确诊后应立即行修补术。术后留置导尿管 5～7 天。给予止血药和抗生素。

2. 肠管

腹式输卵管结扎术并发肠管损伤常在钳取腹膜时误伤或在用卵圆钳夹取卵管时误伤，也可在分离粘连时误伤。腹腔镜并发肠管损伤常因腹腔原有广泛粘连，穿刺时损伤。轻者肠壁肌浆层损伤，重者全层损伤，甚至可见肠内容物流出。确诊后应立即行修补术。术后禁食，必要时行胃肠减压、静脉补液，给予抗生素预防感染。

3. 输卵管系膜或卵巢门损伤出血

腹式输卵管并发输卵管系膜损伤或卵巢门损伤出血常因提取卵管用力过大、吊钩钩住卵巢固有韧带用力过大或因分离粘连所致。术中发现该处出血，应将出血部位暴露清楚，予以钳夹，缝扎止血，必要时做输卵管切除术。卵巢表面损伤出血应用 1 号丝线缝合止血。腹腔镜绝育术常因套扎过于靠近宫角或套扎时操作粗暴引起，发现该处出血，可电凝止血。

二、腹壁血肿

腹式输卵管结扎术并发腹壁血肿常因术中分离腹直肌或腹膜前脂肪时发生出血而未及时处理所致。多发生在筋膜下。

【诊断标准】

术后受术者感切口下疼痛，检查可扪及筋膜下有包块常可确诊。

【治疗原则】

血肿小，可保守治疗。血肿较大，应切开伤口，清除血肿，寻找出血点，缝合结扎。血肿合并感染时应切开引流，给予抗生素控制感染，并配合理疗促进其吸收及伤口愈合。

三、腹膜外气肿

腹腔镜绝育术并发腹膜外气肿，常因充气针未能刺入腹腔，腹膜外充气，形成气肿。

【诊断标准】

穿刺过程中压力表显示腔内压力一直高于 2kPa，充气后下腹部膨隆，上腹部无气体充盈，肝浊音界未消失。充气针内注水试验阴性（不易将水注入）。

【治疗原则】

将充气针开放，尽量排净已充入的气体，拔出充气针另行穿刺。

四、感染

包括腹壁切口感染及盆腔感染。

1. 腹壁切口感染

【诊断标准】

（1）主诉伤口疼痛，伴有或不伴有全身症状如发热等。

（2）伤口周围有红、肿，并可扪及浸润块，甚至有波动感。

（3）伤口流脓。

（4）检查白细胞计数升高。

【治疗原则】

（1）伤口轻度感染可保守治疗，给予抗生素并配合理疗。

（2）伤口化脓，应尽早予以切开引流，配合理疗和全身抗生素治疗，促进伤口早期愈合以免形成窦道。

（3）伤口长期不愈合或反复化脓，要考虑有窦道形成的可能，应行彻底扩创手术。

2. 盆腔感染

【诊断标准】

（1）主诉腹痛。

（2）伴有全身症状，如发热。

（3）下腹有压痛、反跳痛及肌紧张。

（4）白细胞计数升高。

（5）妇科检查附件增厚或扪及包块，压痛明显。

（6）严重时可继发盆腔脓肿及败血症。

【治疗原则】

（1）给予大量广谱抗生素积极控制感染。

（2）配合中医治疗。

（3）如已形成盆腔脓肿，应予以切开引流。

（4）并发败血症及感染中毒性休克处理见前。

五、腹腔内异物遗留

【诊断标准】

（1）术后持续性腹痛、腹胀。

（2）甚可出现部分或完全性肠梗阻症状。

（3）白细胞计数升高。

（4）腹部可触及包块并有明显压痛。

（5）如为金属异物，行 X 线检查可显影。B 超检查提示盆腔有占位性病变。

【治疗原则】

（1）明确诊断或高度可疑时，应立即开腹探查，将遗留的异物取出。

（2）术后行胃肠减压，促使肠功能尽早恢复。

六、输卵管结扎术后综合征

输卵管结扎术后受术者有多种主诉不适，而临床阳性体征不明显。开腹探查后才得以确诊。有盆腔静脉淤血症、大网膜综合征、慢性盆腔炎及盆腔粘连、神经官能症等。

【诊断标准】

（1）腹痛、腰痛、性交痛。

（2）月经正常或增多或减少甚至闭经。

（3）阴道分泌物正常或增多。

（4）自主神经系统症状，如心悸、气短、头痛、头晕、四肢麻木、恶心、呕吐、腹胀，甚至出现神经性厌食，丧失劳动力。

（5）体格检查及妇科检查无器质性病变。

（6）腹腔镜或开腹探查可确诊为盆腔静脉淤血症、大网膜综合征、慢性盆腔炎、盆腔粘连或正常盆腔。

【治疗原则】

（1）盆腔静脉淤血症可行中医活血保守治疗，无效者可开腹行双输卵管、部分系膜或子宫切除术，保留双侧或单侧卵巢。

（2）大网膜综合征可保守治疗，无效者可行腹腔镜或开腹探查，行粘连松解术。

（3）慢性盆腔炎及盆腔粘连，可保守治疗。

（4）腹腔镜或开腹探查无阳性发现常为神经官能症或身心疾病，要做好思想解释工作给予关怀和体贴。行暗示疗法及心理疏导。给予镇静剂、谷维素及中药治疗。

七、腹膜后血管损伤

这是腹腔镜手术最为严重的并发症。诊治不及时可引起失血性休克甚至死亡。常因充气针或套管针穿刺过深伤及腹膜后血管所致。穿刺中如发现有鲜血涌出，应考虑有本症可能。切忌将穿刺器械拔出。立即关闭活塞，在外科医师协助下开腹探查，行血管修补术。

第四篇

辅助生殖技术诊疗常规

第三十六章　辅助生殖技术常规

第一节　夫精人工授精技术常规

夫精人工授精（artificial insemination with husband semen，AIH）技术是通过非性交的方法将丈夫精子置于女性生殖道内，使精子与卵子自然结合形成受精卵而达到妊娠目的的一种辅助生殖技术。机构设置、人员要求、场所设备等需具备法律、法规或主管机关要求的条件。

【适应证】

（1）免疫因素不育。

（2）男性因少精、弱精、液化异常、性功能障碍、生殖器畸形等不育。

（3）宫颈因素不育。

（4）原因不明的不育。

（5）子宫内膜异位症。

（6）生殖道畸形及心理因素导致性交不能等不育。

【禁忌证】

（1）双侧输卵管梗阻。

（2）男女一方患有生殖泌尿系统急性感染或性传播疾病。

（3）一方患有严重的遗传、躯体疾病或精神心理疾患。

（4）一方接触致畸量的射线、毒物、药品并处于作用期。

（5）一方有吸毒等严重不良嗜好。

【操作常规】

（1）实施人工授精前不育夫妇必须签订《夫精人工授精知情同意书》及《多胎妊娠减胎术知情同意书》。

（2）人工授精可在自然周期或药物促排卵周期下进行，但严禁以多胎妊娠为目的使用促排卵药。

（3）宫腔内人工授精（IUI）操作方法　患者取膀胱截石位，清洁外阴，生理盐水擦宫颈，干棉球将阴道内多余液吸净，用移植管或其他导管吸取经处理的含精子的液体 0.5～1ml，注入宫腔。休息 15～30 分钟。

（4）宫颈管内人工授精（ICI）操作方法　患者取膀胱截石位，清洁外阴，生理盐水擦宫颈，干棉球将阴道内多余液吸净，用注射器吸取经处理的含精子的液体 0.5～1ml，注入宫颈管内。休息 15～30 分钟。

（5）术后酌情应用黄体支持，14～16 天后查尿妊娠试验或血 HCG 水平。随访同 IVF。

第二节　供精人工授精技术常规

供精人工授精（artificial insemination by donor，AID）也称为异源人工授精，指通过非性交方式，于适宜时机将供精者的精子置入女性生殖道以达到妊娠的辅助生殖技术。实施供精人工授精的机构，必须具备法律、法规或主管机关的相关要求。只能从持有卫生部批准证书的人类精子库获得精源；严格控制每一位供精者的冷冻精液最多只能使 5 名妇女受孕。

【适应证】

（1）不可逆的无精子症，严重的少精症、弱精症和畸精症。

（2）输精管复通失败。

（3）射精障碍。

（4）适应证（1）、（2）、（3）中，除不可逆的无精子症外，其余需行供精人工授精技术的患者，医务人员必须向其交代清楚：通过卵胞浆内单精子显微注射技术也可能使其有自己血亲关系的后代，如果患者本人仍坚持放弃通过卵胞浆内单精子显微注射技术助孕的权益，则必须与其签署知情同意书后，方可采用供精人工授精技术助孕。

（5）男方和（或）家族有不宜生育的严重遗传性疾病。

（6）母儿血型不合不能得到存活新生儿。

【禁忌证】

（1）女方患有生殖泌尿系统急性感染或性传播疾病。

（2）女方患有严重的遗传、躯体疾病或精神疾患。

（3）女方接触致畸量的射线、毒物、药品并处于作用期。

（4）女方有吸毒等不良嗜好。

【术前准备】

1. 女方

（1）采集病史及妇科体检。

（2）宫颈防癌刮片筛查。

（3）输卵管通畅检查报告。

（4）卵巢储备功能评估　基础性激素测定和超声检查。

（5）AID 术前化验　血常规、红细胞沉降率、尿常规、凝血功能、肝功能、肾功能、乙肝病毒抗原和抗体、HIV－抗体、HCV－抗体、梅毒血清学检查、血型。

2. 男方

（1）病史采集及一般体检。

（2）体貌登记　身高、体重、体形、肤色、头发颜色与质地、虹膜颜色、单睑或重睑等。

（3）至少两次近期精液常规报告。

（4）附睾、睾丸穿刺报告或睾丸活检报告。

（5）生殖内分泌激素测定结果。

（6）AID 术前化验　肝功能、乙肝病毒抗原和抗体、HIV–抗体、HCV–抗体、梅毒血清学检查、血型。

3. 签署供精人工授精知情同意书

供精人工授精知情同意书应在男女双方均在场的情况下签署，特别强调三胎妊娠必须减胎以及 AID 后代婚前排查事宜。男女双方和医生同时在供精人工授精知情同意书上签字并注明签署日期。

4. 审核三证，留存复印件

（1）男女双方的身份证。

（2）结婚证（包括有照片和姓名的两页）。

（3）计划生育服务证（由所属计划生育部门出具的准生证或无子女的证明）。

5. 存档

以上材料齐备后，由 AID 档案管理人员为夫妇病历存档建立 AID 档案，预约进入 AID 治疗周期时间。

【操作常规】

（1）女方于月经周期第 8~10 天左右来诊。

（2）进行妇科检查除外生殖系统急性感染。

（3）阴道 B 超监测卵泡发育情况。

（4）实施 AID 时间。①B 超确认排卵。②尿、血 LH 峰后 24 小时左右。③注射 HCG 后 36 小时左右。

（5）授精方式及次数　宫腔内人工授精（IUI）或宫颈管内人工授精（ICI），1~2 次。

（6）促排卵指征　①各种原因导致的排卵功能障碍。②卵泡发育不良史或卵巢储备功能低下。

（7）促排卵治疗注意事项　①避免以多胎为目的进行促排卵治疗。②AID 知情同意书中强调三胎以上妊娠必须减胎。③如果单个促排卵周期发育卵泡数≥4 个，则取消该治疗周期。

（8）术后注意事项　①保持良好的心态，避免较重体力劳动。②术后可用 HCG 和（或）孕酮进行黄体功能支持。③AID 术后 16 天左右送尿或血检测 HCG 了解有无妊娠。④AID 术后 35 天左右经阴道 B 超检测胎囊数、活胎数，是否异位妊娠等。⑤指定专人随访　设立随访表，详细实时记录，存档保留备查。内容应至少包括患者姓名或编号、联系方式、最后诊断、治疗方案、治疗日期、解冻精子编号、冷冻日期与质量、精子处理方法、处理后精子质量、黄体支持方案与实施情况、生化妊娠、临床妊娠、胎儿发育、生产日、新生儿基本情况等。

第三节　体外受精 – 胚胎移植技术常规

体外受精 – 胚胎移植（IVF – ET）俗称试管婴儿，即从不孕妇女体内取出卵子，在体外与精子受精后培养至早期胚胎，然后移植回妇女的子宫使其继续发育着床、生长成为胎儿的过程。

【适应证】

（1）女方各种因素导致的配子运输障碍。

（2）排卵障碍。

（3）子宫内膜异位症。

（4）男性少精症、弱精症。

（5）原因不明的不育。

（6）免疫性不育。

【禁忌证】

（1）男女任何一方患有严重的精神疾患、泌尿生殖系统急性感染、性传播疾病。

（2）患有《母婴保健法》规定的不宜生育的、目前无法进行胚胎植入前遗传学诊断的遗传性疾病。

（3）任何一方具有吸毒等严重不良嗜好。

（4）任何一方接触致畸量的射线、毒物、药品并处于作用期。

（5）女方子宫不具备妊娠功能或严重躯体疾病不能妊娠。

【术前准备】

（1）详细询问女方病史，包括不育病史、检查及治疗经过、既往史及手术史等；全身检查及妇科检查。

（2）严格掌握适应证及禁忌证；输卵管因素不育者需有输卵管检查记录。

（3）月经周期第 2~3 天测基础女性性激素、盆腔 B 超检查、阴道分泌物检查。必要时行子宫内膜活检、宫颈细胞学检查。

（4）男方病史及体格检查，精液常规化验。

（5）夫妇双方乙肝表面抗原、丙肝抗体、艾滋病抗体、梅毒血清学、肝功能、血型、女方 TORCH、红细胞沉降率、血常规、尿常规、凝血功能、心电图等。

（6）向不育夫妇介绍 IVF-ET 的大致经过、费用、并发症和可能的危险性等，并签署相关知情同意书、多胎妊娠减胎术同意书。

（7）交验结婚证、身份证、计划生育证明，病历中保留复印件。

【控制超排卵方案】

医生根据患者年龄、月经情况、基础内分泌值以及卵巢基础状态等选择药物超排卵方案。常用方案有：

1. 长方案

拟超排卵的前一个周期的黄体中期使用 GnRH-a，月经来潮第 2~3 天开始进行促性腺激素（Gn）促排卵。第 6~8 天以后根据卵泡发育情况适当调整 Gn 用量。2 个以上卵泡直径达 18mm 时，结合血清 E_2、LH、P 水平决定 HCG 使用时间和用量（4000~10000IU）以诱导卵母细胞最后成熟。注射 HCG 后 34~38 小时取卵。

2. 短方案

于月经第 1~2 天开始使用 GnRH-a，余同长方案。

3. 超短方案

仅于月经第 2、3、4 天使用 GnRH-a，Gn 用药同上。

4. GnRH – 拮抗剂方案

单剂量或多剂量方案。

【阴道 B 超引导下卵泡穿刺取卵术】

（1）取卵术前可用生理盐水冲洗阴道 1~2 次。

（2）术前排空膀胱，可选择静脉麻醉或仅予镇静剂或不用药。

（3）常规清洁外阴，窥器暴露阴道、宫颈，用生理盐水棉球擦洗清洁阴道，干棉球蘸干盐水，取出窥器，阴道内注入培养液约 5ml。

（4）采用 16G 或 17G 取卵专用穿刺针，阴道 B 超引导下，通过针导架沿引导线方向，选择距卵泡最近距离进针，注意避开血管、膀胱、肠管等。压力为 16kPa（120mmHg）；收集的卵泡液即刻送到实验室，注意保温。

（5）取卵结束时超声观察盆腔内液体量。窥器打开阴道了解出血情况，并作相应处理。

（6）术后观察 1~2 小时，观察患者主诉、血压脉搏等生命体征及阴道出血情况和排尿情况。

（7）适当应用抗生素预防感染，必要时应用止血药。

【精液采集】

（1）核对确认患者夫妇姓名。取精日或前一日淋浴，彻底清洁外阴部，包皮过长者更应注意清洁。

（2）取精过程应在专用取精室完成，或在经专业人员允许的清洁环境中进行。

（3）取精液前清洗双手和外阴（避免使用消毒剂和较强的洗涤剂）；用无菌纱布彻底擦干双手及外阴部水迹；将一次性取精杯盖子松开备用，但暂不要完全打开以免尘埃落入。

（4）手淫法取精，精液射入取精杯内，注意尽量避免手、龟头和阴茎等接触杯内壁。

（5）取精时要注意避免阴毛、衣物上细小皮屑、纤维等落入取精杯内。

【黄体期支持】

根据个体情况选择个体化方案支持黄体功能。可应用：

（1）HCG + 孕酮。

（2）单纯孕酮。

（3）雌激素 + 孕酮。

【胚胎移植】

（1）取卵后 48~72 小时行分裂球期胚胎移植或取卵后第 5~6 天行囊胚移植。每周期移植胚胎总数不得超过 3 个，其中 35 岁以下妇女第一次 IVF 周期移植胚胎数不得超过 2 个。

（2）常规冲洗外阴，窥器暴露宫颈，用培养液擦拭宫颈和宫颈管。

（3）用带外套管的胚胎移植管移植时，先将移植外导管插入达宫颈内口以上水平，用内导管吸取胚胎，通过外导管插入至超过外导管 1.5~2.0cm 处，移植内管顶端应位于宫腔中部，将胚胎推入宫腔并停留片刻后取出移植管，送回胚胎实验室。

（4）在实体显微镜下冲洗并检查移植内管，确定有无胚胎遗漏。

（5）可行 B 超引导下胚胎移植。

（6）移植后患者可卧床休息半小时后离院。

【冻融胚胎移植子宫内膜准备方案】

（1）自然周期　根据排卵时间结合胚胎冻存的时间行解冻胚胎移植术。

（2）促排卵周期　促排卵，寻找排卵时间，结合胚胎冻存的时间行解冻胚胎移植术。

（3）人工内膜建立　雌激素、孕激素人工准备子宫内膜。

【妊娠管理】

（1）胚胎移植术后 14 天左右查尿妊娠试验或血 HCG 水平。如阳性，1 周后再复查血 HCG，至移植后 30 天行 B 超检查，了解孕囊数、妊娠部位、有无胎心搏动。注意排除宫内外多部位同时妊娠。

（2）若尿 HCG 一度阳性后转阴，血 HCG 水平逐渐下降或上升缓慢，则诊断为生化妊娠，不计算入妊娠率中。血 HCG 升高且 B 超见胎囊者或临床见绒毛组织并经组织学检查证实者诊断为临床妊娠。

（3）若多胎妊娠向患者及家属交代病情，双胎妊娠建议行阴道 B 超下减胎术，三胎妊娠必须行多胎妊娠减胎术。

（4）妊娠后继续应用黄体支持，孕 6～12 周黄体支持逐渐减量。

第四节　卵母细胞胞浆内单精子显微注射技术常规

卵母细胞胞浆内单精子显微注射技术（intra‐cytoplasmic sperm injection，ICSI）是指将单个精子通过显微注射的方法注入到卵母细胞胞浆内，从而使精子和卵母细胞被动结合受精，形成受精卵并进行胚胎移植，达到妊娠目的。

【适应证】

（1）严重少、弱、畸精子症。

（2）梗阻性无精症。

（3）生精障碍但睾丸活检有精子者，排除遗传缺陷疾病所致。

（4）精子顶体异常。

（5）相对适应证如曾经行体外受精，精卵不结合或受精率低于 30%；需行植入前胚胎遗传学诊断；体外培养成熟的卵子；可疑为免疫性不孕；相对少弱精子症。

【禁忌证】

同常规 IVF‐ET。

【术前准备】

除常规 IVF‐ET 所需准备外，男方可根据情况增加下列检查内容：

（1）染色体核型分析。

（2）性激素检查。

（3）无精症患者需行附睾穿刺或睾丸活检见成熟精子。

【睾丸精子和附睾精子的采集】

1. 经皮附睾穿刺取精

穿刺附睾尾部，逆行附睾管方向进针抽吸，见少许乳白色液体后出针，将此液体置于盛有培养液的平皿中，送至实验室，镜检发现有活精子，术毕。

2. 经皮针刺抽吸睾丸活检

手术侧精索阻滞麻醉后用特制活检针经阴囊皮肤穿刺抽吸少许睾丸组织，送至实验室，实体显微镜下用针头撕开曲细精管，倒置镜下看到精子，结束抽吸。若无精子则需改用小切口活检法。

3. 小切口睾丸活检

2.5%碘伏消毒外阴，生理盐水擦洗睾丸皮肤，铺巾，手术侧精索阻滞麻醉后，于睾丸皮肤无血管区顺皮纹切开皮肤约0.5cm，逐层切开鞘膜，打开鞘膜腔，暴露白膜，切开0.3cm，挤出少许睾丸组织用眼科剪剪下后立即置于培养液中，送至实验室检查。分别缝合白膜1针、鞘膜1针，无明显出血，对皮后即可包扎。

【其他女方处理】

均同常规 IVF – ET。

第五节　胚胎植入前遗传学诊断技术常规

植入前遗传学诊断（preimplantation genetic diagnosis，PGD）是在胚胎着床之前即对配子或胚胎的遗传物质进行分析，检测配子或胚胎是否有遗传物质异常的一种早期产前诊断方法。通过 PGD，选择检测项目正常的胚胎进行移植。

【适应证】

（1）性连锁遗传病。

（2）单基因相关遗传病。

（3）染色体病　染色体数目和结构异常。

（4）可能生育异常患儿的高风险人群。

【PGD 遗传学材料的获取】

PGD 技术的关键是卵母细胞或胚胎的活检和活检材料的遗传学分析。PGD 遗传学诊断的材料可来源于 IVF 的各个阶段，包括极体活检、卵裂球活检、滋养层细胞活检。目前广泛应用的是卵裂球活检。

【活检材料的遗传学分析】

PGD 的分析材料来源极为有限，通常只有 1~2 个细胞，对诊断技术的敏感性和特异性要求高。同时，子宫的种植窗时间短，为能及时实施胚胎移植，要求在尽可能短的时间得到诊断结果。目前应用于 PGD 的遗传学分析技术主要为单细胞水平的聚合酶链反应（polymerase chain reaction，PCR）和荧光原位杂交（fluorescence in situ hybridization，FISH），前者主要用于单基因遗传病的诊断，后者用于染色体异常的检测。另外，比较基因组杂交（CGH）和单核苷酸多态性（SNP）检测用于进行胚胎植入前的遗传学筛查（PGS）。

【PGD 的准确性】

无论是极体还是卵裂球分析，应用于 PGD 分析的材料只有 1～2 个细胞，PGD 的遗传学分析是在单细胞水平进行的，技术难度大，存在相对较高的诊断失败和错误的风险。其中单细胞 FISH 可因卵裂球嵌合体的存在、细胞核缺失或不完整、杂交不完全、杂交信号重叠等原因而发生诊断误差。据报道，五色 FSIH 可发生约 15% 的诊断错误率。而单细胞 PCR 的诊断失败或错误主要由扩增失败、外源性 DNA 污染和等位基因脱扣（alleledropout，ADO）所致。

【PGD 结果的验证】

检测结果正常的胚胎移植后，获得妊娠的妇女应在孕 16～20 周进行羊膜腔穿刺，通过羊水细胞遗传学分析以明确诊断。

第三十七章　辅助生殖技术并发症

第一节　卵巢过度刺激综合征

卵巢过度刺激综合征（ovarian hyperstimulation syndrome，OHSS）是促排卵时药物刺激卵巢所发生的一种医源性疾病。卵巢过度刺激会产生大量雌激素，使毛细血管通透性增加，富含蛋白质的体液流向第三间隙，引起血液浓缩。严重者出现腹腔积液、胸腔积液，甚至心包积液，少尿、电解质紊乱，血栓形成、急性呼吸窘迫综合征以及多器官功能衰竭，危及生命。

【诊断标准】

1. 病史

药物促排卵治疗的病史。

2. 高危因素

年轻（<35 岁）、瘦小患者，多囊卵巢综合征患者，应用 HCG 诱导排卵及黄体支持者，雌二醇水平 >4000pg/ml，卵泡数 >30 个者。

3. 临床表现

（1）胃肠道症状　恶心、呕吐等。

（2）腹水、胸水，心包积液、全身水肿、脑水肿。

（3）低血容量可以导致少尿、无尿，甚至出现肾功异常。

（4）肝功能异常。

（5）心血管系统相关症状包括　低动脉压、循环血量下降、中心静脉压下降、心动过速、心输出量增加、外周血管阻力下降。

（6）并发症　动静脉血栓形成、ARDS。

4. 体格检查

包括脉搏、呼吸、血压、体重、腹围等基础生命指标检查。注意腹部是否膨隆，是否有移动性浊音。

5. 辅助检查

做血常规、尿常规、凝血分析、DIC 等检查了解血液浓缩的情况以及血液黏稠度。肝、肾功能、血清电解质等明确机体状况。超声检查评估卵巢大小、腹水量、胸水量、心包积液情况。如果有呼吸系统症状时应进行胸部 B 超或 X 线检查，以及血气分析以便发现胸腔积液或肺栓塞。定期复查血 β－HCG 确定是否妊娠。

【分度】

根据 OHSS 发生的时间可分为早发型和迟发型。早发型通常指在注射 HCG 后 3~7 天发生，主要由外源性 HCG 所致。迟发型指应用 HCG 后 12~17 天发生，主要由于胚胎植入后产生的内源性 HCG 所致。根据 OHSS 症状及其程度，分为轻度、中度、重度（表 37–1）。

表 37 – 1　OHSS Golan 分类

分类	卵巢大小（直径）	症状
轻度	5 ~ 10cm	1 级：腹胀和不适
		2 级：1 级症状加恶心、呕吐及（或）腹泻
中度	>10cm	3 级：2 级症状超声确定腹水
		4 级：3 级症状加腹水、腹水的临床表现和呼吸困难
重度	>12cm	5 级：4 级症状加血液浓缩、血黏度增加，低血容量、肾灌注减少及少尿

【治疗原则】

OHSS 是一类自限性疾病。轻度予以密切观察，中度适当干预，重度积极治疗。在治疗过程中应监测各项临床指标，保持液体平衡，预防血栓形成，治疗腹水，预防严重并发症的发生。

1. 一般治疗

测量体重、腹围，记录 24 小时出入量，注意出入量的平衡，检测外周血白细胞、血细胞比容、肝肾功能、尿量。

2. 纠正低血容量

根据尿液和血细胞比容来调整液体的入量。如果经晶体液治疗后，尿液增加不明显，血细胞比容仍提示血容量不足。应予羟乙基淀粉、低分子右旋糖酐、白蛋白、血浆等胶体液，提高血管内胶体渗透压。纠正电解质紊乱和酸碱平衡失调。

3. 胸水、腹水的处理

当患者由于大量胸水、腹水出现呼吸困难、腹部胀痛、严重不适等症状时，应及时在进行胸腔及腹腔穿刺，行胸水、腹水引流，以缓解症状。

4. 预防血栓形成

密切监测血液黏滞度，谨防血栓形成。高风险患者，可采用低分子肝素来降低血栓形成的风险。

5. 注意卵巢囊肿破裂等的发生

增大的卵巢可自行缩小，一般无需手术治疗，但需注意卵巢囊肿破裂、出血、扭转等发生，必要时手术治疗。

6. 病情加重者终止妊娠

经规范治疗仍病情加重，危及重要脏器功能的患者应终止妊娠。

【预防措施】

（1）OHSS 高危的患者应调整促排卵方案，减少促性腺激素的用量，并且在促排卵过程中严密监测 E_2 水平及卵泡的数量。

（2）一旦发现卵泡生长过多，有发生严重 OHSS 倾向，应向患者说明情况，终止促排卵治疗。使用 HCG 诱发排卵时，需要减少 HCG 剂量或者改用 GnRHa 诱发排卵，也可以选择全胚胎冷冻保存。一般不使用 HCG 进行黄体支持。

（3）Coasting 法　超促排卵过程中，如果出现明显的 OHSS 倾向，可以停止应用促性腺激素一至数天。Coasting 法对卵泡发育和 IVF 结局是否有不良影响，尚有待于大样本的研究证实。

第二节　多胎妊娠

多胎妊娠可导致孕妇的妊娠期并发症及围产儿死亡率明显增加和新生儿不良结局，给家庭和社会增加了沉重的负担。

【诊断标准】

1. 病史

常有接受辅助生殖技术助孕或诱导排卵治疗的病史。早孕反应可能较重；进入孕中期后，体重增加多，腹部增大明显。

2. 产科检查

（1）子宫体积明显大于相应孕周。

（2）触及2个或2个以上胎头，胎儿肢体多。

（3）在子宫不同部位闻及频率相差10次/分以上的胎心音；或胎心率虽相差不多，但两个胎心音之间相隔无音区。

3. 辅助检查

（1）超声检查　是目前诊断多胎妊娠最主要方法。在孕6~7周时，阴道B型超声显像仪可以显示宫腔内妊娠囊个数，妊娠囊内可以见到卵黄囊和胎芽，胚芽内出现有节律搏动的原始心管。应注意观察一个胎囊内的胎芽数，以防漏诊单卵双胎。

（2）多普勒超声检查　孕12周后，用多普勒胎心仪可听到频率不同的胎心音。

【治疗原则】

1. 预防

严格掌握促排卵药物应用的适应证。在诱导排卵周期中如有大于3个1.5cm的卵泡发育时，应取消该治疗周期。在辅助生殖技术中选择高质量胚胎，改进子宫内膜的容受性，减少胚胎移植的数目。

2. 减胎术

减胎术是多胎妊娠发生后的一种补救措施。减胎术包括经阴道和经腹部两种途径。对于较早期（孕7周左右）的胚胎采用经阴道B超引导下胚胎吸引；对于较大胚胎采用经腹部穿刺、胚心部位注射10% KCl致死的方法。妊娠物会逐步被完全吸收或者形成纸样儿，在分娩时排出。出现双胎输血综合征时，应及早行胎儿镜手术。

3. 妊娠期处理

孕期应加强营养，增加热量、蛋白质、矿物质、维生素及需要脂肪酸的摄入，并适当补充铁剂及叶酸。孕中期后，多卧床休息，可增进子宫血流量而增加胎儿体重；减低子宫颈承受的宫内压力而减少早产发生率。加强产前检查，及时发现与治疗并发症，如贫血、妊娠高血压综合征等。

4. 分娩期处理

根据母体情况、胎位、胎儿体重、宫颈情况等综合分析后，决定分娩方式，降低围产儿死亡率。产后加强宫缩，预防产后出血。详见产科多胎妊娠的处理。

内 容 提 要

　　本书是根据卫生部《医师定期考核管理办法》的要求，由北京医师协会组织全市妇产科专家、学科带头人及中青年业务骨干共同编写而成。体例清晰、明确，内容具有基础性、专业性、指导性及可操作等特点。既是专科医师应知应会的基本知识和技能的指导用书，也还是北京市妇产科专科领域执业医师"定期考核"业务水平的唯一指定用书。

　　本书适合广大执业医师、在校师生参考学习。

图书在版编目（CIP）数据

妇产科诊疗常规/魏丽惠主编 . —北京：中国医药科技出版社，2012. 10
（临床医疗护理常规）
ISBN 978 – 7 – 5067 – 5599 – 3

Ⅰ. ①妇…　Ⅱ. ①魏…　Ⅲ. ①妇产科病 – 诊疗　Ⅳ. ①R71

中国版本图书馆 CIP 数据核字（2012）第 176873 号

美术编辑　陈君杞
版式设计　郭小平

出版　中国医药科技出版社
地址　北京市海淀区文慧园北路甲 22 号
邮编　100082
电话　发行：010 – 62227427　邮购：010 – 62236938
网址　www. cmstp. com
规格　787 × 1092mm $\frac{1}{16}$
印张　25
字数　512 千字
版次　2012 年 10 月第 1 版
印次　2013 年 11 月第 2 次印刷
印刷　北京市密东印刷有限公司
经销　全国各地新华书店
书号　ISBN 978 – 7 – 5067 – 5599 – 3
定价　**100. 00 元**

本社图书如存在印装质量问题请与本社联系调换